高职高专护理类教材

Normal Human Body Structure

正常人体结构

于海棠 等 主编

河南大学出版社
HENAN UNIVERSITY PRESS
·郑州·

图书在版编目(CIP)数据

正常人体结构 / 于海棠等主编. -- 郑州：河南大学出版社, 2023.12
ISBN 978-7-5649-5716-2

Ⅰ.①正… Ⅱ.①于… Ⅲ.①人体结构—高等职业教育—教材 Ⅳ.①Q983

中国国家版本馆CIP数据核字(2023)第247735号

ZHENGCHANG RENTI JIEGOU
正常人体结构

责任编辑	孙增科
责任校对	陈　巧
封面设计	郭　灿

出　版	河南大学出版社
	地址：郑州市郑东新区商务外环中华大厦2401号
	邮编：450046
	电话：0371-86059701（营销部）
	网址：hupress.henu.edu.cn
排　版	河南树青文化传播有限公司
印　刷	广东虎彩云印刷有限公司
版　次	2023年12月第1版
开　本	787 mm×1092 mm　1/16
字　数	607千字
印　次	2023年12月第1次印刷
印　张	29.5
定　价	89.00元

（本书如有印装质量问题，请与河南大学出版社营销部联系调换）

编委会

主　编　　于海棠　　哈尔滨医科大学附属第一医院
　　　　　林玲珍　　南昌大学第一附属医院
　　　　　王　菁　　中国医学科学院肿瘤医院山西医院 山西省肿瘤医院
　　　　　杨宇莹　　新疆医科大学第一附属医院
　　　　　何俊梅　　深圳市第三人民医院
　　　　　刘业娟　　深圳市第三人民医院

副主编　　鲁　斌　　太原市第三人民医院
　　　　　温云云　　深圳市第三人民医院
　　　　　谭秉曜　　南昌大学玛丽女王学院
　　　　　彭晓宇　　山西医科大学第一医院
　　　　　刘双晨　　湖北医药学院附属襄阳市第一人民医院
　　　　　付云霞　　南昌大学第一附属医院

前言

正常人体结构是医学专业重要的课程，对学生未来职业能力和综合素质的培养起着关键作用。本教材根据培养高等技术应用型医药卫生人才的目标进行编写，以培养高素质的技能型人才为主要任务，注重教学内容与职业准入的有效衔接。

同时，我们对本教材的整体优化也予以充分重视，紧扣教学计划和教学大纲，力求教材具备思想性、科学性、先进性、启发性。本着医学基础理论学习"必需、实用、够用"的原则，坚持"贴近学生，贴近社会，贴近岗位"。

本教材在内容编排上保证了学科知识结构的系统性与完整性，同时注重学科分支，兼顾专业需求。紧密联系临床，突显专业特点。在每个章节前列有相应的任务目标，有助于学生明确知识的重点难点。每个章节均有相应的导入案例，让学生在解决实际问题的过程中学习，使知识掌握得更加牢固。为了拓展和深化有关专业知识和提高岗位能力，本教材还设有相应的知识拓展。力求原理阐述通俗易懂，内容编排循序渐进，由浅入深，图文并茂，形象生动。

本教材在编写过程中，参阅了不少国内外专家、学者的文献资料及研究成果，但未能一一标出，在此表示真挚感谢。教材编写是一个长期工程，由于编写时间有限，难免有不足之处，恳请同行及读者批评指正，以便再版时予以改进，使其更加完善。

编　者

2023年11月

目 录

学习单元一　绪论 ··· 1
　　学习任务　怎么学习正常人体结构 ·· 1
学习单元二　细胞 ··· 7
　　学习任务一　细胞的结构和功能 ·· 8
　　学习任务二　细胞增殖周期 ··· 15
学习单元三　基本组织 ·· 24
　　学习任务一　上皮组织 ·· 25
　　学习任务二　结缔组织 ·· 33
　　学习任务三　肌组织 ··· 43
　　学习任务四　神经组织 ·· 47
学习单元四　运动系统 ·· 56
　　学习任务一　骨 ··· 57
　　学习任务二　骨连结 ··· 86
　　学习任务三　肌 ·· 110
学习单元五　消化系统 ·· 139
　　学习任务一　概述 ··· 140
　　学习任务二　消化管 ·· 142

　　　　学习任务三　消化腺 ·· 169
　　　　学习任务四　腹膜 ·· 179

学习单元六　呼吸系统 ·· 190
　　　　学习任务一　呼吸道 ·· 191
　　　　学习任务二　肺 ·· 202
　　　　学习任务三　胸膜、胸膜腔和纵隔 ·· 210

学习单元七　泌尿系统 ·· 218
　　　　学习任务一　肾 ·· 219
　　　　学习任务二　输尿管 ·· 230
　　　　学习任务三　膀胱和尿道 ··· 234

学习单元八　生殖系统 ·· 241
　　　　学习任务一　男性生殖系统 ·· 242
　　　　学习任务二　女性生殖系统 ·· 252

学习单元九　脉管系统 ·· 267
　　　　学习任务一　心血管系统 ··· 267
　　　　学习任务二　淋巴系统 ·· 304

学习单元十　感觉器 ·· 320
　　　　学习任务一　概述 ·· 321
　　　　学习任务二　视器 ·· 323
　　　　学习任务三　前庭蜗器 ·· 332
　　　　学习任务四　其他感受器 ··· 346

学习单元十一　神经系统 ·· 354
　　　　学习任务一　概述 ·· 354
　　　　学习任务二　中枢神经系统 ·· 361
　　　　学习任务三　周围神经系统 ·· 404

学习单元十二　内分泌系统 ··· 435
　　　　学习任务一　概述 ·· 436
　　　　学习任务二　垂体 ·· 438
　　　　学习任务三　松果体 ·· 440

学习任务四　甲状腺 ……………………………………………………443

学习任务五　甲状旁腺 …………………………………………………448

学习任务六　肾上腺 ……………………………………………………451

学习任务七　胸腺 ………………………………………………………455

参考文献 ……………………………………………………………………461

考评自测答案 ………………………………………………………………462

学习单元一 绪 论

学习任务 怎么学习正常人体结构

一、正常人体结构的定义和地位

正常人体结构是研究正常人体的形态、结构及其发生发展规律的科学。

正常人体结构是护理专业的一门重要医学基础课，为学习后续专业课提供必要的正常人体结构知识。

二、人体的组成及调节

（一）人体的组成

细胞：是机体形态结构和生理功能的基本单位。

组织：许多形态和功能相似或相同的细胞，通过它们之间的细胞间质结合在一起，共同执行某种特定的功能，便构成一种组织。

人体的组织分为4种，即上皮组织、结缔组织、肌组织和神经组织。这些组织按一定方式有机地组合构成具有一定形态、完成特定功能的器官。

器官中央有大的空腔者，称中空性器官，如心、胃、膀胱等；无大的空腔者，称实质性器官，如肝、脾、肾等。许多功能相关的器官连接在一起，完成某种连续的生理功能，构成系统。

人体是由九大系统即运动系统、消化系统、呼吸系统、泌尿系统、生殖系统、内分泌系统、脉管系统、感觉器、神经系统构成的整体，具有自我调节、自我免疫和自我恢复的功能。

其中消化、呼吸、泌尿、生殖四个系统的大部分器官位于胸、腹、盆腔内，借一定的管道直接或间接与外界相通，主要进行物质代谢和繁殖后代，统称为内脏。人体各器官、系统虽都有其特定的功能，但在神经和体液的调节下，相互联系，紧密配合，共同构成一个完整统一的人体。

从外形上，人体可分为四大部分，即头、颈、躯干和四肢。头部包括后上部的颅和前下部的面部，颈部包括后面的项和前面的颈。躯干又分为胸、腹、盆、会阴和背等部分。背的下部也称腰。四肢分为上肢和下肢。上肢分为肩、臂、前臂和手等部分；下肢又分为臀、股、小腿和足部等部分。

（二）人体调节

1. 生理机能的调节

（1）神经调节：反射和反射弧。特点：调节迅速精确，持续时间短。

（2）体液调节：指机体的组织细胞分泌的某些特殊的化学物质，作用于靶器官，调节靶器官生理活动的一种调节方式。特点：作用缓慢，持续时间长，范围广。

2. 稳态

（1）内外环境的概念。

外环境：机体生存的外界环境，包括自然环境和社会环境。

内环境：体内各种组织细胞直接生存的环境（细胞外液）。

（2）稳态的概念和意义。

概念：机体内环境的动态平衡。

意义：内环境的稳态并不是静止不变的稳定状态，而是各种理化因素在变化中达到动态平衡的一种相对恒定状态。

三、正常人体结构学的研究方法

正常人体结构是一门体态学，在学习中，必须学会将教材、标本、图谱、挂图、教学多媒体课件、活体和临床结合起来。

学习正常人体结构必须坚持形态结构与功能相互依存的观点、进化发展的观点、局部与整体统一的观点、理论与实际相结合的观点、实践第一的观点。

为了正确描述人体诸多器官的形态结构和位置，需要有共同的准则，故统一规定了解剖学方位、轴和面、解剖学姿势方面的术语。

（一）解剖学的方位术语

上和下：按解剖学姿势，头居上，足在下。近头侧为上，远头侧为下。

前和后：靠身体腹面者为前，而靠背面为后。在比较解剖学上通常称为腹侧和背侧。

内侧和外侧：以身体的中线为准，距中线近者为内侧，离中线相对远者为外侧。

内和外：是描述空腔器官相互位置关系的术语。近腔者为内，远离内腔者为外。

浅和深：靠近体表的部分叫浅，相对深入潜居于内部的部分叫深。

近侧和远侧：多用于四肢。距肢体附着部较近的为近侧，反之，为远侧。

（二）轴和面

轴和面是描述人体器官形态时的常用术语。

1. 轴

人体有3种互相垂直的轴（见图1-1）。

（1）垂直轴：与人体长轴平行的轴为垂直轴。

（2）矢状轴：沿前、后方向的轴为矢状轴。

（3）冠状轴：沿左、右方向的轴为冠状轴。

上述3种轴互相垂直。

2. 面

依据上述3种轴，人体可设立互相垂直的3种面（见图1-1）。

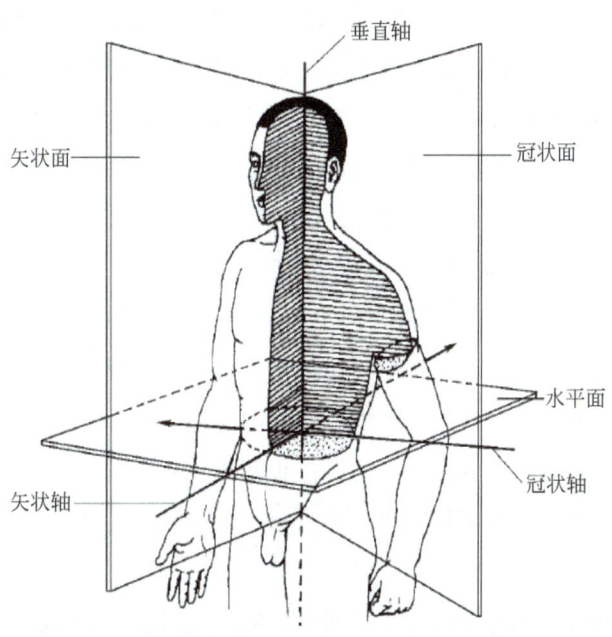

图1-1　人体的轴和面

（1）矢状面：沿前、后方向，将人体分为左、右两部分的纵切面。通过人体正中线的矢状面称正中矢状面。

（2）冠状面：沿左、右方向，将人体分为前、后两部分的纵切面。

（3）水平面：沿水平方向，将人体分为上、下两部分的横切面。在描述器官的切面时，则以器官自身的长轴为准，与其长轴平行的切面称纵切面，与其长轴垂直的切面称横切面。

（三）解剖学姿势

人体解剖学姿势是身体直立，面向前，两眼平视前方，两足并拢，足尖向前，上肢下垂于躯干的两侧，掌心向前。描述人体任何结构时，均应以此姿势为标准。

四、常用组织切片的制作方法

组织切片技术是研究生物组织或细胞形态和结构的重要技术，对于促进细胞生物学和遗传学等研究的发展起着重要作用。最早的制片技术是徒手切片技术，以后发展了利用石蜡进行包埋和切片的制片技术，即石蜡切片技术，该技术由于成本低，操作简单，目前仍在应用，该技术被越来越多的研究工作者应用于发育学、植物细胞学、胚胎学、解剖学等研究领域。

组织切片技术是研究组织形态学最常用的一项基本技术，在制作胚胎或组织切片时，由于细胞或组织是柔软的或局部的软硬不均，这样制作厚薄均匀的切片很困难。为了能清晰地观察到组织结构及细胞形态，必须先经过一系列步骤向组织内渗入某些支持物质，使组织变硬，然后利用切片机将组织切成薄片。根据所用支持剂的种类不同，主要分为石蜡切片、冰冻切片、振动切片、火棉胶切片、塑料切片、碳蜡切片等。

下面简单介绍常用而经典的技术——石蜡切片术。

该技术是最重要、最常用的组织切片技术之一，起始于18世纪。此法是用石蜡作为包埋剂，将材料经过固定、脱水、透明后包埋在石蜡中，然后连同石蜡用切片机一同进行切片。石蜡切片的主要优点是不仅可以把材料制成薄的切片，而且还能制成连续切片，这是其他制片技术难以做到的。它的缺点是操作步骤比较复杂，而且材料在脱水、透明过程中会收缩、变硬、变脆，以致不易切片。

制备方法：

（1）取材：根据科研和教学目的选择新鲜材料，然后进行适当的切取、分割。样品块要尽量小，以便下一步固定。

（2）固定：将选取的新鲜材料立即投入固定液中，迅速杀死细胞以保持组织及细胞的原有结构。一般固定液的最少用量为所固定材料总体积的20倍。固定液的选择视材料的性质及制片的目的而定，一般要求尽快杀死并固定细胞和组织。石蜡切片常用的固定液有FAA固定液、卡诺固定液，此外，还有多聚甲醛、戊二醛、乙醇、乙酸等。

（3）洗涤：材料固定后，用洗涤剂将材料中的固定液洗掉，以便进行切片的染色或制片，常用的洗涤剂有水或乙醇。

（4）脱水：因为固定和洗涤后的材料含有大量的水分，而水和透明剂、包埋剂（石蜡）不相容，所以必须经过脱水，逐步、彻底除去材料中的水分，才能进行透明和包埋。常用的脱水剂是乙醇，另外还有正丁醇、丙酮、环氧丙烷等。脱水过程应由低浓度到高浓度逐级进行，不可太快。否则会使细胞收缩或材料损坏。

（5）透明：透明是脱水与浸蜡、脱水与封藏之间的桥梁。材料经脱水后，组织内部已没有水分，但脱水剂不能与石蜡相溶，致使石蜡不能进入细胞与组织。因此，需要一种既能与脱水剂混合又能与包埋的石蜡相混合的溶剂来处理。透明在制片中很重要。如果组织不透明，表明脱水不彻底，必须重新返工，但返工效果往往不好，常用的透明剂有二甲苯、氯仿、水杨酸甲酯等。

（6）浸蜡：浸蜡是将石蜡包埋剂慢慢溶于浸有材料的透明剂中，溶解在透明剂中的石蜡逐渐渗入材料的组织细胞中，最后使透明剂被石蜡取代。进入组织细胞中的石蜡，在熔点以下很快凝固成固体，凝固后的石蜡起支撑作用，使切片后的细胞组织固定在原位。

（7）包埋：将透蜡的组织连同熔化的石蜡，一起倒入包埋盒内，然后包埋盒底部接触冷水，使其立刻降温凝固成蜡块。操作过程：包埋时，将纸盒放在已经加热的温台上，从温箱中取出盛放纯石蜡的蜡杯，倒入包埋用的纸盒中，取出存放材料的蜡杯，迅速轻轻地用镊子夹取材料平放于纸盒底部（注意切面朝下放置），再用温镊子轻轻拨动材料，使之排列整齐。待石蜡完全凝固（约30 min）后即可取出备用。

（8）切片：已包埋好的石蜡材料，在进行切片之前需先进行修块、固着。修块：切片前需修整蜡块，即将包埋好的一大块蜡块切开，使每一小块都含有一块组织，从切面看组织周围的石蜡相等。固着：将修好的蜡块粘在大小适宜的样品台上，以便于固定在切片机上。切片：一手持毛笔，一手转动切片机，切下的蜡片连成一长条蜡带。切下的蜡带放在干净黑纸上。切片操作时应注意随时关好停刀轧，不能对着蜡带讲话以免吹散蜡带；切片完毕，将刀取下擦净。涂上润滑油，放入盒内保存。

（9）粘片、展片：通过粘贴剂把合格蜡带贴在载玻片上，在贴的同时，借助水的张力使蜡带完全伸展、平贴在载玻片上，粘片和展片是在载玻片上同时完成的步骤。常用的粘贴剂有蛋白粘贴剂和明胶甘油粘贴剂两种。

（10）脱蜡、透明：在染色之前，需要用脱蜡剂溶去组织和细胞的石蜡，进一步清洗脱掉的石蜡，使细胞、组织透明清晰，用于脱蜡和透明的试剂是二甲苯。

（11）染色：为了使植物组织和细胞各部分显像清楚，必须进行染色。运用不同的染色方法和选用不同的染色剂，使组织或细胞某一部分染上颜色，另一部分不染上颜色成为背景；或将不同部分染成不同的颜色，可使组织细胞在光学显微镜中显像清晰，便于观察。

常用的染色方法是苏木精-伊红染色法，简称HE染色法。苏木精为碱性染料，主要使细胞核内的染色质和胞质内的核糖体染成紫蓝色；伊红为酸性染料，主要使细胞质和细胞外基质中的成分染成红色。易被碱性染料着色的性质称嗜碱性，易被酸性染料着色的性质称嗜酸性；若与两种染料的亲和力都不强的称中性。

（12）封片：切片染色后用胶类物质将其封固，以利于长期保存。

（于海棠）

学习单元二 细 胞

【导入案例】

一位15岁的美籍非洲妇女到急诊室就诊,主诉双侧大腿和臀部疼痛一天,并且不断加重,服用布洛芬不能解除其疼痛症状。患者否认最近有外伤和剧烈运动史。但她最近感觉疲劳和小便时尿道经常有灼烧感。患者既往有症状,有时需要住院。检查发现,体温正常,没有急性疼痛。其家族其他成员没有类似的表现。患者结膜和口腔稍微苍白,双侧大腿外观正常,但有非特异性的大腿前部疼痛,其他体征正常。患者的白细胞计数升高,为 17 000/mm^3,而其血红蛋白含量低,为 71 g/L。尿液分析显示有大量的白细胞。

思考与讨论

(1) 患者初步诊断是什么?诊断依据是什么?

(2) 镰刀形细胞贫血症的临床表现有哪些?

(3) 应为患者制订怎样的治疗方案?

学习任务一　细胞的结构和功能

【任务目标】

(1) 掌握细胞在光镜下的结构、功能。

(2) 理解细胞器在光镜下的结构、功能。

细胞是人体的基本结构单位和功能单位。体内所有的生理功能和生化反应都是以细胞为基础进行的。因此，对细胞结构和功能的研究，能够揭示出众多的生命现象，并对人体和组成人体各部分的功能及其发生机制有更深入的理解和认识。

由于人体细胞的功能是多种多样的，故各种细胞的形态也极为多样（见图2-1 红细胞种类），大小差别也很大。大多数细胞的直径只有几微米，肉眼看不到。细胞的形态结构与其功能是相统一的。

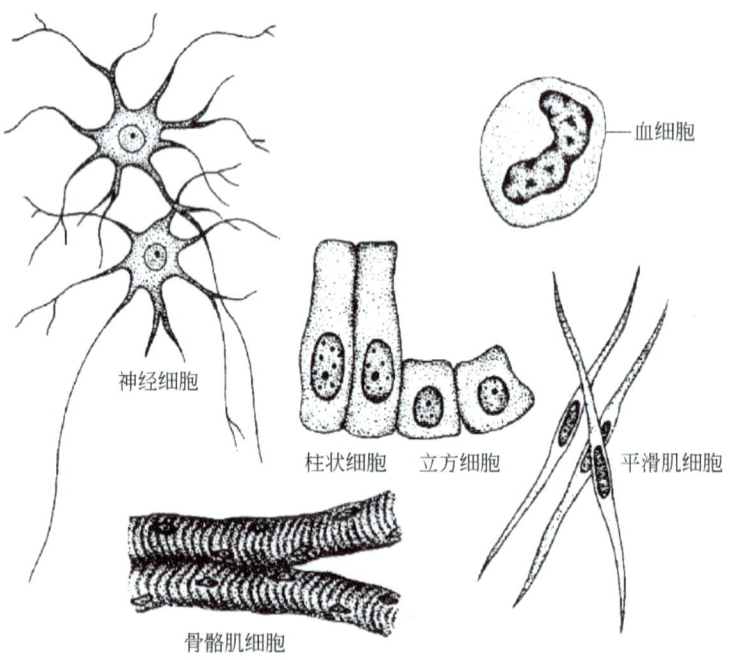

图2-1　细胞种类

一、细胞的基本结构

人体细胞尽管千差万别,但它们的基本结构是相同的。在光镜下,人体细胞分为细胞膜、细胞质、细胞核三部分。

(一)细胞膜

细胞膜是包绕细胞内液的特殊的半透性膜,是细胞的屏障,也是细胞接受外界影响的门户。环境中的多种物理、化学成分的变化,体内产生的激素、递质等化学性刺激物,以及进入体内的异物、药物,要发挥其作用,首先要作用于细胞膜或通过细胞膜进入细胞内,然后再影响细胞的活动。

关于细胞膜的结构和组成,目前公认的是液态镶嵌模型,它的基本内容是:细胞膜以液态的脂质双分子层为基架,在脂质双分子层中及其表面镶嵌着许多具有不同结构和功能的蛋白质;有些脂质分子和膜蛋白结合着具有不同功能的糖链(见图2-2)。

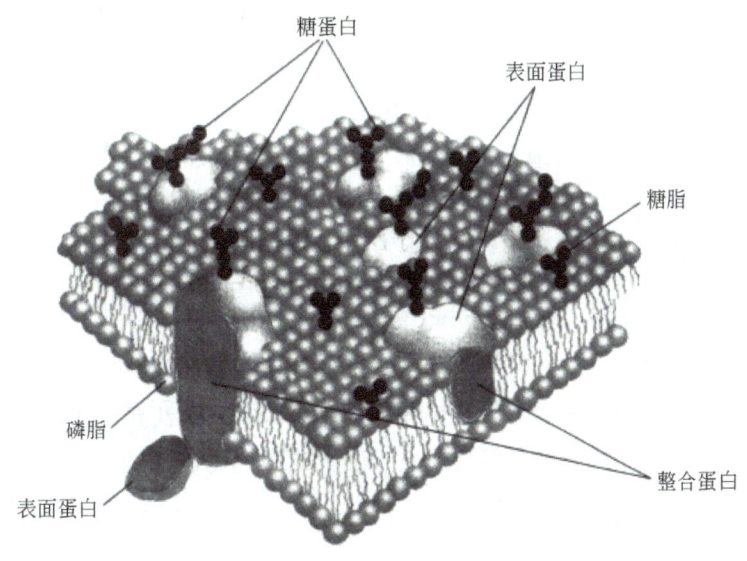

图2-2 细胞膜的液态镶嵌模型示意

(1)脂质双分子层。

膜的脂质主要由磷脂、糖脂和胆固醇组成,其中磷脂约占总量的50%,糖脂约占5%,胆固醇不超过30%,此外还有少量的鞘脂,它们以脂质双层的形式存在于细胞膜。

磷脂中含量最多的是磷脂酰胆碱,其次是磷脂酰丝氨酸、磷脂酰乙醇胺,含量最少的是磷脂酰甘油和磷脂酰肌醇。磷脂酰肌醇的含量虽少,但在信号转导中有着重要作用。磷脂和胆固醇都是双嗜性分子，磷脂分子中头端的磷酸和碱基以及胆固醇分子中的羟基形成亲水性基团朝向两侧（细胞外液和胞质），而尾端的脂肪酸烃链形成的疏水性基团两两相对，构成膜内部的疏水区，形成了脂质双分子层。

脂质双分子层的稳定性和流动性，决定了细胞可以承受相当大的张力和外形改变而不致破裂，而且即使膜结构有时发生一些较小的破裂，也可以自动融合恢复，仍能保持连续的双分子层形式。

（2）细胞膜蛋白。

细胞膜的主要功能都是通过膜蛋白来实现的。膜的蛋白质分子主要是以球形或α螺旋结构分散镶嵌在脂质双分子层中。根据膜蛋白的功能不同，可分为细胞骨架蛋白质、识别蛋白质、酶、受体蛋白质、转运蛋白质和通道蛋白质等。根据膜蛋白在膜中的镶嵌方式，又可分为表面蛋白（peripheral protein）和整合蛋白（integral protein）。表面蛋白约占全部膜蛋白的20%～30%，通过肽链中的带电氨基酸与脂质的极性基团以静电引力相结合，或以离子链与膜中的整合蛋白相结合，附着于膜的内表面或外表面（主要是在内表面）。如红细胞膜内表面的骨架蛋白就是一种表面蛋白。表面蛋白与膜表面结合较疏松，如改变溶液的离子浓度或pH，就可使其与膜分离。整合蛋白占全部膜蛋白的70%～80%，以其肽链一次或反复多次穿越脂质双分子层，与脂质膜很难分离。与物质跨膜转运功能有关的功能蛋白，如载体（carrier）、通道（channel）、离子泵（ion pump）和转运体（transporter）等都属于整合蛋白。

（3）细胞膜的糖类。

质膜中的糖类主要是一些寡糖和多糖链，它们以共价链的形式与膜蛋白或膜脂质结合形成糖蛋白（glycoprotein）或糖脂（glycolipid）。这些糖链绝大多数存在于细胞膜的外侧。不同的糖链具有不同的功能，有的可以作为抗原决定簇，表示某种免疫信息；有的则是膜受体的可识别部分，能特异地与某种递质、激素或其他化学信号分子结合等。

（二）细胞质

细胞质位于细胞膜和细胞核之间，生活状态下为透明胶状物，在普通固定染色切片上呈细颗粒状。由基质和细胞器组成。

（1）基质是细胞质内呈液态的部分，由水、无机盐、糖及脂质等物质组成，并含有多种酶，是细胞进行多种物质代谢的场所，也为细胞器提供必需的环境。

（2）细胞器是指悬浮于细胞基质内的具有特定形态结构、执行一定生理功能的结构（见图2-3）。

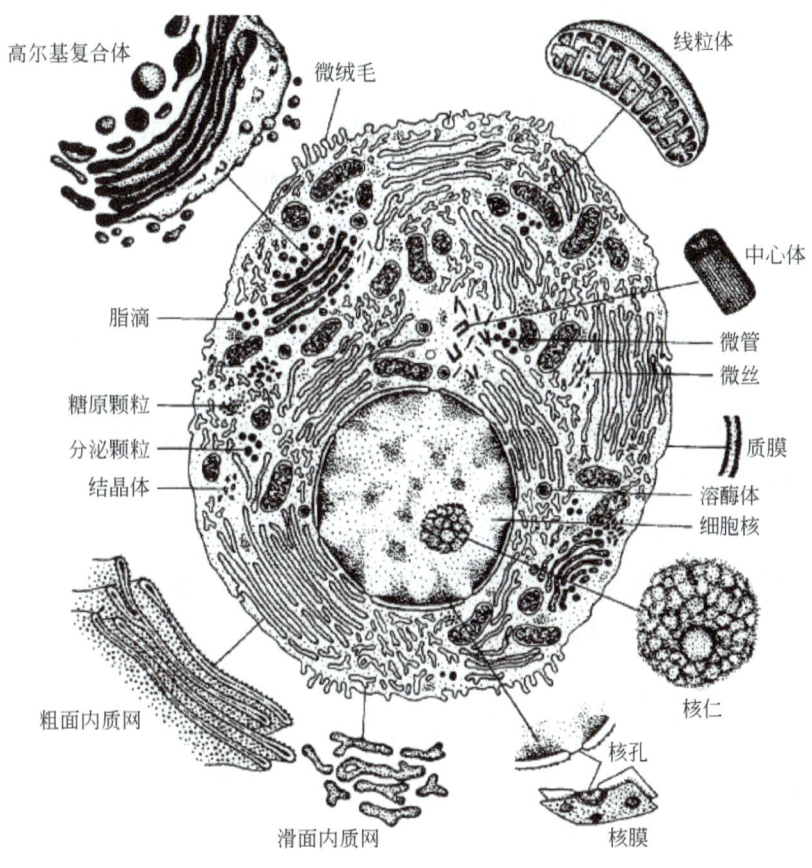

图2-3 细胞的电镜结构

下面介绍几种细胞器。

1. 核糖体

核糖体为细胞内最小的细胞器。是由核糖核酸和蛋白质构成的椭圆形、颗粒状的非膜性结构。除成熟红细胞外，核糖体普遍存在于各种细胞内。核糖体按其存在部位可分为两种：游离核糖体和附着核糖体。游离核糖体散在细胞质中，由它合成的蛋白质，主要用于细胞本身的生长发育和自我更新，故又称结构蛋白。附着核糖体附着于内质网的表面，主要合成外输性的分泌蛋白，如酶、抗体和蛋白质。

2. 内质网

内质网是大小不同、相互吻合的管状或泡状膜性结构。内质网可分为以下两种。

（1）粗面内质网。即内质网的外表面附着有核糖体。核糖体合成的分泌蛋白进入粗面内质网的腔内进行加工修饰后，输送到细胞的其他部位。因此，粗面内质网有合成和输送蛋白质的功能。

（2）滑面内质网。内质网的外表面光滑，无核糖体附着。滑面内质网含有多种酶系，与多种代谢活动有关。其主要功能是参与脂质合成、糖原的代谢、脂溶性毒物的解毒等作用。

细胞种类不同，其滑面内质网的形态和功能也各有特点。例如，心肌和骨骼肌细胞内的滑面内质网形成肌浆网，它能释放和回收 Ca^{2+}，与肌细胞的收缩有关；肝细胞内的滑面内质网能够合成胆汁，同时对有害代谢产物以及药物有解毒作用。

3. 线粒体

有细胞供能站之称。是体积较大的膜性结构，在光镜下呈粗线状或颗粒状，在电镜下可见线粒体由两层膜构成，两层膜之间有一窄腔，称外室。线粒体的外膜光滑，内膜向线粒体腔内折叠成板状或管状的线粒体嵴，内膜所围成的腔为内室。线粒体膜及室内有多种与线粒体功能密切相关的酶类等物质。

线粒体内含有的多种酶，是细胞生物氧化功能的主要结构，能将细胞摄入的蛋白质、脂肪和糖等物质分解氧化而释放能量，并将能量储存于三磷酸腺苷（adenosine teiphosphate，ATP中，以备细胞生理活动的需要。

4. 高尔基复合体

高尔基复合体是细胞的加工厂。在光镜下位于细胞核附近的网状结构，在电镜下它是一套复杂的囊泡状膜性系统。其主要功能是对粗面内质网合成的蛋白质进行修饰加工、浓缩，最后形成各种分泌产物输送到细胞不同部位或细胞外。此外，它还是细胞内糖类合成的工厂，大分子物质运输的枢纽。

5. 溶酶体

散在细胞质内。电镜下可见其是由膜包围而成的膜性结构，其内含有多种水解酶。溶酶体的主要功能是清除细胞内的外源性异物和内源性残余物，以保持细胞的正常结构与功能。此外，溶酶体还参与激素分泌的调节，参与受精过程，促进器官的变态发育等。

6. 过氧化氢酶体

过氧化氢酶体是由单位膜包裹的圆形或卵圆形小体，含有多种氧化酶和过氧化氢酶，能够除去细胞中有毒底物和代谢物，对细胞起解毒作用。在人体的肝、肾细胞中，过氧化氢酶体可氧化分解来自血液中的有毒成分，起着清除血液中各种毒素的作用。过氧化氢酶体在脂肪酸的氧化过程中也有重要的作用。

7. 中心体

位于细胞核附近，因靠近细胞中心而得名。中心体由两个中心粒组成，有复制能力，参与细胞分裂活动。

8. 细胞的骨架

细胞的骨架是细胞质内丝状结构的总称。它包括微丝、微管、中间微丝等。这些结构以不同的形式广泛存在于细胞质内。

(1) 微管是由微管蛋白和微管结合蛋白组成的中空的圆柱状结构。

(2) 微丝又称肌动蛋白纤维，呈纤维状结构。

(3) 中间微丝是介于微管与微丝之间的细丝，由纤维状蛋白组成。

细胞的骨架除构成细胞的支架和其他细胞成分的依附结构外，还在细胞的运动、物质转运、细胞信号的传导、细胞的分裂与分化方面起着极其重要的作用。

(三) 细胞核

细胞核由核膜、核仁、染色质和核基质等构成。人体内的细胞除成熟的红细胞外都有细胞核。多数细胞只有一个，但也有的细胞有两个或多个细胞核。

(1) 核膜由内、外两层生物膜构成。两层膜之间的腔称核间隙。核膜有穿通性核孔。一般认为核孔允许蛋白质与RNA大分子物质通过。外核膜的部分向胞质面有核糖体附着，且与粗面内质网相连，因此，核膜也参与蛋白质的合成。

(2) 核仁常偏于核的一侧。一般细胞有1~2个核仁。核仁的化学成分主要是蛋白质和RNA。核仁与核糖体的生成有密切关系。

(3) 核基质是含有少量RNA的网架结构。由于它与细胞骨架体系有一定的联系，而且在基本形态上与细胞骨架很相似，故有人称之为核骨架。

(4) 染色质主要成分是脱氧核糖核酸（DNA）和蛋白质。细胞分裂间期细胞核中能被碱性染料着色的物质是染色质。它是由两条携带着遗传基因的双分子链规则螺旋状盘曲，并按一定比例与组蛋白结合而成。而当细胞进入分裂期时，染色质高度螺旋化折叠盘曲成短棒状小体，即染色体；待有丝分裂结束，染色体又解螺旋为疏松的染色质。由此可见，染色质和染色体实际是同一物质在细胞的不同时期、不同功能状态下的不同形态表现形式。

由于在细胞间期中螺旋盘曲的DAN分子链各部的盘曲程度不同，在光镜下的形态不一。高度集缩的部分，在光镜下呈可见的颗粒状，称异染色质，是功能相对静止的部分；低螺旋甚至伸展部分，染色浅甚至看不到的部分，称常染色质，其功能活跃，正在进行RAN转录。

知识拓展

人的体细胞有23对染色体，依其功能不同，可分为两类，其中22对为常染色体，其形态男、女都相同；1对为性染色体，分为X和Y，是决定性别的。男性染色体的组型为：46，XY；女性为：46，XX。

二、细胞的功能

机体的一切生理活动都是在细胞功能的基础上进行的。细胞功能的变化，也可影响整体活动。了解细胞的基本功能，对理解整体和各系统、器官的功能极有帮助。

（一）细胞膜的物质转运功能

细胞膜是一种具有特殊结构的半透膜，它允许某些物质有选择地通过，但又严格地保持细胞内容物和离子成分的稳定。细胞膜对物质转运的方式有以下几种。

1. 简单扩散与易化扩散

均是小分子物质从细胞膜高浓度一侧向低浓度一侧的转运。细胞本身不消耗能量，所以又称为被动转运。

2. 主动转运

主动转运是指细胞膜在逆浓度梯度下将小分子物质从膜的低浓度一侧向高浓度一侧转运的耗能过程。

3. 胞吞和胞吐作用

一些大分子物质或物质团块进出细胞，是通过膜结构和功能变化而实现的，是耗能的主动过程。

（二）细胞的受体功能

受体是细胞膜或细胞内的异类特殊蛋白质。它们能选择性地与激素等化学物质相结合而产生一定的生理效应。受体分布于细胞的不同部位：分布于细胞膜上的，称为膜受体；分布于胞浆中的，称为胞浆受体；分布在细胞核中的，称为核受体。

受体有两个功能特点。

（1）能识别和结合特异的化学物质。

（2）能转发信息。激素与特异性受体结合后能引起细胞内一系列生化反应和生理效应。

（三）细胞膜的生物电现象

在生物体中，细胞不论是安静时还是活动时均出现一种可传导的电变化的现象，称为细胞膜的生物电现象。

（于海棠）

学习任务二　细胞增殖周期

【任务目标】

(1) 掌握细胞各个增殖期的特点。

(2) 了解细胞的衰老和死亡。

细胞增殖周期,简称细胞周期(cell cycle),是指连续分裂的细胞从一次有丝分裂结束到下一次有丝分裂完成所经历的整个过程。一个细胞周期包括两个阶段:分裂间期和分裂期,分裂间期分G1、S和G2期。分裂期又分为分裂前期、分裂中期、分裂后期和分裂末期。细胞在分裂前,必须进行一定的物质准备。在细胞分裂期中,不仅要进行DNA复制,还要进行RNA和蛋白质的合成。

一、间期

间期分为DNA合成前期(G1期)、DNA合成期(S期)、DNA合成后期(G2期)三个阶段。

1. G1期

G1期是指从有丝分裂完成到DNA复制之前的这段时间,又称DNA合成前期。G1期是一个生长期,在这一时期主要进行RNA和蛋白质的生物合成,并且为下阶段S期的DNA合成做准备。在这一时期mRNA、rRNA、tRNA的合成加速,导致结构蛋白和酶蛋白的形成。G1期又分为G1早期和G1晚期两个阶段;细胞在G1早期中合成各种在G1期内所特有的RNA和蛋白质,而在G1晚期至S期则转为合成DNA复制所需要的若干前体物和酶分子,包括胸腺嘧啶激酶、胸腺嘧啶核苷酸激酶、脱氧胸腺嘧啶核苷酸合成酶等,特别是DNA聚合酶急剧增高。这些酶活性的增高对于充分利用核酸底物,在S期合成DNA是不可缺少的条件。

在此期中,细胞要发生一系列生物化学变化,其中最主要的是要合成一定数量的RNA和某些专一性的蛋白质。有些学者把这种蛋白质称为触发蛋白(trigger protein),触发蛋白的积累有助于细胞通过G1期的限制点进入S期。这种蛋白又称为不稳定蛋白,简称U蛋白。此外,在G1期中还有H1组蛋白的磷酸化,脱氧核糖核苷的库存增加等变化。Groppi

和Coffino发现，G1期也有组蛋白的合成。在G1期中产生了一种称为抑素的物质，与细胞停留在G1期有关。抑素是一种水溶性物质，具有不可透析性、热不稳定性和能为乙醇沉淀等性质，Honk等认为，肿瘤细胞之所以无节制地加速繁殖，是由于对抑素的敏感性降低了。

2. S期

S期是指从启动DNA复制开始到DNA复制完成这段时间。此期最主要的特点是DNA进行复制及组蛋白、非组蛋白等染色体组成蛋白的合成。组蛋白的合成均与DNA复制同时进行，非组蛋白则在间期的各个时期都有合成。DNA的复制和组蛋白的合成是密切配合的。通过DNA复制，精确地将遗传信息传递给M期分裂的子细胞，保证遗传性状的稳定性。所以S期是细胞周期中最关键的阶段。各种细胞的S期长短不同，这种差别是由其本身的遗传性所决定的。

3. G2期

G2期是DNA复制完成到有丝分裂开始的时期。在G2期加速合成RNA和直接与有丝分裂相关的蛋白质，如微丝、微管蛋白、有丝分裂调控的重要因子MPF［卵细胞成熟促进因子（maturation promoting factor），M期促进因子（M-phase promoting factor）］，为有丝分裂做准备。DNA复制完成以后，细胞就进入G2期。在G2期中，1个细胞核的DNA含量为4C，较G1期的含量（2C）增加了1倍。细胞在此期中要合成某些蛋白质。如果在G2期加入可代替苯丙氨酸的物质，掺入蛋白质，则可有效地抑制细胞进行有丝分裂，说明有丝分裂需先合成特定的蛋白质。在G2期末合成了一种可溶性蛋白质，能引起细胞进入有丝分裂期。这种可溶性蛋白质为一种蛋白质激酶，在G2期末被激活，从而使细胞由G2期进入有丝分裂期。

二、分裂期

1. M期

该期很短，一般持续时间为0.5~2小时。光镜下可见细胞的形态有明显的变化。这一时期历经前期、中期、后期、末期四个阶段。

（1）前期：染色质凝缩，分裂极确立与纺锤体开始形成；核仁解体；核膜消失。

（2）中期：核膜破裂，染色体排列在细胞的赤道面。纺锤丝与染色体着丝点相连，牵引染色体移向赤道面，通常小染色体排在中间，大染色体排在周围。

（3）后期：此期是指姐妹染色单体分开并向两极移动，到两极时为止。姐妹染色单体是否分开是中期和后期的标志。

（4）末期：从染色体到达两极后开始至两个新细胞形成为止。染色体解聚、分散成染色质；核仁出现；核膜重新形成；纺锤体解体消失。微丝组成收缩环（contractile ring），收缩环收缩，使细胞产生缢束，然后在缢束处起沟使胞质分裂，细胞一分为二。

2. G0期

在细胞生长繁殖过程中，一般前一周期的结束就是下一周期的开始。可是有的细胞则不进入下一周期，而暂时退出了细胞周期，细胞这时所处的时期称为G0期。G0期细胞只有在受到促细胞分裂刺激因子的影响才会转化到G1期，这时的DNA转录活动增强，非组蛋白水平提高，能使G0期细胞重新进入细胞周期的物质，称为促细胞分裂剂。G0期的生化特点为：①在未受刺激的G0期细胞，DNA合成与细胞分裂的潜力仍然存在；②当G0期细胞受到刺激而增殖时，又能合成DNA和进行细胞分裂。增殖细胞核抗原（PCNA）无明显表达。

知识拓展

从细胞增殖的角度分类，体内的细胞可分为三类。

（1）连续分裂的细胞，如造血干细胞，表皮与胃肠黏膜上皮的干细胞，这类细胞始终保持活跃的分裂能力，连续进入细胞周期循环，又称为周期性细胞。

（2）不分裂的细胞，如成熟的红细胞、神经细胞、心肌细胞等高度分化的细胞，它们丧失了分裂能力，又称终末细胞。

（3）休眠细胞，如肝细胞、肾小管上皮细胞、甲状腺滤泡上皮细胞，它们暂时不进行增殖，但在适当刺激下可重新进入细胞周期，故又称G0期细胞，如肝部分切除术后，剩余的肝细胞迅速分裂。

三、减数分裂

减数分裂又称成熟分裂，是有性生殖的生物形成性细胞过程的一种特殊的有丝分裂形式，其是经过两次连续的细胞分裂完成的。在两次连续的细胞分裂中染色体只复制一次，也就是说染色体进行了一次分离和一次分裂，结果形成的4个子细胞中染色体的数目只有原来母细胞的一半。

构成减数分裂的两次连续分裂，通常称为减数第一分裂和减数第二分裂，它们都可划分为前、中、后、末4个连续的时期。

（一）减数第一分裂

1. 前期Ⅰ

此期同源染色体配对即联会，非姐妹染色单体发生交叉，核膜及核仁解体。

2. 中期Ⅰ

在细胞质里出现纺锤体，染色体移到细胞赤道部位纺锤体的中间。

3. 后期Ⅰ

一对同源染色体相互分离，各自向两极移动。

4. 末期Ⅰ

染色体到达两极后，解螺旋为染色质即进入末期。随着核膜和核仁的出现，形成新的细胞板。

（二）减数第二分裂

前期Ⅱ历时很短，染色体呈线状，由两条染色单体合成。随着纺锤体的出现进入中期Ⅱ，染色体缩短并排在赤道面上，然后着丝粒复制并分裂，着丝粒的分裂促使一对姐妹染色单体分别移向两极，这时标志着后期Ⅱ的开始。当两组染色单体各自到达两极后，解旋聚集重建为新的子核便走向第二分裂的末期，它们在新核内即成为染色体，此后经过子核的建成和新细胞板的出现形成2个子细胞。

减数分裂在遗传上有着十分重要的意义。通过减数分裂，使配子的染色体数目减少了一半，经过受精过程产生的合子及其随之发育的后代又恢复了亲代的染色体数目，从而使不同生物类型的染色体数目和遗传性状保持了相对的稳定。与此同时，通过染色单体之间遗传物质的交换和重组，将导致变异的发生，这便为生物界的遗传和进化准备了条件。

四、细胞衰老

1961年，Hayflick和Moorhead的研究表明：细胞不是不死的，而是有一定寿命的；细胞的增殖能力不是无限的，而是有一定极限的，这就是著名的海弗利克（Hayflick）极限。同时也证明了细胞的增殖能力与供体的年龄有关，传代次数与寿命有关。

1. 细胞衰老的变化

细胞衰老的主要表现是对环境变化的适应能力和维持细胞内环境的能力的降低。这些表现是以形态结构与生化改变为基础的。

细胞内水分减少，致使细胞脱水收缩，体积减小；色素颗粒沉积增多，脂褐素的沉积引起细胞质结构和比例的异常；细胞衰老时细胞间的联系能力衰退，为了补偿这种衰退，细胞膜上的微绒毛数目增加；衰老的细胞膜发生脂质过氧化反应，细胞膜的流动性明显降低。线粒体增大、数目减少；核膜内折，染色质固缩化；高尔基体破碎，粗面内质网减少；溶酶体数量增加、体积增大。

2. 细胞衰老机制

20世纪90年代以来，关于细胞衰老的机制研究有了突破性的进展，重大发现有：
(1) 衰老基因与凋亡基因的提出。
(2) 端粒、端粒酶与细胞衰老的关系。
(3) 线粒体结构与功能控制细胞衰老过程。

五、细胞凋亡

1. 细胞凋亡的概念

细胞凋亡又称为程序性细胞死亡，是指为维持内环境的稳定，由基因控制的细胞自主的有序性的死亡。

2. 细胞凋亡的形态学及生化特征

凋亡细胞的形态变化：核DNA在核小体连接处断裂成核小体片段，并向核膜下或中央部异染色质区聚集形成浓缩的染色质块。凋亡细胞的细胞核中异染色质丰富，常染色质少，核纤层分解，核膜在核孔处断裂，断端向内包裹将聚集的染色质切块分割，形成若干个核碎片的透明区；凋亡早期出现细胞浓缩现象是细胞凋亡的另一形态学特征，但大多数细胞器保持完整。随着凋亡的不断加剧，线粒体变大，嵴增多；内质网囊腔膨胀，细胞骨架解体等。

凋亡细胞的生物化学改变：细胞凋亡过程中普遍存在着染色体DNA的降解，所产生的DNA片段均为180~200 bp的整倍数，因此DNA电泳图像呈梯状条带，习惯上称为DNA ladder；凋亡发生时需要新基因的表达和某些生物大分子作为调控因子；凋亡的始动、发生和发展等一系列过程都会受到不同蛋白酶的控制，因此细胞凋亡可被看成是蛋白酶级联反应的连续过程，抑制蛋白酶活性在某种程度上也就意味着组织细胞凋亡的发生；胞浆Ca^{2+}与细胞凋亡关系密切，破坏细胞内Ca^{2+}的稳态可引发细胞凋亡。研究报道内质网大量释放Ca^{2+}、胞外Ca^{2+}内流增加、其他造成胞浆Ca^{2+}升高等因素，均可启动细胞凋亡；细胞内氢离子和钙离子一样，其浓度的稳定对维持生命活动都是至关重要的。凋亡细胞伴随pH降低，胞浆酸化影响细胞凋亡。

3. 细胞凋亡信号传导及作用机制

死亡信号激活了细胞表面的死亡受体之后，即激活了细胞内与程序性死亡有关的蛋白酶级联反应系统，从而将细胞外信号转变成了细胞内信号传递。细胞内信号传递涉及一个蛋白酶家族，这些酶以酶原的形式存在，受到信号作用后，通过自我切割而被激活。激活的自杀性蛋白酶又可激活家族中其他成员，引起蛋白酶级联反应，导致反应得以放大。最后，被激活的蛋白酶切割了细胞中的具有关键性作用的蛋白质，从而快速利落地引起细胞死亡。例如，有一种蛋白酶可水解核纤层蛋白（nuclear lamin a protein）结果使核纤层不可逆地解体。

一个细胞可同时受到两种作用相反的信号刺激，有的促使细胞分裂，有的驱动细胞凋亡。存活信号对细胞的凋亡反应机制有钳制作用。

死亡受体为跨膜整合蛋白，属于肿瘤坏死因子（tumor necrosis factor，TNF）受体基因产物超家族，其细胞外区域含有丰富的半胱氨酸，细胞质区也含有一个类似的区域，为死亡域。死亡域可使死亡受体启动细胞进入细胞凋亡途径。某些从死亡受体传递信号的分子，本身也含有死亡域。所谓死亡域，即是指具有传递细胞死亡信号的肽链结构序列。

质膜上的整联蛋白可能参与了程序性细胞死亡过程。整联蛋白与配体相互作用影响着细胞的黏着、迁移、生长和分化。整联蛋白可识别配体肽链中的RGD结构域，含有RGD结构域（纤连蛋白片段）的肽链可直接诱发程序性细胞死亡。实验发现，将含有RGD结构域的肽链导入细胞，可直接引起切冬酶-3（caspase-3）酶原自我加工而激活。切冬酶-3酶原是一种促程序性细胞死亡蛋白，被激活后启动细胞死亡程序。

4. 细胞凋亡与医学的关系

（1）参与发育过程的调节。
（2）参与免疫细胞活化过程的调节。
（3）参与衰老细胞的清除。
（4）损伤与修复。
（5）与肿瘤的关系。

【实践评析】

患者，男，18岁，于2014年1月17日以"发热待查"为主诉平诊步行入院，1个月前患者无明显诱因出现乏力、食欲缺乏、无发热、恶心、呕吐，未在意。7天前患者受凉后出现咳嗽、咽喉肿痛、流涕，涕中带血丝，未测体温，无咳嗽。自行口服"甘草片"后效差，3天前患者发现左侧颈部肿大，伴轻度压痛，肿大呈进行性加重，未予处理。1天前患者为进一步治疗至外院测体温39℃，查白细胞138.3×10^9/L，血红蛋白89 g/L，血小板26×10^9/L，中性粒细胞32.4%，淋巴细胞56.1%。B超示：双侧颈部多发肿大淋巴结。为进一步诊断来我院，急查血象示：白细胞160.8×10^9/L，血红蛋白76 g/L，血小板10×10^9/L，中性粒细胞5.4%，淋巴细胞89.7%，门诊以"发热待查"收入我院，查骨髓显示：原始淋巴细胞+幼稚淋巴细胞占95.6%，成熟淋巴细胞占4.4%，骨髓增生极度活跃，淋巴细胞恶性增生。患者发病以来食欲欠佳，睡眠正常，大小便正常，精神欠佳，体重下降30斤，体位自主，贫血面容，全身皮肤黏膜出现红色针尖大小出血点，双侧颈部淋巴结肿大，右侧 13 mm×11 mm，左侧 13 mm×11 mm，质硬，活动度差，伴轻度压痛。

体温：38.5℃；脉搏：96次/min；呼吸：24次/min；血压：106/64 mmHg。

评析：

（1）患者最有可能的诊断是什么？

急性白血病。

（2）该患者的主要护理措施是什么？

①饮食护理：给患者提供高蛋白、高维生素、高热量易消化的饮食；鼓励患者多饮水，减轻药物对消化道黏膜的刺激，同时有利于毒素排泄。

②对症治疗：遵医嘱应用止吐药，减轻肠胃反应；应用促进溃疡愈合的药物及止痛药，保护静脉，应用化疗药物注意确保静脉的穿刺成功。

③生活护理：保持口腔清洁，用4%碳酸氢钠漱口；化疗期间让患者多饮水，减轻药物对黏膜的损伤；化疗期间不要使用牙刷，用棉签轻轻擦洗口腔牙齿；发生口腔炎时要做好口腔护理，根据病情选用有效药物；给予无刺激性流食。

④心理护理：做好患者的心理护理，消除患者的紧张情绪，帮助患者树立治疗和护理的信心，使其积极应对疾病。

实践模拟：

碘化丙啶（propidium iodide，PI）检测凋亡细胞。

实验原理：早期死亡细胞膜通透性状态的不同是区分细胞凋亡和坏死的一个重要指标，凋亡细胞在进入最终溶解阶段前，细胞膜的通透性无明显改变，相对分子质量大的与DNA结合的荧光染料（如PI）不能进入凋亡细胞内，而相对分子质量小的荧光染料（如Hoechst 33342或33258等）仍能被细胞摄取。应用流式细胞仪或荧光显微镜可区分凋亡细胞和坏死细胞，细胞内DNA出现Hoechst 33342标记而不出现PI标记的为凋亡细胞。

实验步骤：①组织块用0.25%胰酶消化30 min ~ 1 h。②200 ~ 400目筛网过滤细胞，获得单细胞悬液。③75%乙醇（-20℃预冷）固定细胞1 h。④加入PI（终浓度50 g/mL）和无DNA酶污染的RNA酶（终浓度50 g/mL）1 mL染色 30 min ~ 1 h。⑤流式细胞仪检测细胞周期和凋亡。

（于海棠）

【考评自测】

(1) 组成细胞膜的磷脂和蛋白质分子的排布有下述特点，其中描述细胞膜基本支架特征的是（　　）。

  A．膜两侧的分子结构和性质不尽相同

  B．磷脂分子排布成双分子层

  C．蛋白质分子附着和镶嵌于脂质分子层中

  D．蛋白质和磷脂分子具有相对侧向流动性

(2) 某种毒素侵入人体后，妨碍了细胞呼吸而影响人体的正常生理活动，这种毒素可能作用于（　　）。

  A．核糖体　　　　B．细胞核　　　　C．细胞膜　　　　D．线粒体

(3) 细胞核的结构包括（　　）。

  A．核膜、核仁、核液、染色质　　　　　　B．核膜和核仁

  C．核膜、核仁、细胞液、染色质　　　　　D．核膜、核孔、核液

(4) 下列结构中，不属于细胞器的是（　　）。

  A．核糖体　　　　B．染色体　　　　C．线粒体　　　　D．液泡

(5) 甲细胞内所含的线粒体比乙细胞内多，这种现象说明（　　）。

  A．甲细胞内的染色体数目较多

  B．乙细胞内产生的 CO_2 较甲细胞多

  C．甲细胞较乙细胞代谢旺盛

  D．甲细胞内合成的蛋白质较乙细胞多

(6) 据统计，1 mL的肝细胞中含有的内质网的总面积达11 m^2，相当于细胞膜面积的30~40倍，这种结构的特点表明内质网的功能之一是（　　）。

  A．为核糖体提供大量的支架　　　　　　　B．为各种代谢反应创造有利的条件

  C．为细胞内的物质运输提供通道　　　　　D．有利于肝糖原的合成与分解

(7) 在细胞质中与核膜、细胞膜在结构上具有直接联系的细胞器是（　　）。

  A．高尔基体　　　B．线粒体　　　　C．内质网　　　　D．液泡

(8) 最能表明一个细胞特殊功能的是（　　）。

  A．细胞的大小　　　　　　　　　　　　　B．细胞核的大小

  C．细胞膜的结构　　　　　　　　　　　　D．细胞器的数量、种类

(9) 细胞内的"酶仓库"和"消化系统"是指（　　）。

  A．核糖体　　　　B．细胞核　　　　C．内质网　　　　D．溶酶体

(10) 与其他细胞相比，成人心肌细胞中数量显著增多的细胞器是（　　）。

  A．质体　　　　　B．线粒体　　　　C．高尔基体　　　D．中心体

(11) 给出生的婴儿注射卡介苗能预防结核病，与这种免疫作用关系最密切的细胞器是（   ）。

  A．核糖体   B．内质网   C．染色体   D．线粒体

(12) 细胞内关于各种生物膜的叙述中，不正确的是（   ）。

  A．结构上有联系   B．功能上有分工

  C．功能上无联系   D．功能上有联系

(13) 细胞周期正确的顺序是（   ）。

  A．G1-M-G2-S   B．G1-G2-S-M   C．G1-M-G2-S   D．G1-S-G2-M

(14) 核仁的消失发生在细胞周期的（   ）。

  A．G1期   B．S期   C．M期   D．G2期

(15) 不同细胞周期时间的差别主要取决于什么期的长短（   ）。

  A．M   B．G1   C．S   D．G2

学习单元三 基本组织

【导入案例】

张××,男,17岁,中学生,学校足球队队员。主诉:左小腿肿痛、出血2小时。现病史:2小时前,患者参加校际足球比赛,比赛中被对方踢伤左小腿外侧,当时听到响声,皮肤裂开流血,疼痛难忍,肿胀迅速,且有头晕、心慌、出冷汗,不能坚持比赛,由同伴扶到场外休息,但症状未缓解,比赛结束后送本院诊治。检查:左下肢不能着地,由别人搀扶来就诊;面色苍白,皮肤湿润,四肢冰凉,脉搏122次/min,血压80/60 mmHg,神志清醒,左小腿明显肿胀,左小腿外侧下1/3处有3 mm×1.5 cm的皮肤裂口,上有血凝块,伤口表浅,未见骨骼露出,局部压痛显著,足跟纵向叩击时伤部疼痛,有骨擦音。

思考与讨论

(1)该学生可能患有什么损伤?诊断依据是什么?
(2)现场处理的原则是什么?

学习任务一　上皮组织

【任务目标】

（1）掌握被覆上皮的共同特征、分类、结构、分布和功能。

（2）掌握腺上皮和腺的概念。

（3）了解上皮细胞的特殊结构。

组织（tissue）是由众多细胞（cell）和细胞间质（intercellular substance）组合在一起构成的细胞群体。细胞是组织的结构和功能单位。人体的细胞有成百上千种类型，各种细胞都具有一定的形态结构特点，能合成与功能相关的蛋白质，表现某种代谢特点和功能活动，即为细胞的表型（phenotype）。细胞间质是由细胞产生的非细胞物质，包括纤维、基质和不断流动的体液（血浆、淋巴、组织液等），它们参与构成细胞生存的微环境（microenvironment），起支持、联系、营养和保护细胞的作用，对细胞的分化、运动、信息沟通也有重要影响。组织微环境的稳定是保持细胞正常增殖、分化、代谢和功能活动的重要条件，微环境成分的异常变动可使细胞发生病理变化。组织有多种类型，每种组织都具有某些共同的形态结构特点和相关的功能。一般传统地将组织分为四种，即上皮组织、结缔组织、肌组织和神经组织，称为基本组织（primary tissue）。但现代组织学的研究愈来愈多地发现，一种组织内的细胞结构和功能往往是多种多样的，它们的起源也不同。因此应该认识到，组织分类是一种归纳性的相对意义的概念，不能机械僵化地理解。几种组织相互结合，组成器官（organ）和系统（system），包括神经、内分泌、免疫、循环、皮肤、感官、消化、呼吸、泌尿、生殖等系统。

上皮组织（epithelial tissue）由密集的细胞组成，细胞形状较规则，细胞间质很少。大部分上皮覆盖于身体表面和衬贴在有腔器官的腔面，称为被覆上皮。有些上皮构成腺体，称为腺上皮。上皮组织的细胞呈现明显的极性（polarity），即细胞的两端在结构和功能上具有明显的差别。上皮细胞的一面朝向身体表面或有腔器官的腔面，称游离面；与游离面相对的另一面朝向深部的结缔组织，称基底面。上皮细胞基底面附着于基膜，基膜是一层薄膜，上皮细胞借基膜与结缔组织相连。上皮组织中没有血管，细胞所需的营养依靠结缔组织内的血管透过基膜供给。位于身体不同部位和不同器官的上皮，处于不同的环境，功能也不相同，细胞顶部常具有不同的结构，以适应各自的功能需要。上皮组织具有保护、吸收、分泌和排泄等功能，身体不同部位和器官的上皮常以某种功能为主。如体表上皮的功能主要为保护作用。而消化管腔面的上皮除有保护作用外，还有吸收和分泌功能。腺上皮的功能主要是分泌。有些部位的一些上皮细胞能感受某种物理或化学性的刺激，则称感觉上皮细胞（sensory epithelial cell）。

一、被覆上皮

被覆上皮（covering epithelium）按照上皮细胞层数和细胞形状可分为单层上皮和复层上皮。单层上皮（simple epithelium）由一层细胞组成，所有细胞的基底端都附着于基膜，游离端可伸到上皮表面。复层上皮（stratified epithelium）由多层细胞组成，最深层的细胞附着于基膜上。上皮又根据细胞的形状（单层上皮）或浅层细胞的形状（复层上皮）进一步分为扁平、立方和柱状等多种形态（见图3-1）。

```
            ┌ 单层扁平（鳞状）上皮 ┌ 内皮：心、血管和淋巴管的腔面
            │                      │ 间皮：胸膜、心包膜和腹膜的表面
            │                      └ 其他：肺泡和肾小囊壁层等的上皮
单层上皮   ┤ 单层立方上皮：肾小管和甲状腺滤泡等的腔面
            │ 单层柱状上皮：胃、肠和子宫等的腔面
            └ 假复层纤毛柱状上皮：呼吸管道等的腔面

            ┌ 复层扁平（鳞状）上皮 ┌ 未角化的：口腔、食管和阴道等的腔面
            │                      └ 角化的：皮肤的表皮
复层上皮   ┤ 复层柱状上皮：睑结膜和男性尿道等的腔面
            └ 变移上皮：肾盏、肾盂、输尿管和膀胱等的腔面
```

图3-1 被覆上皮的类型和结构

（1）单层扁平上皮。单层扁平（鳞状）上皮（simple squamous epithelium）很薄，只由一层扁平细胞组成（见图3-2）。由表面看，细胞呈不规则形或多边形，核椭圆形，位于细胞中央，细胞边缘呈锯齿状或波浪状，互相嵌合。由上皮的垂直切面看，细胞核呈扁形，胞质很薄，只有含核的部分略厚。

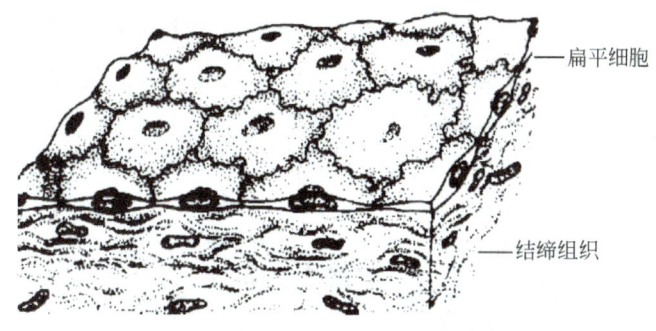

图3-2　单层扁平上皮模式

（2）单层立方上皮。单层立方上皮（simple cuboidal epithelium）由一层立方形细胞组成（见图3-3）。从表面看，每个细胞呈六角形或多角形；由上皮的垂直切面看，细胞呈立方形。细胞核圆形，位于细胞中央。这种上皮见于肾小管等处。

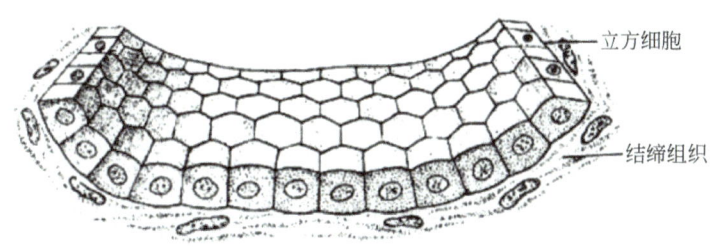

图3-3　单层立方上皮模式

（3）单层柱状上皮（simple columnar epithelium）由一层棱柱状细胞组成。从表面看，细胞呈六角形或多角形；由上皮垂直切面看，细胞呈柱状。细胞核长圆形，多位于细胞近基底部。此种上皮大多有吸收或分泌功能。在小肠和大肠腔面的单层柱状上皮中，柱状细胞间有许多散在的杯状细胞（goblet cell）。杯状细胞形似高脚酒杯，细胞顶部膨大，充满黏液性分泌颗粒，基底部较细窄。胞核位于基底部，常为较小的三角形或扁圆形，染色质浓密，着色较深。杯状细胞是一种腺细胞，分泌黏液，有滑润上皮表面和保护上皮的作用。

被覆在子宫和输卵管等腔面的单层柱状上皮，细胞游离面具有纤毛，称单层纤毛柱状上皮（simple ciliated columnar epithelium）。

（4）假复层纤毛柱状上皮（pseudostratified ciliated columnar epithelium）由柱状细胞、梭形细胞和锥形细胞等几种形状、大小不同的细胞组成。柱状细胞游离面具有纤毛。上皮中也常有杯状细胞。由于几种细胞高矮不等，只有柱状细胞和杯状细胞的顶端伸到上皮游离面，细胞核的位置也深浅不一，故从上皮垂直切面看很像复层上皮。但这些高矮不等的细胞基底端都附在基膜上，故实际仍为单层上皮（见图3-4）。这种上皮主要分布在呼吸管道的腔面。

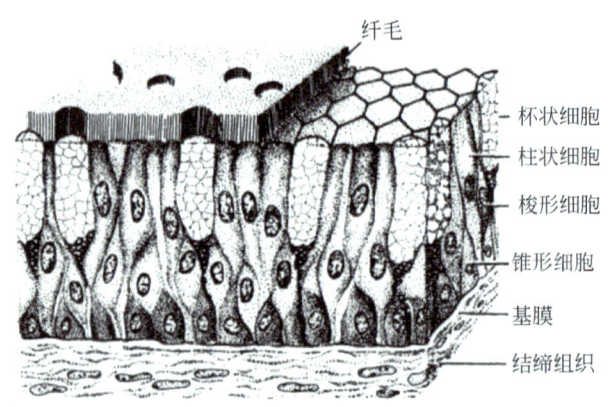

图3-4　假复层纤毛柱状上皮模式

知识拓展

长期吸烟，纤毛被破坏，纤毛柱状上皮可转变为复层扁平上皮，将影响尘埃颗粒、细菌等有害物的排出。因此，吸烟有害健康，易引起慢性支气管炎。

（5）复层扁平上皮。复层扁平（鳞状）上皮（stratified squamous epithelium）由多层细胞组成，是最厚的一种上皮（见图3-5）。由上皮的垂直切面看，细胞的形状和厚薄不一。紧靠基膜的一层细胞为立方形或矮柱状，此层以上是数层多边形细胞，再上为梭形细胞，浅层为几层扁平细胞。最表层的扁平细胞已退化，并不断脱落。基底层的细胞较幼稚，具有旺盛的分裂能力，新生的细胞渐向浅层移动，以补充表层脱落的细胞。这种上皮与深部结缔组织的连接面弯曲不平，扩大了两者的连接面（见图3-5）。复层扁平上皮具有很强的机械性保护作用，分布于口腔、食管和阴道等的腔面和皮肤表面，具有耐摩擦和阻止异物侵入等作用。

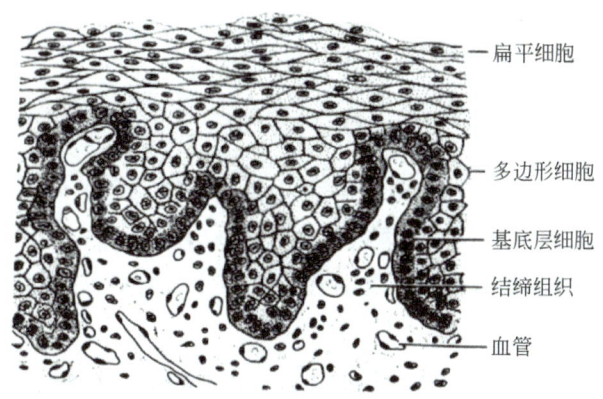

图 3-5　复层扁平上皮模式

受损伤后，上皮有很强的修复能力。位于皮肤表面的复层扁平上皮，浅层细胞已无胞核，胞质中充满角蛋白（一种硬蛋白），是已干硬的死细胞，具有更强的保护作用。衬贴在口腔和食管等腔面的复层扁平上皮，浅层细胞是有核的活细胞，含角蛋白少，称未角化的复层扁平上皮。

（6）复层柱状上皮深层为一层或几层多边形细胞，浅层为一层排列较整齐的柱状细胞。此种上皮只见于眼睑结膜和男性尿道等处。

（7）变移上皮又称移行上皮，衬贴在排尿管道（肾盏、肾盂、输尿管和膀胱）的腔面。变移上皮的细胞形状和层数可随所在器官的收缩与扩张而发生变化。如膀胱缩小时，上皮变厚，细胞层数较多，此时表层细胞呈大立方形，胞质丰富，有的细胞含两个细胞核；中层细胞为多边形，有些呈倒置的梨形；基底细胞为矮柱状或立方形；当膀胱充尿扩张时，上皮变薄，细胞层数减少，细胞形状也变扁（见图3-6）。

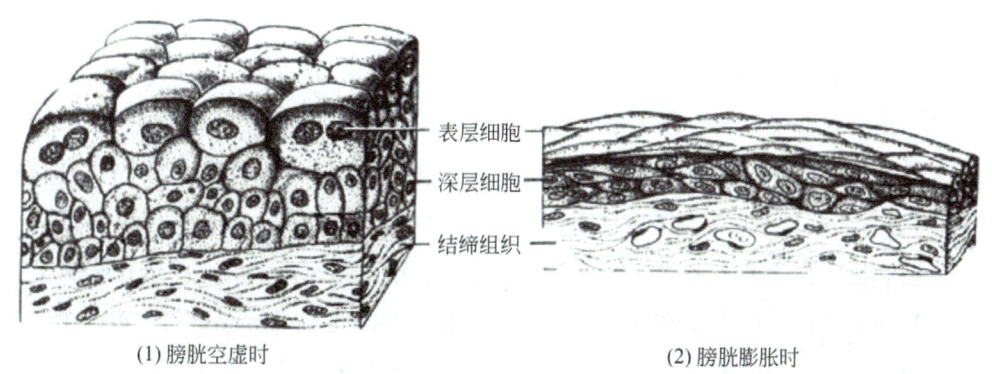

(1) 膀胱空虚时　　　　(2) 膀胱膨胀时

图 3-6　变移上皮模式（膀胱）

二、上皮组织的特殊结构

1. 上皮细胞的游离面

（1）细胞衣（cell coat）为一薄层绒毛状的复合糖，包括糖蛋白、糖脂及蛋白多糖。细胞衣具有黏着、支持、保护、物质交换及识别等功能。

（2）微绒毛（microvillus）是上皮细胞游离面伸出的细小指状突起，在电镜下才能清楚辨认。

（3）纤毛（cilium）是细胞游离面伸出的能摆动的较长的突起，比微绒毛粗且长，在光镜下能看见。一个细胞可有几百根纤毛。纤毛具有沿一定方向节律性摆动的能力。许多纤毛的协调摆动像风吹麦浪起伏，把黏附在上皮表面的分泌物和颗粒状物质朝一定方向推送。例如呼吸道大部分的腔面为有纤毛的上皮，由于纤毛的定向摆动，可把吸入的灰尘和细菌等排出。

2. 上皮细胞的侧面

在电镜下可看到以下连接形式。

（1）紧密连接位于相邻细胞的侧面顶端，起到封闭细胞间隙，阻挡物质穿过细胞间隙的作用。

（2）中间连接位于紧密连接的深面，除具有将相邻细胞黏着在一起的作用外，还有保持细胞的形状和传递细胞收缩力的作用。

（3）桥粒位于中间连接的深面，是一种很牢固的细胞连接，在易受摩擦的复层扁平上皮多见。

（4）缝隙连接。连接处的细胞间隙很窄，相邻细胞膜间有小管通连，成为细胞间直接相通的管道，用于细胞之间进行物质交换和信息的传递。

以上4种细胞连接，只要有两个或两个以上连接同时存在，称连接复合体。

3. 上皮细胞的基底面

（1）基膜又称基底膜。是上皮基底面与深部的结缔组织共同形成的薄膜。电镜下，由靠近上皮部分的基板（由基质和细丝构成）和与结缔组织相连的网板（由网状纤维和基质组成）构成。基板和网板分别由上皮细胞和结缔组织中的成纤维细胞产生。基膜除有支持、连接和固定作用外，还是半透膜，有利于上皮细胞与深部结缔组织进行物质交换。

（2）质膜内褶。是上皮细胞基底面的细胞膜折向细胞质内所形成的许多内褶。质膜内褶的主要作用是扩大细胞基底部的表面积，有利于水和电解质的迅速转运。

三、腺上皮和腺

有些部位的被覆上皮除有保护和吸收功能外，也有分泌作用，如胃的单层柱状上皮等。人体还有许多主要行使分泌功能的上皮，这些上皮称腺上皮。以腺上皮为主要成分组成的器官称为腺（gland）。腺细胞的分泌物中含酶、糖蛋白（也称黏蛋白）或激素等，各有特定的作用。

（1）外分泌腺和内分泌腺。腺的导管部分延伸到器官腔面或身体表面，分泌物经导管排出，称外分泌腺，如汗腺、胃腺等；如果形成的腺没有导管，分泌物经血液和淋巴输送，称内分泌腺，如甲状腺、肾上腺等（见图3-7）。

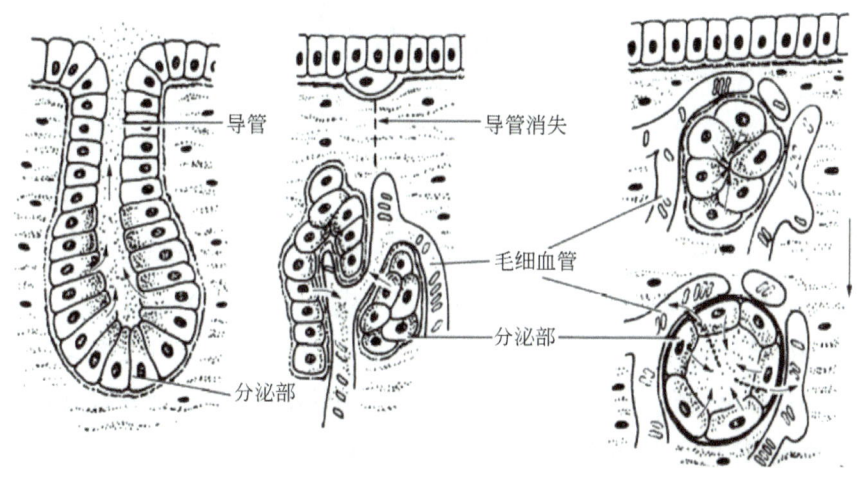

图3-7　腺的结构模式

（2）外分泌腺的结构。消化系统和呼吸道的一些外分泌腺，有以下几种类型：①浆液性腺，腺的分泌部都由浆液性细胞组成；②黏液性腺，腺的分泌部都由黏液性细胞组成；③混合性腺，是指由浆液性腺泡和黏液性腺泡共同组成的腺，并常有由浆液性细胞和黏液性细胞一起组成的混合性腺泡。外分泌腺导管（duct）与分泌部直接连通，由单层或复层上皮构成，可分为单管状腺、复泡状腺和复管泡状腺（见图3-8）。导管主要是排出分泌物，但有些腺的导管还有吸收水和电解质及分泌作用。

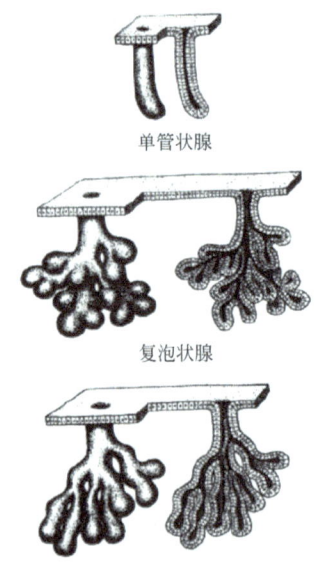

图3-8 外分泌腺的形态分类

（3）多肽分泌细胞。多肽分泌细胞能摄取胺或胺前体物，并经脱羧作用将胺前体物转变为胺，并能合成肽。分泌物以胞吐或分子渗出方式释放到细胞外。

（4）类固醇分泌细胞。类固醇分泌细胞的分泌物为类固醇激素（也称甾类激素）。

（5）蛋白质分泌细胞。蛋白质分泌细胞也称浆液性细胞。当分泌物释放时，分泌颗粒的膜与顶部细胞膜融合，以出胞方式将分泌物释放到细胞外。

（6）糖蛋白分泌细胞。糖蛋白分泌细胞分泌糖蛋白，也称黏蛋白。细胞分泌的糖蛋白释放后与水结合成黏性液体，称黏液（mucus），覆盖在上皮游离面，起滑润和保护上皮的作用。人体分泌黏液的细胞很多，主要分布于消化管和呼吸道。杯状细胞是散在于上皮中的一种典型的分泌黏液的细胞。

知识拓展

上皮组织具有较强的再生能力。在生理状态下，有些部位的被覆上皮的细胞不断死亡脱落，这在皮肤的复层扁平上皮和胃肠的单层柱状上皮尤为明显。上皮细胞死亡脱落后，不断由上皮中存在的幼稚细胞增殖补充，这些幼稚细胞具有分裂能力，这是生理性的更新。由于炎症或创伤等病理原因所致的上皮损伤，由周围未受损伤的上皮细胞增生补充，新生的细胞移到损伤表面，形成新的上皮，这是病理性再生。

（于海棠）

学习任务二　　　　结缔组织

【任务目标】

（1）掌握疏松结缔组织的特点、组成、结构。

（2）掌握致密结缔组织的功能。

（3）了解脂肪组织、网状组织的结构特点。

结缔组织（connective tissue）由大量细胞间质和散在于其中的细胞构成。结缔组织的细胞间质包括基质、细丝状（胶原、弹性、网状）纤维和不断循环更新的组织液，具有重要的功能意义。细胞散居于细胞间质内，分布无极性。广义的结缔组织包括血液、松软的固有结缔组织和较坚固的软骨与骨；一般所说的结缔组织仅指固有结缔组织。结缔组织在体内广泛分布，具有连接、支持、营养、保护等多种功能。

结缔组织可分为4种类型：固有结缔组织、软骨组织、骨组织和血液。固有结缔组织又分为疏松结缔组织、致密结缔组织、网状组织和脂肪组织。

一、固有结缔组织

（一）疏松结缔组织

疏松结缔组织（loose connective tissue）又称蜂窝组织（areolar tissue）。其特点是纤维较少，排列稀疏，细胞种类较多。疏松结缔组织在体内广泛分布，位于器官之间、组织之间以及细胞之间，起连接、支持、营养、防御、保护和修复等功能。疏松结缔组织的细胞种类较多，其中包括成纤维细胞、巨噬细胞、浆细胞、肥大细胞、脂肪细胞、未分化的间充质细胞（见图3-9）。此外，血液中的白细胞，如嗜酸性粒细胞、淋巴细胞等在炎症反应时也可游走到结缔组织内。各类细胞的数量和分布随疏松结缔组织存在的部位和功能状态不同而不同。

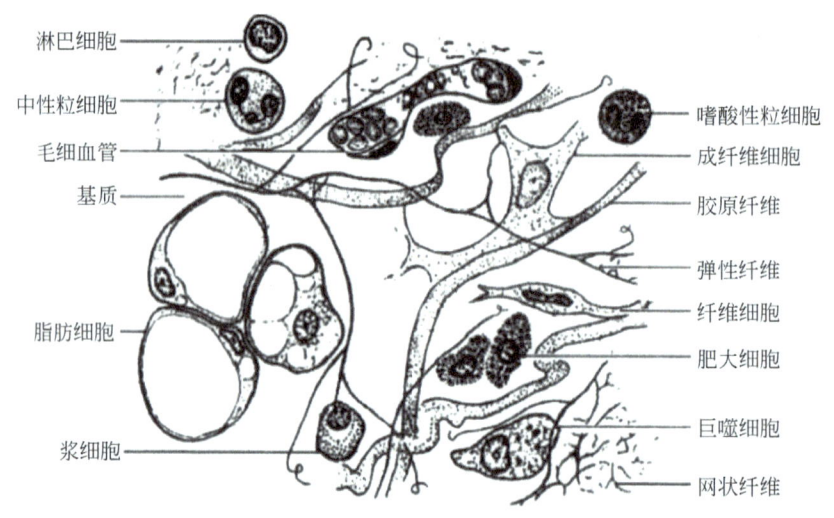

图 3-9 疏松结缔组织铺片模式

1. 细胞

细胞种类多样，功能各异。

（1）成纤维细胞。常附着在胶原纤维上。光镜下，细胞呈扁平，多突起。核卵圆形，1～2个核仁。胞质丰富，呈弱嗜碱性。电镜下，胞质内有丰富的粗面内质网、游离的核糖体和发达的高尔基复合体等细胞器，表明该细胞具有较强的合成蛋白质的功能。成纤维细胞具有合成纤维和基质的功能。当成纤维细胞处于静止状态时，称纤维细胞。在创伤等情况下，纤维细胞可转化为成纤维细胞，参与组织的修复。

（2）巨噬细胞。由血液中单核细胞分化而来。光镜下，巨噬细胞形态多样，随功能状态而改变，一般为圆形或椭圆形，功能活跃的细胞可伸出伪足。细胞核较小，圆形或卵圆形，染色深。胞质内含有许多溶酶体、吞饮小泡和吞噬体等。巨噬细胞具有吞噬作用，可吞噬异物、衰老死亡的细胞、细菌和病毒等。还能参与机体的免疫反应，对机体防御功能起到了重要作用。

（3）浆细胞。光镜下，细胞呈圆形或椭圆形。细胞核小而圆，常偏于细胞一侧，由于染色质呈粗块状，从核中心向核周围辐射，所以形似车轮。细胞质丰富，嗜碱性较强。电镜下，细胞质内含有大量密集平行排列的粗面内质网、高尔基复合体等。浆细胞能合成与分泌免疫球蛋白，即抗体。抗体能抑制或杀灭细菌、中和病毒，促进巨噬细胞对抗原的吞噬。

（4）肥大细胞。光镜下，细胞较大，圆形或椭圆形，胞核小而圆，居中，细胞质内充满了粗大的颗粒。电镜下，颗粒大小不一，圆形或椭圆形，表面有单位膜包裹。颗粒内含有组织胺、肝素、嗜酸性粒细胞趋化因子等。组织胺可使毛细血管通透性增强，导致组织水肿，形成荨麻疹；组织胺可使支气管平滑肌收缩，引起哮喘；组织胺还能使全身小动脉扩张，导致血压下降，引起休克。这些病症均与过敏反应有关。肝素有抗凝血作用。嗜酸性粒细胞趋化因子可吸引嗜酸性粒细胞参与过敏反应。

（5）脂肪细胞。细胞常单个或成群存在，光镜下，细胞球形或多边形，体积较大，胞质内含有大量脂滴，细胞质和细胞核被挤到细胞周缘。细胞核被挤压成扁圆形，居细胞一侧。在HE染色标本中，脂滴被有机溶剂溶解，故细胞呈空泡状。脂肪细胞具有合成和储存脂肪，参与脂质物质代谢的功能。

2. 纤维

纤维被基质包埋，疏松结缔组织中有3种纤维：胶原纤维、弹性纤维和网状纤维。

（1）胶原纤维。在3种纤维中，数量最多，新鲜时呈白色，又称白纤维。光镜下，HE染色嗜酸性，呈波浪状，较粗，有分支，相互交织成网。电镜下，胶原纤维由更细的胶原原纤维组成。胶原纤维的韧性大，抗拉力强。

（2）弹性纤维。新鲜时呈黄色，又称黄纤维。有较强的折光性，数量少。光镜下，HE染色呈浅粉红色，该纤维较细，可有分支，交织成网。电镜下，弹性纤维由均质的弹性蛋白和微原纤维组成。弹性纤维具有弹性，韧性差。

（3）网状纤维。因HE染色不易着色，镀银染色被染成黑色，又称嗜银纤维。光镜下，网状纤维有分支并连接成网。电镜下由Ⅲ型胶原蛋白组成。网状纤维可构成器官的微细支架。

3. 基质

基质是无定形的均质胶状物，填充在细胞与纤维之间。主要化学成分是蛋白多糖、糖蛋白和水。

蛋白多糖又称黏蛋白，为基质的主要成分，是由蛋白质和多糖分子结合而成蛋白多糖，而多糖分子是由透明质酸、硫酸软骨素、硫酸角质素、硫酸皮肤素和硫酸肝素等组成。蛋白多糖形成的具有许多分子微孔的分子筛，有利于血液和细胞之间的物质交换，而大分子物质，如细菌、肿瘤细胞等不能通过。有些细菌、病毒和癌细胞能分泌透明质酸酶，溶解基质，破坏基质结构，使其易于扩散。临床上为使皮下注射的药物易于吸收和扩散，在注射液中加入透明质酸酶一同注射到皮下，可增强药物的疗效。

组织液是从毛细血管动脉端渗出到基质中的液体。组织液产生后可分别经毛细血管静脉端和毛细淋巴管回收入血和淋巴。组织液是细胞生存的内环境。当组织液产生和回流失去平衡时，基质中的组织液含量就会增多或减少，均可导致组织水肿或组织脱水。

（二）致密结缔组织

致密结缔组织（dense connective tissue）是一种以纤维为主要成分的固有结缔组织。其纤维粗大，排列致密，以支持和连接为主要功能。根据纤维的性质和排列方式，可分为以下几种类型。

（1）规则的致密结缔组织主要构成肌腱和腱膜。大量密集的胶原纤维顺着受力的方向平行排列成束，基质和细胞很少，位于纤维之间。

（2）不规则的致密结缔组织见于真皮、硬脑膜、巩膜及许多器官的被膜等，其特点是方向不一的粗大的胶原纤维彼此交织成致密的板层结构，纤维之间含少量基质和成纤维细胞。

（3）弹性结缔组织（elastic connective tissue）是以弹性纤维为主的致密结缔组织。粗大的弹性纤维或平行排列成束，如项韧带和黄韧带，以适应脊柱运动；或编织成网膜状，如弹性动脉中膜，以缓冲血流压力。

（三）网状组织

网状组织是造血器官和淋巴器官的基本组织成分，由网状细胞、网状纤维和基质构成。网状细胞是有突起的星状细胞，胞核较大，圆或卵圆形，着色浅，常可见1~2个核仁，胞质较多，粗面内质网较发达，相邻细胞的突起相互连接成网。网状细胞产生网状纤维。网状纤维分支交错，连接成网，并可深陷于网状细胞的胞体和突起内，成为网状细胞依附的支架（见图3-10）。网状组织为淋巴细胞发育和血细胞发生提供适宜的微环境。

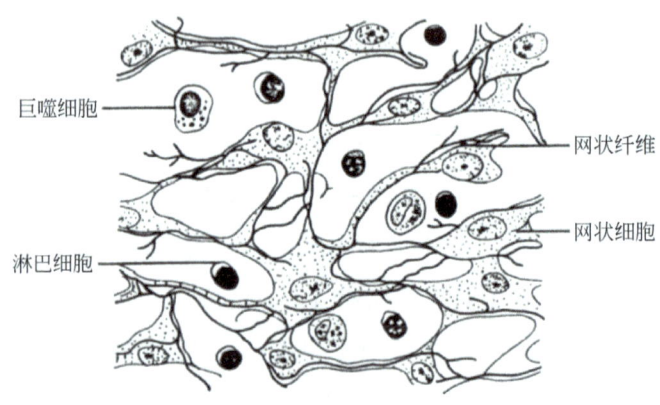

图3-10　网状组织

（四）脂肪组织

脂肪组织（adipose tissue）主要由大量群集的脂肪细胞构成，由疏松结缔组织分隔成小叶。根据脂肪细胞结构和功能的不同，脂肪组织分为两类。

（1）黄（白）色脂肪组织。即通常所说的脂肪组织，主要分布在皮下、网膜和系膜等处，约占成人体重的10%，是体内最大的贮能库。参与能量代谢，并具有产生热量、维持体温、缓冲保护和支持填充等作用。

（2）棕色脂肪组织。特点是组织中含有丰富的毛细血管，在成人极少，新生儿及冬眠动物体内较多，在新生儿主要分布在肩胛区、腋窝及颈后部等处。棕色脂肪组织的主要功能是，在寒冷的刺激下，棕色脂肪细胞内的脂类分解、氧化，散发大量热能，而不转变为化学能。这一功能受交感神经调节。

二、软骨组织与软骨

软骨组织是由软骨细胞、纤维和基质构成的。软骨由软骨组织和周围的软骨膜构成。

（一）软骨组织

1. 软骨细胞

软骨细胞位于基质中的软骨陷窝内。软骨细胞的形态、大小因分布位置不同而有所变化。在软骨表面是扁圆形细胞，小而幼稚，常单个分布。越到深层，细胞体积越大，细胞也越成熟，呈圆形或椭圆形，2~8个细胞聚集在一个软骨陷窝内，称同源软骨细胞群。成熟软骨细胞的细胞核小而圆，1~2个核仁。电镜下，细胞质内含有丰富的粗面内质网和发达的高尔基复合体，线粒体较少。软骨细胞具有分泌软骨基质的作用。

2. 软骨基质

由纤维和基质组成。

（1）纤维包埋在基质中，主要有胶原纤维和弹性纤维。纤维可使软骨具有韧性或弹性。

（2）基质呈凝胶状，主要成分是水和蛋白多糖。软骨陷窝周围有一个强嗜碱性的环，称软骨囊。

（二）软骨的分类和各类软骨的结构特点

根据软骨基质内含有的纤维成分不同，软骨分为透明软骨、弹性软骨和纤维软骨3种。

1. 透明软骨

基质丰富，纤维含量少，主要是交织排列的胶原纤维。分布于气管、支气管、肋软骨、关节软骨等处。

2. 弹性软骨

基质中含有大量交织成网的弹性纤维。分布在耳郭、会厌等处。

3. 纤维软骨

基质中含有大量平行排列的胶原纤维束，在胶原纤维束之间软骨细胞成行排列。分布在椎间盘、关节盘和耻骨联合等处。

三、骨组织与骨

（一）骨组织的一般结构

骨组织由细胞和钙化的细胞间质组成。人体内99%的钙以钙盐的形式储存在骨组织中，所以骨是人体最大的钙库。

1. 细胞

骨组织中有4种细胞：骨原细胞、骨细胞、成骨细胞和破骨细胞。其中以骨细胞最多，其他细胞均分布在骨组织周缘。

（1）骨细胞。骨细胞是一种多突起的细胞，单个分散于骨板内和骨板之间。细胞体呈扁平椭圆形，位于骨陷窝内，突起位于骨小管内，各骨陷窝借骨小管彼此相连。

（2）成骨细胞。胞体呈柱状或椭圆形，分布在骨组织表面，常排列成一层。成骨细胞具有分泌类骨质的功能。当成骨细胞被类骨质包埋后，转变为骨细胞。

（3）破骨细胞。是一种多核的大细胞，6~50个核，分布在骨质表面。破骨细胞具有溶解和吸收骨质的作用。成骨细胞和破骨细胞两者协同活动完成骨的成形与改建。

（4）骨原细胞。是骨组织的干细胞，胞体小、呈梭形，胞质少，核椭圆。位于骨外膜和骨内膜贴近骨质处。骨原细胞可转化为成骨细胞和成软骨细胞。

2. 骨基质

骨基质包括有机质和无机质。有机质由大量的胶原纤维和少量无定形物组成，这种未钙化的细胞间质又称类骨质。无机质又称骨盐，占骨质量的65%，主要为羟磷灰石。

（二）骨密质和骨松质的结构特点

骨由骨质、骨膜、骨髓构成。骨质由骨密质和骨松质构成，骨密质和骨松质在微细结构上的主要区别在于骨板的排列形式不同（见图3-11长骨骨干立体模式）。

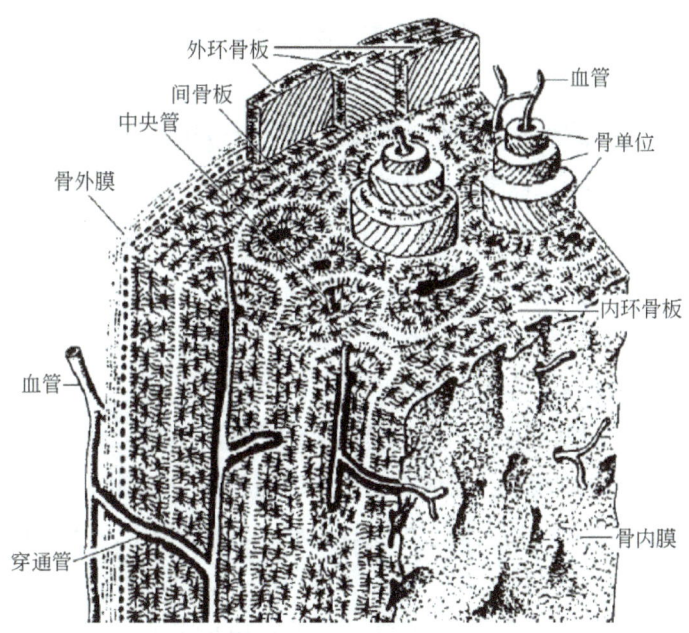

图3-11　长骨骨干立体模式

1. 骨密质

主要分布在长骨骨干和骨骺的外侧份，由不同排列方式的骨板所组成，致密而有规律。

（1）环骨板指环绕在骨干内、外表面排列的骨板，分别称为内环骨板和外环骨板。

（2）骨单位或称哈弗斯系统，位于内、外环骨板之间的圆筒状结构，由中央管（哈弗斯管）和围绕中央管周围的同心圆排列的骨板（哈弗斯骨板）组成。在骨组织内横向穿行的管称穿通管。中央管和穿通管是小血管、神经和结缔组织的通道。

（3）间骨板是填充在骨单位之间的一些数量不等，形状不规则的骨板。

2. 骨松质

主要分布在长骨骺部和骨干的内侧份，由针状或片状的骨小梁相互连接而成，骨小梁之间有肉眼可见的网孔，孔内充填着红骨髓。

（三）骨的发生

骨组织起源于胚胎时期的间充质，骨的发生有下列两种方式。

1. 膜内成骨

扁骨和不规则骨以此种方式发生。首先，在将要形成骨的部位，间充质细胞分裂增生形成原始结缔组织膜，由该膜再形成骨原细胞，由骨原细胞再形成成骨细胞，成骨细胞和由其分泌的纤维和基质结合成类骨质，类骨质被骨盐沉积后形成骨质。

2. 软骨内成骨

四肢骨、躯干骨以此种方式发生。以长骨为例，首先由透明软骨形成一个未来骨的雏形，然后在这一软骨雏形的中段以膜内成骨的方式形成一环形骨领。继之，在被骨领环绕的软骨中心部位出现一初级骨化中心。骨领不断增长，骨化中心的成骨过程亦不断向两端扩展。

四、血液与淋巴

血液和淋巴是分别流动在心血管和淋巴管内的液态组织。血液是流动在心血管内的结缔组织，由血浆和血细胞组成，血浆相当于结缔组织中的细胞间质，血细胞悬浮于其中。

成人血液量约为5 L，约占体重的7%。淋巴是流动在淋巴管系统内的液体，淋巴由淋巴浆和淋巴细胞组成。

血浆为淡黄色液体。血浆中90%是水，其余为清蛋白、球蛋白、纤维蛋白原、脂蛋白、酶、糖、激素、维生素、无机盐和代谢产物。血液在体外静置一段时间后，析出的淡黄色、透明的液体称血清。

血细胞分类与正常值如下。

红细胞：男性为（4.0～5.5）×10^{12}/L，女性为（3.5～5.0）×10^{12}/L。

白细胞：（4～10）×10^9/L。

血小板：（100～300）×10^9/L。

在光镜下观察血细胞，常采用瑞氏染色（Wright）血涂片标本观察。

1. 红细胞（RBC）

直径8μm，电镜下，呈双凹圆盘状，中央薄，周围较厚。故在血涂片标本显示中央染色较浅，周边较深。成熟红细胞无细胞核及细胞器。胞质内充满大量淡红色的血红蛋白（Hb），血红蛋白是含铁的蛋白质，具有运输O_2和CO_2的功能。网织红细胞（Ret）是由骨髓进入周围血液中的未成熟的红细胞，成人正常值占红细胞总数的0.5%～1.5%，新生儿可达3%～6%。临床上，网织红细胞计数可作为了解骨髓造血功能的指标之一。红细胞的平均寿命为120天。

贫血：红细胞数少于3.0×10^{12}/L，血红蛋白少于100 g/L。

2. 白细胞（WBC）

白细胞是有核无色的球形细胞，比红细胞大，可通过变形运动穿过毛细血管壁，进入结缔组织或淋巴组织，参与机体的防御与免疫功能。白细胞根据有无特殊颗粒分为有粒白细胞和无粒白细胞两种。又根据颗粒的嗜染性，将有粒白细胞分为中性粒细胞、嗜碱性粒细胞、嗜酸性粒细胞；无粒白细胞又分为单核细胞和淋巴细胞。

(1) 有粒白细胞分为以下几种。

①中性粒细胞。细胞呈球形，直径 10~12 μm。细胞核呈分叶状，一般为 2~5 叶，叶间有细丝相连。分叶越多越衰老。细胞质为浅粉红色，内含有浅紫色的嗜天青颗粒和粉红色的特殊颗粒。嗜天青颗粒是一种溶酶体，能消化吞噬细菌和异物。特殊颗粒内含吞噬素和溶菌酶，有杀菌作用。

中性粒细胞具有变形运动，吞噬细菌和异物，并将其分解消化等功能。在分解消化细菌和异物的同时，自身也坏死变为脓细胞。

②嗜碱性粒细胞。细胞呈球形，直径 10~12 μm。细胞核为分叶状，呈 S 形或不规则形。由于细胞质内含有大小不等、分布不均的嗜碱性颗粒，这些颗粒覆盖在核上面，使核显示不清楚。嗜碱性颗粒内含有肝素、组织胺和嗜碱性粒细胞趋化因子等物质。嗜碱性粒细胞的功能与肥大细胞相同。

③嗜酸性粒细胞。细胞呈球形，直径 10~15 μm。细胞核常为两叶。胞质内充满鲜红色粗大的嗜酸性颗粒。颗粒是一种溶酶体，含有酸性磷酸酶、过氧化物酶和组胺酶等。

嗜酸性粒细胞的功能是能做变形运动，并有趋化性。能吞噬抗原抗体复合物，灭活组织胺，抑制过敏反应，还能杀灭寄生虫。

(2) 无粒白细胞分为以下两种：

①单核细胞。细胞呈球形或椭圆形，直径 14~20 μm。细胞核呈马蹄形、肾形或不规则形。胞质内含有灰蓝色弱嗜碱性颗粒。颗粒内含有酸性磷酸酶、过氧化物酶及溶菌酶。

单核细胞具有活跃的变形运动，参与机体免疫应答及吞噬功能等。单核细胞离开血液进入结缔组织分化成巨噬细胞。

②淋巴细胞。细胞呈球形或椭圆形，直径 6~12 μm，大小不等。分大、中、小淋巴细胞。在周围血液中以小淋巴细胞为主。小淋巴细胞核为圆形，较大，在一侧常有一小凹陷。细胞质较少，呈蔚蓝色。

淋巴细胞根据其发生部位、表面特征和免疫功能等不同，分为以下三类：胸腺依赖淋巴细胞（T 细胞）；骨髓依赖淋巴细胞（B 细胞）；自然杀伤细胞（NK 细胞）。T 细胞产生于胸腺，参与细胞免疫。B 细胞产生于骨髓，参与体液免疫。

3. 血小板

双凸圆盘状，直径 2~4 μm，当受到刺激时伸出突起呈不规则形，在血涂片上，常成群分布在血细胞中。血小板参与止血和凝血过程。

血细胞发生规律可见图 3-12。

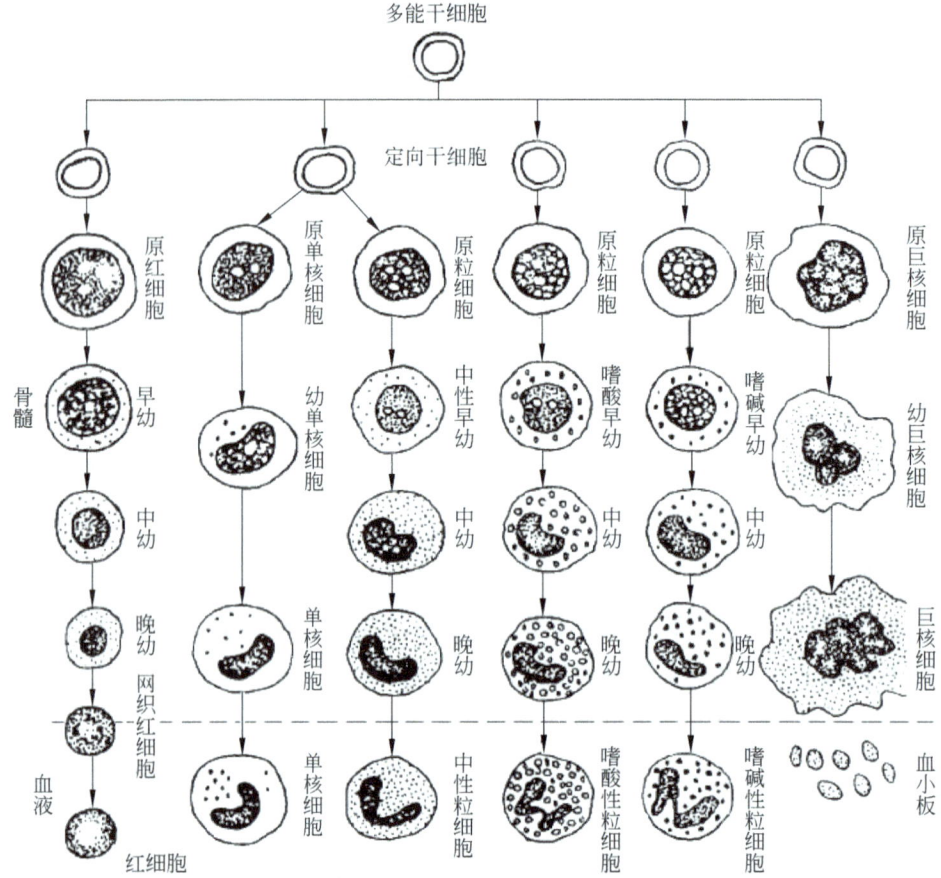

图3-12 血细胞发生规律示意

知识拓展

血细胞发生的调控：远距离调控；细胞因子调控；某些特异性小分子生物活性物质的调控。血细胞发生过程中的形态演变的规律如下。

(1) 过程：原始阶段、幼稚阶段、成熟阶段。

(2) 胞体由大变小，巨核细胞除外（由小变大）。

(3) 胞核由大变小，红细胞核最终消失。

(4) 胞质由少变多。

(5) 细胞分裂能力从有到无。

（刘双晨）

学习任务三　肌组织

【任务目标】

（1）掌握骨骼肌在光镜下的结构。

（2）掌握心肌的形态和结构。

肌组织（muscle tissue）主要由肌细胞组成。肌细胞之间有少量的结缔组织以及血管和神经，肌细胞呈长纤维形，又称为肌纤维（muscle fiber）。肌纤维的细胞膜称肌膜，细胞质称肌浆，肌浆中有许多与细胞长轴相平行排列的肌丝，它们是肌纤维舒缩功能的主要物质基础。根据结构和功能的特点，将肌组织分为三类：骨骼肌、心肌和平滑肌。骨骼肌和心肌属于横纹肌。骨骼肌受躯体神经支配，为随意肌；心肌和平滑肌受植物神经支配，为不随意肌。

一、骨骼肌

大多数骨骼肌（skeletal muscle）借肌腱附着在骨骼上。分布于躯干和四肢的每块肌肉，均由许多平行排列的骨骼肌纤维组成，它们的周围包裹着结缔组织。包在整块肌肉外面的结缔组织为肌外膜，它是一层致密结缔组织膜，含有血管和神经。肌外膜的结缔组织以及血管和神经的分支伸入肌肉内，分隔和包围大小不等的肌束，形成肌束膜。分布在每条肌纤维周围的少量结缔组织为肌内膜，肌内膜含有丰富的毛细血管。各层结缔组织膜除有支持、连接、营养和保护肌组织的作用外，对单条肌纤维的活动，乃至对肌束和整块肌肉的肌纤维群体活动也起着调节作用。

（一）骨骼肌纤维的一般结构

骨骼肌纤维呈长圆柱状，细胞核扁椭圆形，数量多，位于肌膜下方，肌浆丰富，含有大量的与肌纤维长轴平行排列的肌原纤维，每条肌原纤维上有色浅的明带和色深的暗带，各条肌原纤维的明带和暗带都排列在同一平面上，构成了明暗交替的横纹。明带又称I带，暗带又称A带。暗带中央呈现一条较明的窄带，称H带，H带中央有一条暗线，称为M线。明带中央有一条暗线，称为Z线。相邻两条Z线之间的一段肌原纤维称肌节（见图3-13骨骼肌纤维逐级放大）。肌节是骨骼肌纤维的基本结构和功能单位。每个完整的肌节都是由1/2 I带+A带+1/2 I带组成的。

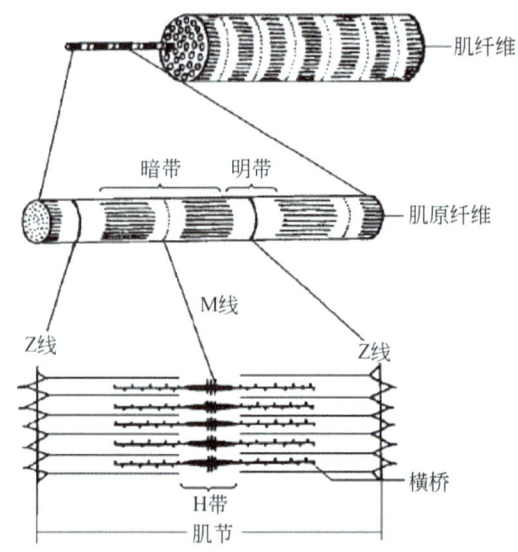

图 3-13　骨骼肌纤维逐级放大

(二) 骨骼肌纤维的超微结构

1. 肌原纤维

肌原纤维是由粗肌丝和细肌丝有规律地平行排列而成（图3-13）。粗肌丝位于暗带，中点固定在M线，两端游离。细肌丝一端固定在Z线；另一端平行深入粗肌丝之间，到H带外侧。

粗肌丝由形似豆芽的肌球蛋白有序排列而成。头部朝向粗肌丝两端并露于表面，称横桥。细肌丝由肌动蛋白、原肌球蛋白和肌钙蛋白组成。

2. 横小管

横小管又称T小管，是肌膜向肌浆内凹陷形成的小管。与肌纤维长轴垂直，环绕在每条肌原纤维表面，位于明、暗带交界处（见图3-14骨骼肌纤维超微结构模式）。

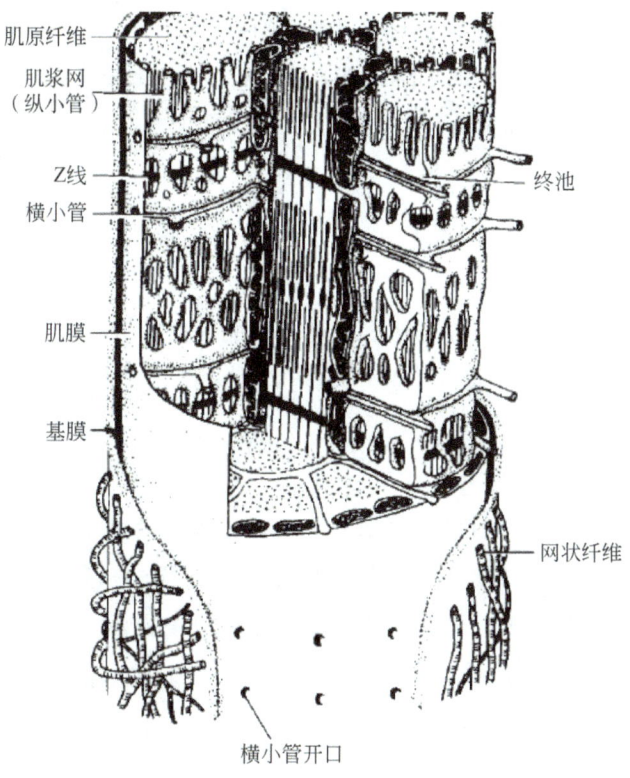

图3-14 骨骼肌纤维超微结构模式

3. 肌质网

肌质网是肌纤维内特化的滑面内质网。纵向排列在横小管之间，包在每条肌原纤维周围，称纵小管。纵小管两端靠近横小管处呈囊状膨大并彼此连成扁囊状结构，称终池。两侧的终池和横小管组成三联体。肌质网内储有大量的 Ca^{2+}。

知识拓展

骨骼肌收缩与 Ca^{2+} 的关系

从骨骼肌纤维超微结构看，骨骼肌纤维收缩时，粗、细肌丝原长度保持不变，但肌节缩短了，说明固定在两Z线上的细肌丝向粗肌丝中的M线滑动。结果造成了H带和I带变窄，但A带宽度不变，两Z线靠近，每个肌节缩短了，使得肌纤维收缩。

其主要过程为：运动神经末梢将冲动传给肌膜，肌膜将兴奋经横小管传至终池，肌质网中 Ca^{2+} 涌入肌浆，Ca^{2+} 与肌钙蛋白结合，构形改变，肌动蛋白位点暴露，与肌球蛋白接触，ATP酶激活，ATP分解释放能量，肌球蛋白的头和杆发生屈动，将肌动蛋白向M线牵引，细肌丝向M线滑动，肌节缩短，肌肉收缩。当收缩完毕，肌浆内的钙被泵入肌浆网内。

由此可以看出，肌浆里的 Ca^{2+} 与骨骼肌收缩有直接关系，对维持心肌的正常收缩也起重要作用。

> 如果血钙浓度过高,可以减弱肌紧张,引起心跳减慢或心脏停搏。如果血钙浓度降低到 7 mg/100 mL 以下时,骨骼肌兴奋性增强,可以出现手足搐搦症或惊厥(如小儿缺钙时可出现惊厥)。这时静脉推注钙制剂,提高血钙浓度,惊厥即可停止。

二、心肌

心肌(cardiac muscle)分布于心脏和邻近心脏的大血管近端。心肌收缩具有自动节律性,缓慢而持久,不易疲劳。

(一)心肌纤维的一般结构

在光镜下,心肌纤维呈短柱状,多数有分支,相互连接成网状。心肌纤维的连接处称闰盘(intercalated disc),在 HE 染色的标本中呈着色较深的横行或阶梯状粗线(见图3-15)。心肌纤维的核呈卵圆形,位居中央,有的细胞含有双核。心肌纤维的肌浆较丰富,多聚在核的两端处,其中含有丰富的线粒体和糖原及少量脂滴和脂褐素。

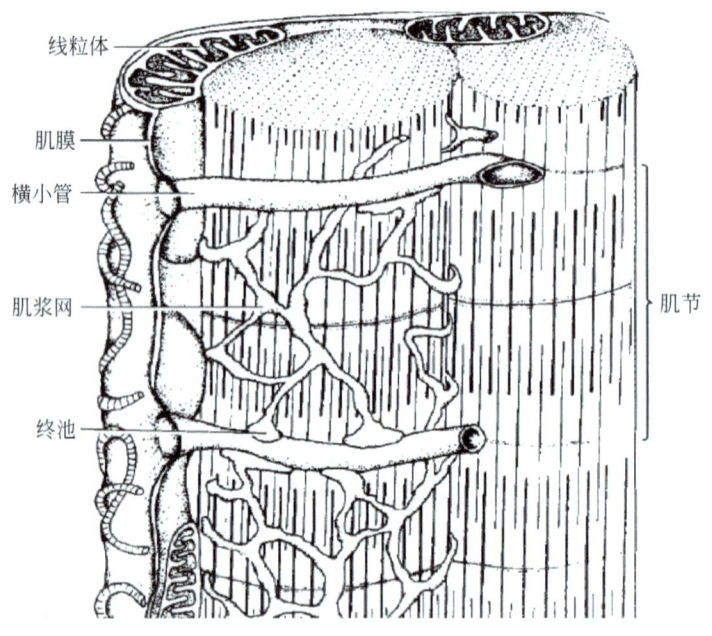

图3-15 心肌纤维超微结构模式

(二)心肌纤维的超微结构

心肌纤维与骨骼肌纤维的超微结构相比,结构相似,但有以下不同之处:肌原纤维不如骨骼肌规则、明显；横小管较骨骼肌粗，位于Z线水平；肌浆网比骨骼肌稀疏，纵小管和终池不发达，只形成二联体（图3-15）。

三、平滑肌

平滑肌（smooth muscle）广泛分布于血管壁和许多内脏器官，又称内脏肌。平滑肌的收缩较为缓慢和持久。

（王　菁）

学习任务四　神经组织

【任务目标】

（1）掌握神经元的形态结构、分类及突触的结构。
（2）掌握神经纤维与神经的概念和结构。

神经组织（nerve tissue）构成神经系统。神经系统分中枢神经系统（脑与脊髓）和周围神经系统（神经和神经节）两大部分，两者是相互联系的整体。神经组织是由神经细胞和神经胶质细胞组成的，它们都是有突起的细胞。神经细胞又称神经元，是神经系统结构和功能的基本单位，具有接受刺激、整合信息和传导冲动的功能。神经胶质细胞位于神经元之间，对神经元有支持、保护、营养和绝缘的作用。

一、神经元

神经细胞是神经系统的结构和功能单位，亦称神经元（neuron）。它的形态多种多样，但都可分为胞体和突起两部分（见图3-16）。

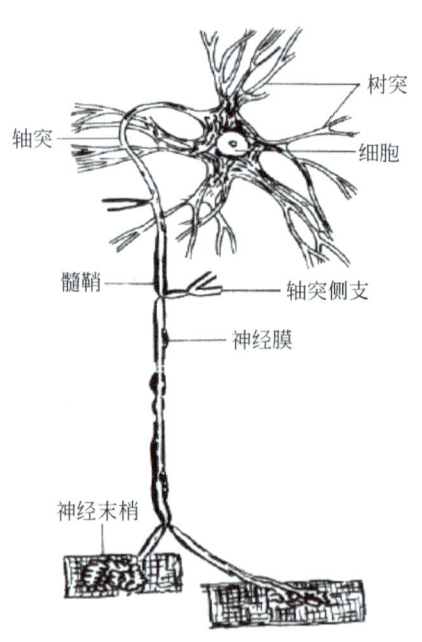

图 3-16 神经元模式

神经元突起又分树突和轴突两种。树突多呈树状分支，它可接受刺激并将冲动传向胞体；轴突呈细索状，末端常有分支，称轴突终末，轴突将冲动从胞体传向终末。通常一个神经元有一至多个树突，但轴突只有一条。神经元的胞体越大，其轴突则越长。神经元的胞体主要分布在中枢神经系统，如大脑皮质、小脑皮质、脑内众多的神经核团和脊髓灰质；也存在于周围神经系统的神经节内，如脑神经节、脊神经节、自主神经节。神经元的突起则组成中枢神经系统的神经通路和神经网络以及遍布全身的神经。分布到体表和骨骼肌的神经称躯体神经，分布到内脏、心血管和腺体的神经称内脏神经或自主神经；自主神经又分交感神经和副交感神经，分别与相应的自主神经节相连。神经元数量庞大，整个神经系统约有10^{11}个。它们具有接受刺激、传导冲动和整合信息的能力。神经元的突起以特化的连接结构——突触彼此连接，形成复杂的神经通路和网络，将化学信号或电信号从一个神经元传给另一个神经元，或传给其他的组织细胞，使神经系统产生感觉和调节其他系统的活动，以适应内、外环境的瞬息变化。有些神经元还有内分泌功能。

神经元根据功能不同可分为：①感觉神经元或称传入神经元，胞体主要位于脑脊神经节内，其周围突起的末梢分布在皮肤和肌肉等处，接受刺激，将刺激传向中枢。②运动神经元或称传出神经元，胞体主要位于脑、脊髓和自主神经节内，它把神经冲动传给肌肉或腺体，产生效应。③中间神经元介于前两种神经元之间。动物越进化，中间神经元越多，人的神经系统中的中间神经元约占神经元总数的99%，构成中枢神经系统内的复杂网络。

根据神经元释放的神经递质不同还可分为：①胆碱能神经元；②胺能神经元；③肽能神经元；④氨基酸能神经元。

二、突触

突触（synapse）是神经元与神经元之间，或神经元与非神经细胞之间的一种特化的细胞连接，通过它的传递作用实现细胞与细胞之间的信号传递。在神经元之间的连接中，最常见的是一个神经元的轴突终末与另一个神经元的树突或胞体连接（见图3-17）。此外还有轴–轴和树–树突触等。突触的结构可分突触前成分、突触间隙和突触后成分三部分。突触前、后成分彼此相对的细胞膜分别称为突触前膜和突触后膜，两者之间存在的15～30 nm宽的狭窄间隙为突触间隙，内含糖蛋白和一些细丝。

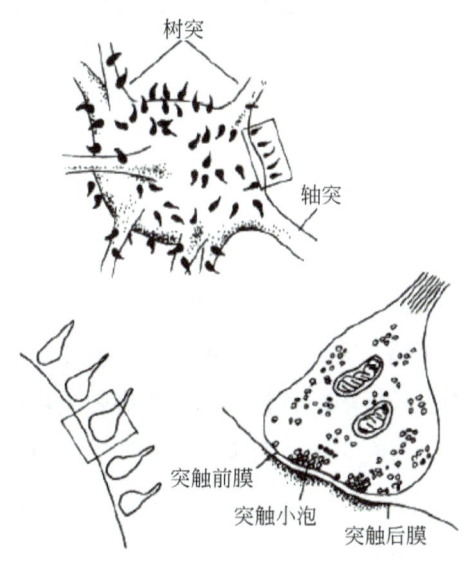

图3-17　神经细胞突触超微结构模式

突触可分为化学突触和电突触两大类。前者是以化学物质（神经递质）作为通信的媒介；后者亦即缝隙连接，是以电流（电信号）传递信息。哺乳动物神经系统以化学突触占大多数，通常所说的突触是指化学突触而言。

三、神经胶质细胞

神经胶质细胞或简称胶质细胞（glial cell），广泛分布于中枢和周围神经系统，其数量比神经元的数量大得多。胶质细胞与神经元一样具有突起，但不分树突和轴突，也没有传导神经冲动的功能。它们的功能是对神经元起支持、保护、分隔、营养等作用。中枢神经系统损伤时，星形胶质细胞增生、肥大、填充缺损的空隙，形成胶质瘢痕。

四、神经纤维和神经

（1）神经纤维（nerve fiber）：它是由神经元的长轴突和外包的胶质细胞所组成，主要构成中枢神经系统的白质和周围神经系统的脑神经、脊神经和自主神经。

（2）神经：周围神经系统的神经纤维集合在一起，构成神经（nerve）。分布到全身各器官和组织。一条神经内可以只含有感觉（传入）神经纤维或运动（传出）神经纤维，但大多数神经是同时含有感觉、运动和自主神经纤维的。神经内的血管较丰富，神经外膜内的纵行血管发出分支进入神经束膜，进而在神经内膜形成毛细血管网。神经内膜亦含有淋巴管。

五、神经末梢

周围神经纤维的终末部分终止于全身各种组织或器官内，形成各式各样的神经末梢。按其功能可分为感觉神经末梢和运动神经末梢两大类。

（1）感觉神经末梢。是感觉神经元周围突出的终末部分，该终末与其他结构共同组成感受器。感受器能接受内、外环境的各种刺激，并将刺激转化为神经冲动，传向中枢，产生感觉。感觉神经末梢，分布在表皮、角膜和毛囊的上皮细胞间，或分布在各型结缔组织内，如骨膜、脑膜、血管外膜、关节囊、肌腱、韧带、筋膜和牙髓等处。此类末梢感受冷、热、轻触和痛的刺激。另外，触觉小体分布在皮肤真皮乳头内，以手指、足趾的掌侧的皮肤居多，感受触觉。其数量可随年龄增长而减少。环层小体广泛分布在皮下组织、肠系膜、韧带和关节囊等处，感受压觉和振动觉。

（2）运动神经末梢。是运动神经元的长轴突分布于肌组织和腺体内的终末结构，支配肌纤维的收缩和腺体的分泌。神经末梢与邻近组织共同组成效应器。运动神经末梢又分躯体和内脏运动神经末梢两类。

六、大脑皮质

在中枢神经系统，神经元胞体集中的部分称灰质，不含胞体只有神经纤维的部分称白质。大脑和小脑的灰质位于脑的表层，故又称皮质（cortex），皮质下是白质。在脑的白质内，神经元胞体集中而成的一些团块称神经核。脊髓的灰质则位于中央，周围是白质。在周围神经系统，神经元胞体集中的部分构成神经节。大脑皮质的神经元都是多极神经元，按其细胞的形态分为锥体细胞、颗粒细胞（包括星形细胞、水平细胞、篮状细胞）和梭形细胞三大类。大脑皮质的这些神经元是以分层方式排列的，除大脑的个别区域外，一般从表面至深层可分为6层（图3-18）：①分子层；②外颗粒层；③外锥体细胞层；④内颗粒层；⑤内锥体细胞层；⑥多形细胞层。

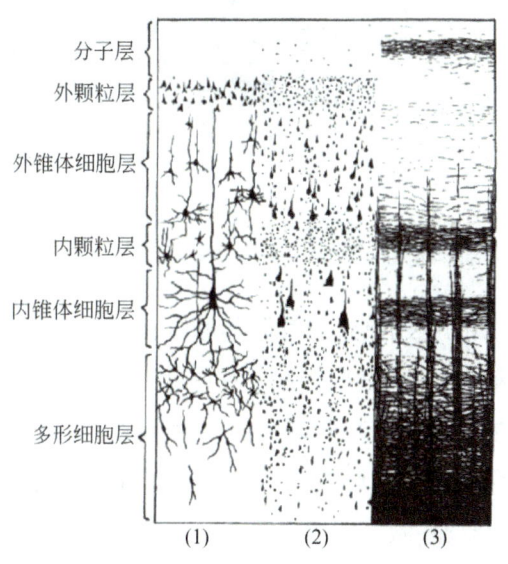

图3-18　大脑皮质6层结构

（1）表示银染法示神经元形态；（2）表示尼氏染色示6层结构；（3）表示髓鞘染色示神经纤维的分布

七、脑脊膜和血-脑屏障

（1）脑脊膜：它是包在脑和脊髓外面的结缔组织膜，有3层，由外向内是硬膜、蛛网膜和软膜（见图3-19）。硬膜是较厚而坚韧的致密结缔组织，其内表面有一层间皮细胞覆盖。硬膜与蛛网膜之间有一狭窄的间隙，称硬膜下隙，内含少量液体。蛛网膜是由薄层纤细的结缔组织构成，它与软膜之间有较宽大的腔隙称蛛网膜下腔，其内含脑脊液。软膜是紧贴在脑和脊髓表面的薄层结缔组织，富含血管。血管进入脑内时，软膜和蛛网膜也随之进入脑内，但软膜并不紧包血管，血管与软膜之间仍有空隙，称血管周隙，与蛛网膜下腔相通，内含脑脊液。当小血管进一步分支形成毛细血管时，软膜组织和血管周隙都消失，毛细血管则由星形胶质细胞突起所包裹。

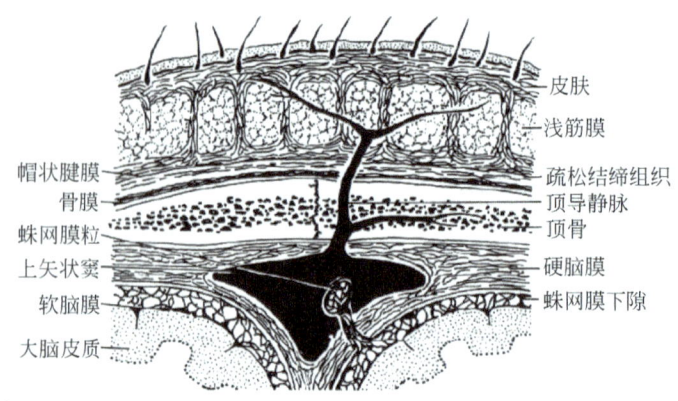

图3-19　大脑冠状切面示脑膜和血管

（2）血-脑屏障：脑的毛细血管与身体其他器官的毛细血管不同，它能阻止多种物质进入脑，因此认为血液与脑组织之间存在一种血-脑屏障（blood-brain barrier，BBB）。血-脑屏障由脑毛细血管内皮细胞、基膜和神经胶质细胞膜构成。脑的毛细血管属连续型，毛细血管的内皮细胞之间以紧密连接封闭，内皮外有基膜、周细胞及星形胶质细胞突起的脚板围绕。内皮细胞是构成血-脑屏障的主要结构，它可阻止多种物质进入脑，但营养物质和代谢产物可顺利通过，以维持神经系统内环境的相对稳定。

八、神经干细胞

神经干细胞是中枢神经系统中保持分裂和分化潜能的细胞，是胚胎干细胞的一种。脑和脊髓由于血-脑屏障的存在而使之成为免疫系统中较为特殊的器官，神经干细胞移植入中枢神经系统后不具有免疫排斥反应。如给帕金森综合征的患者脑内移植含有多巴胺生成细胞的人胚胎脑组织，可以治愈部分患者。

【实践评析】

主诉：因车祸致腰部、右大腿疼痛2小时。

现病史：入院前2小时，行走时不慎被摩托车撞倒，致腰部、右大腿疼痛，局部皮肤青紫，皮肤无破溃，即时无昏迷及头痛，无恶心、呕吐，无胸闷及呼吸困难，无腹胀、腹痛，无四肢抽搐，急诊于我院，门诊行X线检查示：腰椎及骶尾椎骨质未见明显异常。门诊拟以"①腰骶部软组织挫伤；②右大腿软组织挫伤"收入科进一步治疗。患者自外伤以来精神清楚，未进食，大小便未解。

体格检查：神志清醒，双肺呼吸音清晰，未闻及干湿啰音，腹平软，无压痛及反跳痛。

评析：

诊断分析：

（1）明确外伤史致腰部、右大腿疼痛。

（2）查体：腰椎生理弯曲存在，腰5骶椎正中见一约5 cm×8 cm皮肤红肿，压痛明显，双肾区无明显叩击痛，骨盆挤压痛阴性，右大腿前内见一约5 cm×7 cm皮肤青紫，压痛，双足跟部无纵向叩击痛，双髋、双膝、双踝关节活动度正常，双足背动脉搏动存在。

（3）X线检查指示：腰椎及骶尾椎骨质未见明显异常。

初步诊断：

腰骶部软组织挫伤。

右大腿软组织挫伤。

诊疗计划：

（1）入院后予完善各项常规检查。

（2）向上级医生报告病情，指导下一步治疗计划。

实践模拟：

观察人体的基本组织。

实验器材：显微镜；扁平上皮、立方上皮、柱状上皮等上皮组织玻片；横纹肌、骨骼肌、心肌等肌肉组织玻片；骨、软骨、血液、韧带、肌腱、脂肪等结缔组织玻片；神经组织的玻片。

实验步骤：

（1）根据教师提供的玻片，逐个在显微镜低倍镜下认真观察，注意细胞的形态特征和细胞间的联系特点。

（2）根据观察，同组间的同学互相讨论，总结出四大基本组织的主要特征、主要分布位置和功能。

（王　菁）

【考评自测】

(1) 下列（　　）细胞不参与机体的防御保护或免疫反应。

　　A．单核细胞　　　　　　B．淋巴细胞　　　　　C．成纤维细胞　　　　D．肥大细胞

　　E．浆细胞

(2) 以下不产生纤维和基质的细胞是（　　）。

　　A．成纤维细胞　　　　　B．成软骨细胞　　　　C．成骨细胞　　　　　D．肥大细胞

(3) 组织内可被银染色的纤维是（　　）。

　　A．透明软骨　　　　　　B．骨组织　　　　　　C．网状组织　　　　　D．致密结缔组织

(4) 对于骨细胞，（　　）错误。

　　A．是多突起细胞

　　B．突起多而细长，相邻细胞突起借紧密连接相互连接

　　C．胞体呈扁平椭圆形，居于细胞间质中，其所占据的空间称骨陷窝

　　D．细胞突起所占空间称骨小管，各骨陷窝借骨小管彼此相沟通

(5) 对成骨细胞的描述，（　　）是错误的。

　　A．细胞较大，呈柱状或椭圆形，分布在骨质的表面

　　B．细胞核呈圆形，核仁明显

　　C．细胞质强嗜酸性

　　D．电镜下可见大量的粗面内质网和发达的高尔基复合体

(6) 对骨板的描述，（　　）是错误的。

　　A．由胶原纤维有规律地分层排列与基质共同构成

　　B．骨细胞位于骨板之间或骨板内的骨陷窝内

　　C．相邻骨细胞突起通过骨板内的骨小管相连接

　　D．同一层骨板内的纤维相互平行与相互垂直交叉排列

(7) 以下对网织红细胞的描述中，（　　）错误。

　　A．是一种未完全成熟的红细胞

　　B．数量很少，只占成人外周血红细胞总数的0.5%~1.5%

　　C．新生儿可达3%~6%

　　D．较成熟红细胞略大，故很容易与成熟红细胞相区分

(8) 区分有粒白细胞与无粒白细胞的主要依据是（　　）。

　　A．细胞大小不同　　　　　　　　　　　　　　B．细胞有吞噬颗粒

　　C．细胞核有无分叶　　　　　　　　　　　　　D．细胞内有无特殊颗粒

(9) 以下（　　）不是造血干细胞的特征。

　　A．又称多能干细胞

　　B．可增殖、分化成造血祖细胞

C．只能向某一种血细胞增殖分化

D．各种血细胞均起源于造血干细胞

（10）肌节是由（　　）。

A．1/2A带+I带组成
B．A带+I带组成

C．A带+A带组成
D．1/2I带+A带+1/2I带

（11）骨骼肌纤维三联体的结构是（　　）。

A．由一条横小管与两侧的终池构成

B．由两条横小管及其中间的终池构成

C．由两条纵小管及其中间的终池构成

D．由一条横小管与一侧的终池构成

（12）心肌纤维能成为一个同步舒缩的功能整体，主要依赖于（　　）。

A．横小管
B．肌质网

C．闰盘中的缝隙连接
D．闰盘中桥粒

（13）在突触的描述中，（　　）错误。

A．突触是神经元与神经元之间的特殊的细胞连接

B．突触也指神经元与肌细胞、腺细胞等之间的特殊的细胞连接

C．突触分电突触和化学性突触两类

D．突触前膜和突触后膜上均具有神经递质的受体

（14）有关神经胶质细胞的描述，（　　）错误。

A．星形胶质细胞的突起末端膨大形成脚板，附着于毛细血管壁上形成胶质膜，参与血-脑屏障的构成

B．少突胶质细胞的突起末端扩展为宽叶片状，包绕神经元轴突形成髓鞘

C．小胶质细胞具有吞噬功能，可能来源于血单核细胞

D．神经胶质细胞同神经细胞一样，也是多突起细胞，一般都是一个轴突和多个树突

（15）血-脑屏障的组成中，（　　）是错误的。

A．连续性毛细血管内皮
B．内皮细胞间有紧密连接

C．基膜
D．少突胶质细胞形成的胶质膜

学习单元四 运动系统

【导入案例】

男性，40岁，高处坠落后右肩疼痛、不敢活动2小时。患者2小时前从2 m高处坠落，右手掌着地，右肩关节疼痛，不敢活动，以左手托住右前臂，自行步入急诊。伤后意识清楚，未进食水。既往体健，无高血压、心脏病史。无手术、外伤史及药物过敏史。父母身体健康，无遗传病家族史。查体：体温（T）36.2℃，脉搏（P）90次/min，呼吸（R）16次/min，血压（BP）125/75 mmHg。双肺未闻及干湿啰音，心界不大，心率90次/min，律齐，未闻及杂音。腹平软，无压痛，肝脾肋下未触及。双下肢感觉运动正常。骨科专科检查：右肩呈方肩畇形，肩胛盂处空虚感，右肩活动受限，杜加氏（Dugas）征阳性，右手感觉运动正常。右肩正位X线片：右肱骨头离开肩胛盂窝，位于喙突的下方，大结节处骨皮质不连续伴移位。

思考与讨论

（1）初步诊断及诊断依据。

（2）鉴别诊断。

（3）进一步检查。

（4）治疗原则。

学习单元四　运动系统

| 学习任务一 | 骨 |

【任务目标】

（1）掌握骨的分类、形态、构造。

（2）理解骨的理化特性。

运动系统由骨、骨连结和骨骼肌三部分组成。

运动系统的主要功能：它们在神经系统的支配和其他系统的配合下，对人体起着运动、支持和保护的作用。运动系统约占成人体重的60%，构成人体的基本轮廓。骨与骨之间的连结装置，称为骨连结。全身各骨通过骨连结构成骨骼，成为人体的支架（图4-1）。附于骨骼上的肌称骨骼肌。肌收缩时，牵引骨移动位置，产生运动。骨骼与肌共同赋予人体以基本外形，并构成体腔的壁（如颅腔、胸腔、腹腔和盆腔），以保护脑、心、肺、脾、肝、膀胱等器官。在运动中，骨起杠杆作用，关节是运动的枢纽，骨骼肌是运动的动力，也就是说，骨骼肌是运动的主动部分，骨和骨连结是运动的被动部分。

在体表能看到或摸到的肌和骨的突起及凹陷等，分别称为肌性或骨性标志。临床上常用这些标志来确定内脏器官、血管和神经的位置以及针灸取穴的部位。运动系统在人体解剖学中是重要的基础部分，对掌握好其他系统起重要作用。

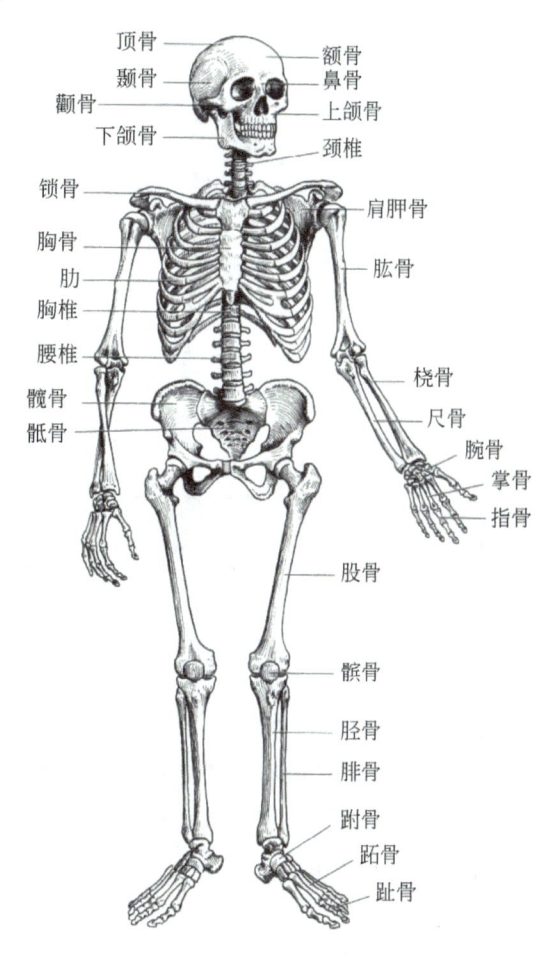

图4-1　全身骨骼

一、骨学总论

骨在成人为206块。按其在身体的位置，可分为躯干骨、颅骨、上肢骨和下肢骨四部分。躯干骨51块、颅骨29块（包括听小骨6块）、上肢骨64块、下肢骨62块骨的重量，在成人约占体重的1/5，而新生儿则占1/7。

（一）骨的形态

根据骨的形态基本上可分为四类：长骨、短骨、扁骨和不规则骨（见图4-2）。

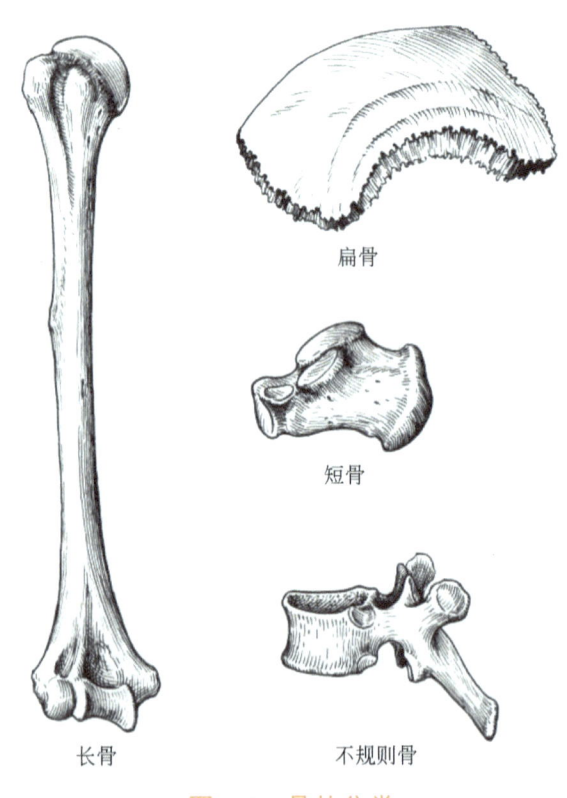

图4-2　骨的分类

（1）长骨（long bone）呈长管状，分布于四肢，在运动中起杠杆作用，由于长度大，在肌的牵引下，其运动幅度也大。

长骨有一体和两端。体又名骨干，骨质致密，内有空腔称髓腔，内含骨髓，在体的一定部位常有血管出入的滋养孔。端又名骺，往往膨大并具有光滑的关节面，有关节软骨覆盖。

小儿长骨的干与骺之间夹有一层软骨，称骺软骨。骺软骨能不断增生，又不断骨化，使骨的长度增长。成年后骺软骨骨化，原骺软骨处留有一线状痕迹，称为骺线。

（2）短骨（short bone）一般呈立方形，多位于既承受重量又运动复杂的部位，如腕骨和跗骨。

（3）扁骨（flat bone）呈板状，分布于头、胸等处，常构成骨性腔的壁，对腔内器官有保护作用，如颅盖骨保护脑，胸骨和肋保护心、肺等。

（4）不规则骨（irregular bone）形态不规则，如椎骨。有些不规则骨，内有含气的腔，称为含气骨，如位于鼻腔周围的上颌骨等，发音时能起共鸣作用，并能减轻骨的重量。

（二）骨的构造

每块骨都由骨质、骨膜、骨髓等构成，并有神经和血管分布（见图4-3）。

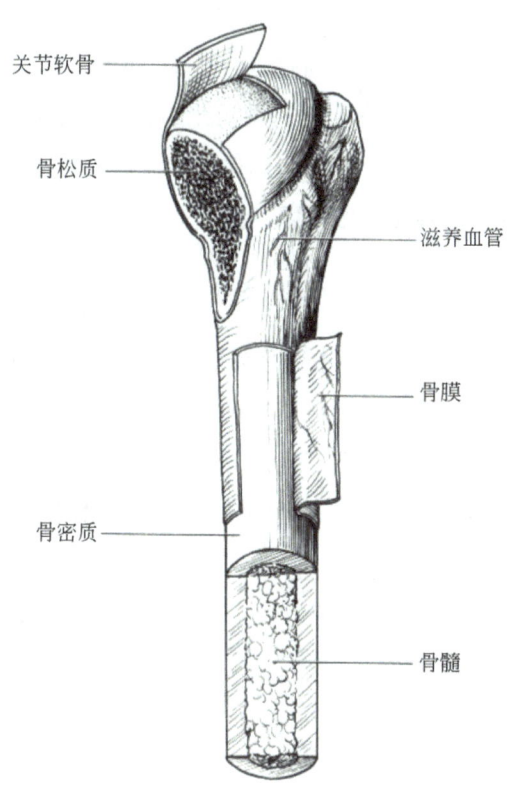

图4-3　骨的构造

（1）骨质（bone substance）是骨的主要成分，分为骨密质和骨松质两种。骨密质致密坚硬，抗压、抗扭曲力强，构成长骨干以及其他类型骨和长骨骺的外层。在颅盖骨，骨密质构成外板和内板。

骨松质由许多片状和杆状的骨小梁交织成网，呈海绵状。骨小梁排列方式与承受的压力和张力方向一致。骨松质分布于长骨骺及其他类型骨的内部；颅盖骨的骨松质在内、外板之间，称为板障。

（2）骨膜（periosteum）是由致密结缔组织构成的膜，包裹除关节面以外的整个骨面。骨膜内含有丰富的神经和血管，故感觉敏锐，并对骨的营养和生长有重要作用。幼年时期骨膜内层的成骨细胞直接参与骨的生长，使骨不断加粗；成年后转为静止状态，但它终生保持分化能力，一旦发生骨折，又可重新分化为成骨细胞，形成骨痂，使骨折端愈合。幼年时期骨膜内层的破骨细胞参与破坏旧骨质，使骨髓腔逐步扩大。骨膜内层的成骨细胞和破骨细胞，分别具有产生新骨质和破坏旧骨质的功能，在骨的发生、生长、改造和修复时，它们的功能最为活跃。当骨膜剥离后，骨不易修复，甚至可能坏死，故手术时要尽量保留骨膜。

（3）骨髓（bone marrow）。骨髓为柔软而富有血液的组织，充填于长骨髓腔及骨松质腔隙内，分为红骨髓和黄骨髓。红骨髓有造血功能，内含大量不同发育阶段的红细胞和某些白细胞；黄骨髓含大量脂肪组织。胎儿及幼儿的骨内全是红骨髓，6岁前后，长骨骨髓腔内的红骨髓逐渐转化为黄骨髓，红骨髓仍保留于各类型骨的松质内，继续造血。当大量失血和贫血时，黄骨髓又能转化为红骨髓，恢复造血功能。

（三）骨的理化特性

成年人的骨，由1/3的有机质（主要是骨胶原纤维）和2/3的无机质（主要是磷酸钙、碳酸钙和氯化钙等）组成。有机质使骨具有韧性和弹性，无机质使骨具有硬度和脆性。有机质和无机质的结合，使骨既有弹性又很坚硬。小儿的骨无机质含量较少，有机质较多，因此弹性大而硬度小，容易发生变形；老年人的骨则与此相反，含有机质较少而无机质相对较多，因此较易发生骨折。

二、骨学各论

（一）躯干骨

躯干骨包括椎骨、胸骨和肋。

成人躯干骨由26块椎骨、1块骶骨、1块尾骨、12对肋、1块胸骨组成，共51块。

1. 椎骨

在幼儿期，椎骨总数为33～34块，根据其所在部位由上而下依次分为颈椎7块，胸椎12块，腰椎5块，骶椎5块及尾椎4～5块。至成年，5块骶椎愈合成一块骶骨，4～5块尾椎愈合成一块尾骨，因此成年人椎骨总数一般为26块。

（1）椎骨的一般形态：每个椎骨都由椎体、椎弓构成（见图4-4）。

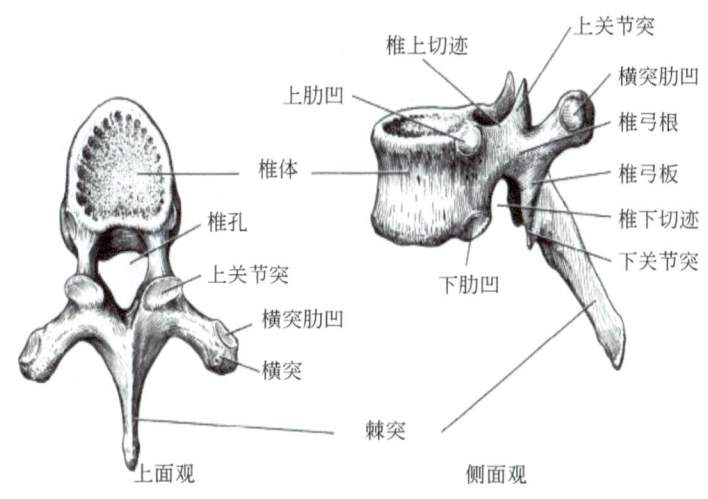

图4-4 椎体的一般形态(胸椎)

①椎体(vertebral body)位于椎骨的前方中部,呈短圆柱状,是椎骨负重的主要部分,内部为骨松质,表面有薄层的骨密质,它承受着头部和躯干的重量,因此愈向下位的椎体,其面积和体积逐渐增大。而骶椎开始,由于重量转移到下肢,故其面积和体积又逐渐减小。椎体在垂直暴力作用下,易发生压缩性骨折。

②椎弓(vertebral arch)是附在椎体后方的弓状骨板,它与椎体围成椎孔,所有椎孔叠连形成椎管,椎管内容纳脊髓和脊神经根等。椎弓与椎体相连的部分较细,称椎弓根,形成其上方的椎上切迹和下方的椎下切迹,相邻椎骨的椎上下切迹组成椎间孔,有脊神经和血管通过。内侧椎弓根向后内侧扩展为宽阔的骨板,称椎弓板,两侧椎弓板在正中线相互汇合。每个椎弓伸出7个突起,即向两侧伸出的一对横突,向上伸出的一对上关节突,向下伸出的一对下关节突,向后伸出单一的棘突。

(2)各部椎骨的特征。

①颈椎(cervical vertebra)共有7块。其主要特征是在横突上有孔,称为横突孔,有椎动、静脉通过。椎体小,椎孔较大,呈三角形。第2~6颈椎的棘突较短,末端分叉,第7颈椎棘突最长,末端不分叉,上下关节面基本上呈水平位。第3~6颈椎属一般颈椎,第1、2、7三个颈椎为特殊颈椎(见图4-5)。

第1颈椎又称寰椎(atlas),没有椎体、棘突和关节突,形似环形,由前弓、后弓及两个侧块构成。前弓的后面与第2颈椎的齿突相关节。侧块上面有一对上关节凹,与枕骨髁相关节,下面有一对下关节面与第2颈椎的上关节面相关节(见图4-6)。

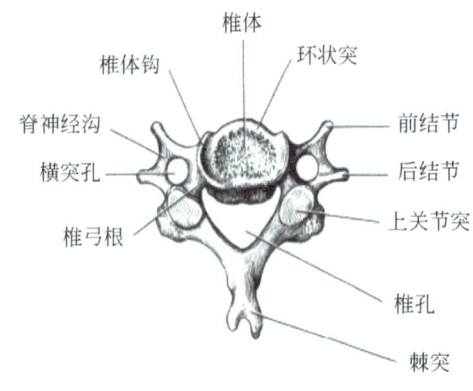
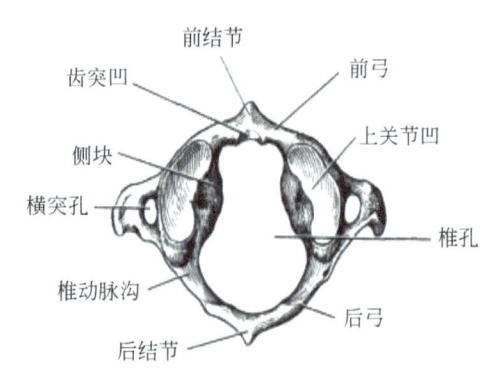

图 4-5　颈椎（左）　　　　　图 4-6　寰椎（左）

第 2 颈椎又称枢椎（axis），其特点为自椎体向上伸出一指状突起，称为齿突，与寰椎前弓后面关节面相关节。寰椎和枢椎是动物在陆地生活以后，适应头部的旋转运动而产生的（见图 4-7）。

第 7 颈椎又称隆椎（vertebra prominens），我国古书上称其为大椎，它的棘突特别长，末端变厚且不分叉，当头前屈时特别隆起，皮下易于摸到，第 7 颈椎棘突下凹陷处即"大椎穴"，是临床辨认椎骨数目和针灸取穴的标志（见图 4-8）。

②胸椎（thoracic vertebra）共 12 块，在椎体侧面和横突尖端的前面，都有与肋骨相关节的肋凹，分别称为椎体肋凹和横突肋凹。胸椎棘突较长，伸向后下方，互相掩盖，呈迭瓦状。

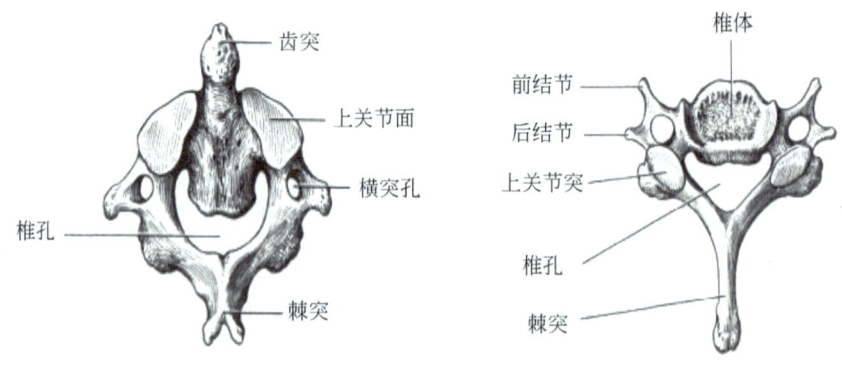

图 4-7　枢椎（右）　　　　　图 4-8　隆椎（右）

③腰椎（lumbar vertebra）共5块，为椎骨中最大者，由于承受体重压力较大，故椎体肥厚。棘突呈板状，直伸向后，棘突间空隙较大，临床上常在此做腰椎穿刺。在第2腰椎棘突下可取"命门穴"，第4腰椎棘突下为"腰阳关穴"。腰椎上下关节面基本上呈矢状位（见图4-9）。

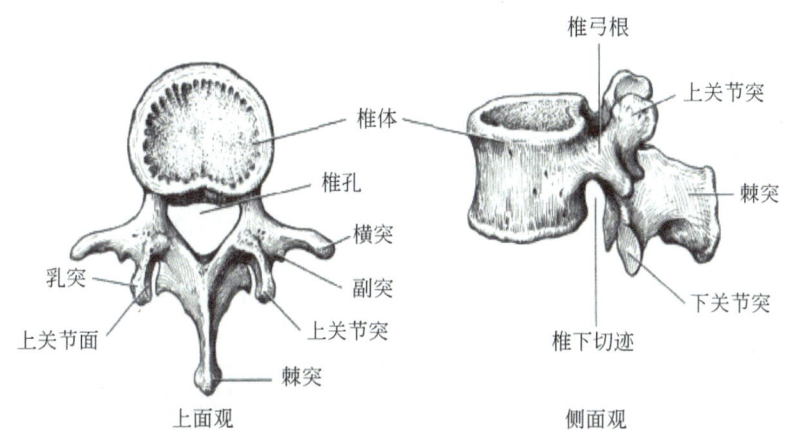

图4-9 腰椎

④骶骨（sacrum）略呈三角形，其底向上，尖向下，由5个骶椎融合而成（图4-10）。

骶骨底向上，与第5腰椎体相接，底的前缘向前突出，称为岬，为女性骨盆测量的重要标志。骶骨尖向前下，与尾骨相连接。

骶骨的两侧有耳状面，与髂骨构成骶髂关节。骶骨中央有一纵贯全长的管道，称为骶管，向上与椎管连续，向下开口形成骶管裂孔，此孔是骶管麻醉穿刺的部位，相当于腰俞穴的部位。骶管裂孔两侧有向下突出的骶角，临床上常以骶角为标志，来定骶管裂孔的位置。

骶骨前面光滑凹陷，中部有上下并行的4条横线，是各骶椎体融合骨化的痕迹。横线的两侧有4对骶前孔与骶管相通，有骶神经前支通过。背侧面凸隆，正中线上有由棘突愈合形成的骶正中嵴，背侧面也有4对与骶管相通的骶后孔，有骶神经后支通过。

⑤尾骨（coccyx）。由4~5块退化的尾椎融合而成。略呈三角形，底朝上，借软骨和韧带与骶骨相连，尖向下，下端游离（见图4-10）。

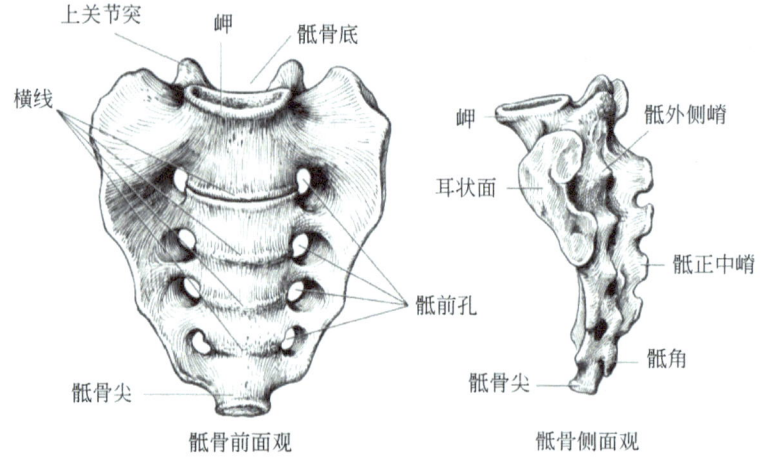
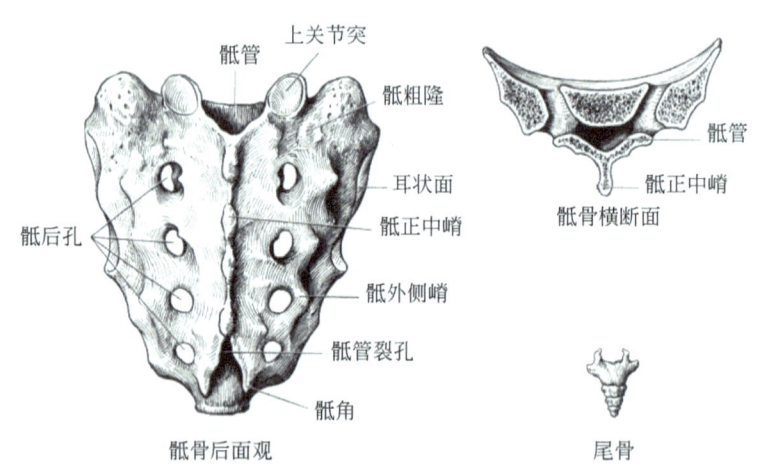

图 4-10 骶骨和尾骨

2. 胸骨

胸骨（sternum）是位于胸前壁正中的扁骨，由上而下可分为胸骨柄、胸骨体和剑突三部分。胸骨柄、胸骨体连接处形成突向前方的横行隆起，称为胸骨角，可在体表摸到，它平对第2肋，为计数肋的重要标志，胸骨角还正对第4胸椎体下缘水平。胸骨体侧缘连接第2～7肋软骨。胸骨的下端为一形状不定的薄骨片，称为剑突，幼年时为软骨，老年后才完全骨化（见图4-11）。

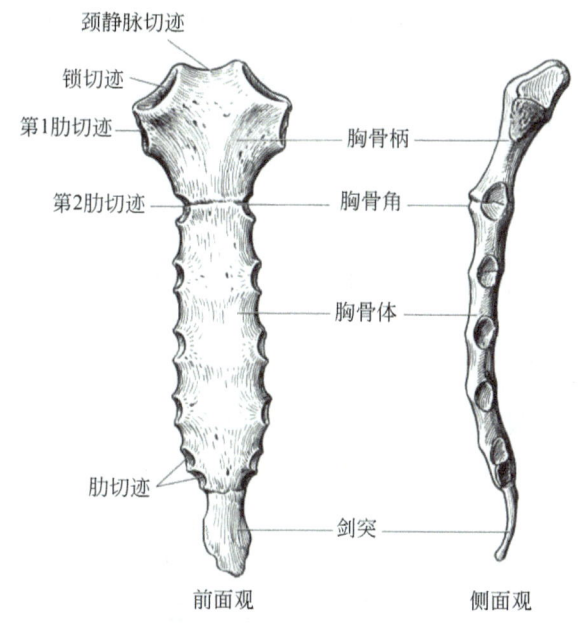

图 4-11 胸骨

3. 肋

肋（ribs）共 12 对，由肋骨和肋软骨构成（见图 4-12）。肋骨为细长弓状的扁骨，富有弹性。每一肋骨可分为中部的体及前、后两端。肋骨的前端接肋软骨，后端膨大，称肋头，有关节面与胸椎体的肋凹相关节。肋头外侧稍细部为肋颈，肋颈外侧稍隆起部称肋结节，肋结节有关节面与胸椎横突的肋凹相关节。

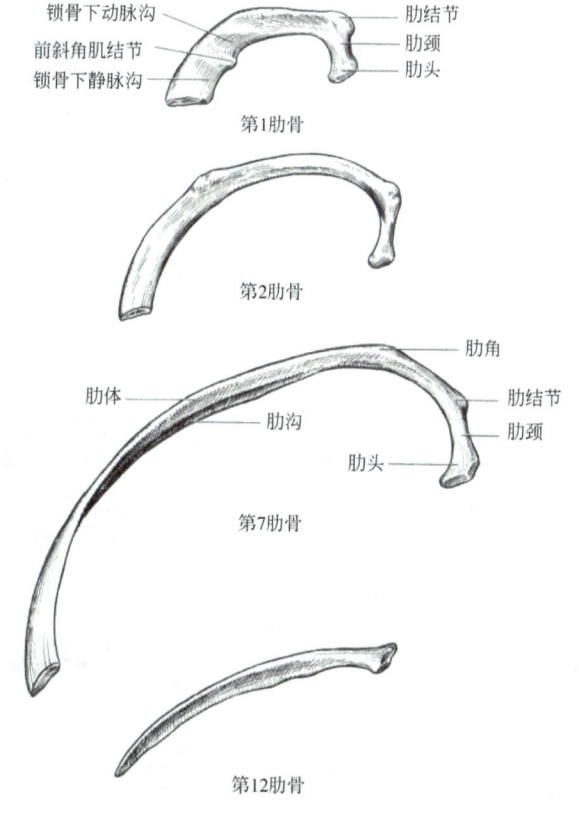

图 4-12 肋骨

肋体有内、外两面及上、下两缘。内面近下缘处有肋沟，肋间血管和神经沿此沟走行。肋结节外侧有一弯曲较明显的地方，称肋角。

第1肋骨，上下扁宽而短，无肋角和肋沟，分为上、下面和内、外缘。

知识拓展

> 躯干骨的主要骨性标志有：第7颈椎棘突、骶角、颈静脉切迹、胸骨角、胸骨剑突和肋弓。

（二）颅骨

颅骨的前面观和侧面观见图4-13。

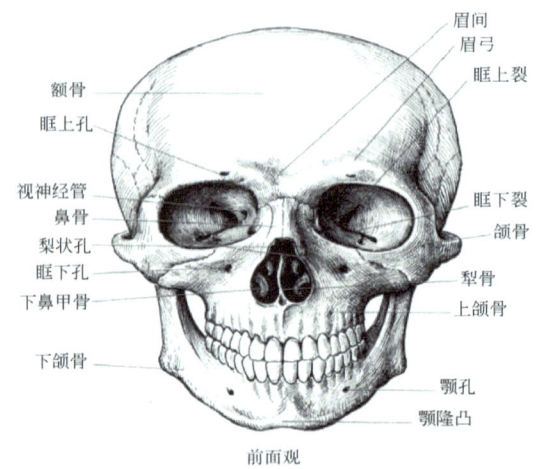

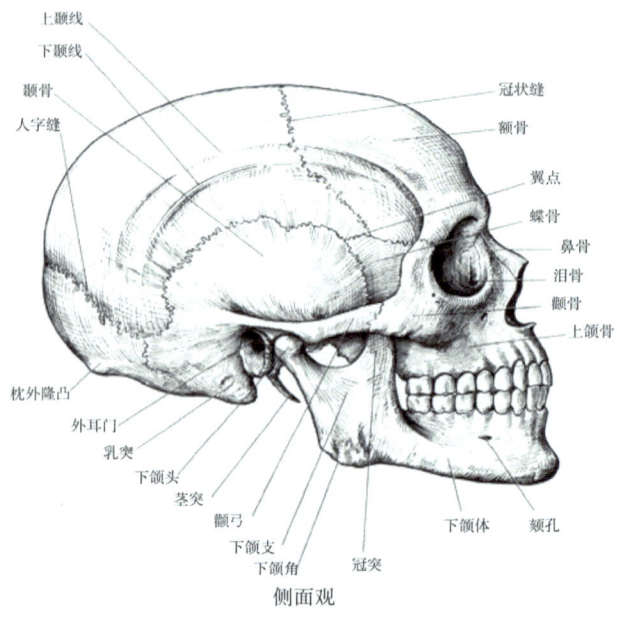

图4-13　颅骨

1. 颅的组成

颅位于脊柱上方，借寰枕关节与脊柱相连，由23块颅骨组成，中耳的3对听小骨未计入。除下颌骨和舌骨外，各颅骨相互连接成一个整体。按颅骨所在的位置，颅骨分为后上部的脑颅骨和前下部的面颅骨。

（1）脑颅骨位于颅的后上部，共8块，包括额骨（图4-14）、枕骨（图4-15）、筛骨（图4-16）、蝶骨（图4-17）各1块，顶骨（图4-18）、颞骨（图4-19）各2块，它们共同围成颅腔，容纳脑。颅腔的顶称颅盖，底称颅底。其中：额骨位于颅盖前方，顶骨位于颅盖中部，枕骨位于颅盖后部，颞骨位于顶骨外下方，蝶骨位于颅底中央，筛骨位于蝶骨中部的前方。

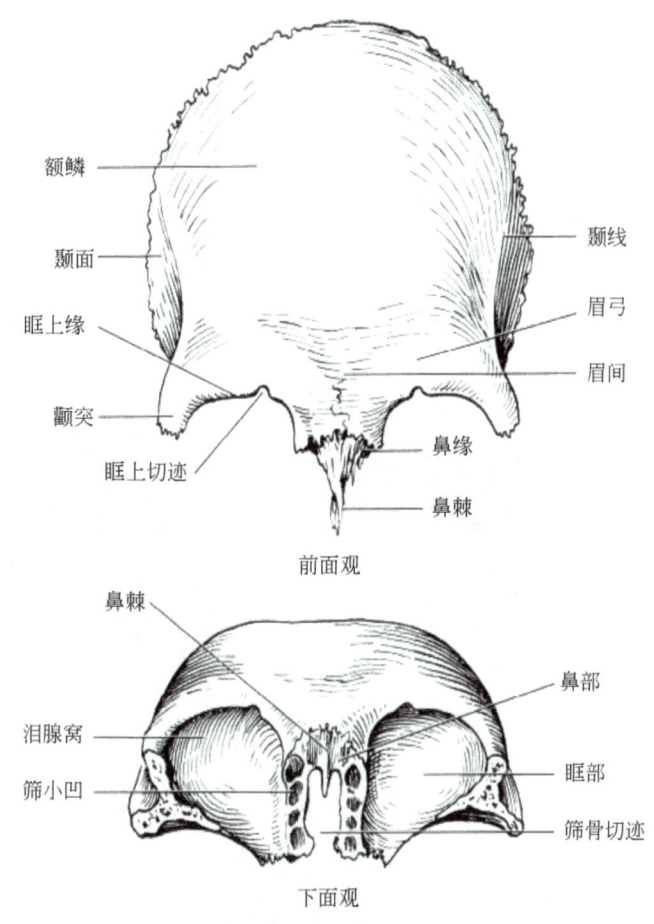

图4-14 额骨

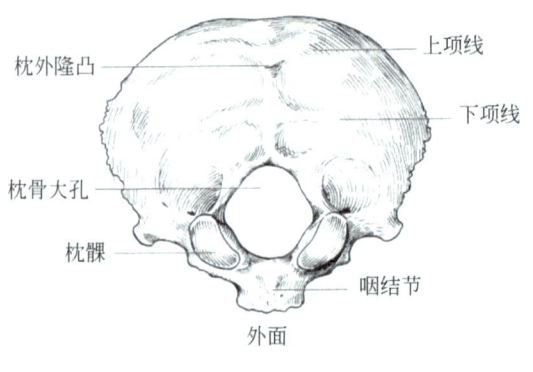

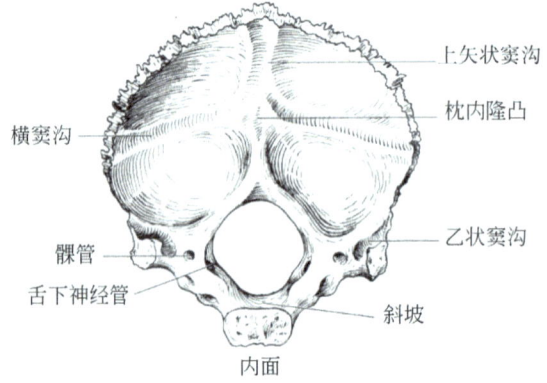

图 4-15 枕骨

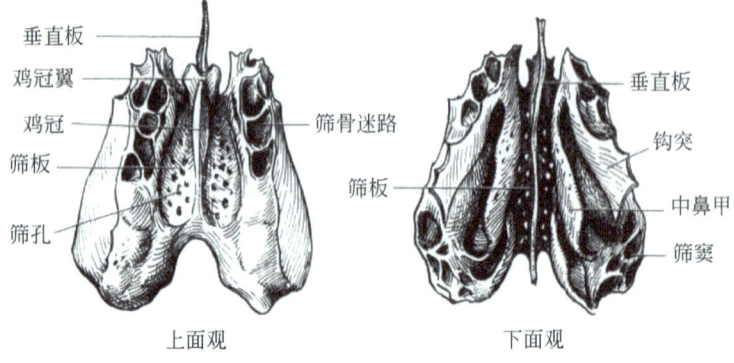

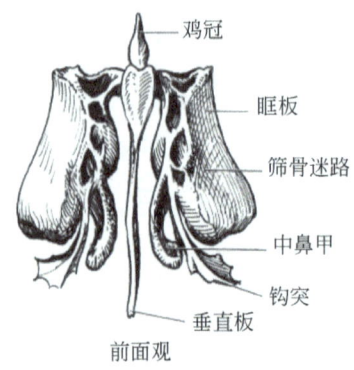

图 4-16 筛骨

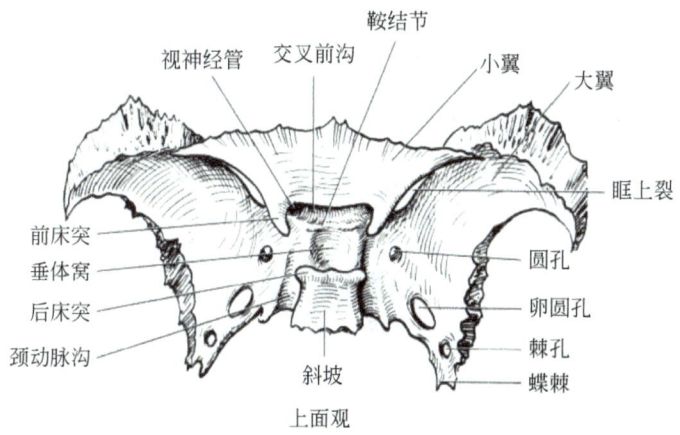

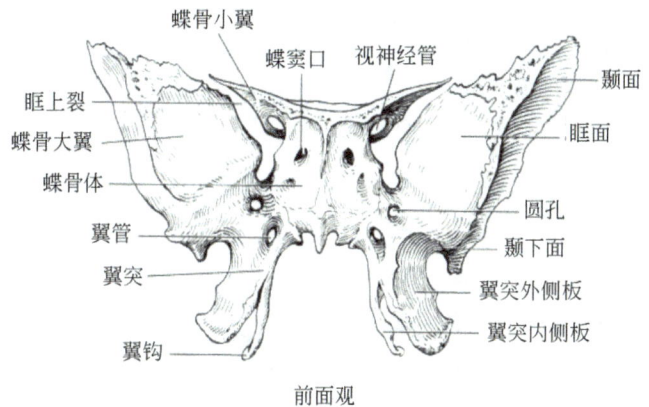

图4-17 蝶骨

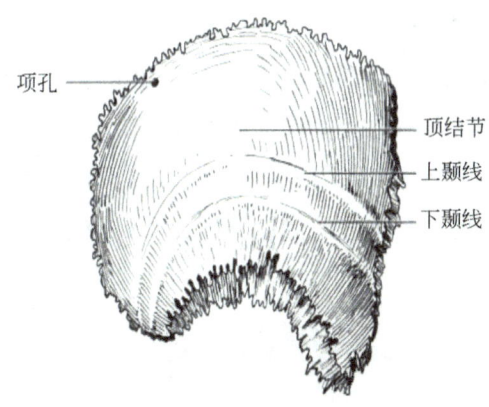

图4-18 顶骨

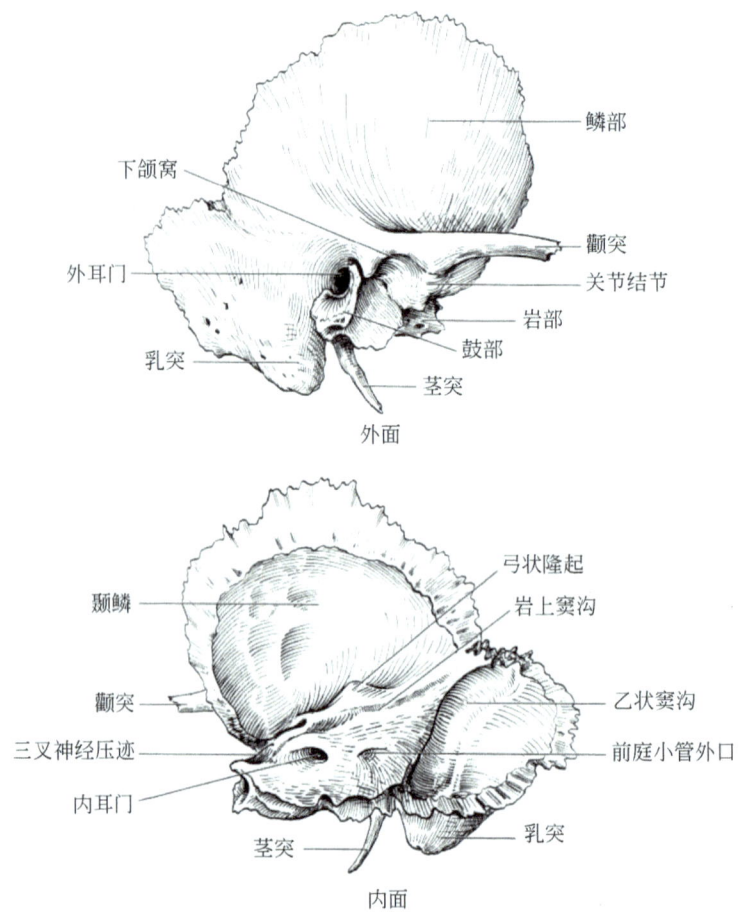

图 4-19　颞骨

（2）面颅骨位于颅的前下部，共 15 块，包括上颌骨（图 4-20）、鼻骨（图 4-21）、泪骨（图 4-21）、颧骨（图 4-21）、腭骨（图 4-22）和下鼻甲（图 4-21）各 2 块，犁骨（图 4-21）、舌骨、下颌骨各 1 块，它们共同构成面部骨性支架。其中，上颌骨位于颜面中央，鼻骨位于其上部内侧，泪骨位于其上部后方，颧骨位于其外上方，腭骨位于其后内方，下颌骨位于其下方，下鼻甲位于鼻腔外侧壁下部，犁骨位于鼻腔正中后部，舌骨游离于颈上部。

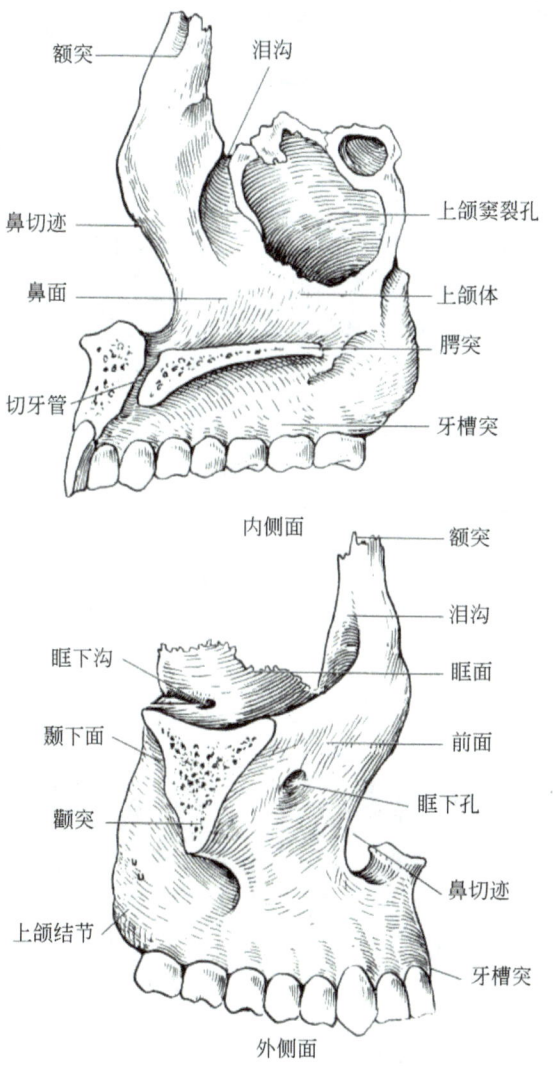

图4-20 上颌骨

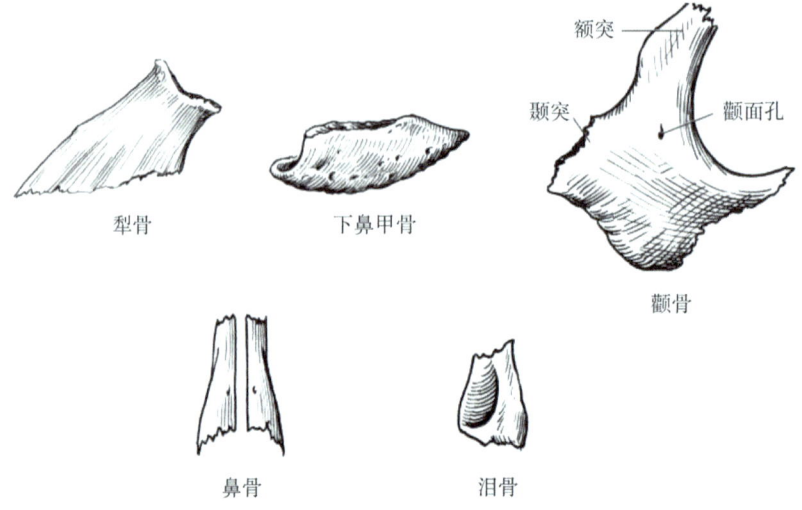

图 4-21 犁骨、下鼻甲骨、鼻骨、泪骨、颧骨

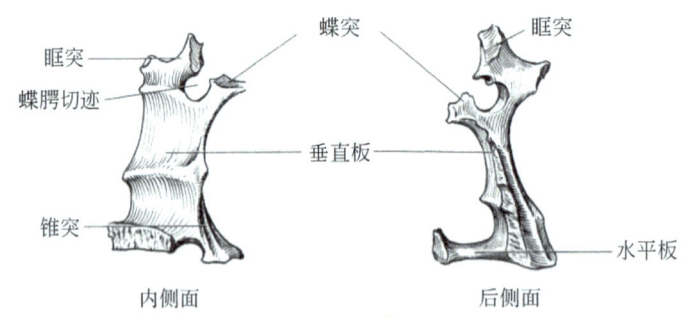

图 4-22 腭骨

2. 下颌骨、舌骨、颞骨的形态

（1）下颌骨分为一体两支（见图 4-23）。下颌体为骨的中间部，弓形凸向前，上缘形成牙槽弓，下缘称下颌底，下颌体前面两侧各有一小孔，称颏孔。下颌支为下颌体后方伸向上方的方形骨板，其内面中部有下颌孔，下颌支向上有两个突起，前方称冠突，后方称髁突。下颌支的后缘与下颌体相交处为下颌角。

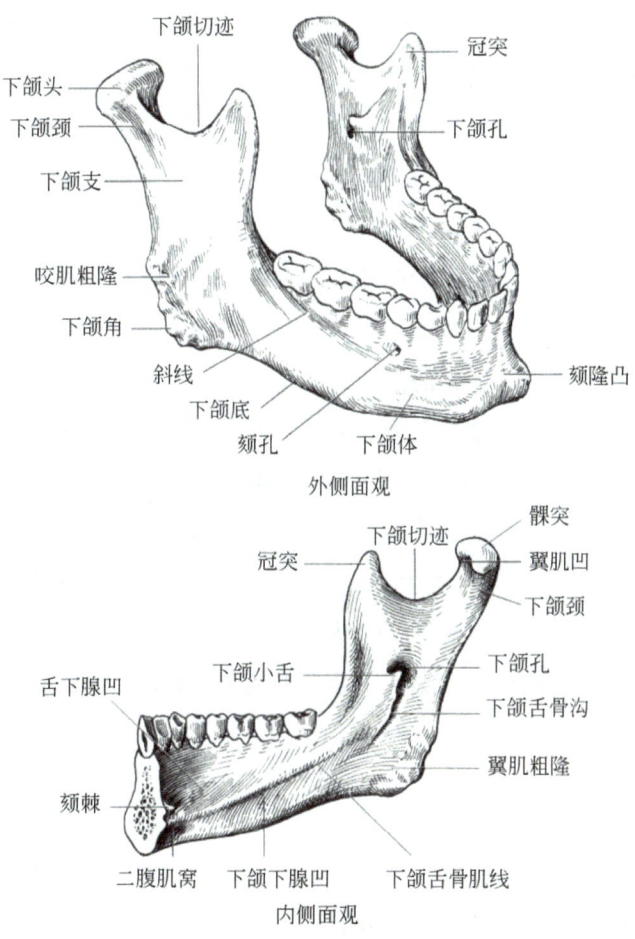

图 4-23　下颌骨

（2）舌骨呈马蹄铁形（见图 4-24）。中部为舌骨体。两外侧部伸向后外方称大角。舌骨体与大角接合处向上伸出一对小角。

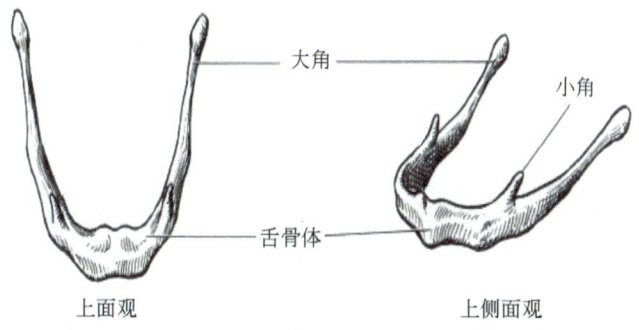

图 4-24　舌骨

（3）颞骨（见图4-19）以外耳门为中心分三部分。前方为鳞部，下后方为鼓部，伸向内前方为岩部，岩部后下部的突起称乳突。

3. 颅的整体观

（1）颅的顶面（颅盖）观：各骨间借缝紧密连接。成人颅盖可见呈工字形的3条缝，冠状缝位于额骨与顶骨之间；矢状缝位于左右顶骨之间；人字缝位于顶骨与枕骨之间。

（2）颅的侧面观：可见中部的圆形孔，称外耳门，向内通骨性外耳道；外耳门后方向下有乳突；外耳门前方的弓形骨梁称颧弓，其上内方浅而大的窝称颞窝；颞窝的内侧壁由额、顶、颞、蝶四骨构成，四骨的汇合处称翼点。

（3）颅的前面观：主要结构有骨性鼻腔和眶。

①骨性鼻腔位于面颅中央，正中有骨性鼻中隔（见图4-25）将其分为左、右两腔。两腔前方共同开口于梨状孔；后方开口成对，称鼻后孔；骨性鼻腔上壁是筛板；下壁是骨腭；外侧壁（见图4-26）主要由上颌骨和筛骨构成，其自上而下有上鼻甲、中鼻甲和下鼻甲3个突起，各鼻甲下方又有相应的鼻道，分别称上鼻道、中鼻道和下鼻道。上鼻甲与蝶骨体之间的窄小间隙称蝶筛隐窝。下鼻道的前部有鼻泪管的开口。鼻道内还有鼻旁窦的开口。

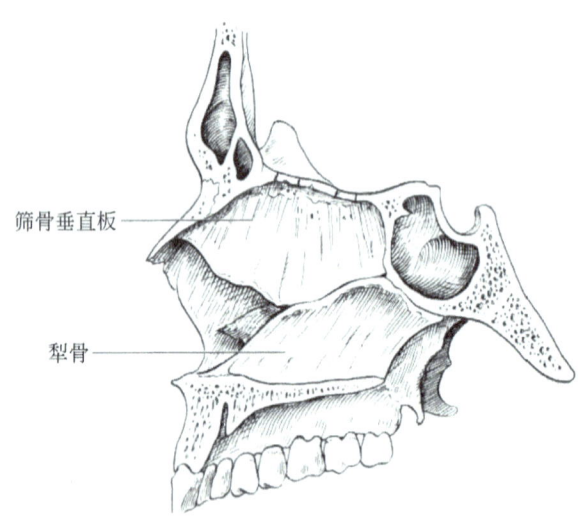

图4-25　骨性鼻中隔

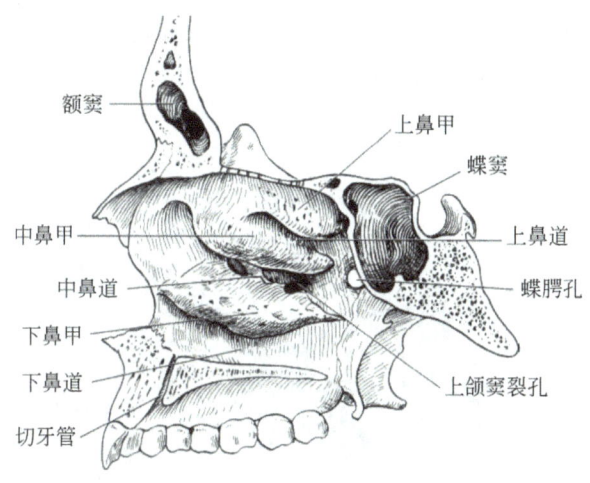

图4-26 骨性鼻腔的外侧壁

鼻旁窦是指位于鼻腔周围的颅骨内,并与鼻腔相通的含气骨腔的总称。鼻旁窦能对发音起共鸣作用,还能温暖与湿润吸入的空气和减轻颅骨的重量。鼻旁窦共有4对:即上颌窦、额窦、蝶窦和筛窦,分别位于同名骨内。

②眶容纳眼,呈四面锥体形,有一尖一底和四壁(见图4-27)。尖向后内,经视神经管通颅中窝。底朝前外。眶的内侧壁前下部有泪囊窝,向下经鼻泪管通鼻腔。眶的外侧壁与上、下壁交界处的后部,分别有眶上裂和眶下裂,眶上裂向后通颅中窝,眶上裂和眶下裂均有血管和神经通过。

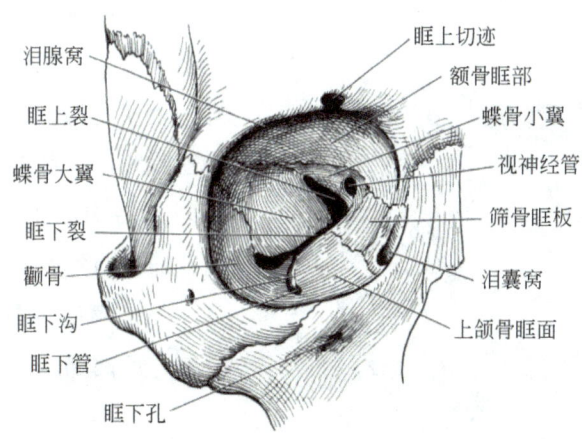

图4-27 眶腔(前面观)

（4）颅底的内面观（见图4-28）：从前向后由高到低分为颅前窝、颅中窝和颅后窝，窝中有许多重要的孔、裂、沟，通行血管和神经。

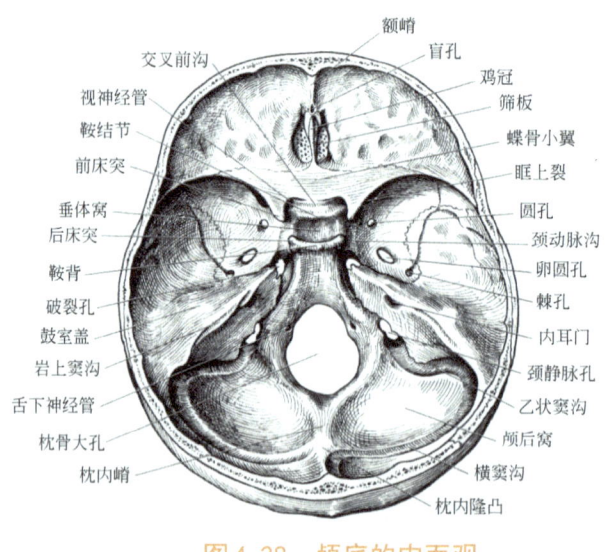

图4-28　颅底的内面观

①颅前窝中央为筛骨的筛板，板上有许多筛孔通鼻腔，颅前窝骨折时，可有血液甚至脑脊液从鼻腔流出。

②颅中窝中央由蝶骨体构成，蝶骨体上面凹陷为垂体窝，容纳垂体。垂体窝的前外侧有视神经管，管的外侧有眶上裂，两者均通眶。蝶骨体两侧由前向后有圆孔、卵圆孔和棘孔。颅中窝的外侧部与颅后窝之间的长形隆起为颞骨岩部。

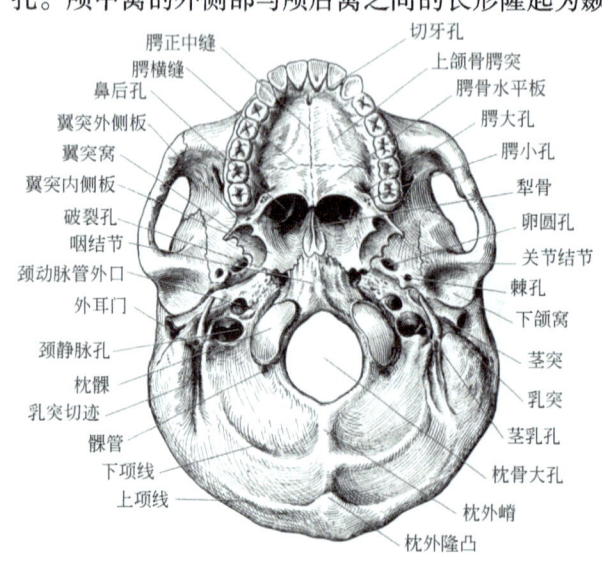

③颅后窝中央有枕骨大孔，孔的前外缘上方有舌下神经管内口，为舌下神经出颅部位；枕骨大孔的后上方两侧各有一条横窦沟，此沟的外侧向前下内行为乙状窦沟，其末端终于颈静脉孔。颞骨岩部后面的中央有一较大孔称内耳门，通入内耳道。

（5）颅底的外面观（见图4-29）：分前、后两部。

图4-29　颅底的外面观

①前部：中央为一水平骨板称骨腭，其构成口腔的顶和鼻腔的底。骨腭的两侧及前方连成牙槽弓，其游离缘有牙槽。骨腭的后方有一对鼻后孔。

②后部：中央有枕骨大孔，孔的后上方有一粗糙隆起部称枕外隆凸。枕骨大孔的两侧有隆起的关节面称枕髁。枕髁的外侧是颈静脉孔。颈静脉孔的前方是颈动脉管外口，向前内经颈动脉管入颅中窝。颈静脉孔的外侧有细长的茎突，茎突后方有茎乳孔，由此孔进入面神经管，为面神经出颅部位。茎突的前外侧有光滑凹陷的关节面称下颌窝，窝前方的横行突起称关节结节。

知识拓展

新生儿颅的特征是：

（1）由于脑及感觉器官发育较快，而牙齿尚未萌出，咀嚼功能尚不发达，故脑颅大于面颅，其比例约为8：1。

（2）颅顶各骨尚未完全发育，颅盖骨之间有明显的间隙，被结缔组织膜所封闭，称为颅囟。主要的颅囟有前囟和后囟。

（三）上肢骨

上肢骨包括上肢带骨和自由上肢骨，两侧共计64块。

1. 上肢带骨

包括锁骨和肩胛骨。

（1）锁骨（clavicle）。位于胸廓前上部两侧，全长于皮下均可摸到，是重要的骨性标志（见图4-30）。锁骨内侧2/3凸向前，外侧1/3凸向后，上面平滑，下面粗糙，有肌和韧带附着，内侧端粗大为胸骨端，与胸骨柄相关节，外侧端扁平为肩峰端，与肩胛骨的肩峰相关节。锁骨支撑肩胛骨，使肩胛骨离开胸廓，有利于上肢的运动。锁骨中、外1/3交界处较脆弱，易发生骨折。骨折多见于幼儿，可使上肢运动受限。此外它还对行经其下方的上肢大血管和神经起保护作用。

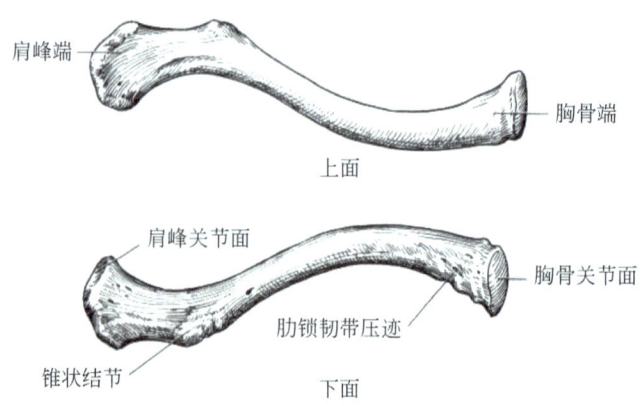

图 4-30　锁骨

（2）肩胛骨。肩胛骨是三角形的扁骨（见图4-31），位于背部外上方，介于第2~7肋骨之间，有3个缘、3个角和2个面。上缘的外侧部有一弯曲的指状突起，称为喙突，可在锁骨外1/3的下方摸到它的尖端。内侧缘薄而长；外侧缘稍肥厚。上角和下角分别为内侧缘的上端和下端，分别对向第2肋和第7肋，可作体表标志。外侧角最肥厚，有梨形关节面，称为关节盂，与肱骨头相关节。前面为一大的浅窝，朝向肋骨，称肩胛下窝。后面被一横列的肩胛冈分成上方的冈上窝和下方的冈下窝。肩胛冈的外侧端扁平，向前外方伸展，高耸在关节盂上方称为肩峰，肩峰内侧缘有平坦的小关节面，与锁骨相关节。

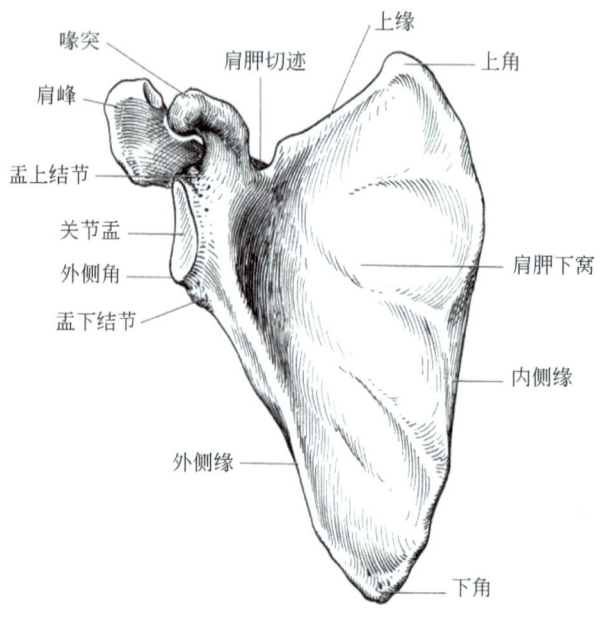

图 4-31　肩胛骨

2. 自由上肢骨

自由上肢骨包括肱骨、桡骨、尺骨和手骨。除手骨的腕骨外，其他都属长骨。

（1）肱骨（humerus）（见图4-32）位于臂部，分为一体和两端。上端有半球形的肱骨头，与肩胛骨的关节盂相关节，肱骨头前下方的突起，称为小结节，小结节外侧的隆起，称为大结节。两者之间的沟叫结节间沟，其中有肱二头肌长头腱通过。两结节间向下延长的骨嵴，分别称为小结节嵴和大结节嵴。上端与体交界处稍细，称为外科颈，是骨折易发部位。肱骨体的中部外侧面有一呈"V"形的三角肌粗隆，是三角肌的附着处。体的后面有自内上斜向外下呈螺旋状的浅沟，称为桡神经沟，有桡神经通过。肱骨干的骨折易损伤桡神经。肱骨下端前后扁而略向前卷曲，外侧份有半球形的肱骨小头，与桡骨形成关节；内侧份有形如滑车的肱骨滑车，与尺骨形成关节。滑车的前上方，有冠突窝，在滑车的后上方，有一深窝，称鹰嘴窝，伸肘时可容纳尺骨鹰嘴。小头的外上侧和滑车的内上侧各有一个突起，分别称为外上髁和内上髁。内上髁的后下方有一浅沟，称为尺神经沟，有尺神经通过，内上髁骨折时，有可能伤及尺神经。

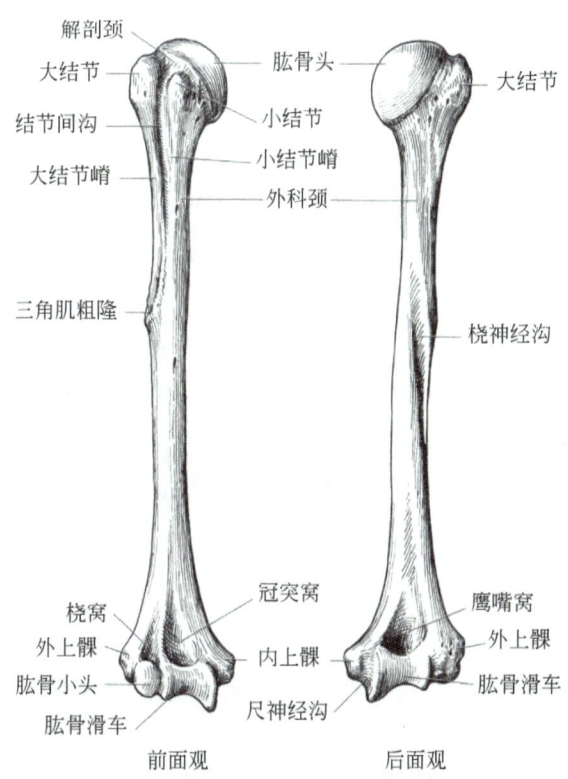

图4-32　肱骨

（2）桡骨（radius）（见图4-33）位于前臂外侧部，分为一体两端。上端细小，下端粗大。上端有稍微膨大的桡骨头，头上面有关节凹与肱骨小头相关节；头的周缘有环状关节面与尺骨相关节。头下方缩细的部分叫桡骨颈，颈的内下方有一粗糙隆起，叫桡骨粗隆。桡骨体呈三棱柱形。桡骨下端的内侧面有与尺骨头相关节的尺切迹，外侧有向下突出的桡骨茎突，为骨性标志。下面为腕关节面，与腕骨相关节。

（3）尺骨（ulna）（见图4-33）位于前臂的内侧部，分为一体两端。上端较为粗大，前面有大的凹陷的关节面，称为滑车切迹（半月切迹），与肱骨滑车相关节。在切迹的上、下方各有一突起，分别称为鹰嘴和冠突，冠突外侧面的关节面为桡切迹，与桡骨头相关节。冠突前下方的粗糙隆起，叫尺骨粗隆。尺骨体呈三棱柱形。尺骨下端称为尺骨头，与桡骨尺切迹形成关节。尺骨头的后内侧有向下的突起即尺骨茎突。

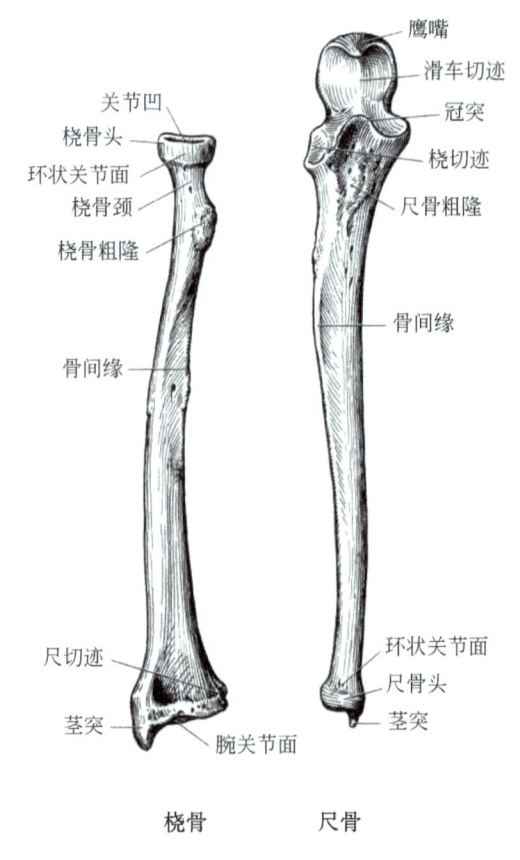

图4-33　桡骨和尺骨

（4）手骨（bones of hand）分为腕骨、掌骨及指骨（见图4-34）。

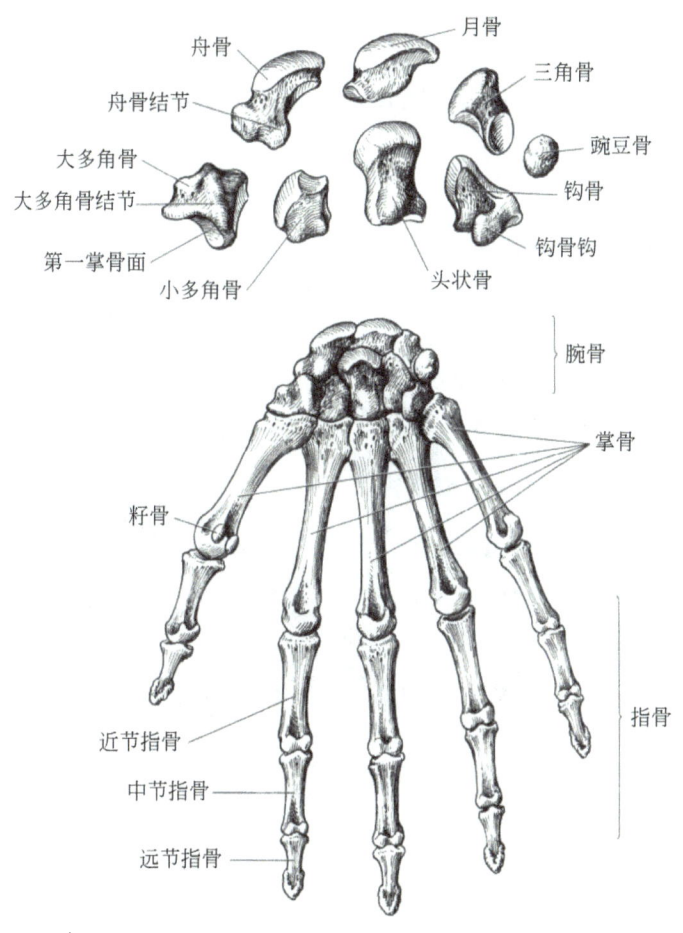

图4-34 手骨

①腕骨（carpal bones）由8块小的短骨组成，排成两列，每列各有4块。由桡侧向尺侧，近侧列依次为手舟骨、月骨、三角骨和豌豆骨；远侧列依次为大多角骨、小多角骨、头状骨和钩骨。各腕骨均以相邻的关节面构成腕骨间关节。近侧列的手舟骨、月骨和三角骨共同形成桡腕关节的关节头，而豌豆骨则位于三角骨的掌侧。各腕骨相互连接，背面隆起，掌面凹陷而成腕骨沟。

②掌骨（metacarpal bones）共5块，由桡侧向尺侧，分别称为第1～5掌骨。掌骨的近侧端为底，接腕骨；远侧端为头，接指骨；头、底之间的部分为体。握拳时，头即显露于皮下。

③指骨（phalanges of fingers）共14节。拇指有两节指骨，其余各指都有3节。由近侧至远侧依次为近节指骨、中节指骨和远节指骨，指骨的近侧端叫底，中部叫体，远侧端叫滑车。远节指骨远侧端无滑车，其掌侧面有粗糙隆起，叫远节指骨粗隆（甲粗隆）。握拳时，滑车即显露于皮下。

（四）下肢骨

下肢骨分为下肢带骨和自由下肢骨，自由下肢骨借下肢带骨连于躯干骨。两侧共计62块。

1. 下肢带骨

下肢带骨每侧各有1块髋骨（见图4-35）。

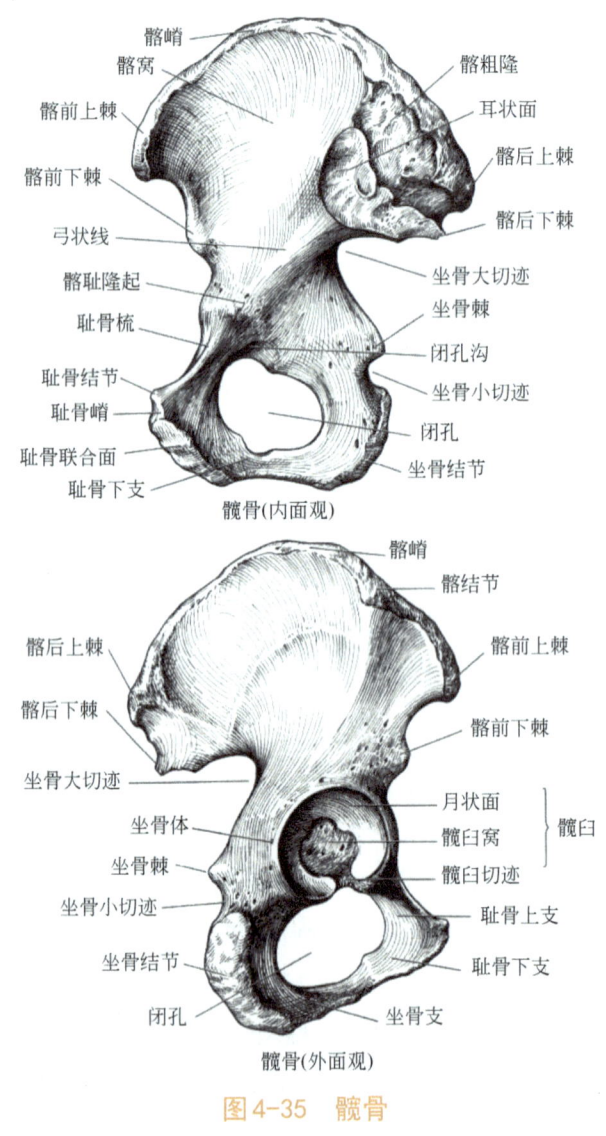

图4-35 髋骨

髋骨（hip bone）是形状不规则的扁骨，髋骨的外侧面有一深窝，叫髋臼，其关节面与股骨头相关节。髋骨的前下份有一大孔，称闭孔。幼儿时期的髋骨，由后上方的髂骨、前下方的耻骨和后下方的坐骨组成。三骨互借软骨在髋臼处相连，至15~16岁时，软骨骨化为一块髋骨。髂骨翼内面的大浅窝，称为髂窝。窝的后方有耳状面与骶骨相关节。

坐骨（ischium）构成髋骨后下部，可分为坐骨体及坐骨支。坐骨体构成髋臼的后下部，较肥厚，下份转折向前而成坐骨支。体与支汇合处较肥厚粗糙，称坐骨结节，其上后方有一锐棘，称坐骨棘，棘的上方为属于髂骨的坐骨大切迹，下方为属于坐骨的坐骨小切迹。

耻骨（pubis）为髋骨的前下部，可分为体及上、下两支。耻骨体构成髋臼的前下部，较肥厚。耻骨体与髂骨体接合处的上面有明显的髂耻隆起。自体向前内侧伸出耻骨上支，此支向下弯曲，移行于耻骨下支。耻骨下支与坐骨支连接，围成闭孔。耻骨上下支移行部的内侧面有长圆形粗糙面，称为耻骨联合面，与对侧的相应面构成耻骨联合。在耻骨上支的上缘薄而锐，称为耻骨梳，前端终于圆形突起的耻骨结节。

2. 自由下肢骨

自由下肢骨包括股骨、见髌骨、胫骨、腓骨和足骨。除髌骨和足骨的附骨外，全部属于长骨。

（1）股骨（femur）（图4-36）位于大腿部，是人体最长的骨，其长度约占身高的1/4，分为一体两端。上端有球形的股骨头与髋臼相关节。头下外侧的狭细部分称为股骨颈。颈与体交界处有两个隆起，上外侧的方形隆起为大转子，下内侧的为小转子，都有肌腱附着。大转子是重要的体表标志，可在体表摸到。大、小转子之间，前面以转子间线相连，后面以转子间嵴相接。颈与体以约130°角相交，称为颈干角。

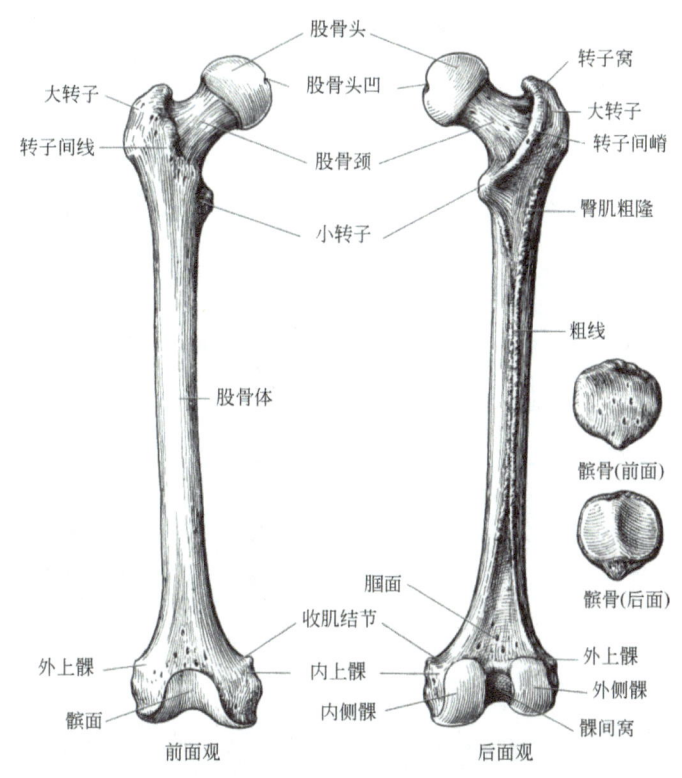

图4-36 股骨和髌骨

股骨体稍微向前凸，体的后面有纵行的骨嵴，称为粗线，向上外延续为臀肌粗隆。下端有两个膨大，分别称为内侧髁和外侧髁。髁的前面、下面和后面都是光滑的关节面，分别与髌骨和胫骨相关节。两髁之间的深窝称为髁间窝。内、外侧髁侧面最突起处分别称为内上髁和外上髁，都是在体表可以摸到的骨性标志。

（2）髌骨（patella）（见图4-36）是全身最大的籽骨，位于股四头肌腱内，上宽下尖，前面粗糙，后面光滑的关节面与股骨两髁前方的关节面相关节。髌骨位置浅表，可因外力直接打击而出现骨折。

（3）胫骨（tibia）（见图4-37）位于小腿内侧部，是小腿主要负重的骨，故较粗壮。有一体和两端。上端有两个膨大，形成内侧髁和外侧髁。两髁上面有关节面，与股骨两髁相关节，两髁上面之间的粗糙隆起，叫髁间隆起。在外侧髁的后下有一小关节面，与腓骨头相关节。在胫骨上端与体移行处的前面，有一胫骨粗隆。胫骨体呈三棱柱形，其前缘和内侧面紧贴皮下，体表都可摸到。胫骨下端内侧面凸隆，称为内踝，外侧面有一三角形腓切迹，与腓骨相连接。下端的下面为一略呈四方形的关节面，与距骨相关节。

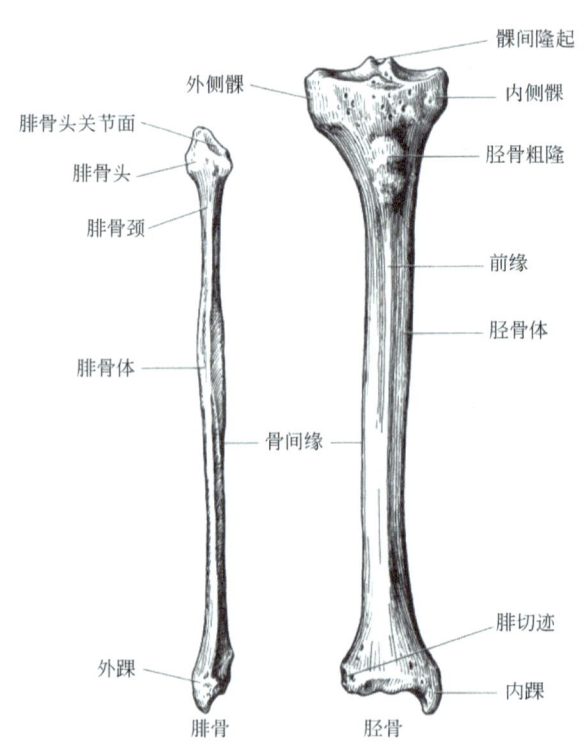

图4-37　腓骨和胫骨

（4）腓骨（fibula）（见图4-37）位于小腿的外侧，有一体和两端。腓骨为细长的长骨，常作为骨移植的取材部位。上端略膨大，称腓骨头，其内上面为关节面，与胫骨相关节。头下方变细，称为腓骨颈。腓骨头浅居皮下，为重要的骨性标志，腓骨头前下方凹陷处为"阳陵泉穴"的位置。腓骨下端膨大为外踝，其内侧的关节面，与距骨形成关节。外踝可在体表摸到，比内踝稍低。

（5）足骨（bones of foot）可分为跗骨、跖骨及趾骨（见图4-38）。

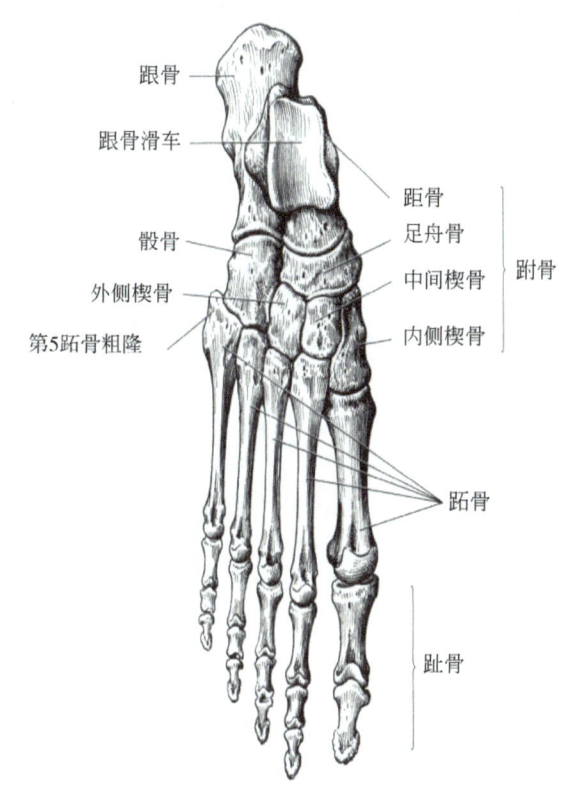

图4-38 足骨

①跗骨（tarsal bones）属于短骨，为7块，即距骨、跟骨、骰骨、足舟骨及3块楔骨（内侧楔骨、中间楔骨和外侧楔骨）。跟骨在后下方，其后端隆突为跟骨结节。距骨在跟骨的上方，跟骨的前方接骰骨，距骨前方接足舟骨，足舟骨的前方为3块楔骨。各跗骨的相邻面都有关节面相关节。距骨上方的距骨滑车与胫、腓骨的下端相关节。

②跖骨（metatarsal bones）属于长骨，为5块，从内侧向外侧依次称为第1~5跖骨。每块跖骨也可分为底、体和头三部分。第1~3跖骨底与楔骨相关节，第4、5跖骨底与骰骨相关节。跖骨头与趾骨相关节。第5跖骨底向外侧的突起，称为第5跖骨粗隆，是重要的体表标志。

③趾骨（phalanges of toes）属长骨，有14块趾骨，比指骨短小，其数目和命名与指骨相同。拇趾为2节，其余各趾均为3节。

知识拓展

四肢骨的主要骨性标志有：锁骨、肩胛上角、肩胛下角、肩峰、肱骨大结节、肱骨内上髁、肱骨外上髁、尺骨鹰嘴、尺骨茎突、桡骨茎突、髂嵴、髂前上棘、髂结节、髂后上棘、坐骨结节、耻骨结节、股骨大转子、股骨内上髁、股骨外上髁、髌骨、胫骨粗隆、内踝和外踝。

（林玲珍）

学习任务二　骨连结

【任务目标】

（1）掌握骨连结的形态、构造。
（2）理解骨连结的分类。

骨与骨之间的连结装置称为骨连结。人类的骨连结有直接连结和间接连结两种。直接连结多位于颅骨及躯干骨之间；间接连结多见于四肢骨之间，以适应人体的活动。

一、关节学总论

（一）直接连结

两骨间借纤维结缔组织或软骨相连，其间无间隙，不能活动或仅有轻微的活动。根据连结组织的不同，直接连结分为纤维连结和软骨连结。

（1）纤维连结（fibrous joint）：两骨之间借纤维结缔组织相连。如颅骨的缝连结、椎骨棘突间的韧带连结和前臂骨间膜等。

（2）软骨连结（cartilaginous joint）：两骨之间借软骨相连。软骨具有弹性和韧性，有缓冲震荡的作用，如椎体间的椎间盘和耻骨间的耻骨联合。

纤维连结和软骨连结如发生骨化，则成为骨性结合，如各骶椎间骨性愈合，坐骨、耻骨和骶骨之间的骨性结合。

（二）间接连结

间接连结又称关节（joint），其特点是两骨之间借膜性囊互相连结，其间具有腔隙及滑液，有较大的活动性（图4-39）。关节包括主要结构和辅助结构两部分。

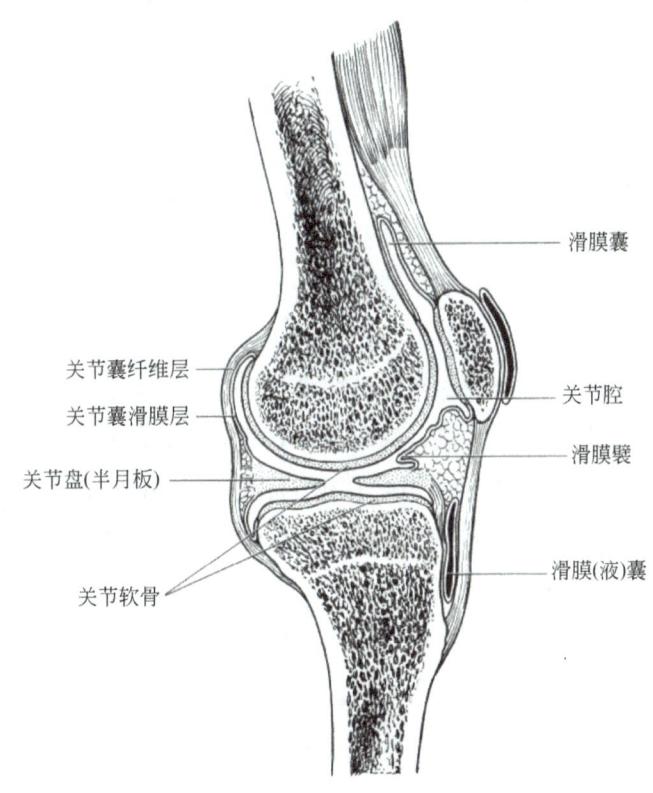

图4-39 关节结构模式

1. 关节的主要结构

关节的主要结构包括关节面、关节囊和关节腔。这些结构为每个关节必有的基本结构。

（1）关节面（articular surface）是两骨互相接触的光滑面，构成关节的骨面，通常一骨形成凸面，称关节头；另一骨形成凹面，称为关节窝。关节面覆盖一层关节软骨，关节软骨很光滑，可以减少运动时的摩擦，同时软骨富有弹性，可以减缓运动时的冲击。

（2）关节囊（articular capsule）由结缔组织构成，附着于关节面周缘及附近的骨面上，封闭关节腔，可分内、外两层。

①纤维膜（fibrous membrane）（纤维层）为外层，由致密结缔组织构成，附着于关节面周围的骨面上，并与骨膜连续。

②滑膜（synovial membrane）（滑膜层）居内层，薄而光滑，由疏松结缔组织组成，紧贴纤维层的内面，并附着于关节软骨的周缘。滑膜表面光滑，具有丰富的血管网，能产生滑液，能滑润关节软骨面，以减少关节运动时关节软骨间的摩擦，并营养关节软骨。

有些关节的滑膜面积大于纤维膜，可形成皱囊，突入关节腔，构成滑膜襞；有时滑膜也可经纤维膜的薄弱处呈囊状向外突出，形成滑膜囊，滑膜囊多位于肌腱与骨面之间，可减少肌活动时与骨面之间的摩擦。

（3）关节腔（articular cavity）是由关节囊滑膜和关节软骨共同围成的密闭窄隙，其内有少量滑液。关节腔内为负压，对维持关节的稳定性有一定的作用。

2. 关节的辅助结构

除上述基本结构外，某些关节为适应其特殊功能，需要一些辅助结构，包括韧带、关节盘和关节唇。

（1）韧带（ligament）：由致密结缔组织构成，位于关节周围或关节囊内，分别称为囊内韧带或囊外韧带。有增加关节稳固性和限制关节过度运动的作用。

（2）关节盘（articular disc）与关节半月板（articular meniscus）：关节盘是位于两关节面之间的纤维软骨板，其周缘附着于关节囊，多呈圆形，中间稍薄，周缘略厚，把关节腔分成两部分。膝关节内的纤维软骨板呈半月形，称为关节半月板。关节盘使两个关节面更为适合，增加了运动的形式和范围，并有缓和与减少外力冲击和震荡的作用。

（3）关节唇（articular labrum）：为附着于关节窝周缘的纤维软骨环，有加深关节窝，并扩大关节面的作用，使关节更加稳固，如髋臼唇等。

3. 关节的运动

一般关节都是围绕一定的轴做运动的。关节的运动与关节面的形态有密切关系，其运动的形式基本上可依照关节的三种轴而分为三组拮抗性的动作。

（1）屈和伸：指关节沿冠（额）状轴进行的运动。运动时两骨互相靠拢，角度缩小的称屈；相反，角度加大的则称伸。在髋关节以上，前折为屈，反之为伸；膝关节以下，后折为屈，反之为伸。

（2）内收和外展：通常是关节沿矢状轴的运动，运动时骨向躯干或向正中面靠拢者，称为内收（或收）；反之，离开躯干或正中面者称外展（或展）。

（3）旋内和旋外：骨环绕垂直轴进行运动，称为旋转，骨的前面转向内侧的称旋内；反之，旋向外侧的称旋外。在前臂，桡骨是围绕通过桡骨头和尺骨头的轴线旋转的，其旋内即将手掌向内侧转，手背转向前方，使桡、尺骨交叉的运动，又称为旋前；其旋外即将手掌恢复到向前，手背转向后方，使桡、尺骨并列地运动，又称为旋后。

凡二轴或三轴关节可做环转运动，即关节头原位转动，骨的远端可做圆周运动，运动时全骨描绘成一圆锥形的轨迹。环转运动实为屈、展、伸、收的依次连续运动。

二、关节学各论

（一）躯干骨的连结

1. 椎骨间的连结

椎骨间的连结（见图4-40）指相邻椎骨之间借椎间盘、韧带和关节相连结（图4-41）。

（1）椎间盘（Intervertebral disc）。相邻两椎体间借椎间盘牢固相连。椎间盘以脊柱胸段中部最薄，由此向上、向下逐渐增厚，故脊柱腰段的活动性最大。椎间盘由内、外两部构成，外部为纤维环，由多层呈环状排列的纤维软骨环组成，前宽后窄，围绕在髓核的周围，可防止髓核向外突出，纤维环坚韧而有弹性；内部为髓核，是一种富有弹性的胶状物质，位于椎间盘的中部稍偏后方，有缓和冲击的作用。它被限制在纤维环之内，施加压力则有外膨出的趋势。

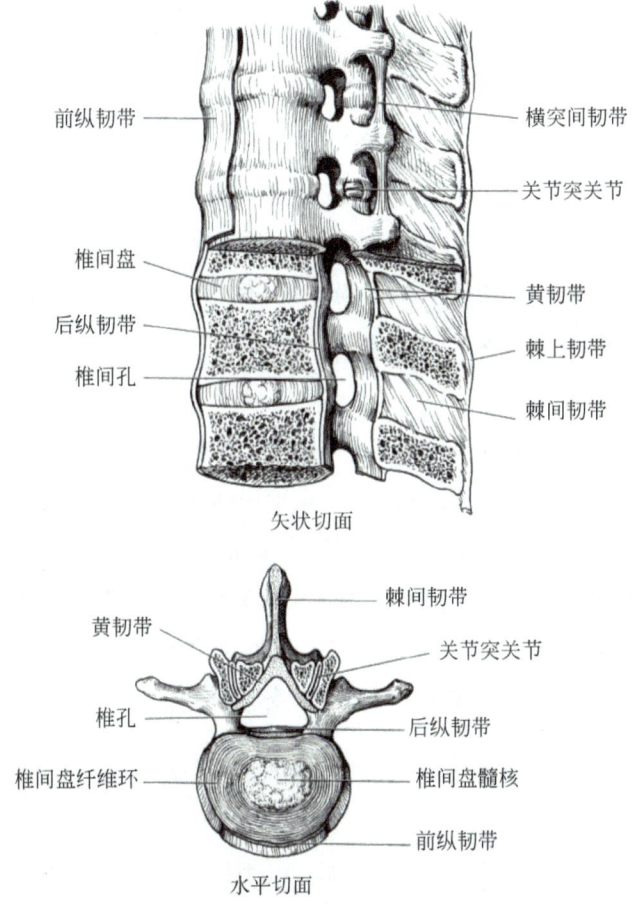

图4-40　椎骨间的连结

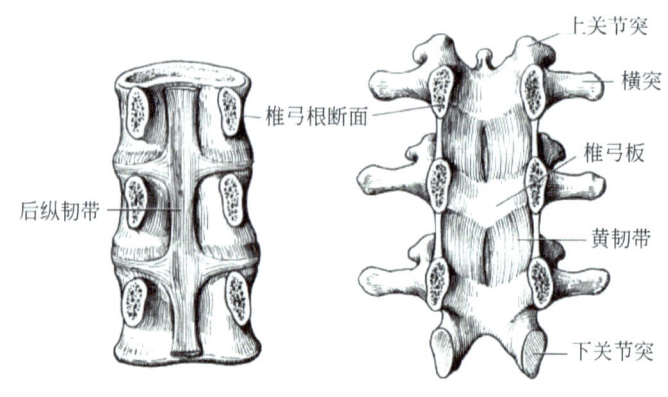

图 4-40 椎骨间的连结（续）

知识拓展

成人的椎间盘除第1、2颈椎之间缺如外，共有23块，最上一个在第2、3颈椎体之间，最末一个在第5腰椎体与骶骨底之间。颈、腰部的椎间盘前厚后薄，胸部则反之，与整个脊柱的弯曲度相适应，椎间盘除连接椎体外还有承受压力，吸收震荡，减缓冲击以保护脑的作用，此外，它还有利于脊柱向各方运动。在脊柱运动时，椎间盘可相应地改变形状，当脊柱向前弯曲时，椎间盘的前份被挤压变薄，后份增厚，伸直时又恢复原状。椎间盘后部较薄弱，但椎体正后方有后纵韧带加固，而椎间盘的后外侧部无韧带加固较薄弱。成年人可由于椎间盘的退行性改变，在过度劳损、体位骤变、猛力动作或暴力撞击下，纤维环破裂，髓核多向后外侧突出，压迫脊神经根，形成椎间盘突出症。由于腰部活动较多，故此病多发生于腰部。

(2) 椎骨间的韧带（intervertebral ligament）。连结椎骨的韧带有长、短两类（图4-40,图4-41）。长韧带纵贯脊柱全长，共3条，即前纵韧带（anterior longitudinal ligament）、后纵韧带（posterior longitudinal ligament）和棘上韧带。短韧带两条，即黄韧带和棘间韧带。前、后纵韧带都呈较宽的带状，分别附着于椎体和椎间盘的前面和后面。棘上韧带呈窄带状，附着于各棘突的尖端，从颈椎棘突以上呈矢状位增厚成膜状，称项韧带（图4-42）。黄韧带连于相邻椎弓板之间。棘间韧带连于相邻棘突之间。

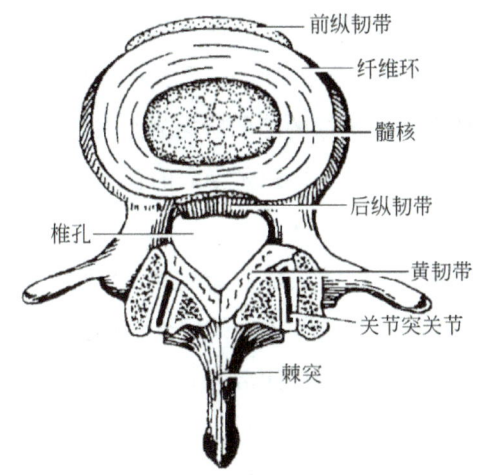

图 4-41 椎间盘和椎间关节

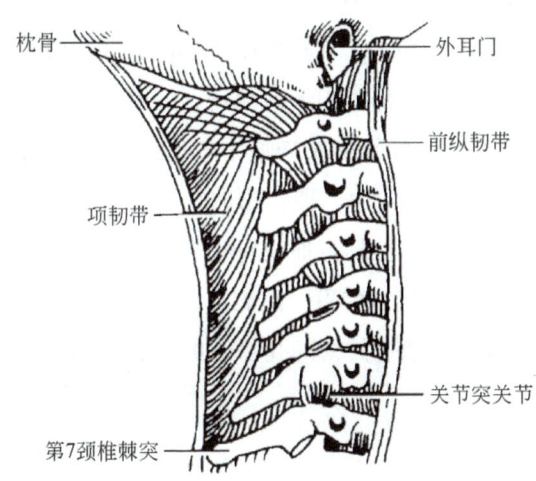

图 4-42 项韧带

(3) 关节。

①关节突关节。

②腰骶关节（lumbosacral joint）：由第5腰椎的下关节突与骶骨上关节突构成。

③寰枕关节（atlantooccipital joint）（图4-43）由枕髁与寰椎上关节凹构成，可使头做前俯、后仰和侧屈运动。

④寰枢关节（atlantoaxial joint）：（图4-43）包括3个关节，两侧由寰椎下关节面和枢椎上关节面构成寰枢外侧关节，左右各一，相当于其他椎骨间的关节突关节。中间由枢椎齿突与寰椎前弓后面的齿突凹和寰椎横韧带之间构成的寰枢正中关节，可使头旋转。此

外,齿突后方有坚韧的寰椎横韧带,有限制齿突向后方移动的作用。

⑤钩椎关节:临床上称Luschka关节,在下5个颈椎体之间,由椎体上面两侧缘向上突起的椎体钩与上位椎体下面两侧缘的陷凹所构成。关节的周缘有滑膜囊包绕。此关节病变可引起椎间孔狭窄,压迫脊神经,导致颈椎病的症状。

2. 脊柱

(1)脊柱(vertebral column)的组成。脊柱由24块分离椎骨、1块骶骨和1块尾骨,借椎间盘、韧带和关节紧密连结而成。位于躯干背面正中,形成躯干的中轴,上承颅骨,下接髋骨,中附肋骨,参与构成胸腔、腹腔和骨盆腔的后壁。脊柱中央有椎管,容纳脊髓及其被膜和脊神经根等(见图4-44)。

(2)脊柱的整体观。成人脊柱长约70 cm,女性及老年人的略短。脊柱的长度因姿势不同而略有差异。如长期卧床与长期站立者相比,一般可相差2~3 cm,这是由于站立时椎间盘受压紧缩所致。从前方观察脊柱,椎体从上向下逐渐加大,到骶骨上份最为宽阔,因人体直立,脊柱下部负重较上部大。耳状面以下的骶骨和尾骨,承重骤减,体积也迅速变小。从后面观察脊柱,棘突在背部正中形成纵嵴,其两侧有纵行的背侧沟,容纳背部的深肌。颈部棘突短,近水平位。胸部棘突向后下方倾斜,呈叠瓦状。腰部棘突又呈水平位。从侧面观察脊柱,有4个生理弯曲,即:颈曲、胸曲、腰曲及骶曲。颈曲和腰曲向前突出,而胸曲和骶曲向后突出。脊柱的弯曲使脊柱更具有弹性,可减轻震荡并与维持人体的重心有关,并扩大了胸腔和盆腔的容积,使能容纳众多的脏器。脊柱侧面,相邻上、下两椎弓根之间,有脊神经和血管通过的椎间孔,两侧有23对椎间孔。

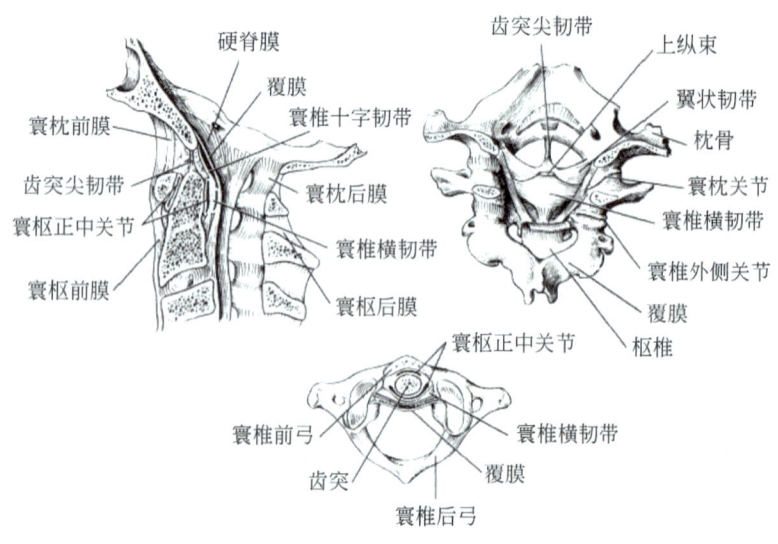

图4-43 寰枕关节和寰枢关节

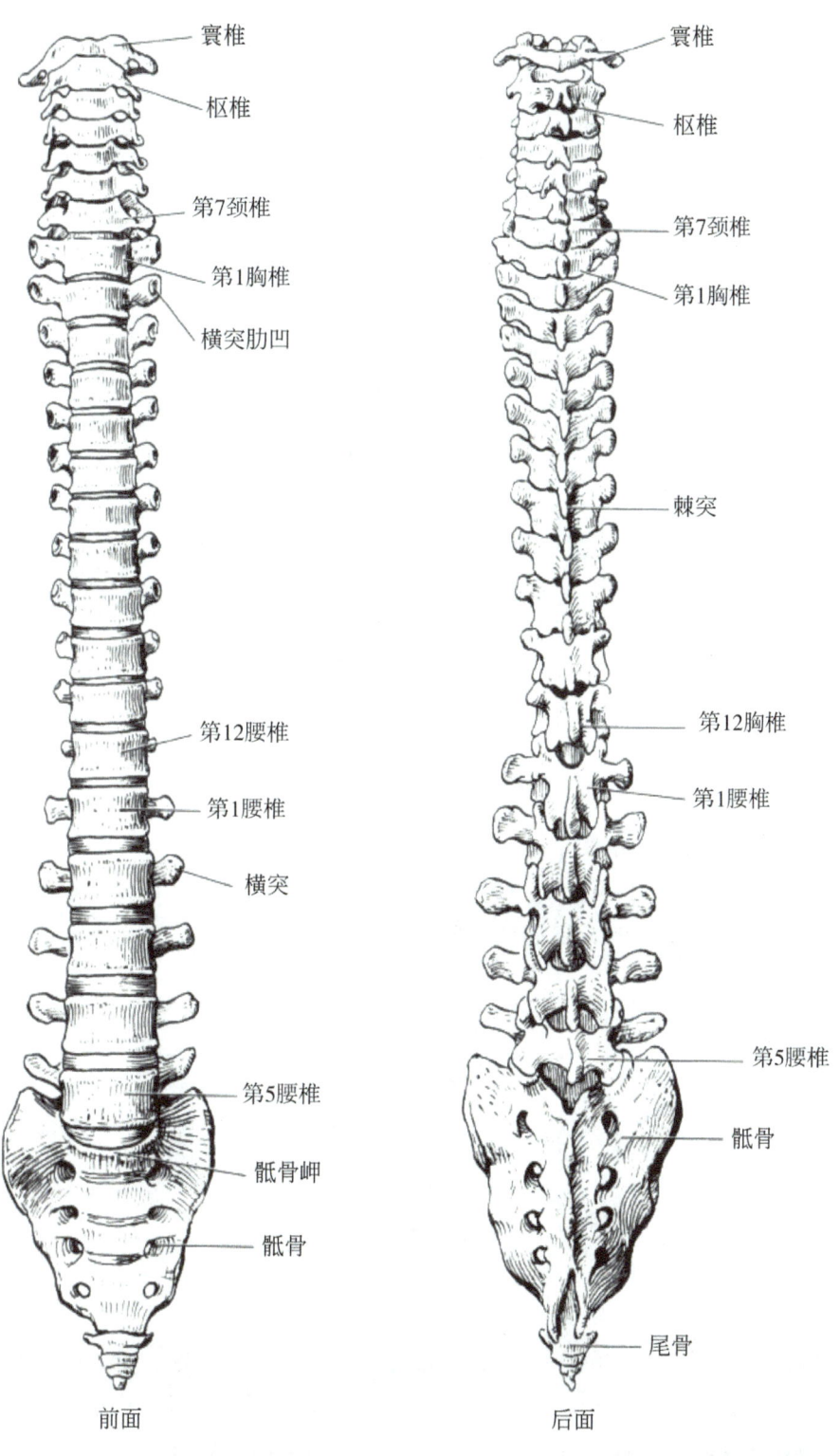

图4-44 脊柱

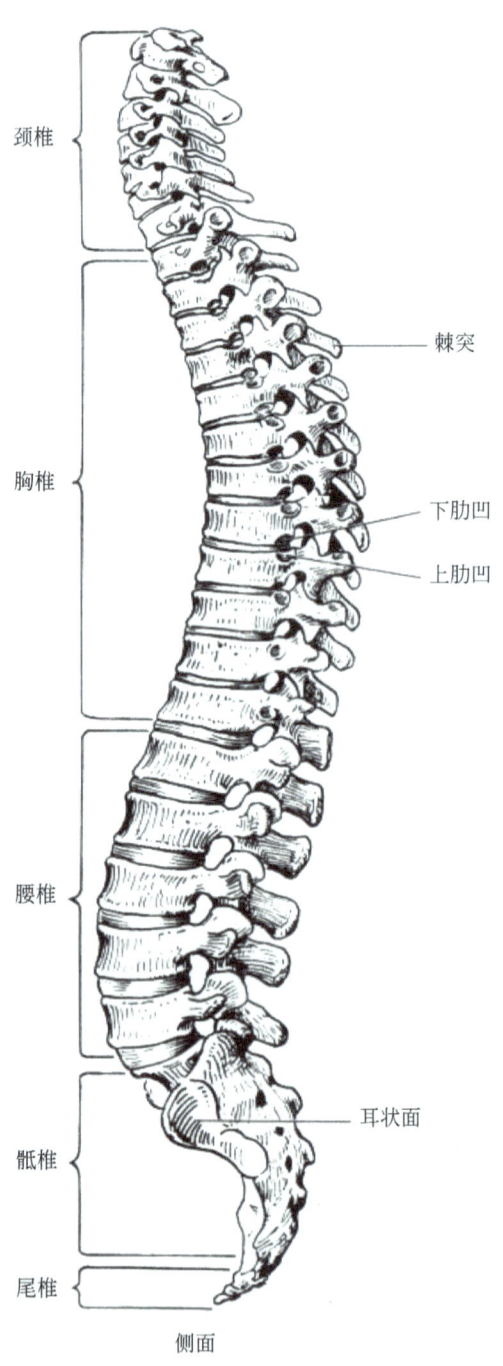

图4-44 脊柱(续)

(3) 脊柱的功能。脊柱除有支持体重、保护脊髓的作用外,还有运动的功能。在相邻两个椎骨之间的活动很小,但就整个脊柱而言,运动幅度很大,而且能做各种方向的运动。脊柱的运动可分为4种:①冠状轴上的前屈和后伸运动。②矢状轴上的侧屈运动。

③垂直轴上的旋转运动。在矢状轴和冠状轴运动的基础上,也可做环转运动。④跳跃时,由于脊柱曲度的增减变化而产生弹拨运动。脊柱的颈、腰部的运动较为灵活,但损伤也多见于此两部。

3. 胸廓(thoracic cage)(图4-45)

(1) 胸廓的组成。胸廓由12个胸椎、1块胸骨和12对肋借关节和韧带连结而成。12对肋头的关节面与12个胸椎的椎体肋凹构成肋头关节;肋结节的关节面与胸椎横突肋凹构成肋横突关节。12对肋的前端均为肋软骨。第1对肋软骨与胸骨柄直接连结;第2~7对肋软骨与胸骨侧缘相应的切迹形成胸肋关节;第8~10对肋软骨不直接连于胸骨,而是依次连于上一个肋软骨,形成一对肋弓。第11、12对肋软骨前端游离于腹壁肌中,又称浮肋。

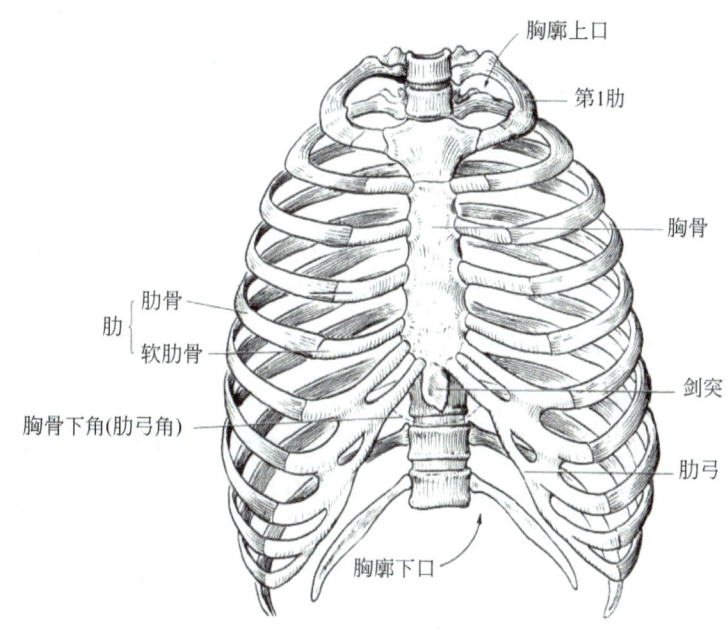

图4-45 胸廓

(2) 胸廓的形态。成人胸廓近似圆锥形,其横径长,前后径短,上部狭窄,下部宽阔。胸廓有上、下两口;胸廓上口由第1胸椎、第1对肋及胸骨柄上缘所围成,是食管、气管、大血管和神经等出入胸腔的通道;胸廓下口宽阔而不整齐,由第12胸椎、第11与12对肋及两肋弓和剑突共同围成,被膈封闭。相邻各肋之间的空隙,称为肋间隙,均由肌和韧带所封闭,左右肋弓在正中线形成向下开放的胸骨下角。一侧肋弓与剑突之间的锐角称为剑肋角。胸廓的内腔称为胸腔,容纳心及其大血管、肺、气管、食管和神经等。

胸廓的形状和大小与年龄、体型、性别和健康状况有关。新生儿呈圆锥状,横径与矢状径近似。生后横径逐渐大于矢状径，性成熟后逐渐出现性差。女性各径均较小，且短而圆钝。老年人呈扁圆状。肺气肿患者的胸廓呈特有的桶状，佝偻患者的胸廓矢状径大于横径而成"鸡胸"状。

（3）胸廓的功能。有两个功能：①保护和支持胸廓内的重要脏器。②通过胸廓的运动，完成胸式呼吸运动。在肌的作用下，使肋的后端沿着贯穿肋结节与肋头的轴旋转，前端连同胸骨一起做上升和下降运动，使胸廓扩大和缩小，协助吸气和呼气。

（二）颅骨的连结

各颅骨之间，大多借缝或软骨相互连结，彼此结合得很牢固。舌骨借韧带和肌与颅底相连，只有下颌骨与颅骨之间构成颞下颌关节。

颞下颌关节（temporomandibular joint）（见图4-46）又名下颌关节，由下颌头与颞骨的下颌窝构成。覆盖关节面的软骨是纤维软骨。关节囊松弛，上方附于关节结节和下颌窝的周缘（关节结节包裹在关节囊内），向下附着于下颌头下方。关节囊前部薄，后部厚，外侧有外侧韧带（lateral ligament）加强。关节内有纤维软骨构成的关节盘，关节盘的周缘与关节囊相连，将关节腔分为上、下两部分。

颞下颌关节的运动关系到咀嚼、语言和表情等功能，必须左、右同时运动，属联合关节，能做开口、闭口、前进和后退及侧方运动。当张口时，下颌头和关节盘一起滑到关节结节的下方。倘若张口过大、过猛，关节囊又松弛，下颌头和关节盘向前滑到关节结节的前方而不能退回关节窝，形成颞下颌关节前脱位。闭口时下颌头和关节盘一起滑回关节窝。前进和后退运动是下颌头和关节盘一起对下颌窝做前后滑动。侧方运动是一侧的下颌头对关节盘做旋转运动，而对侧的下颌头和关节盘对关节窝做前进运动。

（三）上肢骨的连结

上肢骨的连结，可分为上肢带连结和自由上肢连结两种。

1. 上肢带连结

上肢带连结（joint of shoulder girdle）包括胸锁关节和肩锁关节。

（1）胸锁关节（sternoclavicular joint）（见图4-47）：是上肢和躯干的唯一关节，由胸骨与锁骨构成。关节囊坚韧，周围有韧带加强。关节内有由纤维软骨构成的关节盘，将关节腔分隔为内下和外上两部分。该关节可在垂直轴上做前、后运动，在矢状轴上做上、下运动，在冠状轴上做旋转运动，还可做环转运动。运动时，肩部随锁骨同时活动。

（2）肩锁关节（acromioclavicular joint）：由肩胛骨肩峰关节面和锁骨肩峰端关节面构成的微动关节。

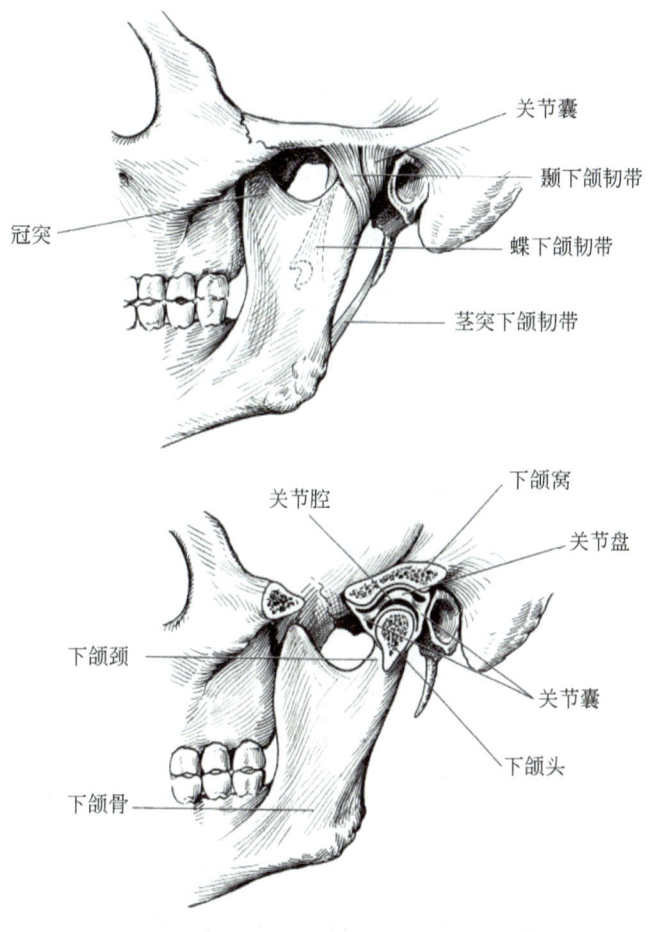

图 4-46 颞下颌关节

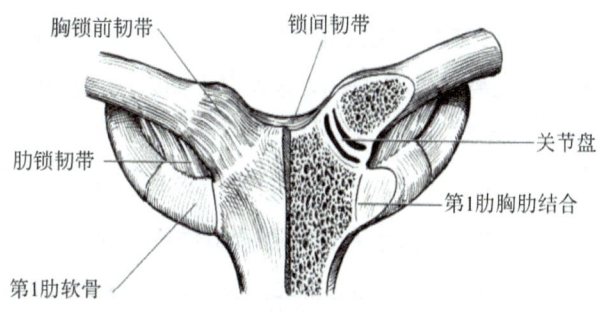

图 4-47 胸锁关节

2. 自由上肢连结（joint of free upper limb）

（1）肩关节（shoulder joint）（见图 4-48）。

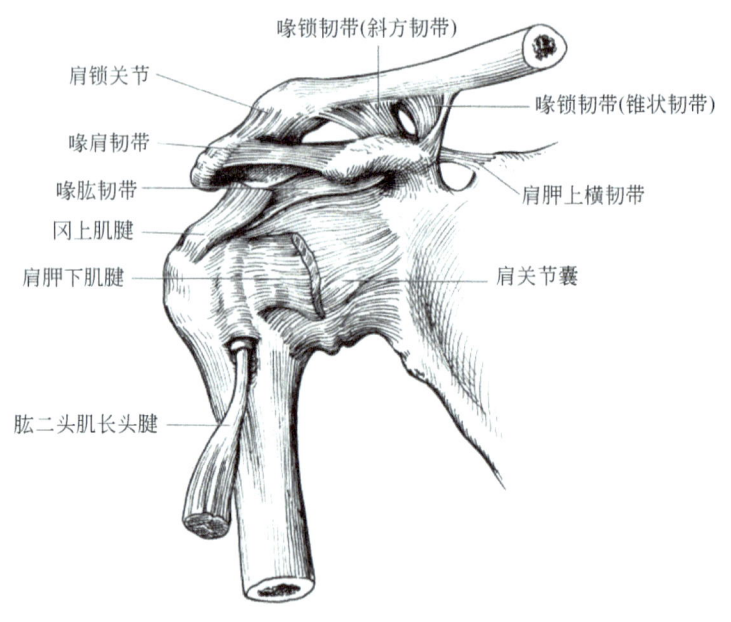

图4-48 肩关节

①由肩胛骨关节盂和肱骨头构成。

②特点：

a. 肱骨头大，关节盂小而浅，周缘有纤维软骨构成的盂唇（关节唇）加深，但它们只与1/4～1/3的肱骨头关节面相接触。因此肩关节可做较大幅度的运动。

b. 肩关节囊薄而松弛，囊内有肱二头肌长头腱通过，经结节间沟出现于关节囊外。

c. 囊的上部、后部和前部都有肌和肌腱跨越，并且这些肌腱的腱纤维和关节囊的纤维层紧密交织，从而加强了关节囊。关节囊的前下部缺乏肌和肌腱加强而较薄弱，因此，临床见到的肩关节脱位，以前下方脱位为多见，此时肱骨头移至喙突的下方。

d. 关节囊的上方有喙肩韧带架在肩峰与喙突之间，构成"喙肩弓"，有从上方保护肩关节和防止其向上脱位的作用。

③运动：肩关节为人体运动最灵活的关节。它可绕额状轴做屈和伸运动，屈大于伸；绕矢状轴做外展和内收运动，展大于收；绕垂直轴做旋内和旋外运动，旋内大于旋外；亦可做环转运动。若加上肩锁关节、胸锁关节的运动和肩胛骨的旋转，则上肢的运动范围将明显增加。

（2）肘关节（elbow joint）（见图4-49）。

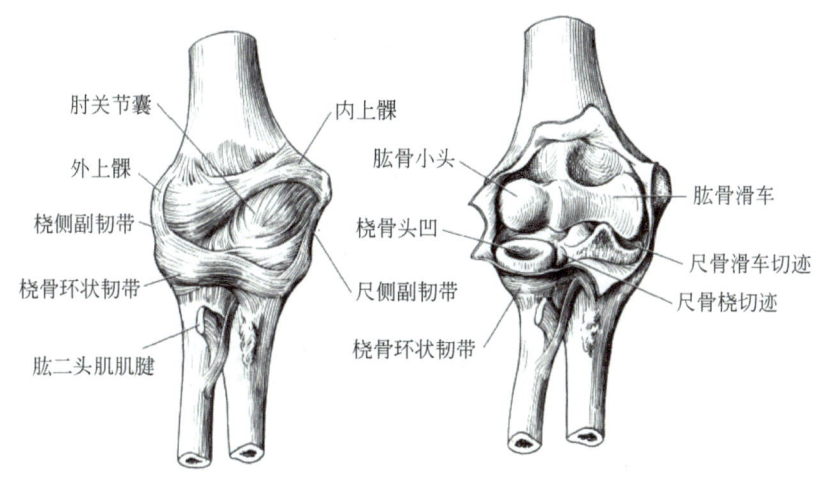

图4-49　肘关节

肘关节由肱骨下端和桡、尺骨上端构成，包括下列3个关节：①肱尺关节（humeroulnar joint）。由肱骨滑车与尺骨滑车切迹构成。②肱桡关节（humeroradial joint）。由肱骨小头和桡骨头关节凹构成。③桡尺近侧关节（proximal radioulnar joint）。由桡骨头环状关节面和尺骨的桡切迹构成。

特点：①上述3个关节包在一个共同的关节囊内，关节腔相互通连。②关节囊的前、后壁薄而松弛，两侧则有桡侧副韧带和尺侧副韧带增强。③关节囊纤维层的环形纤维，于桡骨头处较发达，形成一个坚韧的桡骨环状韧带，包绕桡骨头的环状关节面，两端分别连于尺骨的桡切迹前、后缘。幼儿的桡骨头尚未发育完全，环状韧带松弛，因此，在肘关节伸直位猛力牵拉前臂，常可发生桡骨头半脱位。

尺骨鹰嘴和肱骨内、外上髁是肘部三个重要的骨性标志。正常状态下当肘关节伸直时，上述三点连成一条直线；当肘关节前屈至90°时，三点连成一等腰三角形，称肘后三角。在肘关节后脱位时，上述三点的位置关系即发生改变，而当肱骨髁上骨折时，则三点的关系不变。

运动：肘关节可做屈、伸运动。当伸肘时，臂和前臂之间形成一开向外侧的钝角，称为提携角，一般为170°左右，肘外翻时，此角度变小。肱桡关节与桡尺近侧关节和桡尺远侧关节同时参与前臂旋前、旋后运动。

（3）前臂骨间的连结（见图4-50）：包括前臂骨间膜、桡尺近侧关节和桡尺远侧关节。

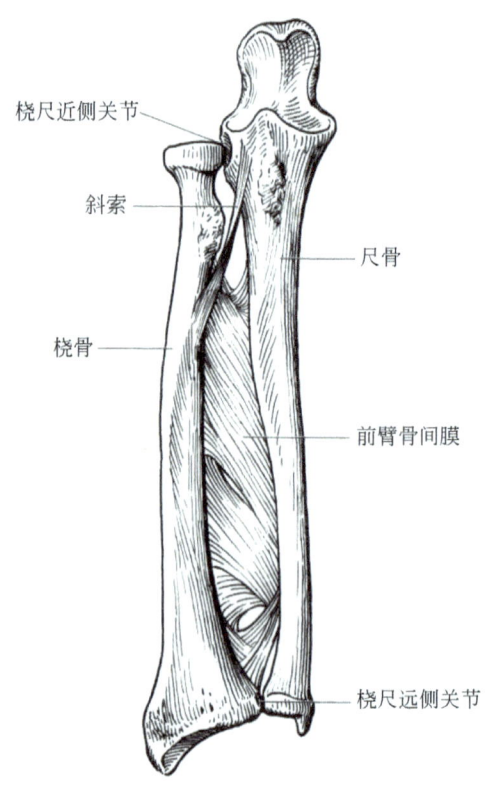

图 4-50　前臂骨的连结

①前臂骨间膜（interosseous membrane of forearm）为连结尺骨与桡骨两骨干之间坚韧的纤维膜。当前臂处于中间位时，骨间膜紧张；前臂旋后时，骨间膜稍松弛；前臂旋前时，两骨交叉，骨间膜最松弛。故在前臂骨折时，应将前臂固定于中间位，防止骨间膜挛缩。

②桡尺近侧关节见"肘关节"。

③桡尺远侧关节（distal radioulnar joint）由桡骨下端的尺切迹与尺骨头环状关节面连同尺骨头下面的关节盘共同构成。关节的下方，有略呈三角形的关节盘，与桡腕关节分隔。

桡尺远侧、近侧关节，是同时运动的联合关节，能使前臂旋前和旋后。

（4）手关节（joints of hand）包括桡腕关节、腕骨间关节、腕掌关节、掌骨间关节、掌指关节和指骨间关节（见图4-51）。

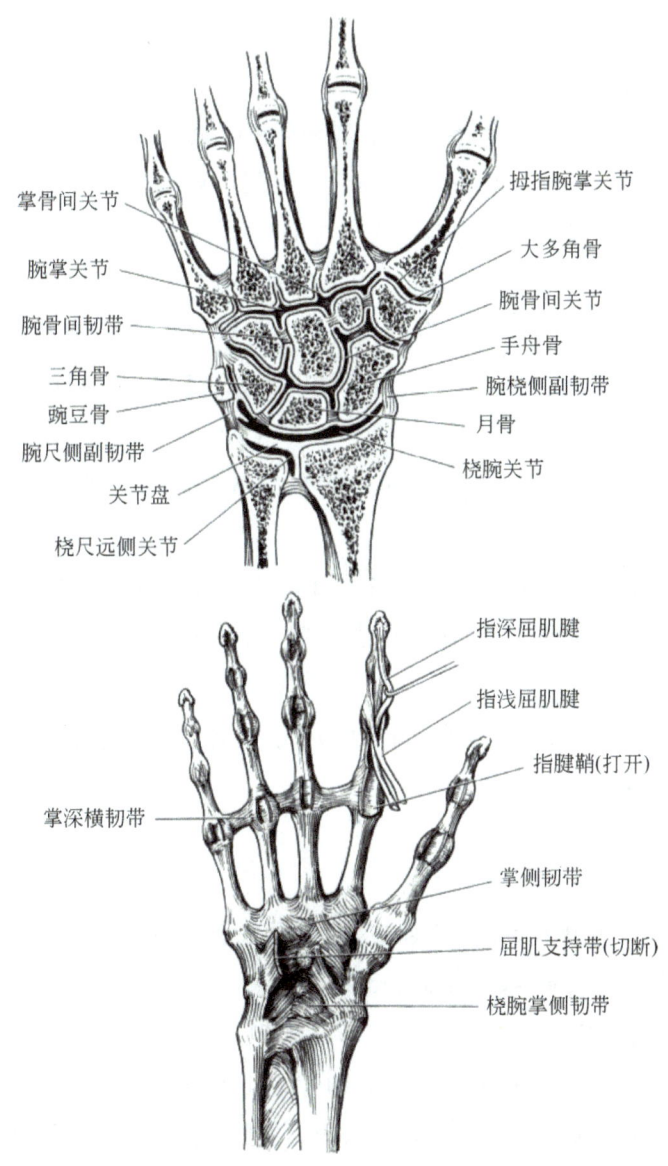

图 4-51 桡腕关节和手骨的连结

①桡腕关节（radiocarpal joint）又称腕关节（wrist joint）。

a. 组成。由桡骨下端的腕关节面与尺骨下端的关节盘组成关节窝，与手舟骨、月骨、三角骨的近侧面组成的关节头共同构成。

b. 特点。在尺骨下端下方有一关节盘，呈三角形，位于桡骨的尺切迹下端和尺骨茎突之间，它使桡尺远侧关节腔与桡腕关节腔分隔。因此，尺骨不参与桡腕关节的组成。关节囊松弛，关节腔宽广，囊外有韧带加强，特别在囊的两侧，分别有坚韧的腕桡侧副韧带和腕尺侧副韧带来加固。关节头虽由手舟、月、三角骨三者组成，但彼此间通过腕骨间韧带紧密连接成一个整体。

c. 运动。桡腕关节可做屈、伸、收、展和环转运动。

②腕骨间关节（intercarpal joint）为腕骨相互间的连结，运动微小。位于近侧列腕骨与远侧列腕骨之间的关节，特称为腕中关节（mediocarpal joint）。

③腕掌关节（carpometacarpal joint）由远侧列腕骨与5块掌骨底构成。第2~5腕掌关节的运动范围极小，仅能做轻微的滑动，而大多角骨与第1掌骨底构成的拇指腕掌关节，则活动性较大，它可做屈、伸、收、展和环转以及对掌运动。当拇指尖与其他指末节的掌面相接触，称为对掌运动。

④掌骨间关节（intermetacarpal joint）是第2~5掌骨底之间的关节，只能做轻微的滑动。

⑤掌指关节（metacarpophal angeal joint）由各掌骨头与近节指骨底构成。在冠状轴上可做屈、伸运动。在矢状轴上，向中指靠拢为收，离开中指为展。在关节伸直时，还可做环转运动。

⑥指骨间关节（interphalangeal joint）共9个，在各节指骨之间，关节囊松弛，两侧有副韧带加强。只能做屈、伸运动。

（四）下肢骨的连结

下肢骨的连结，可分为下肢带骨连结和自由下肢骨连结。

1. 下肢带骨连结（joints of pelvic girdle）

（1）髋骨与骶骨的连结：包括骶髂关节和韧带。

①骶髂关节（sacroiliac joint）：由骶髂两骨的耳状关节面构成。关节囊紧张，并有坚韧的韧带进一步加强其稳固性，运动范围极小，主要是支持体重和缓冲从下肢或骨盆传来的冲击和震动。

②骶结节韧带（sacrotuberous ligament）：从骶、尾骨的外侧缘连至坐骨结节，是强韧宽阔的韧带。

③骶棘韧带（sacrospinous ligament）：从骶、尾骨的外侧缘开始，集中地附着于坐骨棘。上述两个韧带与坐骨大、小切迹分别围成坐骨大孔和坐骨小孔，两孔内有神经、血管和肌通过。

（2）髋骨间的连结：即耻骨联合（pubic symphysis），由两侧耻骨的耻骨联合面，借纤维软骨构成的耻骨间盘连接构成。耻骨间盘中有纵长裂状的腔隙，在女性此软骨较宽而短。耻骨联合的上、下均有韧带加强。耻骨联合的运动在孕妇分娩过程中比较明显，可有轻度的分离，以利于胎儿娩出，两侧耻骨相连形成的骨性弓，称耻骨弓。

(3) 骨盆（pelvis）：

①骨盆的组成和分类。骨盆由骶骨、尾骨及左、右髋骨借关节和韧带连结而成。其主要功能是支持体重，保护盆腔脏器，在女性还是胎儿娩出的产道。骨盆由骶骨胛至耻骨联合上缘的两侧连线为分界线，可分为上方的大骨盆和下方的小骨盆。大骨盆较宽大，向前开放，骨盆有上、下两口：骨盆上口由上述的分界线围成；骨盆下口由尾骨、骶结节韧带、坐骨结节和耻骨弓等围成。两口之间的空腔为骨盆腔。

②骨盆的性别差异。由于女性骨盆要适应孕育胎儿和分娩的功能，所以男女骨盆有明显的性别差异。

男性骨盆外形窄而长，骨盆上口较小，近似桃形，骨盆腔的形态似漏斗状，耻骨弓的角度为70°~75°（见图4-52）。

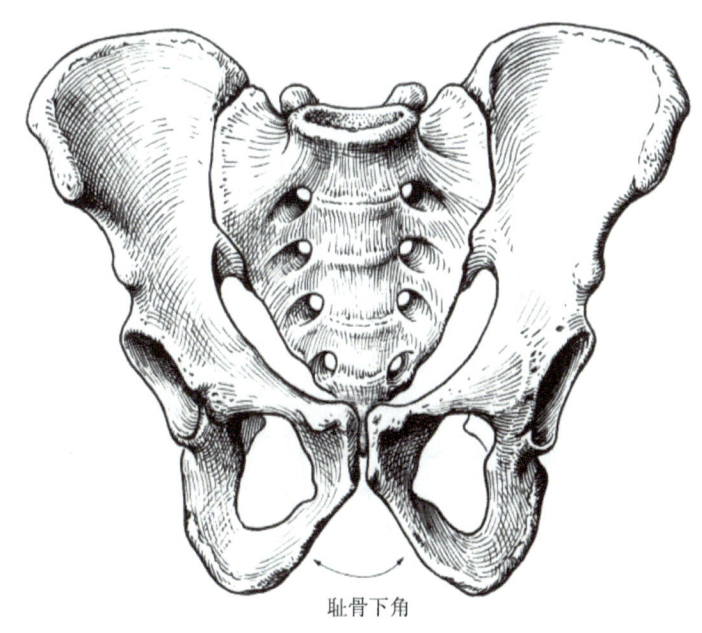

图4-52 男性骨盆

女性骨盆外形宽而短，骨盆上口较大，近似圆形，骨盆腔的形态呈圆桶状，耻骨弓的角度为90°~100°（见图4-53）。

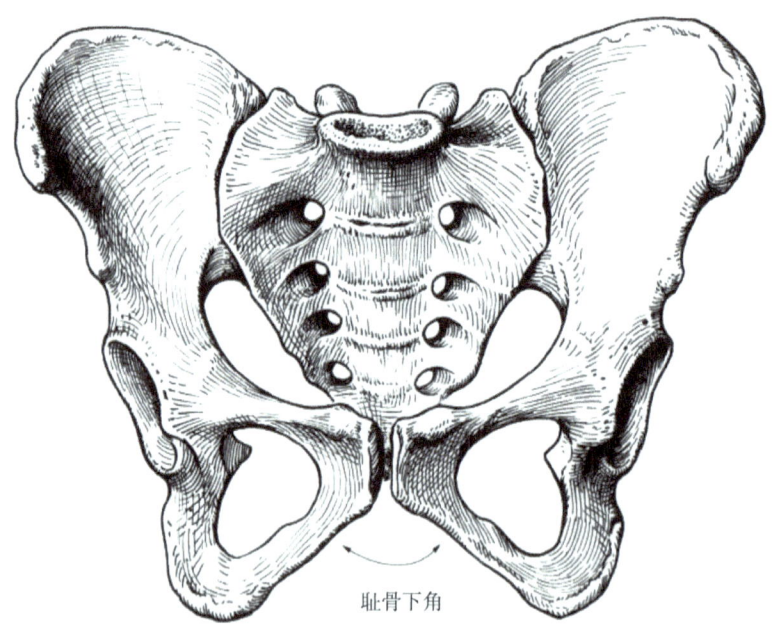

图 4-53　女性骨盆

2. 自由下肢骨连结（joints of free lower limb）

（1）髋关节（hip joint）（见图 4-54）：

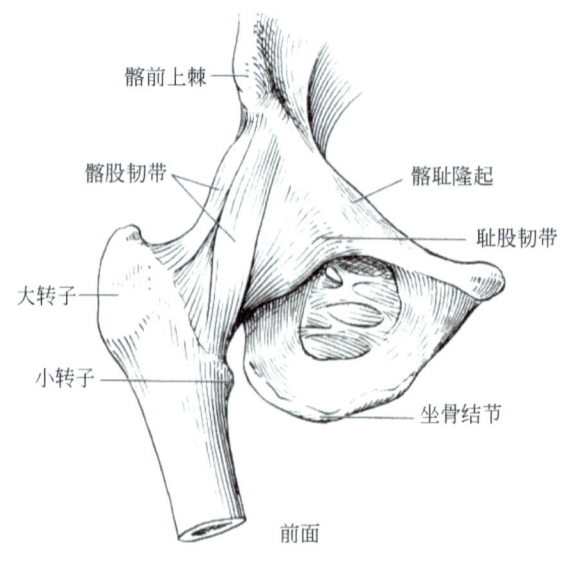

图 4-54　髋关节

①组成：由股骨头与髋臼构成。

②特点：

a. 髋臼周缘有纤维软骨构成的髋臼唇，以增加髋臼的深度，并缩小其口径，可容纳股骨头 2/3 的面积，从而紧抱股骨头，增加关节的稳固性。

b. 关节囊紧张而坚韧，上方附于髋臼唇周缘，下方前面到达转子间线，后面附于股骨颈的外、中 1/3 交界处。股骨颈前面全部在囊内，但股骨颈后面的外 1/3 在囊外，故股骨颈骨折有囊内、囊外及混合骨折之分。如股骨颈骨折在内侧 2/3，则骨折位于囊内，囊内可出现血肿；如位于外侧 1/3，则关节囊不受影响。

c. 关节囊外有韧带加强，其中最大的是位于前方的髂股韧带，它上端附着于髂前下棘，纤维向下分成两束，分别附着于转子间线。此韧带可限制大腿过度后伸，对维持人体直立有很大作用。此外还有位于前下位的耻股韧带和位于后上位的坐骨韧带。关节囊的后下壁较薄弱，髋关节脱位时，股骨头容易从后下方脱位。

d. 关节囊内有股骨头韧带，连于关节窝与股骨头之间，韧带中含有滋养股骨头的血管（见图 4-55）。

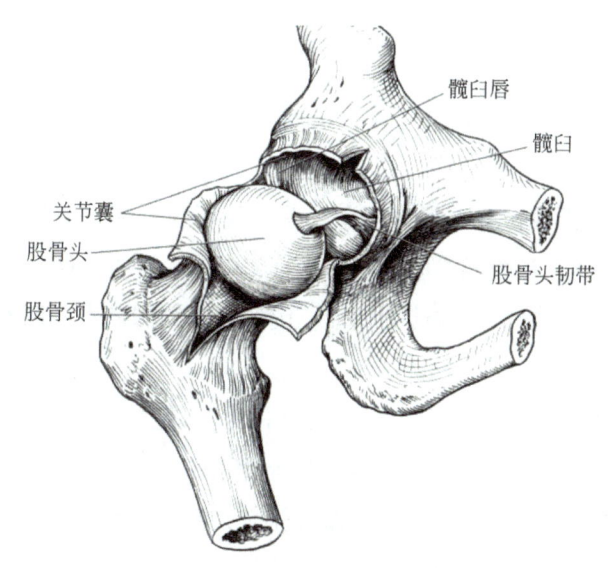

图 4-55　髋关节（关节囊被打开）

③运动：髋关节的运动与肩关节类似，在冠状轴上可做屈和伸运动；在矢状轴上做内收和外展运动；在垂直轴上做旋内和旋外运动。此外，还可做环转运动。因受髋臼的限制，髋关节的运动范围较肩关节小，不如肩关节灵活，但稳固性强，以适应其支持负重和行走的功能。

（2）膝关节（knee joint）（见图 4-56）：膝关节是人体内最大、最复杂的关节。

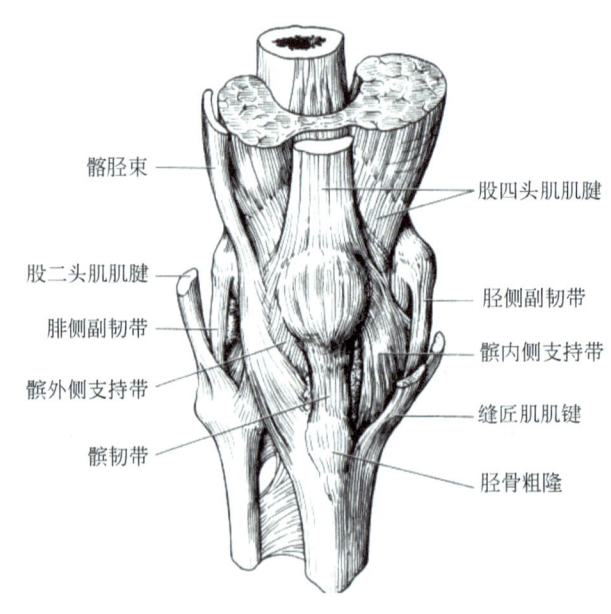

图4-56 膝关节

①组成：膝关节由股骨内、外侧髁和胫骨内、外侧髁及前方的髌骨共同构成。

②特点：

a. 关节囊广阔松弛，各部厚薄不一。关节囊周围有韧带加强，前方有髌韧带，它自髌骨下缘至胫骨粗隆，是股四头肌肌腱的延续，临床上检查膝跳反射，即叩击此韧带。囊的两侧亦有韧带加强，外侧为腓侧副韧带，内侧为胫侧副韧带。两侧的副韧带在伸膝时紧张，屈膝时松弛。

b. 关节腔内有连接股骨和胫骨的前交叉韧带和后交叉韧带，两者相互交叉排列（见图4-57）。前交叉韧带位于外侧，于伸膝时最紧张，防止胫骨前移；后交叉韧带位于内侧，在屈膝时最紧张，防止胫骨后移。如果前交叉韧带损伤，胫骨可被动前移，后交叉韧带损伤，胫骨可被动后移，这种现象即临床所谓的"抽屉现象"。

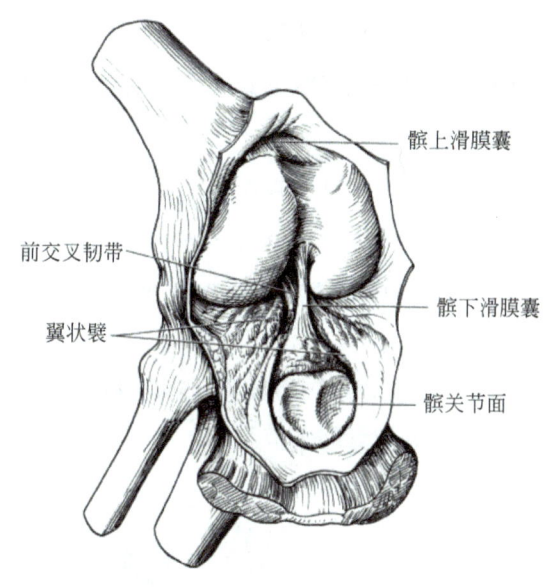

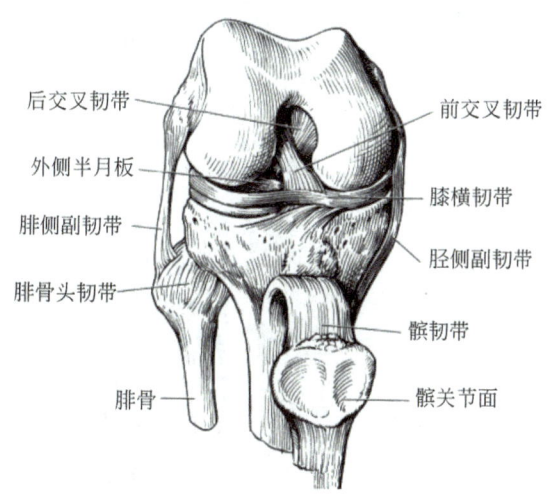

图 4-57　膝关节被打开(上)和膝关节前面敞开并除去关节囊(下)

c. 在股骨与胫骨相对的内外侧髁之间有纤维软骨性的内侧半月板和外侧半月板，板的周围较厚，愈向中心愈薄，呈半月状，下面平而上面凹陷。内侧半月板较大，呈"C"形，其边缘与关节囊和胫侧副韧带紧密相连。外侧半月板较小，近似"O"形。半月板加深了关节窝的深度，从而加强了膝关节的稳固性，同时在跳跃和剧烈运动时可起缓冲作用。

d. 关节囊的滑膜层附着各关节软骨的周缘。在髌骨下方中线的两旁，滑膜层向关节腔内突成一对冀状襞，襞内充满脂肪组织，充填关节内的空隙。

e. 在膝关节的周围，特别是在肌腱附着处有许多滑膜囊，有的与关节腔相通，如髌上囊，囊内充满滑液，可减少肌腱与骨的摩擦。

③运动：膝关节的运动主要是绕冠状轴做屈、伸运动，在屈膝状态下，在垂直轴上又可做轻度的旋内和旋外运动。

(3) 小腿骨间的连结：小腿胫、腓两骨连结紧密，其上端构成微动的胫腓关节（tibiofibular joint）；下端是胫腓连结（tibiofibular syndesmosis），以韧带将两骨下端牢牢地固定在一起。两骨体之间以小腿骨间膜（crural interosseous membrane）相连。所以在小腿两骨之间，几乎不能运动。

(4) 足关节（joints of foot）（见图4-58）：包括距小腿（踝）关节、跗骨间关节、跗跖关节、跖骨间关节、跖趾关节和趾骨间关节。

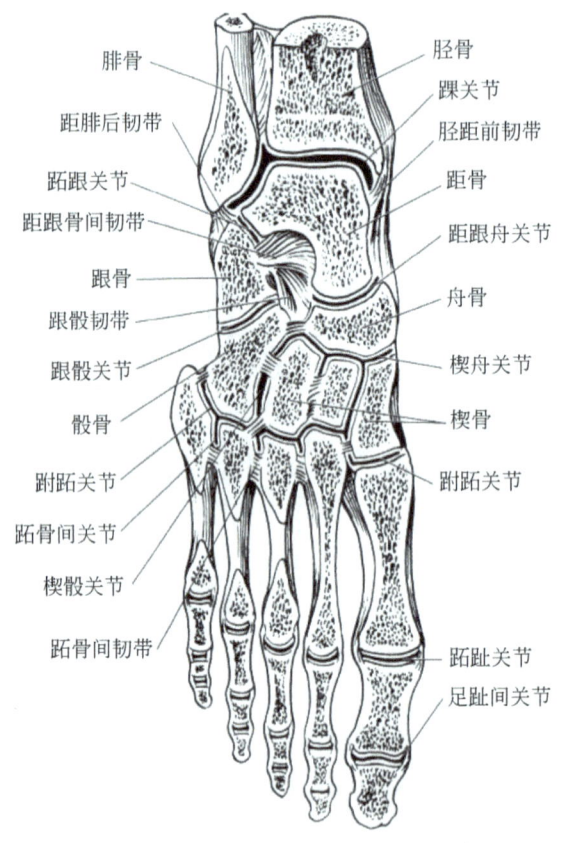

图4-58 足关节

①距小腿关节（talocrural joint）：又名踝关节（ankle joint）。

a. 组成：由胫、腓骨下端的踝关节面与距骨滑车构成。

b. 特点：

关节囊前、后壁薄而松弛，内侧有内侧韧带（medial ligament）（又称三角韧带，triangular ligament）加强，该韧带自内踝开始，呈扇形向下展开，附着于足舟骨、距骨和跟骨，此韧带较坚韧。在外侧有三条独立的韧带，即前面的距腓前韧带（anterior talofibular ligament），后面的距腓后韧带（posterior talofibular ligament），外侧的跟腓韧带（calcaneofibular ligament），3条韧带起于外踝，向前内侧、后内侧及下后方形成弓束，前两者止于距骨，后者止于跟骨。外侧韧带较薄弱，常因猛力使足内翻过度而损伤，造成韧带"扭伤"。

距骨滑车呈前宽后窄状，当背屈时，滑车前宽部被内、外踝夹紧，比较稳固，当跖屈时，滑车后窄部进入关节窝内，故可有轻微的侧方（收、展）运动，此时距小腿关节松动而稳定性较差，易受扭伤，其中以内翻扭伤较多见（即外侧的韧带损伤）。

c. 运动：距小腿关节（踝关节）在冠状轴上可做背屈（伸，足尖向上）和跖屈（屈，足尖向下）运动。当跖屈时，距骨滑车较窄的后部进入较宽大的关节窝，故可在矢状轴上做轻微的收、展运动。

②跗骨间关节（intertarsal joint）：跗骨间的连结比较复杂，包括距下关节（距跟关节）、距跟舟关节、跟骰关节等。附骨间关节主要可做足内翻（足底面朝向内侧）和足外翻（足底面朝向外侧）运动。

③跗跖关节（tarsometatarsal joint）：是由3块楔骨和骰骨的远侧面与5块跖骨底构成的关节，活动甚微。

④跖骨间关节（intermetatarsal joint）：位于各跖骨底相邻面之间，连结紧密，活动甚微。

⑤跖趾关节（metatarsophal angeal joint）：由跖骨头与近节趾骨底构成，可做轻微的屈、伸、收、展运动。屈为跖屈，伸为背屈，收为向第2趾靠拢，展为离开第2趾。

⑥趾骨间关节（interphalangeal joints of foot）：是相邻趾骨间的关节，只能做屈伸运动。

⑦足弓（arch of foot）（见图4-59）：跗骨和跖骨借足底韧带和肌的牵拉，形成一个凸向上的弓，称足弓。足弓可分为前后方向的足纵弓和内外方向的足横弓。足纵弓较明显，纵弓又可分为内侧和外侧两个弓。当站立时足骨仅以跟骨结节和第1、5跖骨头三点着地。足弓具有弹性，可在跳跃和行走时缓冲震荡，同时还有保护足底血管神经免受压迫的作用。

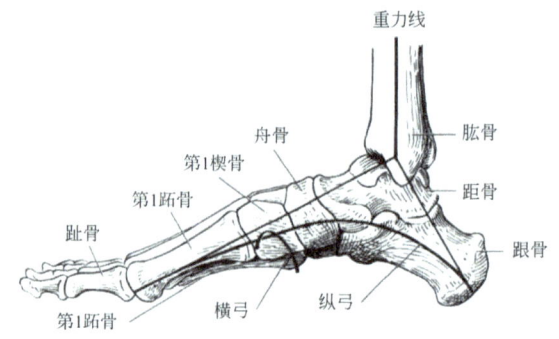

图4-59 足弓

知识拓展

常见关节脱位的部位与特有体征（畸形）：

(1) 肩关节：常为前下方脱位，脱位后肩部失去正常的圆形膨隆外形，而呈"方肩"畸形。

(2) 肘关节：常为后脱位，脱位后肘变粗，患肢缩短，肘后三角关系失常。

(3) 髋关节：常为后脱位，脱位后患肢呈屈曲、内收、内旋畸形，长度缩短。

(4) 颞下颌关节：为前脱位，脱位后呈半开口状态，不能闭口。

（林玲珍）

学习任务三　　肌

【任务目标】

(1) 掌握肌的形态、构造。
(2) 掌握肌的分类。

一、肌学总论

人体的肌（muscle）按结构和功能的不同可分为平滑肌、心肌和骨骼肌三种。平滑肌主要构成内脏和血管的管壁，具有收缩缓慢、持久、不易疲劳的特点；心肌构成心壁。两者都不随人的意志收缩，故称不随意肌。骨骼肌分布于头、颈、躯干和四肢，通常附着于骨，具有收缩迅速、有力、容易疲劳和随人的意志舒缩的特点，故称随意肌。骨骼肌在显微镜下观察，呈横纹状，故也称横纹肌。该学习任务主要叙述骨骼肌。

肌是运动系统的动力部分，在神经系统的支配下，肌的收缩牵引骨骼产生运动。人体骨骼肌共有600多块，分布广，约占体重的40%。每块肌不论大小如何，都具有一定的形态、结构、位置和辅助装置，并有丰富的血管、淋巴管分布和受一定的神经支配，每一块肌都可看作一个器官。

（一）肌的形态和构造

肌的形态多种多样，可概括地分为长肌、短肌、阔肌和轮匝肌4种（见图4-60）。长肌多见于四肢，收缩时肌显著缩短而引起大幅度的运动。有的长肌有两个以上的起始头，依其头数分别被称为二头肌、三头肌和四头肌。短肌多分布于躯干的深层，具有明显的节段性，收缩时运动幅度较小。阔肌扁而薄，多分布于胸、腹壁，收缩时除运动躯干外，还对内脏起保护和支持作用。轮匝肌多呈环形，位于孔、裂的周围，收缩时使孔、裂关闭。每块骨骼肌都由肌腹和肌腱两部分构成。

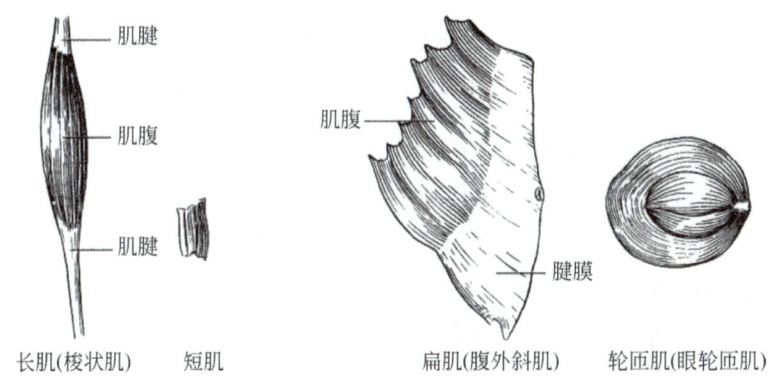

图4-60 肌的形态

（1）肌腹（belly of muscle）：主要由大量的横纹肌纤维构成，色红，柔软而有收缩能力。肌腹的外面被薄层结缔组织构成的肌外膜包裹。每个肌腹由结缔组织形成的肌束膜分隔成大小不等的肌束。在肌束内，每条肌纤维周围仍有少量结缔组织，称肌内膜。肌的血管和神经均行经这些结缔组织之中。

（2）肌腱（tendon）：主要由腱纤维构成，是胶原纤维束，色白、强韧而无收缩力，位于肌腹的两端，能抵抗很大的牵引力。肌腹以肌腱附着于骨面。长肌的肌腹呈梭形，两端的腱较细小，呈条索状。有的肌腱在两个肌腹之间，称中间腱，这种肌称二腹肌。有的肌有数个腱,将肌腹分割成多个肌腹,这种腱称为腱划,如腹直肌。阔肌的肌腹和肌腱均呈薄片状,阔肌的腱称为腱膜,如腹外斜肌腱膜。

(二) 肌的起止和作用

肌一般都以两端附着于骨,中间跨过一个或几个关节。当肌收缩时,牵动骨骼,产生运动。肌收缩时,通常一骨的位置相对固定,另一骨的位置相对移动。肌在固定骨的附着点,称定点或起点;在移动骨的附着点,称动点或止点。一般接近身体正中线或肢体近侧端的附着点是起点,反之是止点。但起点和止点是相对的,在一定条件下,两者可以互换,即当移动骨被固定时,在肌的收缩牵引下,固定骨则变为移动骨,如此,原来的动点(止点)就变成定点(起点);而原来的定点(起点)则变成动点(止点)。肌有两种作用,一种是静力作用,肌具有一定张力,使身体各部之间保持一定姿势,取得相对平衡,如站立、坐位和体操中的静动作。另一种是动力作用,使身体完成各种动作,如伸手取物、行走和跑跳等。全身的肌,除运动功能外,还是人体进行新陈代谢、储存能量和产生体温的重要器官。

(三) 肌的配布

骨骼肌大多配布在关节的周围,其规律是在一个运动轴的相对侧有两个作用相反的肌或肌群,称为拮抗肌。例如肘关节前方的屈肌群和后方的伸肌群。在运动轴一侧,作用相同的肌,称为协同肌。如肘关节前方的各块屈肌。

(四) 肌的命名

肌的命名原则很多,主要有以下几种:有的根据肌的形态,如三角肌、菱形肌、斜方肌等;有的根据肌的功能,如屈肌、伸肌、收肌、展肌、提肌等;有的根据肌束的方向,如直肌、横肌和斜肌等;有的根据肌的起止点,如肱桡肌、胸锁乳突肌等;有的根据肌所在部位,如胸肌、腹肌、冈上肌、冈下肌、胫骨前肌、肋间肌等;有的根据肌构造的特点,如半腱肌、半膜肌等;有的根据肌头和肌腹的数目,如肱二头肌、肱三头肌和二腹肌等;也有的将几条原则结合起来命名,如桡侧腕长、短伸肌,指浅、深屈肌等。了解这些命名原则,有助于加深对肌的理解和记忆。

(五) 肌的辅助装置

肌的辅助装置有筋膜、滑膜囊和腱鞘等,这些结构是在肌活动的影响下,由肌周围的结缔组织转化而形成,这些结构有保护和辅助肌活动的作用。

(1) 筋膜 (fascia) (见图4-61):筋膜位于肌的表面,分为浅筋膜和深筋膜两种。

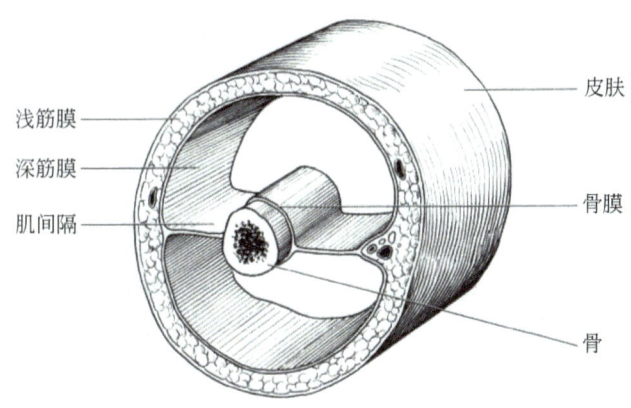

图 4-61　筋膜

①浅筋膜（superficial fascia）：位于皮下，又称皮下筋膜，由疏松结缔组织构成，其内含脂肪（皮下脂肪）、浅静脉、皮神经以及浅淋巴结和淋巴管等。皮下脂肪的多少因个体、性别、身体部位及营养状况而不同。此筋膜有维持体温和保护深部结构的作用。临床常做皮下注射，即将药物注入浅筋膜内。

②深筋膜（deep fascia）：位于浅筋膜深面，又称固有筋膜，由致密结缔组织构成，遍于全身且互相连续，深筋膜包被每块肌，并深入各肌层之间，形成各肌的筋膜鞘和筋膜间隙。四肢的深筋膜，伸入各肌群之间与长骨的骨膜相连，形成肌间隔，分隔肌群，以利于肌群的活动。在腕部和踝部，深筋膜显著增厚，形成支持带，对深面的肌腱起支持和约束作用。深筋膜还包绕血管、神经，形成血管神经束的筋膜鞘。此外，深筋膜还包裹腺体，形成腺体的被膜。深筋膜有重要的功能意义，肌收缩时能在各肌和各肌群之间起缓冲作用，免受摩擦。深筋膜可作为部分肌的起止点，血管神经在深筋膜形成的鞘内有利于血管扩张。另外在炎症时深筋膜则有限制脓液扩散流动的作用。因此，熟知深筋膜配布状况，还可推测脓液扩散漫延的去向。

（2）滑膜囊（synovial bursa）：为一密闭的结缔组织扁囊，内有少量滑液。其大小由直径几毫米至几厘米，有的独立存在，有的与关节腔相通。多位于肌腱与骨面之间，可减少两者之间的摩擦，促进肌腱运动的灵活性。滑膜囊在慢性损伤和感染时，形成滑膜囊炎。

（3）腱鞘（tendinous sheath）（见图 4-62）：为套在长肌腱周围的鞘管。多位于手足摩擦较大的部位，如腕部、踝部、手指掌侧和足趾跖侧等处。

分为两层。外层为纤维层（腱纤维鞘），由增厚的深筋膜和骨膜共同构成，呈管状并附着于骨面，它容纳肌腱并对其有固定作用。内层为滑膜层（腱滑膜鞘），由滑膜构成，呈双层筒状，又分脏、壁两层。脏层（内层）紧包于肌腱的表面；壁层（外层）紧贴于腱纤维鞘的内面。脏、壁两层之间含有少量滑液，这两层在肌腱的深面相互移行的部分，称腱系膜，内有血管、神经通过。腱鞘可起约束肌腱的作用，并可减少肌腱在运动时与骨面的摩擦。临床上常见腱鞘炎，严重时局部呈结节性肿胀，引起局部疼痛和活动受限。

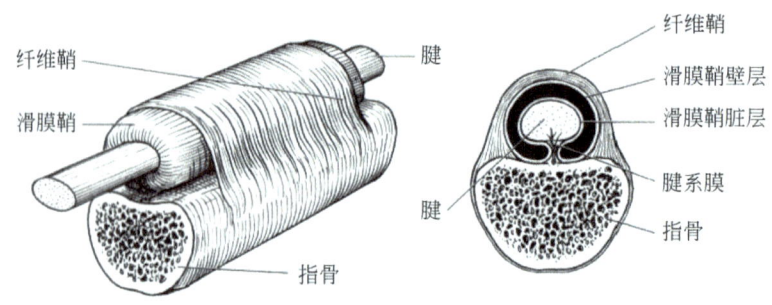

图 4-62　腱鞘

二、肌学各论

全身的骨骼肌，根据所在部位的不同，可分为：躯干肌、头颈肌、上肢肌和下肢肌。

（一）躯干肌

躯干肌可分为背肌、胸肌、腹肌、膈及会阴肌，会阴肌将在生殖系统中叙述。

1. 背肌

背肌（muscles of back）为位于躯干后面的肌群，可分为浅、深两层。浅层（见图4-63）主要有斜方肌、背阔肌、肩胛提肌和菱形肌；深层（见图4-64）主要有竖脊肌。

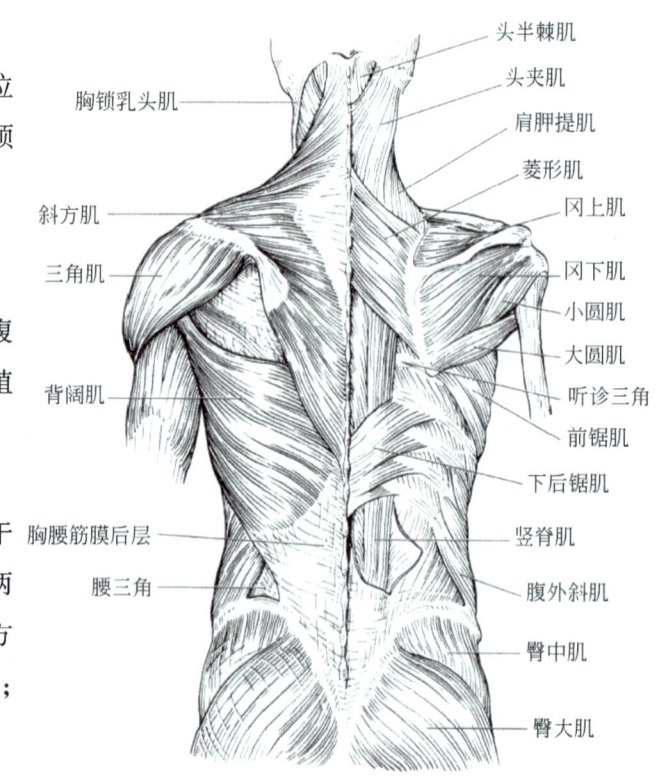

图 4-63　背肌浅层

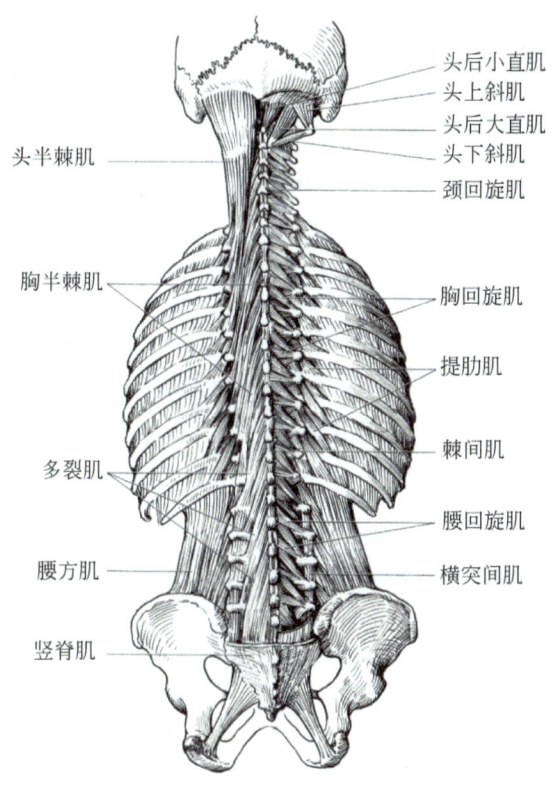

图 4-64　背肌深层

（1）斜方肌（trapezius）：位于项部和背上部，为三角形的阔肌，两侧相合成斜方形。该肌起自枕外隆凸、项韧带及全部胸椎棘突。上部的肌束斜向外下方，中部的平行向外，下部的斜向外上方；止于锁骨外1/3、肩胛骨的肩峰和肩胛冈。

作用：全肌收缩牵引肩胛骨向脊柱靠拢；上部肌束可上提肩胛骨；下部肌束可使肩胛骨下降。

（2）背阔肌（latissimus dorsi）：位于背下部和胸侧部，为全身最大的阔肌，呈三角形。以腱膜起自下6个胸椎和全部腰椎棘突、骶正中嵴及髂嵴后部。肌束向外上方集中，以扁腱止于肱骨小结节嵴。

作用：使肩关节内收、旋内和后伸；当上肢上举被固定时，则上提躯干（如引体向上）。

（3）竖脊肌（erector spinae）：又称骶棘肌，为背肌中最长、最大的肌，纵列于躯干的背面，脊柱两侧的沟内，居上述四肌的深部。从外向内由髂肋肌、最长肌及棘肌三列肌束组成。起自骶骨背面及髂嵴的后部，向上分出许多肌束，沿途止于椎骨和肋骨，并到达颞骨乳突。

作用：使脊柱后伸和仰头，是强有力的伸肌，对保持人体直立姿势有重要作用。破伤风患者，此肌可强烈痉挛，形成特有"角弓反张"体征。许多腰痛的病人，主要是由于此肌受累所致，即临床所谓的"腰肌劳损"。

竖脊肌深部为短肌，肌腹短小，数目众多，呈节段性配布。大多数起自横突向上方上升一段距离，止于棘突；总称为横突棘肌。少数存在于相邻的横突或棘突之间，此肌可加强椎骨之间的连结和脊柱运动的灵活性。

（4）胸腰筋膜（thoracolumbar fascia）：包裹在竖脊肌的周围，可以分浅、深两层。浅层在竖脊肌的表面，向内侧附于棘突，其腰部显著增厚且与背阔肌的腱膜紧密结合，此部于竖脊肌的外侧缘与深层汇合而构成竖脊肌鞘；深层分隔竖脊肌与腰方肌，位于第12肋与髂嵴之间，向内侧附于腰椎横突。

2. 胸肌

胸肌（muscles of thorax）（见图4-65）可分为胸上肢肌和胸固有肌。

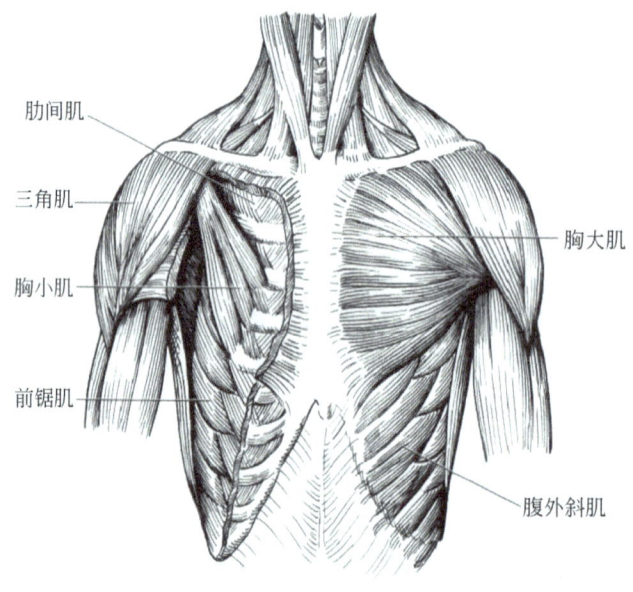

图4-65　胸肌

（1）胸上肢肌：均起自胸廓外面，止于上肢带骨或肱骨，主要有胸大肌、胸小肌、前锯肌。

①胸大肌（pectoralis major）：位置表浅，覆盖胸廓前壁的大部，呈扇形，宽而厚。起自锁骨的内侧半、胸骨和第1~6肋软骨等处，各部肌束聚合向外以扁腱止于肱骨大结节嵴。

作用：使肱骨内收和旋内；如上肢上举并固定，可牵引躯干向上，并上提肋骨，协助吸气。

②胸小肌（pectoralis minor）：位于胸大肌深面，呈三角形。起自第3~5肋，止于肩胛骨喙突。

作用：牵拉肩胛骨向前下方。如肩胛骨固定，可上提第3~5肋，协助吸气。

③前锯肌（musculus serratus anterior）（见图4-66）：位于胸廓侧面，以肌齿起自上8或9个肋骨外面，肌束向后内行，经肩胛骨前面，止于肩胛骨内侧缘。

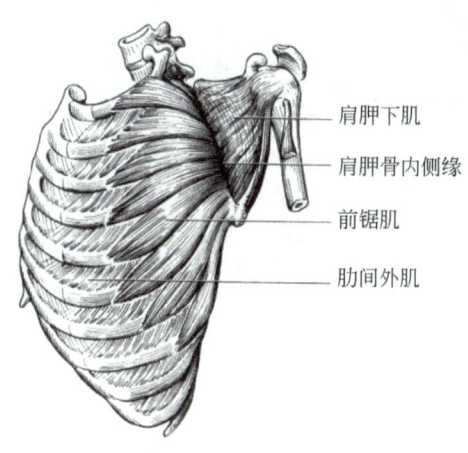

图4-66　前锯肌

作用：可拉肩胛骨向前，并使肩胛骨紧贴胸廓。如肩胛骨固定，则可提肋，助吸气。前锯肌瘫痪时，肩胛骨内侧缘翘起，称为"翼状肩胛"。

（2）胸固有肌：参与构成胸壁，在肋间隙内，主要包括肋间内、外肌。

①肋间外肌（intercostales extereni）：位于各肋间隙的浅层，起自肋骨下缘，肌束斜向前下，止于下一肋骨的上缘。在肋软骨间隙处，无肋间外肌，由结缔组织形成的肋间外膜代替。

②肋间内肌（intercostales interni）位于肋间外肌的深面，肌束方向与肋间外肌相反，后方肌束只到肋角，自此向后内为结缔组织形成的肋间内膜代替。而前方的肌束可达胸骨侧缘处。

作用：肋间外肌能提肋，助吸气；肋间内肌能降肋，助呼气。

3. 膈

膈（diaphragm）（见图4-67）封闭胸廓下口，介于胸腔与腹腔之间，膈为向上膨隆呈穹窿状扁薄阔肌，其周围为肌性部分，起自胸廓下口内面及腰椎前面，各部肌束向中央集中移行于腱性部分，称中心腱。

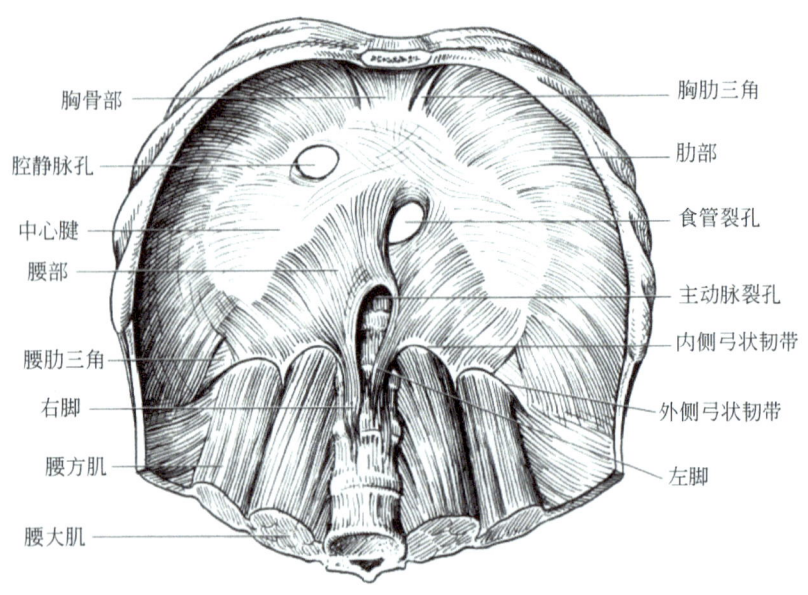

图 4-67　膈

膈上有 3 个裂孔：①主动脉裂孔，在膈与脊柱之间，孔位在第 12 胸椎前方，有主动脉及胸导管通过；②食管裂孔，位于主动脉裂孔的左前方，约平第 10 胸椎，有食管和左、右迷走神经通过；③腔静脉孔，位于食管裂孔右前方的中心腱内，位置最高，约平第 8 胸椎高度，有下腔静脉通过。

作用：膈为主要的呼吸肌，收缩时，圆顶下降，胸腔容积扩大，引起吸气；舒张时，膈的圆顶上升恢复原位，胸腔容积减小，引起呼气。膈与腹肌同时收缩，则能增加腹压，可协助排便、呕吐及分娩等活动。

4. 腹肌

腹肌（abdominal musdes）可分为前外侧群和后群。

（1）前外侧群：前外侧群形成腹腔的前外侧壁，包括腹直肌、腹外斜肌、腹内斜肌和腹横肌等（见图 4-68）。

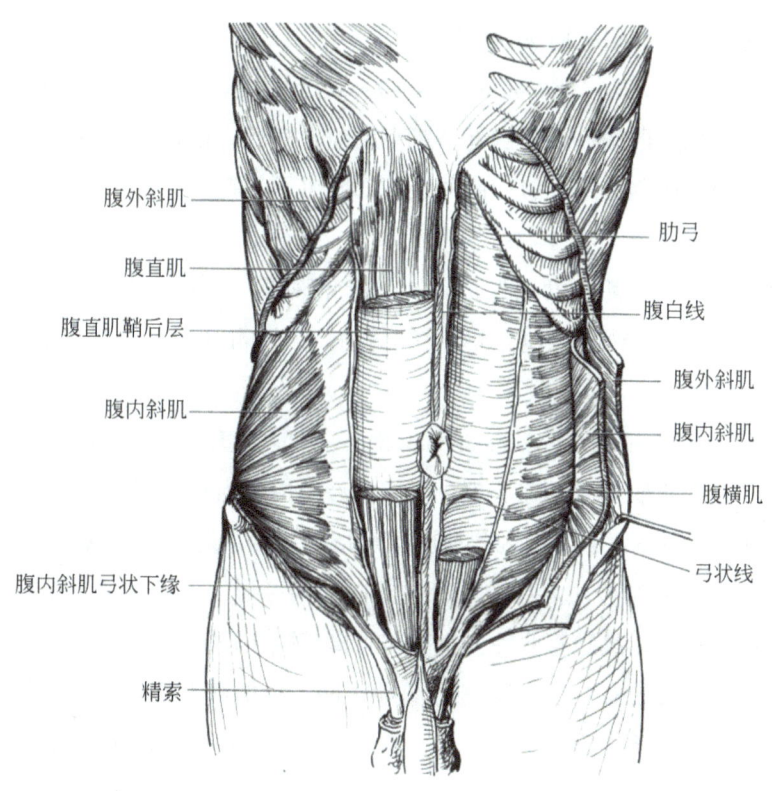

图4-68 腹肌

①腹直肌（rectus abdominis）：位于腹前壁正中线的两旁，居腹直肌鞘中，为上宽下窄的带状肌，起自耻骨联合与耻骨结节之间，肌束向上止于胸骨剑突及第5~7肋软骨的前面。肌的全长被3~4条横行的腱划分成多个肌腹，腱划由结缔组织构成，与腹直肌鞘的前层紧密结合。

②腹外斜肌（musculus obliquus externus abdominis）：位于腹前外侧壁浅层，为一宽阔扁肌，起自下位8个肋骨外面，肌束由后外上方斜向前内下方，一部分止于髂嵴，而大部分在腹直肌外侧缘处移行为腹外斜肌腱膜。腱膜向内侧参与腹直肌鞘前层的构成，腱膜的下缘卷曲增厚连于髂前上棘与耻骨结节之间，形成腹股沟韧带。在耻骨结节外上方，腱膜形成一小三角形裂隙，称为腹股沟管浅环（皮下环）。

③腹内斜肌（obliquus internus abdominis）：位于腹外斜肌深面，起自胸腰筋膜、髂嵴和腹股沟韧带外侧半，大部分肌束向内上方，下部肌束向内下方，在腹直肌外侧缘移行为腹内斜肌腱膜。腱膜向内侧分为前后两层并包裹腹直肌，参与腹直肌鞘前后层的构成，肌纤维下部游离呈弓状，其腱膜的下内侧部与腹横肌腱膜形成腹股沟镰，止于耻骨。腹股沟镰又称联合腱。男性腹内斜肌最下部的肌束与腹横肌下部肌束一起随精索出腹股沟管浅环

进入阴囊，包绕精索和睾丸而成为提睾肌。

④腹横肌（transversus abdominis musde）：位于腹内斜肌深面，起自下位6个肋内面、胸腰筋膜、髂嵴和腹股沟韧带外侧部，肌束向前内横行，在腹直肌外侧缘移行为腹横肌腱膜，参与构成腹直肌鞘后层。腹横肌的最下部肌束及其腱膜下内侧部分，分别参与提睾肌和腹股沟镰的构成。

腹前外侧群肌的作用：共同保护和支持腹腔脏器，收缩时可以缩小腹腔，增加腹压，以协助呼气、排便、分娩、呕吐及咳嗽等活动。该肌群还可使脊柱前屈、侧屈及旋转等运动。

(2) 腹直肌鞘（sheath of rectus abdominis）：包裹腹直肌，分为前、后两层，前层由腹外斜肌腱膜与腹内斜肌腱膜的前层愈合而成；后层由腹内斜肌腱膜后层与腹横肌腱膜愈合而成。在脐下4~5 cm以下，腹内斜肌腱膜后层与腹横肌腱膜全部转至腹直肌前面参与构成鞘的前层，并与其结合。后层的下缘呈凸向上的弓形，称弓状线（半环线）。由于弓状线以下缺乏鞘的后层，故腹直肌后面直接与腹横筋膜相贴。

(3) 白线（linea alba）：位于两侧腹直肌之间，为两侧3层腹壁阔肌腱膜的纤维在正中线交织而成，白线上部较宽，下部较窄，其上方起自剑突，下抵耻骨联合，约在白线中部有一脐环。在胎儿时期，有脐血管通过，此处也是腹壁的薄弱处，如小肠由此膨出可形成脐疝。

(4) 腹股沟管（inguinal canal）（见图4-69）：为男性精索或女性子宫圆韧带所通过的一条裂隙，位于腹前外侧壁的下部，由外上斜向内下方，在腹股沟韧带内侧半的上方，长约4~5 cm。管的内口称腹股沟管深环（腹环），在腹股沟韧带中点上方约1.5 cm处，为腹横筋膜随精索或子宫圆韧带向外的突口。管的外口即腹股沟管浅环（皮下环）。腹股沟管有4个壁。前壁是腹外斜肌腱膜和部分腹内斜肌，后壁是腹横筋膜和腹股沟镰，上壁是腹内斜肌和腹横肌的弓状下缘，下壁为腹股沟韧带。在病理状态下，小肠等腹腔内容物若经腹股沟管深环进入腹股沟管，还可经浅环突出，下降到阴囊，为腹股沟斜疝。如不经过深环而经腹股沟管后壁直接向浅环突出者则为腹股沟直疝。

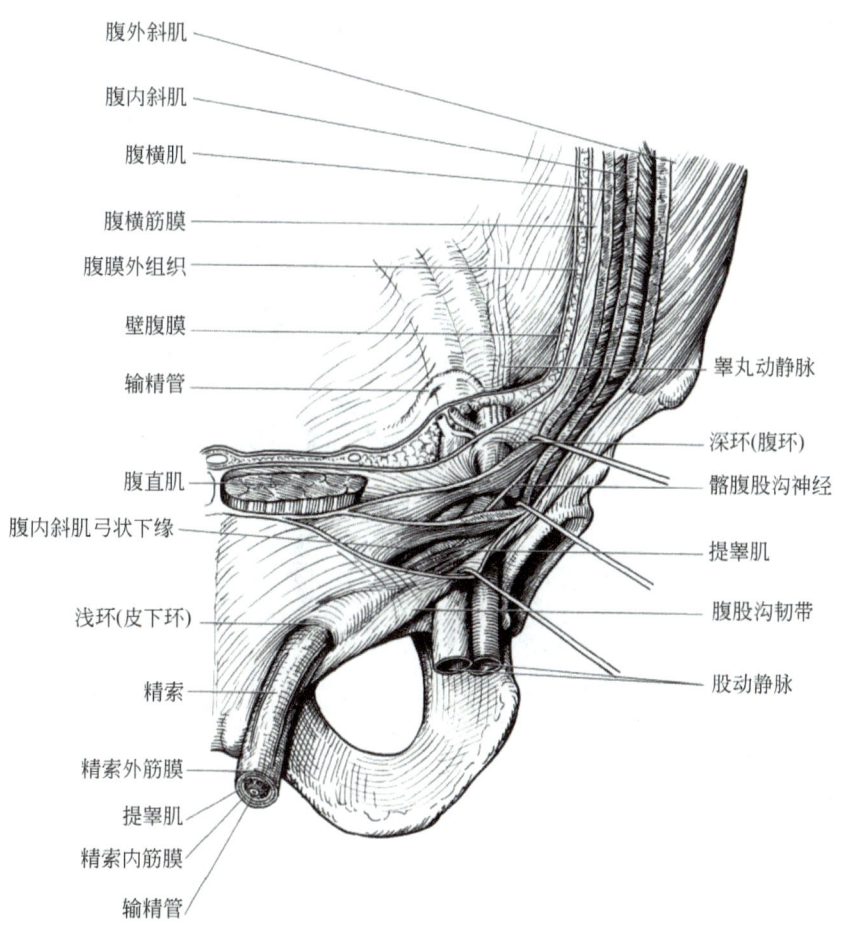

图4-69 腹股沟管

（二）头颈肌

1. 头肌

头肌（muscles of head）（见图4-70）可分为面肌（表情肌）和咀嚼肌两部分。

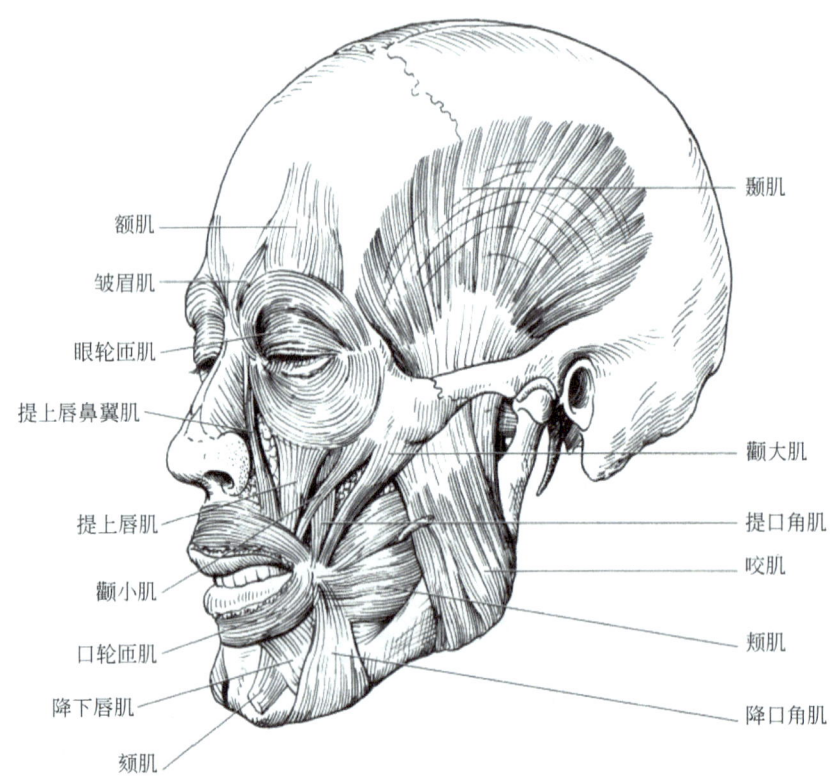

图4-70 头肌

（1）面肌（facial muscles）：又称表情肌，为扁薄的皮肌，位置浅表，大多起自颅骨的不同部位，止于面部皮肤，并主要在口裂、眼裂和鼻孔的周围，可分为环形肌和辐射状肌两种，可闭合或开大上述孔裂，同时牵动面部皮肤显出喜、怒、哀、乐等各种表情。

①颅顶肌（epicranius）：由枕额肌（occipitofrontalis）组成，覆盖于颅盖外面。阔而薄，由成对的枕腹和额腹以及中间的帽状腱膜组成。枕腹（枕肌）起自枕骨，止于帽状腱膜，可向下牵拉腱膜；额腹（额肌）起自帽状腱膜，止于额部皮肤，收缩时可扬眉、皱额。帽状腱膜很坚韧，以纤维束垂直穿经浅筋膜与浅层的皮肤相连，三者紧密结合构成头皮。帽状腱膜与深部的骨膜则隔以疏松结缔组织，故头皮可在颅骨表面滑动。头皮外伤时，常在腱膜深面形成血肿或撕脱。

②孔裂周围肌：肌纤维呈环形排列的可关闭孔裂，呈放射状排列的则可开大孔裂。

a. 眼轮匝肌（orbicularis oculi muscle）：肌纤维环绕于眶和眼裂周围，呈扁椭圆形。

作用：使眼裂闭合。

b. 口轮匝肌（orbicularis oris muscle）：肌纤维环绕口唇。

作用：收缩时关闭口裂（闭口）。

c. 颊肌（buccinator muscle）：位于口角两侧面颊深部，紧贴于口腔侧壁的黏膜外面（属放射状肌）。

作用：收缩时可使唇、颊紧贴牙齿，帮助咀嚼和吸吮。

其他放射状肌很多，分别排列于唇的上、下方，收缩时可提上唇、降下唇，并可牵拉口向上、向下或向外。

表情肌如果瘫痪，则可出现不能闭眼、口角歪斜、鼻唇沟变浅等现象。

（2）咀嚼肌（masticatory muscles）：这些肌肉的作用均与咀嚼运动有关，即运动颞下颌关节，故有关的肌肉都止于下颌骨。包括咬肌、颞肌、翼外肌和翼内肌。

① 咬肌（masseter）：呈长方形，起自颧弓，向后下止于下颌角的外面。

② 颞肌（temporalis）：呈扇形，起自颞窝骨面，肌束向下汇聚，通过颧弓的内侧，止于下颌骨的冠突。

咬肌和颞肌的作用：主要是上提下颌骨，使上、下颌牙咬合。

2. 颈肌

颈肌（cervical muscle）（见图4-71）：按其位置可分为颈浅肌群、颈中肌群和颈深肌群。

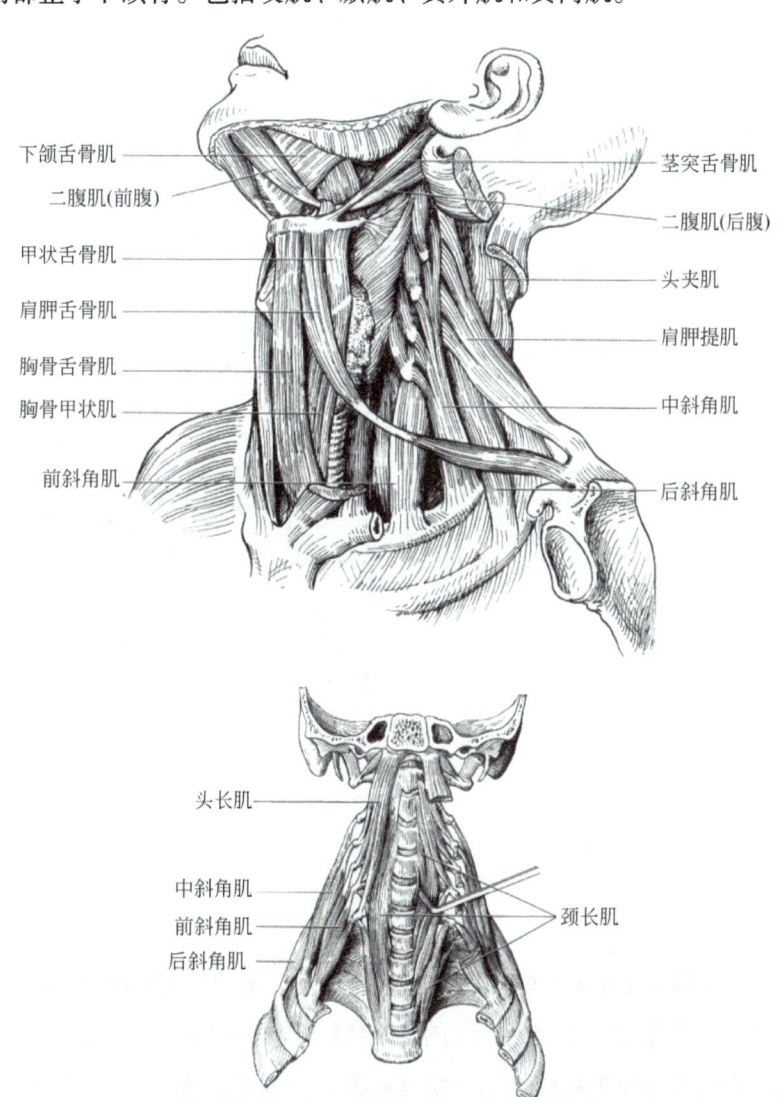

图4-71 颈肌

（1）颈浅肌群：主要有胸锁乳突肌。

胸锁乳突肌（sternocleidomastoid）斜列于颈部两侧，为颈部一对强有力的肌肉，起自胸骨柄前面和锁骨的胸骨端，肌束斜向后上方，止于颞骨乳突。

作用：两侧收缩，头向后仰；单侧收缩，使头歪向同侧，面转向对侧。单侧胸锁乳突肌可因胎儿产伤等原因造成肌挛缩，导致斜颈畸形。

（2）颈中肌群：包括舌骨上肌和舌骨下肌。

（三）上肢肌

上肢肌可以按所在部位分为肩肌、臂肌、前臂肌和手肌。

1. 肩肌

肩肌配布于肩关节周围，均起自上肢带骨，跨越肩关节，止于肱骨的上端，有稳定和运动肩关节的作用（见图4-72）。

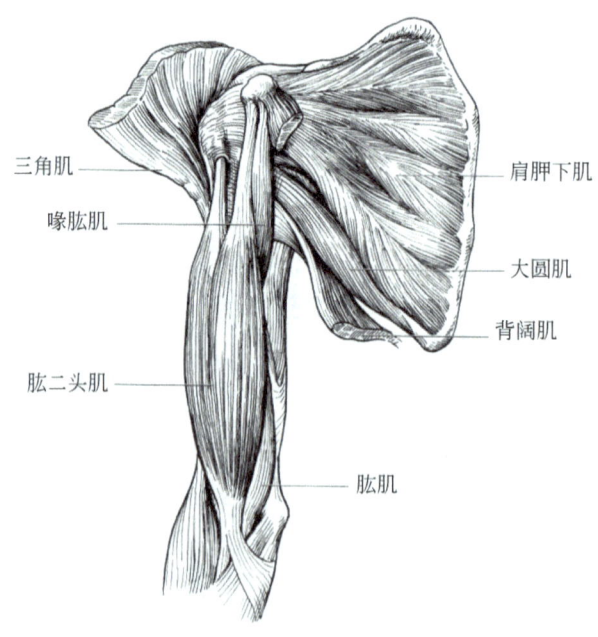

图4-72　肩肌和臂肌

三角肌（deltoid）位于肩部，呈三角形，起自锁骨的外侧段、肩峰和肩胛冈，肌束逐渐向外下方集中，止于肱骨三角肌粗隆。肱骨上端由于三角肌的覆盖而使肩关节呈圆隆状，如肩关节向下脱位或三角肌瘫痪萎缩，则可形成"方形肩"体征。三角肌是肌肉注射的部位之一。

作用：主要是使肩关节外展，其前部肌纤维收缩可使肩关节前屈并略旋内；后部肌纤维收缩可使肩关节后伸并略旋外。

2. 臂肌

臂肌位于肱骨周围。臂肌可分前、后群。前群为屈肌，后群为伸肌（见图4-72）。

（1）前群：位于肱骨前方，有浅层的肱二头肌，上方的喙肱肌和下方深层的肱肌。

①肱二头肌（musculus biceps brachii）：呈长梭形，位于臂前部浅层，起端有长、短两头。长头以长腱起自肩胛骨关节盂的上方，穿经肩关节囊，沿结节间沟下降；短头在内侧，起自肩胛骨喙突。两头在臂中部汇合成肌腹，以腱止于桡骨粗隆。另从腔上分出腱膜，向内下越过肘窝，移行于前臂筋膜。

此肌肌腹的内、外侧各有一沟，分别称为肱二头肌内侧沟和肱二头肌外侧沟。内侧沟内通过重要的血管和神经。

作用：主要为屈肘关节，长头协助屈肩关节，并使已旋前的前臂做旋后动作。

②喙肱肌（coracobrachialis）：位于肱二头肌短头内后侧，起自肩胛骨喙突，止于肱骨中部内侧。

作用：屈和内收肩关节。

③肱肌（brachialis）：位于肱二头肌深面。起自肱骨体下半部的前面，止于尺骨粗隆。

作用：屈肘关节。

（2）后群：位于肱骨后方，为肱三头肌。

肱三头肌（musculus triceps brachii）在臂后，上方起始有三个头，长头起自肩胛骨关节盂的下方；外侧头起自肱骨后面桡神经沟的外上方；内侧头起自桡神经沟的内下方。三头合为一个肌腹，以扁腱止于尺骨鹰嘴。

作用：主要为伸肘关节，长头尚可使臂后伸。

3. 前臂肌

前臂肌位于尺、桡骨周围，分为前、后两群。每群又分为浅、深两层，共20块肌。各层肌的肌腹大部分在前臂的上半部，向下形成细长的肌腱，因而使前臂呈现近端较粗而向远侧逐渐变细的外形。主要作用于肘关节、腕关节和手关节。

（1）前群：位于前臂的前面，共9块。主要为屈腕、屈指和使前臂旋前的肌，称为屈肌群，分为浅、深两层。

①浅层：有6块肌，自桡侧向尺侧依次为肱桡肌、旋前圆肌、桡侧腕屈肌、掌长肌、指浅屈肌和尺侧腕屈肌（见图4-73）。

②深层：有3块肌，在桡侧有拇长屈肌、尺侧有指深屈肌，在桡尺骨远段的前面有旋前方肌（见图4-74）。

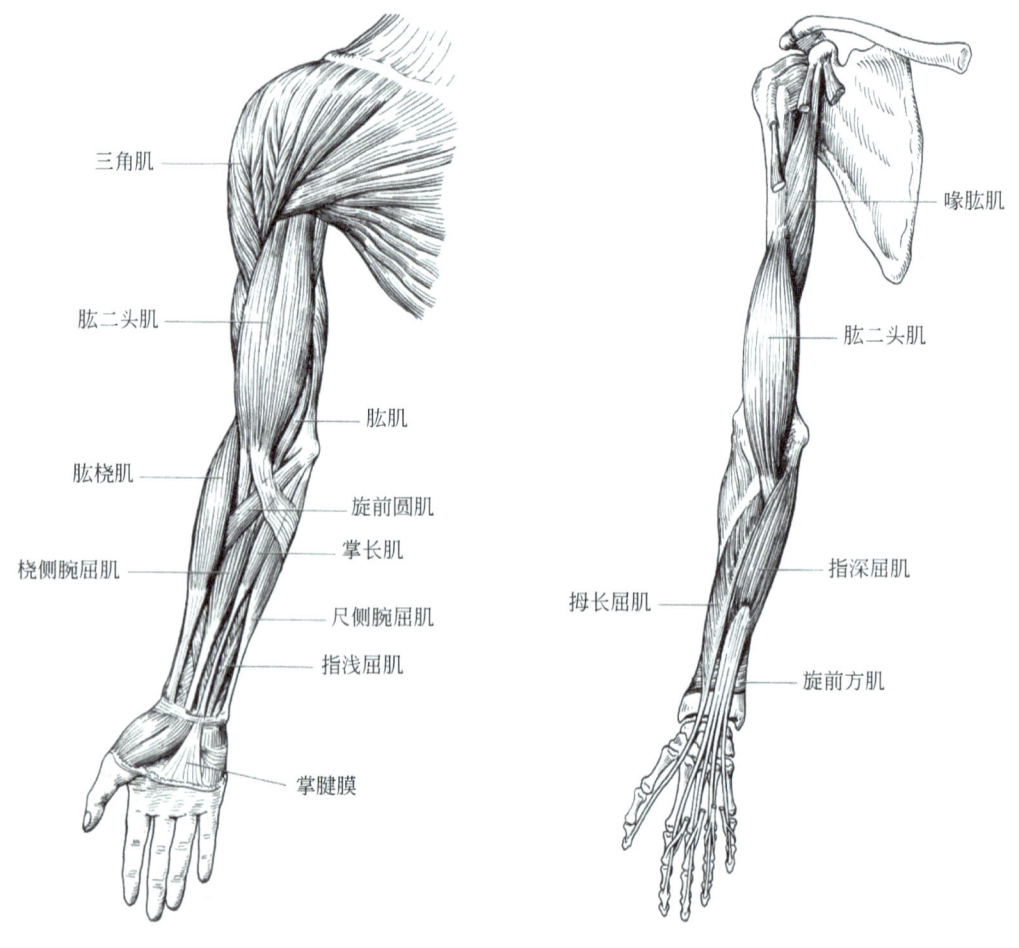

图4-73　前臂肌前群（浅层）　　　　图4-74　前臂上肢肌前群（深层）

（2）后群：位于前臂的后面，共11块肌，主要为伸腕、伸指和旋后的肌，称为伸肌群，也分浅、深两层。

①浅层：有6块肌，由桡侧向尺侧依次为桡侧腕长伸肌、桡侧腕短伸肌、指伸肌、小指伸肌、尺侧腕伸肌以及在肘后部的肘肌（见图4-75）。

②深层：有5块肌，由近侧向远侧依次为旋后肌、拇长展肌、拇短伸肌、拇长伸肌和示指伸肌（见图4-76）。

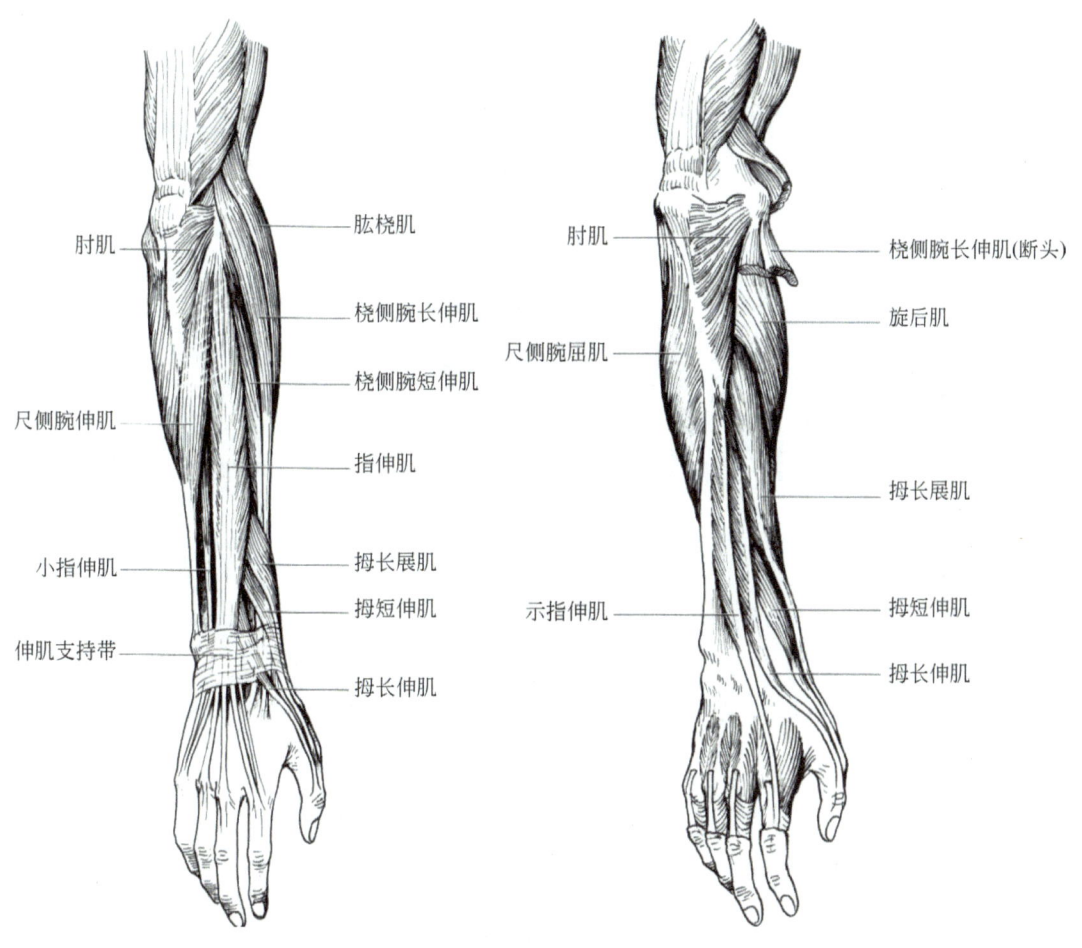

图4-75 前臂肌后群（浅层）　　图4-76 前臂肌后群（深层）

4. 手肌

手指活动有许多肌参与，除有从前臂来的长肌腱外，还有许多短小的手肌，这些肌都在手掌面，可分为外侧、中间和内侧三群（见图4-77）。

（1）外侧群在拇指侧构成一隆起，称为鱼际。

（2）内侧群在小指侧，构成小鱼际。

（3）中间群位于大小鱼际之间。

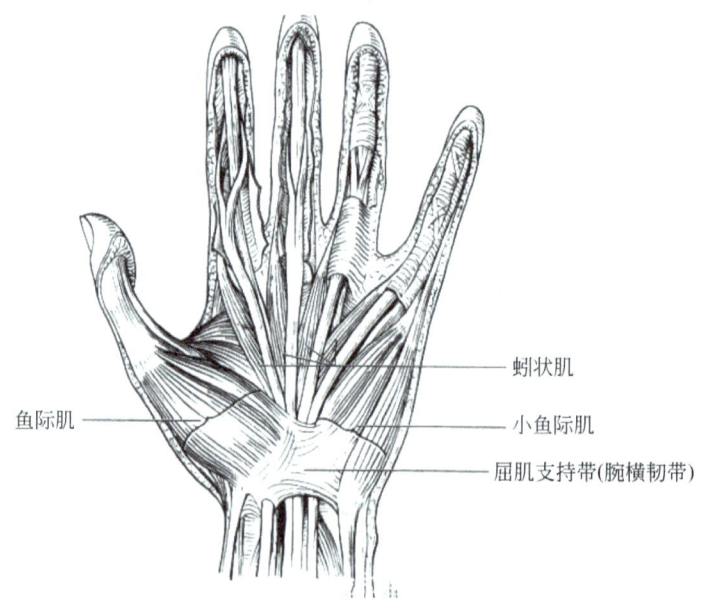

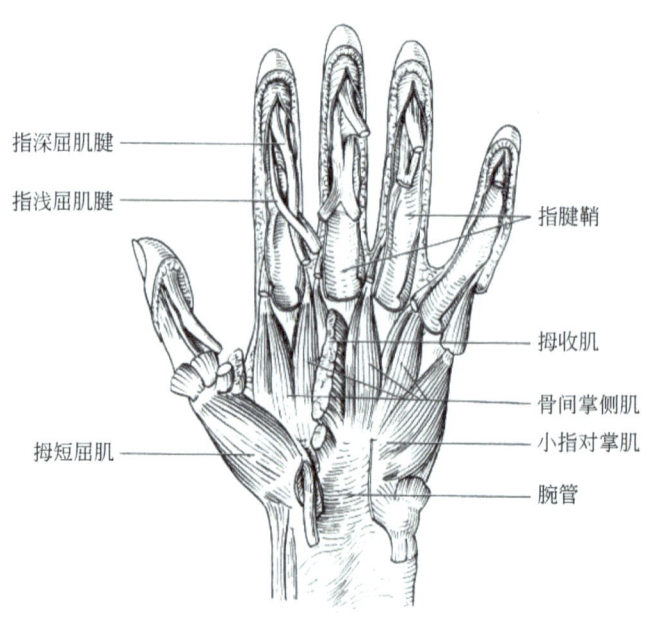

图 4-77 手肌

5. 上肢的局部结构

（1）腋窝（axillary fossa）：为锥形腔隙，位于臂上部和胸外侧壁之间。具有顶、底和 4 个壁。顶由第 1 肋、锁骨和肩胛骨上缘围成，向上与颈相通。底由腋筋膜构成。前壁为胸大肌和胸小肌。后壁为肩胛下肌和背阔肌等。内侧壁为胸廓外侧壁上部的肋骨和肋间肌以及前锯肌。外侧壁为肱二头肌短头、喙肱肌和肱骨上部。在腋窝中有臂丛、腋血管、腋淋巴结等重要结构。

（2）肘窝（cubital fossa）：位于肘关节前方呈三角形的浅窝，上界为肱骨内、外上髁之间的连线；外侧界为肱桡肌的内侧缘；内侧界为旋前圆肌的外侧缘，窝内有神经、血管通过。

（四）下肢肌

下肢肌可分为髋肌、大腿肌、小腿肌和足肌。下肢肌比上肢肌粗壮强大，这与维持直立姿势、支持体重和行走有关。

1. 髋肌

髋肌主要起自骨盆的内面或外面，跨越髋关节，止于股骨，能运动髋关节，按其所在的部位和作用，可分为前、后两群（见图4-78）。

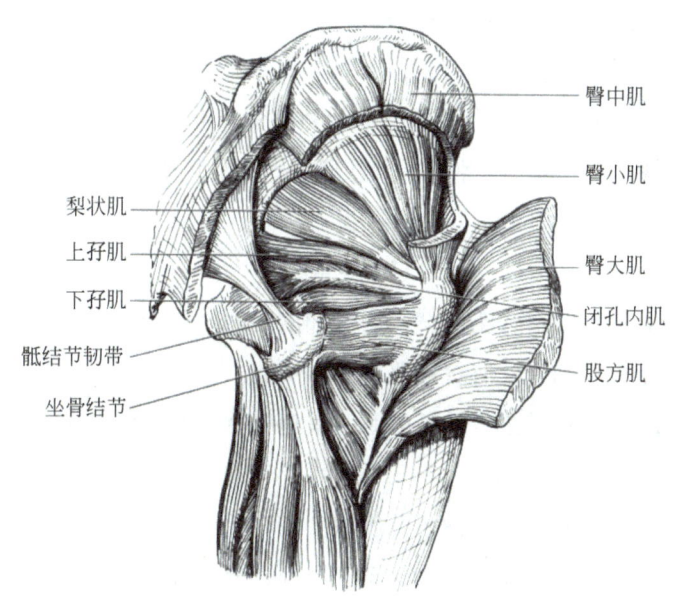

图4-78 髋肌

（1）前群：有髂腰肌和阔筋膜张肌。

①髂腰肌（iliopsoas）：由腰大肌（psoas major）和髂肌（iliacus）组成。腰大肌起自腰椎体侧面和横突，髂肌起自髂窝。两肌向下互相结合，经腹股沟韧带深面和髋关节的前内侧，止于股骨小转子。腰大肌被一筋膜鞘包裹，当患腰椎结核时，有时脓液可沿此鞘流入髂窝或大腿根部。

作用：使髋关节前屈和旋外。下肢固定时，可使躯干和骨盆前屈。

②阔筋膜张肌（tensor fasciae latae）：位于大腿的前外侧，起自髂前上棘，肌腹被阔筋

膜（大腿深筋膜）包裹，向下移行为髂胫束，止于股骨外侧髁。临床医生常选用此肌做肌瓣移植，修复软组织缺损。

作用：可屈髋关节并紧张阔筋膜。

（2）后群：包括臀大肌、臀中肌、臀小肌、梨状肌、闭孔内肌、闭孔外肌和股方肌等。

①臀大肌（gluteus maximus）：位于臀部皮下，人类由于直立姿势的影响，故大而肥厚，形成特有的臀部膨隆。臀大肌起于髂骨外面和骶、尾骨的后面，肌束斜向下外，止于股骨的臀肌粗隆和髂胫束。臀大肌肌束肥厚，其外上部又无重要的血管和神经，故为肌肉注射的常用部位。

作用：臀大肌是髋关节有力的伸肌，此外尚可使髋关节旋外。

②臀中肌（gluteus medius）和臀小肌（gluteus minimus）：两肌均起自髂骨外面，臀中肌掩盖臀小肌。两肌向下止于股骨大转子。

作用：两肌均可外展髋关节。

③梨状肌（piriformis）：起自骶骨前面，向外经坐骨大孔，止于股骨大转子。在坐骨大孔处，肌的上、下缘均有空隙，分别称为梨状肌上孔和梨状肌下孔，均有血管和神经通过。

作用：使髋关节外展和外旋。

2. 大腿肌

大腿肌位于股骨周围，可分为前群、后群和内侧群。

（1）前群：位于股骨前方，有缝匠肌和股四头肌。

①缝匠肌（sartorius）：是全身最长的肌，呈扁带状，起自髂前上棘，经大腿前面，转向内下侧，止于胫骨上端的内侧面。

作用：屈髋关节和膝关节，并使小腿旋内。

②股四头肌：是全身体积最大的肌，有4个头，分别称为股直肌、股内侧肌、股外侧肌和股中间肌（图4-79）。股直肌位于大腿前面，起自髂前下棘；股内侧肌和股外侧肌分别起自股骨粗线内、外侧唇；股中间肌位于股直肌的深面，在股内、外侧肌之间，起自股骨体的前面。四个头向下形成一个腱，包绕髌骨的前面和两侧缘，向下延续为髌韧带，止于胫骨粗隆。

作用：股四头肌是膝关节强有力的伸肌，股直肌还有屈髋关节的作用。当小腿屈曲，叩击髌韧带时，可引出膝跳反射（伸小腿动作）。

（2）内侧群：也称内收肌群，有5块肌。在浅层，自外侧向内侧依次为：耻骨肌、长收肌和股薄肌（见图4-79）；中层有位于长收肌深面的短收肌；深层有大收肌（见图4-80）。

作用：内收肌群主要是内收髋关节。

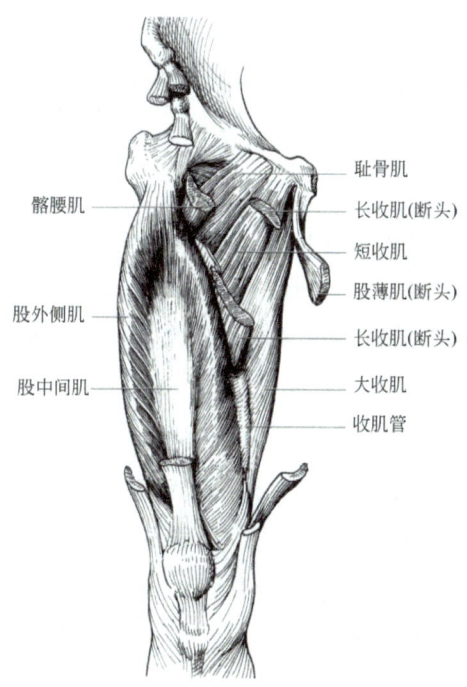

图 4-79　大腿肌浅层

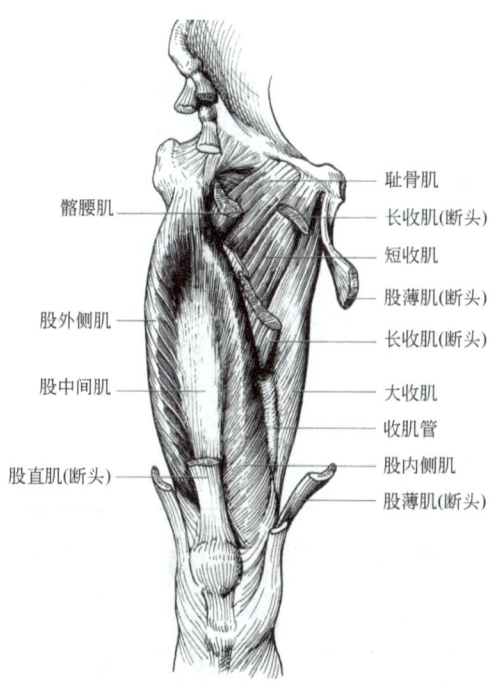

图 4-80　大腿肌深层

（3）后群：位于大腿的后面，有股二头肌、半腱肌和半膜肌（见图4-81）。

①股二头肌（biceps femoris muscle）：位于大腿后面外侧，有长、短两头。长头起自坐骨结节，短头起自股骨粗线，两头合并，止于腓骨头。

②半腱肌（semitendinosus muscle）：在股二头肌的内侧，肌腱圆细而长，几乎占肌的一半，起于坐骨结节，止于胫骨上端的内侧。

③半膜肌（semimembranosu muscle）：在半腱肌的深面，以扁薄的腱膜起自坐骨结节，其腱膜几乎占肌长的一半，止于胫骨内侧髁的后面。

作用：后群的3块肌可以屈膝关节和伸髋关节。股二头肌还可使小腿旋外，半腱肌和半膜肌可使小腿旋内。

3. 小腿肌

小腿肌位于腓骨和胫骨周围，分前、外侧、后三群。

（1）前群：位于小腿的前面，共3块，从内向外为胫骨前肌、𧿹长伸肌、趾长伸肌（见图4-82）。三肌均可伸距小腿关节（足背屈），其中胫骨前肌还可使足内翻，拇长伸肌和趾长伸肌还分别可伸𧿹趾和第2~5趾。

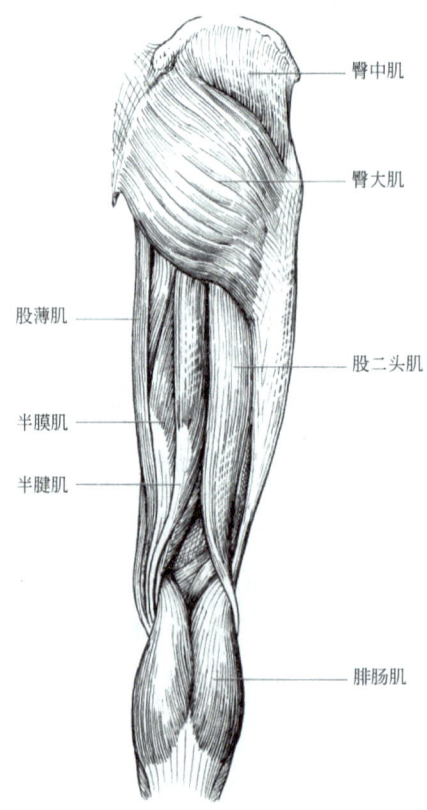

图4-81 大腿肌后群

（2）外侧群：位于腓骨外侧，共2块，为浅层的腓骨长肌和深层的腓骨短肌（图4-82）。有屈距小腿关节（足跖屈）和足外翻的作用。

（3）后群：位于小腿的后面，分浅、深两层。

①浅层：为小腿三头肌，由浅表的腓肠肌和深面的比目鱼肌（见图4-82）构成，肌腹形成小腿后方的膨隆外形，俗称"小腿肚"。腓肠肌以两个头分别起于股骨的内、外侧髁，比目鱼肌起于腓骨、胫骨的后面，三头合成粗大的跟腱，止于跟骨。收缩时足跖屈、提足跟和屈膝；还可固定踝关节，防止身体前倾，维持身体直立。

②深层：位于小腿三头肌深面，共3块，从内向外为趾长屈肌、胫骨后肌、踇长屈肌（见图4-82）。三肌均可使足跖屈，其中胫骨后肌还可使足内翻，趾长屈肌和踇长屈肌还可屈趾。

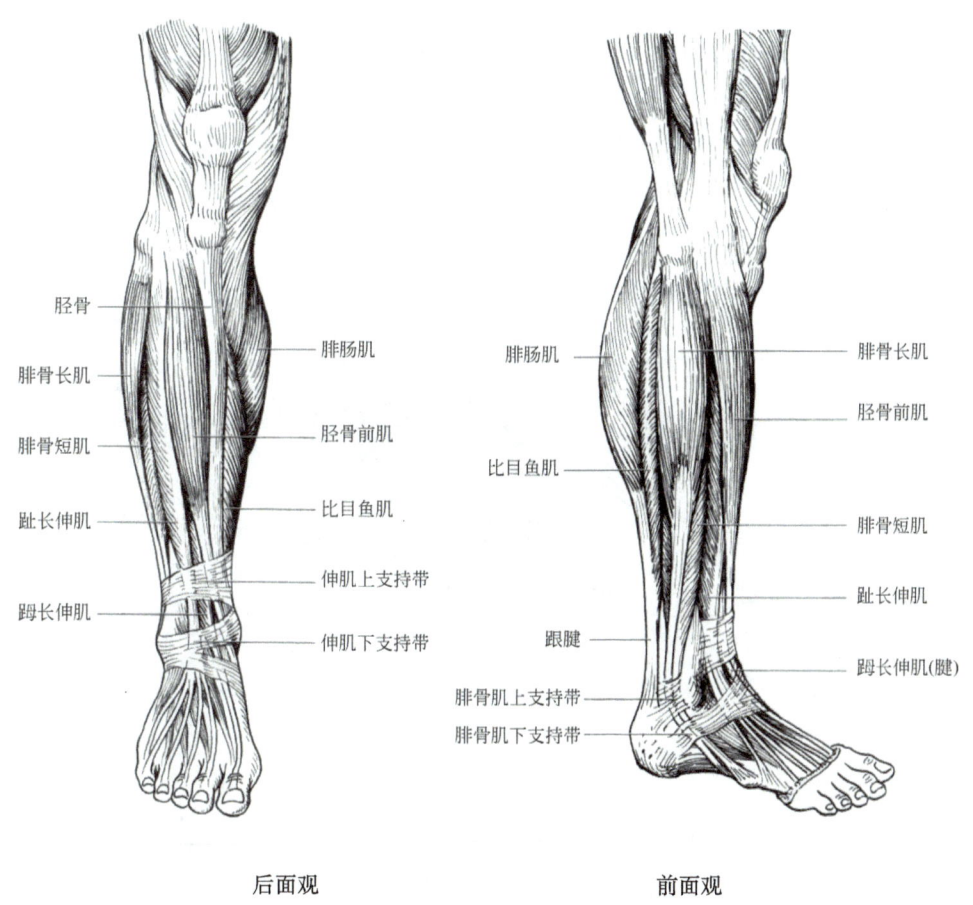

后面观　　　　　　　前面观

图4-82　小腿肌前面观

4. 足肌

足肌可分为足背肌（见图4-83）和足底肌（见图4-84）。

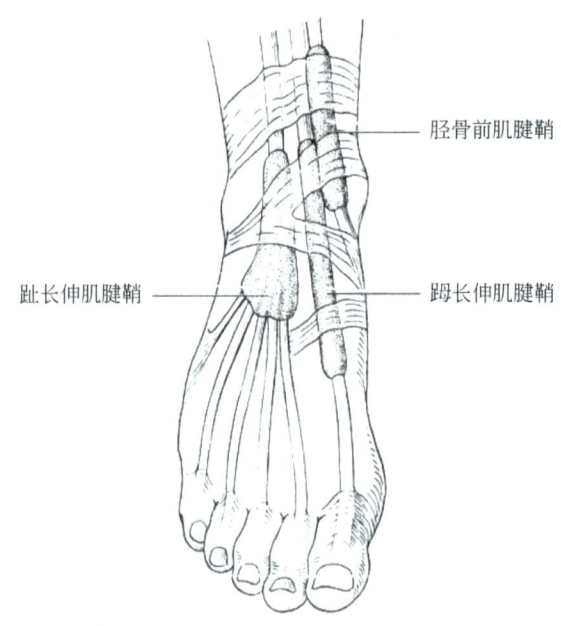

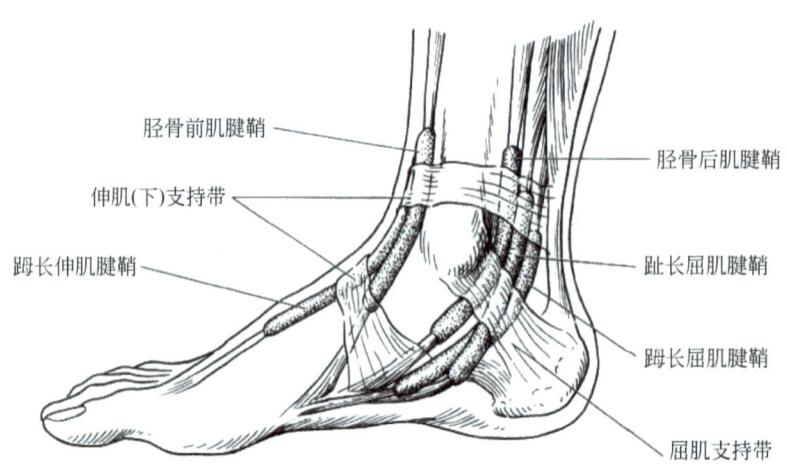

图4-83 足背肌

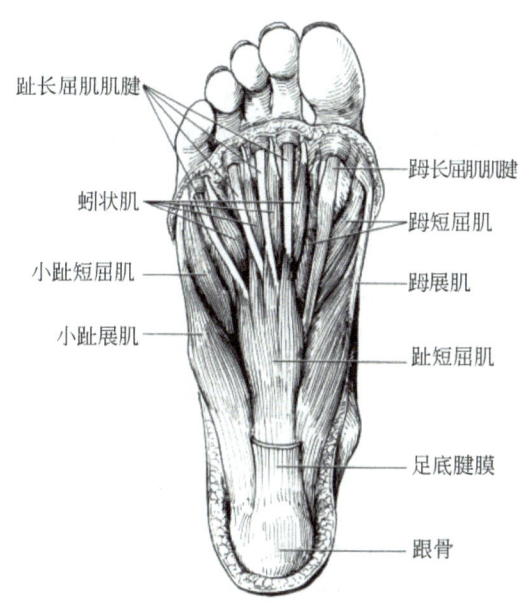

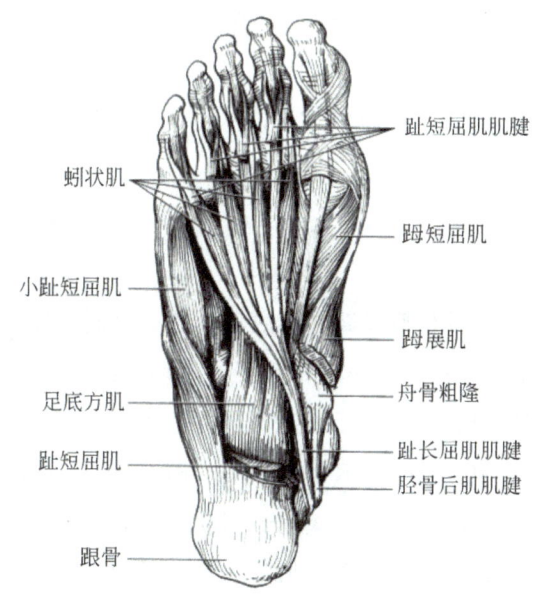

图 4-84　足底肌

足背肌较弱小，为伸跨趾和伸第 2~4 趾的小肌。足底肌配布情况和作用与手掌的肌近似。

（1）足背肌位于足背，作用为分别伸跨趾和伸第 2~5 趾。

（2）足底肌相当于手掌肌，也可分内、中和外侧三群。

5. 下肢的局部结构

（1）股三角（femoral triangle）：在大腿前面的上部，为底朝上、尖朝下的三角形。上界为腹股沟韧带，内侧界为长收肌内侧缘，外侧界为缝匠肌的内侧缘。三角内有股神经、股动静脉和淋巴结等。

（2）腘窝（popliteal fossa）：位于膝关节后方，呈菱形。窝的上外侧界为股二头肌，上内侧界为半腱肌和半膜肌。下外侧界和下内侧界分别为腓肠肌外侧头和内侧头。窝内有腘动静脉、胫神经、腓总神经、淋巴结和脂肪等。

知识拓展

常用的肌肉注射部位：

（1）臀部外上1/4区（在骶骨尖处引一水平线，再以髂后上棘与脊柱之间的中点作一垂直线与水平线相交，将臀部分为4区）：此处肌质肥厚，且血管和神经少。但不应偏下偏内，以免损伤坐骨神经。

（2）三角肌的外上1/3部：此部肌质丰厚，且深部无重要血管和神经经过。注意不应在三角肌下部注射，以免损伤桡神经。

（3）股四头肌中的股外侧肌部：此处肌较宽厚，在婴儿臀肌不发达时，宜选用此肌进行注射。

【实践评析】

患者女性，70岁。跌倒后右腕部疼痛、活动障碍3小时入院。患者3小时前在家中不慎跌倒，右手手掌着地，伤后即感右腕部疼痛，活动受限。急诊来院。病程中无昏迷、呼吸困难、无心悸、气促。既往体健，无高血压、心脏病史。无手术、外伤史，无遗传病家族史。查体：T 37℃，P 80次/min，R 20次/min，BP 135/70 mmHg。急性痛苦病容，双肺未闻及干湿啰音，心界不大，心率80次/分，律齐，未闻及杂音。腹平软，无压痛，肝脾肋下未触及，移动性浊音（−）。右腕部肿胀，呈"枪刺"畸形，右桡骨远端、尺骨茎突压痛（+）。

评析：

（一）初步诊断

（1）右桡骨远端骨折（Colles 骨折）。

（2）右尺骨茎突骨折。

（二）诊断依据

1. 右桡骨远端骨折（Colles 骨折）

（1）老年女性，跌倒外伤史。

（2）右腕部肿胀，活动受限，呈"枪刺"畸形，右桡骨远端压痛（+）。

（3）右腕部 X 线提示：右桡骨远端皮质连续性中断。

2. 右尺骨茎突骨折

（1）老年女性，跌倒外伤史。

（2）右腕部肿胀，活动受限，右尺骨茎突压痛（+）。

（3）右腕部 X 线提示：尺骨茎突皮质连续性中断。

（三）鉴别诊断

（1）右腕部软组织挫伤。

（2）右腕骨骨折。

（四）进一步检查

（1）右腕部侧位 X 线检查。

（2）心电图。

（五）治疗原则

（1）在局麻或臂丛麻醉下手法复位。

（2）复位后复查 X 线片，石膏托或小夹板外固定。

（3）康复治疗。

实践模拟：

探究骨的成分，对骨质特性做出科学的解释。

实验器材：鱼的肋骨、15% 的稀盐酸、解剖盘、镊子、酒精灯、滴瓶等。

实验步骤：

（1）取 3 根鱼的肋骨，分别用双手轻轻地将肋骨弯曲，发现骨既有硬度又有弹性。

（2）拿其中的一根鱼肋骨放在酒精灯的火焰上烧烤，鱼肋骨先变黑，冒烟，燃烧起来，并发出吱吱的响声，最后变成灰白色。用镊子一敲即碎。

（3）用稀盐酸浸泡鱼骨（约 15 分钟）后，用清水清洗后对折弯曲，看到骨变软，甚至可以打结。

骨是由硬脆的无机物和柔韧的有机物组成的，活动结束后请老师点评。

（王　菁）

【考评自测】

(1) 运动系统的组成是（　　）。
　　A．骨和骨连结　　　　　　　　　　　　B．骨和骨关节
　　C．骨、关节和骨骼肌　　　　　　　　　D．骨、骨连结和骨骼肌

(2) 骨的构造包括（　　）。
　　A．环骨板、骨单位和骨间板　　　　　　B．密质、松质和髓腔
　　C．骨质、骨膜和骨髓　　　　　　　　　D．骨质、骨膜和骨细胞

(3) 骨可依外形分为四类，其中不包括（　　）。
　　A．长骨　　　　　　B．短骨　　　　　　C．扁骨　　　　　　D．方骨

(4) 关于滑膜关节的基本构造，错误的是（　　）。
　　A．由关节面、关节囊、关节腔构成
　　B．关节面是构成关节的邻接骨面
　　C．关节囊是由致密结缔组织构成的包囊
　　D．关节腔为密闭的正压结构

(5) 椎间盘纤维环较薄弱的位置是（　　）。
　　A．前部　　　　　　B．后部　　　　　　C．前外侧部　　　　D．后外侧部

(6) 胸骨角平对（　　）。
　　A．第1肋软骨　　　B．第2肋软骨　　　C．第3肋软骨　　　D．第4肋软骨

(7) 上肢骨的组成是（　　）。
　　A．上肢骨由上肢带骨和自由上肢骨组成
　　B．上肢带骨包括锁骨、肩胛骨和尺骨
　　C．自由上肢骨包括肱骨、桡骨、手骨
　　D．手骨由8块腕骨、5块掌骨、15块指骨组成

(8) 参与髋关节构成的是（　　）。
　　A．胫骨上端　　　　B．股骨下端　　　　C．骸骨　　　　　　D．股骨头

(9) 位于胸部前上部浅层的肌肉是（　　）。
　　A．胸大肌　　　　　B．肋间外肌　　　　C．肋间内肌　　　　D．胸小肌

(10) 臀大肌的作用是（　　）。
　　A．使髋关节屈　　　B．使髋关节伸　　　C．使膝关节屈　　　D．使膝关节伸

(11) 大腿肌后群肌外侧为（　　）。
　　A．半腱肌　　　　　B．半膜肌　　　　　C．股二头肌　　　　D．股四头肌

学习单元五 消化系统

【导入案例】

赵××，男性，56岁。

主诉：食欲减退5年，呕咖啡样物1天，意识错乱5小时。

现病史：近5年来常有食欲减退、厌油食。1天前患者呕咖啡样物2次，呈喷射状，含有血凝块，总量约800 mL，未排黑便。5小时前烦躁不安，衣冠不整，乱扔东西，随地便溺。1小时前患者处于熟睡状态，可以唤醒，但不能正确回答问题。

既往史：15年前患有乙型肝炎，经治疗后痊愈。

6年前复查肝功和肝炎病毒标志物，除表面抗原、核心抗体及E抗体阳性外，其余结果均正常。5年前行腹部超声检查提示肝硬化。2年前行胃镜检查提示食管静脉曲张。无长期大量饮酒史。

体格检查：T 37.0℃，P 90次/min，R 18次/min，BP 100/60 mmHg。嗜睡状态，压眶反射存在。面色灰暗黝黑，巩膜黄染。可见肝掌，颈部及前胸可见数枚蜘蛛痣。心肺查体正常。腹部膨隆，肝肋下未触及，脾肋下3 cm，移动性浊音阳性，肠鸣音正常。腱反射亢进及肌张力增强，扑翼样震颤（+）。

思考与讨论

（1）该病的出血原因可能有哪些？应做哪些检查？

（2）结合病情演变，此时该患者应如何治疗？

学习任务一 概述

【任务目标】

（1）掌握消化系统的组成。
（2）掌握消化系统的功能。
（3）了解胸腹部的体表标志线与腹部分区。

一、消化系统的组成和功能

消化系统由消化管和消化腺两部分组成（图5-1）。

消化管从口腔至肛门，是一条粗细不等而迂曲的长管道，包括口腔、咽、食管、胃、小肠（十二指肠、空肠与回肠）和大肠（盲肠、阑尾、结肠、直肠与肛管）。临床上通常把口腔至十二指肠的消化管称上消化道，把空肠及其以下的消化管称下消化道。

消化腺有小消化腺和大消化腺两种。小消化腺散在于消化管各部的管壁内，大消化腺有3对唾液腺（腮腺、下颌下腺、舌下腺）、肝和胰，它们均借导管将分泌物排入消化管内。

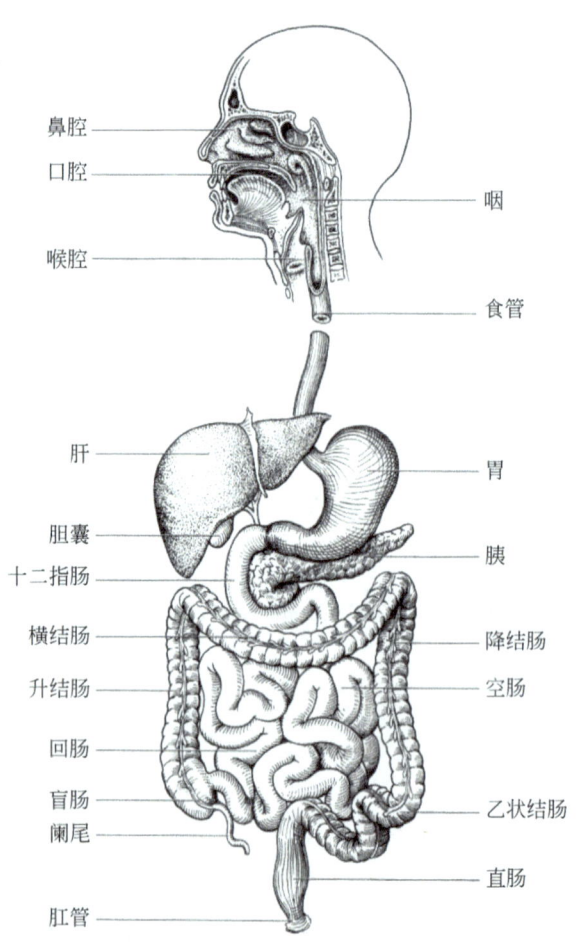

图5-1　消化系统

共有5个消化腺，分别为：唾液腺（分泌唾液，将淀粉初步分解成麦芽糖），胃腺（分泌胃液，将蛋白质初步分解成多肽），肝脏（分泌胆汁，将大分子的脂肪初步分解成小分子的脂肪，称为物理消化），胰脏（分泌胰液，胰液是对糖类、脂肪、蛋白质都有消化作用的消化液），肠腺（分泌肠液，将麦芽糖分解成葡萄糖，将多肽分解成氨基酸，将小分子的脂肪分解成甘油和脂肪酸，也是对糖类，脂肪，蛋白质有消化作用的消化液）。

消化系统的基本功能是食物的消化和吸收，供机体所需的物质和能量，食物中的营养物质除维生素、水和无机盐可以被直接吸收利用外，蛋白质、脂肪和糖类等物质均不能被机体直接吸收利用，需在消化管内被分解为结构简单的小分子物质，才能被吸收利用。食物在消化管内被分解成结构简单、可被吸收的小分子物质的过程称为消化。这种小分子物质透过消化管黏膜上皮细胞进入血液和淋巴液的过程就是吸收。未被吸收的残渣部分则通过大肠以粪便形式排出体外。

二、胸腹部的体表标志线与腹部分区

消化系统的器官大部分位于胸腔和腹腔内，其位置一般较为恒定。为了确定各器官的正常位置和体表投影，通常在胸、腹部体表作若干标志线，并将腹部分为若干区（见图5-2）。

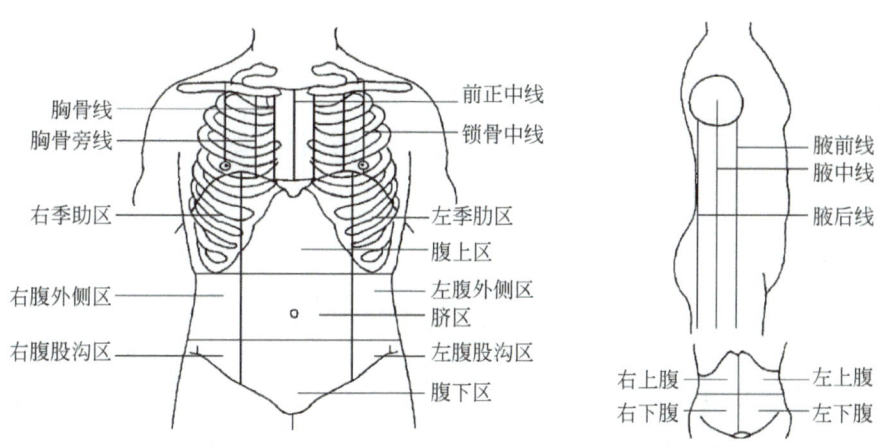

图5-2　胸腹部的标志线与腹部分区

（一）胸部体表标志线

（1）前正中线：沿人体前面正中所作的垂线。

（2）胸骨线：沿胸骨外侧缘最宽处所作的垂线。

(3) 锁骨中线：通过锁骨中点的垂线。

(4) 腋前线：通过腋前襞所作的垂线。

(5) 腋后线：通过腋后襞所作的垂线。

(6) 腋中线：通过腋前、后线之间中点所作的垂线。

(7) 肩胛线：通过肩胛骨下角的垂线。

（二）腹部分区

为了描述腹腔内各器官的位置及毗邻关系，可将腹部分为9个区。在腹部前面作一条通过两侧肋弓最低点的连线即上横线；通过两侧髂结节的连线即下横线；通过左、右腹股沟韧带中点的垂线即纵线。将腹上部分为右季肋区、腹上区、左季肋区；腹中部分为右腹外侧区、脐区、左腹外侧区；腹下部分为右腹股沟区、腹下区、左腹股沟区。

> **知识拓展**
>
> 临床工作中，通常又以通过脐的横线和垂线将腹部分为右上腹、左上腹、右下腹、左下腹4个区。

（杨宇莹）

学习任务二　消化管

【任务目标】

(1) 掌握消化管的一般结构。

(2) 掌握消化管的口腔、咽、食管、胃、大肠、小肠的结构和功能。

一、消化管的一般结构

消化管（除口腔与咽外）自内向外均分为黏膜、黏膜下层、肌层与外膜四层（图5-3）。

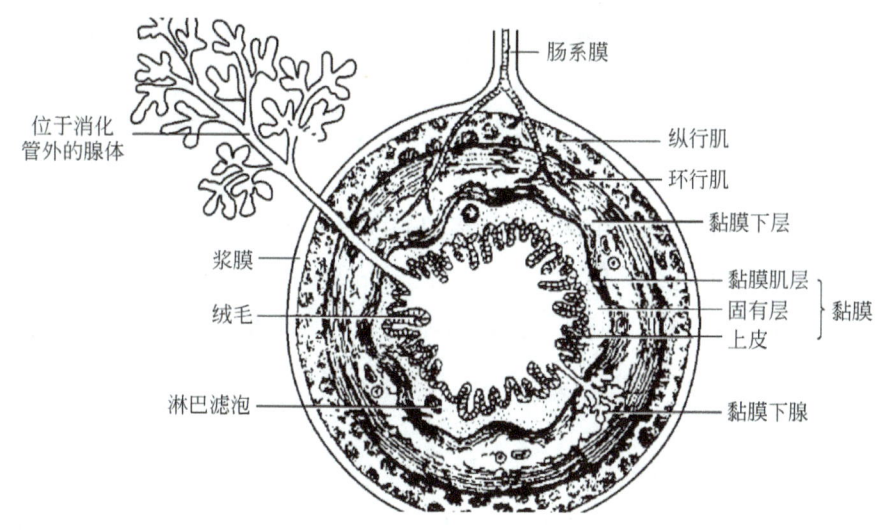

图5-3 消化管管壁微细结构模式

（一）黏膜

黏膜（tunica mucosa）由上皮、固有层和黏膜肌组成，是消化管各段结构差异最大、功能最重要的部分。

（1）上皮：上皮的类型依部位而异。消化管的两端（口腔、咽、食管及肛门）为复层扁平上皮，以保护功能为主；其余部分均为单层柱状上皮，以消化吸收功能为主。上皮与管壁内的腺体相连。

（2）固有层（lamina propria）：固有层为疏松结缔组织，含细胞和纤维较多，并有丰富的血管和淋巴管。胃肠固有层内还富含腺体或淋巴组织。

（3）黏膜肌层（muscularis mucosa）：黏膜肌层为薄层平滑肌，其收缩可使黏膜活动，促进固有层内的腺体分泌物排出和血液运行，利于物质吸收。

（二）黏膜下层

黏膜下层（tela submucosa）由疏松结缔组织组成，内含较大的血管与淋巴管。在食管及十二指肠的黏膜下层内分别有食管腺与十二指肠腺。黏膜下层中还有黏膜下神经丛，由多极神经元与无髓神经纤维构成，可调节黏膜肌的收缩和腺体的分泌。在食管、胃和小肠等部位的黏膜与黏膜下层共同向管腔内突起，形成皱襞（plica）。

（三）肌层

除食管上段与肛门处的肌层（tunica muscularis）为骨骼肌外，其余大部均为平滑肌。

肌层一般分为内环行、外纵行两层，其间有肌间神经丛，结构与黏膜下神经丛相似，可调节肌层的运动。

（四）外膜

外膜（tunica adventitia）由薄层结缔组织构成者称纤维膜（fibrosa），主要分布于食管和大肠末段，与周围组织无明显界线。由薄层结缔组织与间皮共同构成者称浆膜（serosa），见于腹膜内位器官，如胃、大部分小肠与大肠，其表面光滑，利于胃肠活动。

二、口腔

口腔（图5-4）是消化管的起始部，以上、下牙弓和牙龈为界，分为前外侧的口腔前庭和后内侧的固有口腔两部分。当上、下颌牙咬合时，第三磨牙的后方有一间隙，使口腔前庭和固有口腔相通。故当患者牙关紧闭时，可经此处插管注入药物或营养物质。

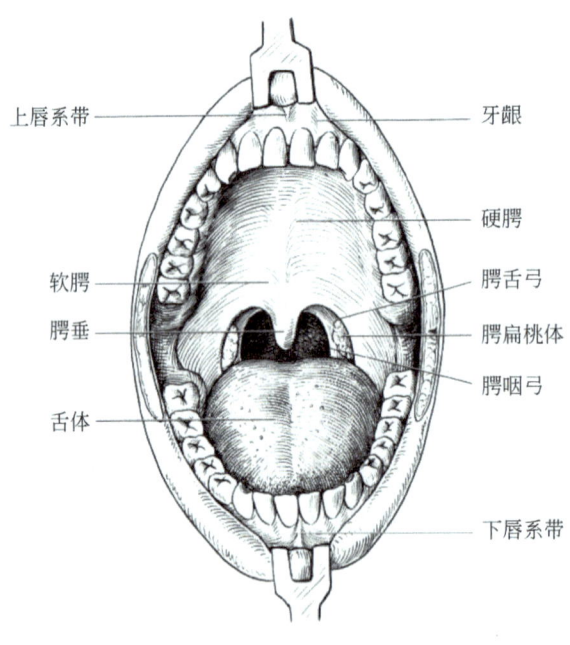

图5-4　口腔

（一）口腔的境界

1. 前壁

为唇（lip），分上唇和下唇。两唇间的裂隙称口裂，两唇接合处称口角。上唇外面正中有一纵行的浅沟称人中，此处有人中穴。急救昏迷者时，可在此进行指压或针刺。

2. 侧壁

为颊（cheek），颊与上唇两侧之间各有一条浅沟称鼻唇沟，是颊与上唇的分界线。正对上颌第2磨牙相对的颊黏膜处，有腮腺导管的开口。

3. 上壁

为腭（palate），即口腔顶，分隔口腔和鼻腔。腭的前2/3以骨为基础，表面覆以黏膜称硬腭；后1/3以肌和腱为基础，表面覆以黏膜称软腭。软腭后部向下倾斜游离。其中央有一乳头状突起，称腭垂或悬雍垂。自游离缘两侧向外下各形成一对弓状黏膜皱襞，前方一对连于舌根，称腭舌弓；后方一对连于咽侧壁，称腭咽弓。腭垂、两侧腭舌弓及舌根共同围成咽峡，是口腔与咽的交界处。

4. 下壁

即口腔底，由黏膜、肌和皮肤构成。

口腔向前借口裂与外界相通，向后通过咽峡与咽相通。

口腔黏膜只有上皮和固有层，无黏膜肌。上皮为复层扁平，仅在硬腭部出现角化。固有层结缔组织突向上皮形成乳头，其内富有毛细血管，故新鲜黏膜呈红色。乳头及上皮内有许多感觉神经末梢。固有层中尚有黏液性和浆液性的小唾液腺。固有层下连骨骼肌（于唇、颊等处）或骨（于硬腭）。

（二）口腔内器官

1. 舌

舌（图5-5）是肌性器官，位于口腔底，以骨骼肌为基础，表面覆以黏膜而构成。舌具有感受味觉、搅拌食物、协助咀嚼和发音等功能。

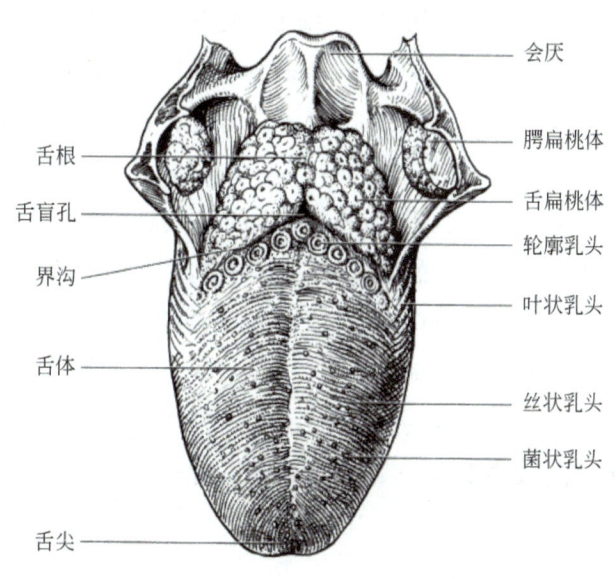

图5-5 舌

舌有上、下两面。舌上面称舌背，其后部有"V"形的界沟将舌分为前2/3的舌体和后 1/3 的舌根。舌体前端称舌尖。

舌由表面的黏膜和深部的舌肌组成。

舌黏膜由复层扁平上皮与固有层组成（图 5-6）。黏膜由复层扁平上皮与固有层组成。舌根部黏膜内有许多淋巴小结，构成舌扁桃体。舌背部黏膜形成许多乳头状隆起，称舌乳头（lingual papilla），可分为四种。

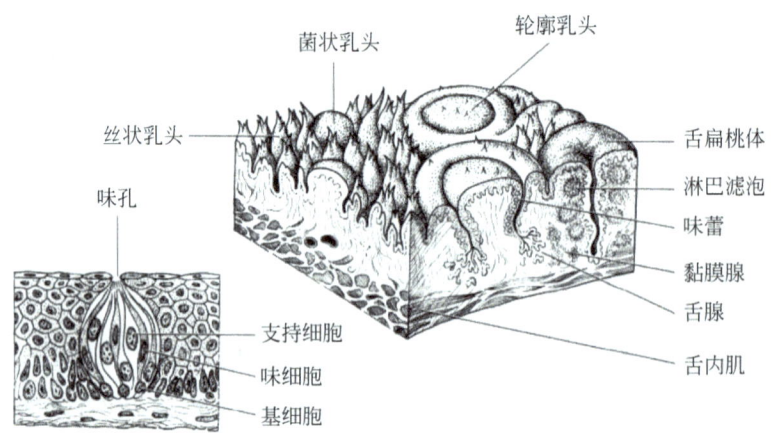

图 5-6　舌黏膜立体模式

（1）丝状乳头（filiform papilla）：数目最多，遍布于舌背各处。乳头呈圆锥形，尖端略向咽部倾斜，浅层上皮细胞角化脱落，外观白色，称舌苔。

（2）菌状乳头（fungiform papilla）：数目较少，多位于舌尖与舌缘部，散在于丝状乳头之间。乳头呈蘑菇状，上皮不角化，含有味蕾。固有层中有丰富的毛细血管，使乳头外观呈红色。

（3）轮廓乳头（circumvallate papilla）：有十余个，位于舌界沟前方。形体较大，顶端平坦，乳头周围的黏膜凹陷形成环沟，沟两侧的上皮内有较多味蕾。固有层中有较多浆液性味腺，导管开口于沟底，味腺分泌的稀薄液体不断冲洗味蕾表面的食物碎渣，以利于味蕾不断接受物质刺激。

（4）叶状乳头（foliate papilla）：位于舌体后方侧缘，形如叶片整齐排列，乳头间沟的两侧上皮中富有味蕾，沟底也有味腺开口。叶状乳头于兔等动物很发达，于人已近退化。

知识拓展

味蕾（taste bud）为卵圆形小体，主要分布于菌状乳头和轮廓乳头，少数散在于软腭、会厌及咽等部上皮内。成人的舌有 2000～3000 个味蕾。味蕾顶端有很小的味孔。味蕾由三种细胞组成，均坐落在上皮基膜上。长梭形的Ⅰ型细胞与Ⅱ型细胞，在HE染色切片中，前者色深，后者色浅。在电镜下，Ⅰ型细胞顶部胞质中有较多小泡，Ⅱ型细胞的滑面内质网较发达；两者都有大量微绒毛伸入味孔，故称味毛；在细胞基底面可见与味觉神经末梢形成突触。因此这两种都属感觉上皮细胞，但其功能差异尚不清楚。第三种为基细胞，锥体形，较小，位于味蕾深部，是未分化细胞。味蕾是味觉感受器。舌的不同部位的味蕾对不同味道的物质的感受性不同，舌尖主要感受甜与咸味物质，舌侧面主要感受酸味物质，轮廓乳头处则主要感受苦味物质。

在舌根背面的黏膜内，有许多由淋巴组织构成的大小不等的突起，称舌扁桃体。舌下面黏膜在舌的正中线上，形成一纵行的黏膜皱襞连于口腔底，称舌系带。在舌系带根部两侧各有一圆形的小黏膜隆起，称舌下阜，是下颌下腺导管和舌下腺大导管的共同开口处。由舌下阜向外侧延续形成的带状黏膜皱襞，称舌下襞。

舌肌为骨骼肌，分舌内肌和舌外肌（图5-7）。舌内肌的起止点均在舌内，有纵行、横行和垂直3种排列方式，收缩时可改变舌的外形。舌外肌起于舌外，止于舌内。其中，最重要的是颏舌肌，起于下颌体后面，止于舌正中线两侧。左、右颏舌肌同时收缩，舌伸向前下方。一侧颏舌肌收缩时，使舌尖伸向对侧。

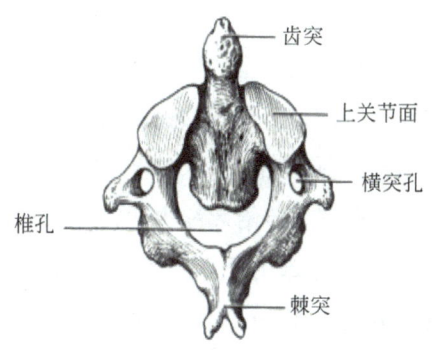

图5-7 舌外肌

2. 牙

牙是人体最坚硬的器官，镶嵌于上、下颌骨的牙槽内，分别排列成上、下牙弓。牙有咀嚼食物、协助发音等功能。

牙分三部分，露在外面的为牙冠，埋在牙槽骨内的为牙根，两者交界部为牙颈。牙中央有牙髓腔，开口于牙根底部的牙根孔，腔内充满牙髓。牙由牙本质、釉质及牙骨质构成。牙根周围的牙周膜、牙槽骨骨膜及牙龈则统称牙周组织（见图5-8）。

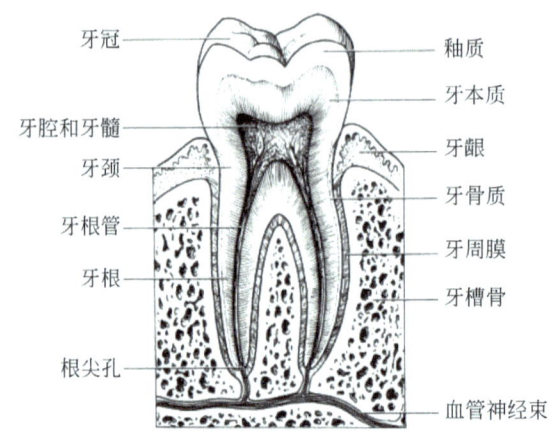

图 5-8　牙的构造

（1）牙本质（dentin）：构成牙的主体，包绕着牙髓腔。牙本质主要由牙本质小管（dentinal tubule）与间质构成。牙本质小管从牙髓腔面向周围呈放射状走行，愈向周边愈细，且有分支吻合。牙本质的内表面有一层成牙质细胞（odontoblast）。其突起伸入牙本质小管，称牙本质纤维（dentinal fiber）。牙本质小管之间为间质。由胶原纤维与钙化的基质构成，其化学成分与骨质相似，但无机成分约占80%，故较骨质坚硬。有机成分由成牙质细胞产生。牙本质周边部有一些钙化不全的部分，在牙磨片中呈现为不规则的球间隙（牙冠部），或斑点状的颗粒层（牙根部）。牙本质的部分，在牙磨片中呈现为不规则的球间隙（牙冠部），或斑点状的颗粒层（牙根部）。牙本质对冷、痛、触觉刺激较敏感，成牙质细胞的突起可能有感受作用，并将信息传给牙髓内的神经末梢。

（2）釉质（enamal）：包在牙冠部的牙本质表面，其中无机物约占96%，有机物很少，是体内最坚硬的结构。釉质由釉柱和极少量的间质构成。釉柱呈棱柱状，主要成分为羟基磷灰石结晶。釉柱从与牙本质交界处向牙冠表面呈放射状紧密排列。在牙磨片标本上可见以牙尖为中心呈褐色的弧线，称釉质生长线（或称Retzius线），是釉柱在生长过程中间歇性的钙化不全而成。

（3）牙骨质（cementum）：包在牙根部的牙本质外面，其组成及结构与骨组织相似。近牙颈部的牙骨质较薄，无骨细胞。

（4）牙髓（dental pulp）：为疏松结缔组织。血管、淋巴管和神经纤维经牙根孔进入牙髓。牙髓与牙本质间有一层排列整齐的成牙质细胞，感觉神经末梢包绕成牙质细胞并有极少量进入牙小管内。

（5）牙周膜（periodontal membrane）：是位于牙根与牙槽骨间的致密结缔组织，内含较粗的原纤维束，其一端埋入牙骨质，另一端伸入牙槽，将两者牢固连接。老年人的牙周膜常萎缩，引起牙松动或脱落。

（6）牙龈（gingiva）：是由复层扁平上皮及固有层组成的黏膜。牙龈包绕着牙颈。老年人的牙龈常萎缩，牙颈外露。

人的一生中有两副牙，即乳牙和恒牙（图5-9）。乳牙：一般在出生后6个月开始萌出，3岁左右出齐，共20颗。恒牙：6~7岁开始萌出。随乳牙的逐渐脱落，恒牙相继替代乳牙。至12~14岁，除第3磨牙外，其余均萌出并替换全部乳牙。第3磨牙又称迟牙，一般在17~25岁才萌出，有的甚至终生不出。故恒牙为28~32颗均属于正常。临床上，为了记录方便，常以被检查者的方位为准，以"十"字划分为四区，并以罗马数字"Ⅰ~Ⅴ"表示乳牙，以阿拉伯数字"1~8"表示恒牙。

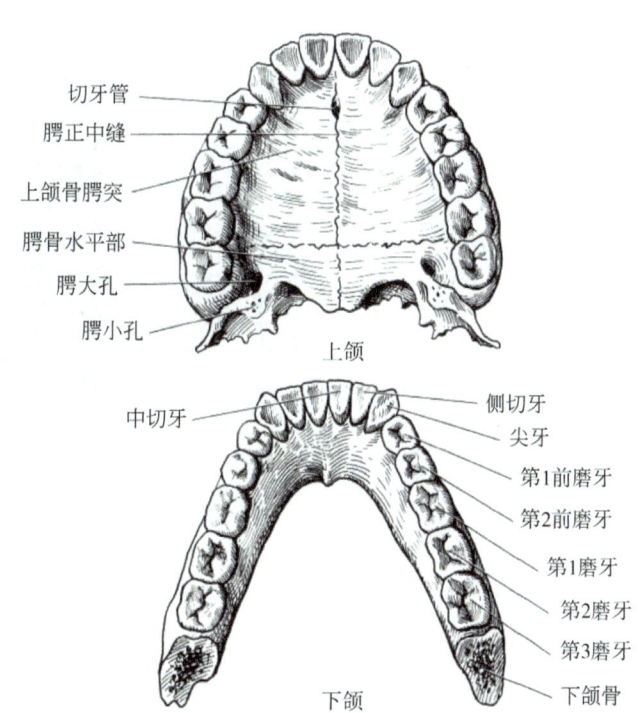

图5-9　上、下颌恒牙

（三）口腔腺

口腔腺（图5-10）又称唾液腺，分泌的唾液具有清洁口腔和初步消化食物等功能。唾液腺有大、小两种。小唾液腺数量较多，如唇腺、颊腺、腭腺等。大唾液腺有3对。

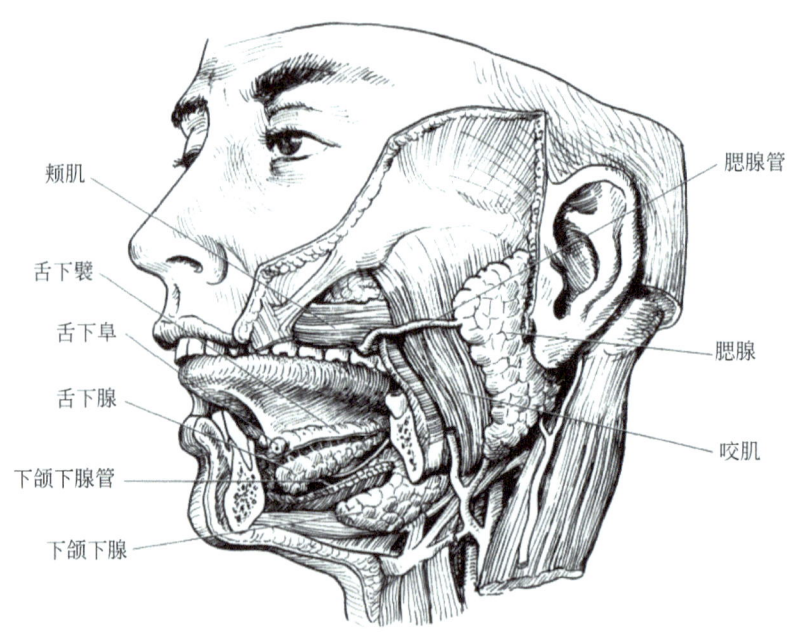

图5-10 口腔腺

（1）腮腺，是最大的唾液腺，呈不规则三角形，位于耳郭前下方，上达颧弓，下至下颌角附近，有部分伸入下颌支与胸锁乳突肌之间的深窝内。其导管从腮腺前缘穿出，经过咬肌前面，穿颊肌开口于上颌第2磨牙相对的颊黏膜。

（2）下颌下腺位于下颌骨体内面，导管开口于舌下阜。

（3）舌下腺是最小的一对，位于舌下襞深面，有大、小两种导管。大导管有1条，开口于舌下阜；小导管有约10条，开口于舌下襞。

三、咽

（一）咽的位置、形态与结构

咽为一条上宽下窄、前后略扁的漏斗形肌性管道，位于颈椎前方。咽上起自颅底，下至第6颈椎体下缘平面，全长约12 cm。咽的前壁不完整，分别与鼻腔、口腔和喉腔相通。咽是消化和呼吸的共同通道（见图5-11）。

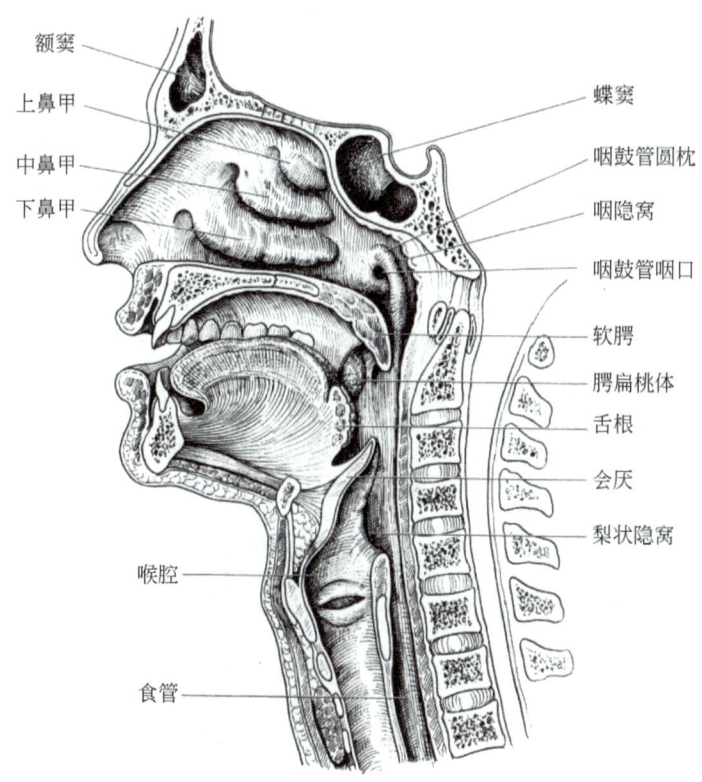

图5-11 鼻腔、口腔、咽腔与喉的正中矢状切面

（二）咽的分部与交通

以软腭后缘和会厌上缘平面为界，将咽分为鼻咽、口咽和喉咽三部分。

（1）鼻咽：位于鼻腔后方，颅底与软腭后缘平面之间，向前经鼻后孔通向鼻腔。两侧壁正对下鼻甲后方约1 cm处有咽鼓管咽口，借此经咽鼓管通中耳鼓室。咽鼓管咽口的前、上、后方有一明显的弧形隆起称咽鼓管圆枕，它是寻找咽鼓管咽口的标志。咽鼓管圆枕后上方与咽后壁之间有一纵行的深窝称咽隐窝。鼻咽的顶部、外侧壁和咽隐窝是鼻咽癌的好发部位。鼻咽部后壁上部黏膜下有淋巴组织聚集，称咽扁桃体，幼儿时期较发达，6~7岁开始萎缩，约10岁以后完全退化。如咽扁桃体过度增生，可使鼻咽腔受阻，影响呼吸道的通畅。

（2）口咽：位于口腔后方，软腭后缘与会厌上缘平面之间，向前经咽峡通口腔。两侧壁，在腭舌弓与腭咽弓之间有一陷凹称扁桃体窝，容纳腭扁桃体。

知识拓展

腭扁桃体是由淋巴组织和上皮构成的淋巴上皮器官，具有防御功能。腭扁桃体的表面有许多深陷的小凹，细菌易在此生长繁殖，引起扁桃体炎。咽扁桃体、腭扁桃体和舌扁桃体共同形成咽淋巴环，是消化管和呼吸道起始端的重要防御结构。

(3) 喉咽：位于喉的后方，会厌上缘与第6颈椎体下缘平面之间，向前经喉口通喉腔，向下与食管相续。在喉口两侧各有一深凹，称梨状隐窝，是异物容易滞留的部位。

四、食管

（一）食管的位置与分部

食管是输送食物的肌性管道，为消化管中最细的部分（图5-12），全长约25 cm。上端在第6颈椎体下缘平面续于咽，下端在第11胸椎体左侧连于胃。按其行程将食管分为颈部、胸部和腹部三部分。颈部，为起端至胸骨颈静脉切迹平面之间的部分，长约5 cm；胸部，自胸骨颈静脉切迹平面至膈的食管裂孔之间，长18～20 cm；腹部，自膈的食管裂孔至胃的贲门之间，长1～2 cm。

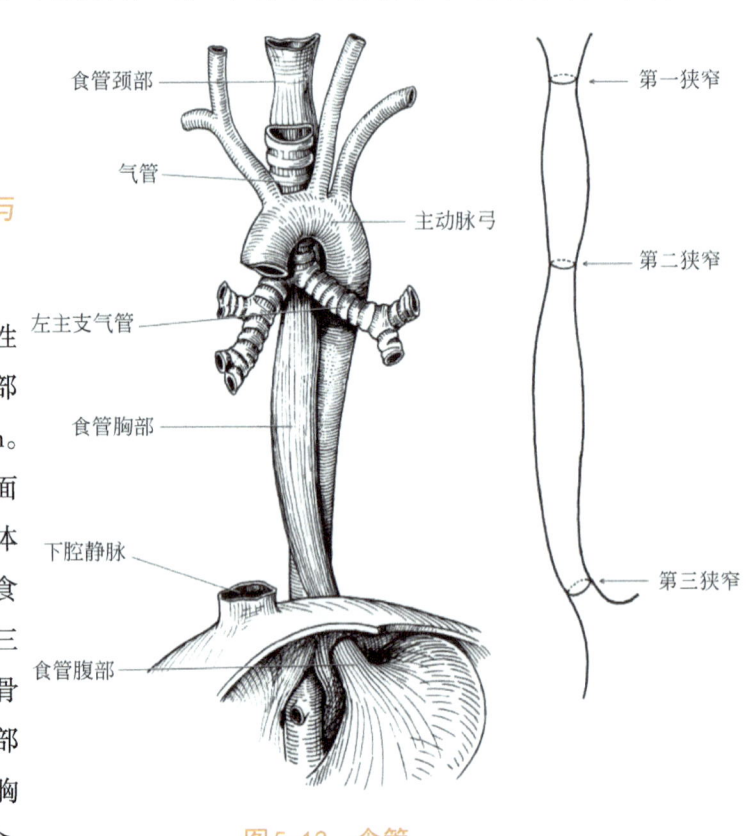

图5-12 食管

（二）食管的狭窄

食管全长有三处生理性狭窄：第1处狭窄位于食管起始处，距切牙约15 cm；第2处狭窄位于食管与左主支气管交叉处，距切牙约25 cm；第3处狭窄位于食管穿膈处，距切牙约40 cm。这些狭窄是异物容易滞留和食管癌的好发部位，在插胃管时要注意这些狭窄。

五、胃

胃是消化管最膨大的部分，上连食管，下接小肠。胃的主要功能是容纳食物和初步消化食物，还有内分泌功能。食物入胃后，与胃液混合为食糜，初步消化蛋白质，吸收部分水、无机盐和醇类。

（一）胃的位置、形态与分部

胃大部分位于左季肋区，小部分位于腹上区（图5-13）。

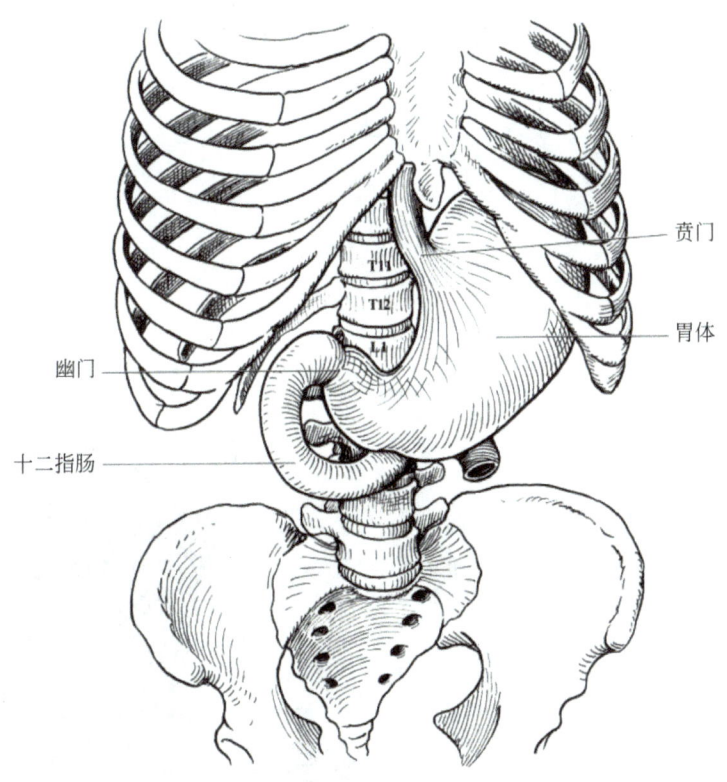

图5-13　胃的位置

胃有前、后两壁，上、下两缘，出、入两口。上缘为胃小弯，其最低点称角切迹；下缘为胃大弯；入口为贲门；出口为幽门。

胃分为四部：

(1) 贲门部：指位于贲门附近的部分。

(2) 胃底：指高出于贲门平面的部分。

(3) 胃体：指胃底与角切迹之间的部分。

(4) 幽门部：指角切迹至幽门之间的部分。幽门部又分靠近角切迹且较膨大的幽门窦和靠近幽门且较缩细的幽门管两部分。幽门窦靠近胃小弯附近是胃溃疡和胃癌的好发部位（见图5-14）。

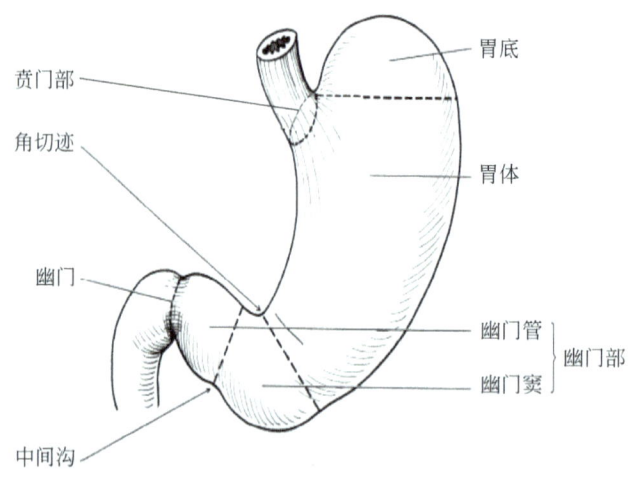

图5-14　胃的形态和分部

（二）胃壁的微细结构特点

1. 黏膜（图5-15）

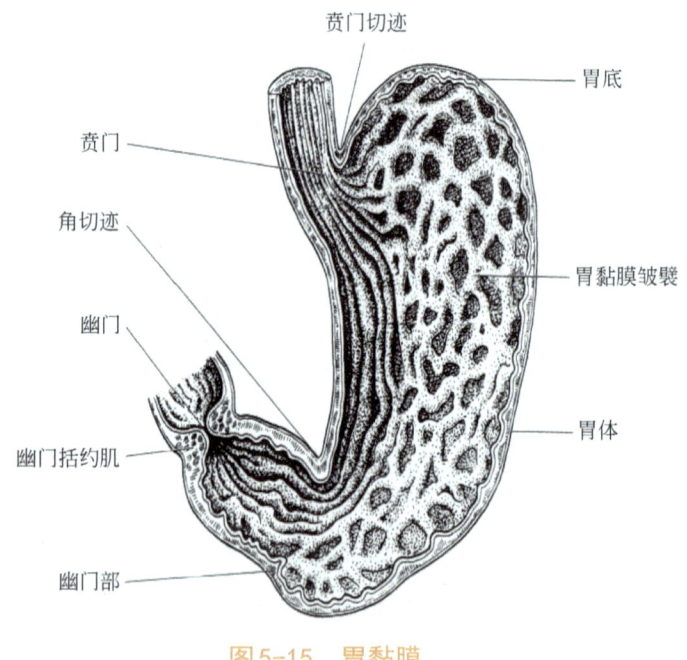

图5-15　胃黏膜

胃收缩时腔面可见许多纵行皱襞，充盈时皱襞几乎消失。黏膜表面有许多浅沟，将黏膜分成许多直径2~6 mm的胃小区（gastric area）。黏膜表面还遍布约350万个不规则的小孔，称胃小凹（gastric pit）。每个胃小凹底部与3~5条胃腺通连。

(1) 上皮为单层柱状，除极少量内分泌细胞外主要由表面黏液细胞（surface mucous cells）组成，椭圆形核位于细胞基部，顶部胞质内充满黏原颗粒，在HE染色切片上着色浅淡以至透明。此细胞分泌的黏液覆盖上皮，有重要保护作用。表面黏液细胞不断脱落，由胃小凹底部的细胞增殖补充，约3天更新一次。

(2) 固有层内有紧密排列的大量胃腺。根据其所在部位与结构的不同，分为胃底腺、贲门腺和幽门腺。胃腺之间及胃凹之间有少量结缔组织，其纤维成分以网状纤维为主，细胞成分中除成纤维细胞外，还有较多淋巴细胞及一些浆细胞、肥大细胞与嗜酸性粒细胞等。此外，尚有丰富的毛细血管以及由黏膜肌伸入的分散的平滑肌纤维。

①胃底腺（fundic gland）：分布于胃底和胃体部，约有1500万个，是数量最多、功能最重要的胃腺。腺呈分支管状，可分为颈、体与底部。颈部短而细，与胃小凹衔接；体部较长；底部略膨大，伸至黏膜肌层（图5-16）。胃底腺由主细胞、壁细胞、颈黏液细胞及内分泌细胞组成。

主细胞（chief cell）：又称胃酶细胞（zymogenic cell），数量最多，主要分布于腺的体、底部。主细胞具有典型的蛋白质分泌细胞的结构特点。细胞呈柱状，核圆形，位于基部；胞质基部呈强嗜碱性，顶部充满酶原颗粒，但在普通固定染色的标本上，此颗粒多溶失，使该部位呈泡沫状。电镜下，核周有大量粗面内质网与发达的高尔基复合体，顶部有许多圆形酶原颗粒。主细胞分泌胃蛋白酶原（pepsinogen）。

壁细胞（parietal cell）：又称泌酸细胞（oxyntic cell），在腺的颈、体部较多。此细胞较大，多呈圆锥形。核圆而深染，居中，可有双核；胞质呈均质而明显的嗜酸性。电镜下，壁细胞胞质中有迂曲分支的细胞内分泌小管（intracellular secretory canaliculus），管壁与细胞顶面质膜相连，并都有微绒毛。分泌小管周围有表面光滑的小管和小泡，称微管泡系统（tubulovesicular system），其膜结构与细胞顶面及分泌小管相同。壁细胞的此种特异性结构于细胞的不同分泌时相而呈显著差异。在非分泌时相，分泌小管多不与胃底腺腔相通，小管与细胞顶面的微绒毛短而稀疏，微管泡系统却极发达；在分泌时相，分泌小管开放，微绒毛增多并变长，充填在分泌小管管腔内，使细胞游离面扩大约5倍，而微管泡系统的管泡数量则剧减。这表明微管泡系统实为分泌小管的膜的储备形式。壁细胞还有大量线粒体，其他细胞器则较少。壁细胞能分泌盐酸，其过程是：细胞从血液摄取的或代谢产生的CO_2在碳酸酐酶作用下与H_2O结合形成H_2CO_3；H_2CO_3解离为H^+和HCO_3^-，H^+被主动运输至分泌小管，而HCO_3^-与血液中的Cl^-交换；Cl^-也被运输入分泌小管，与H^+结合成盐酸。盐酸能激活胃蛋白酶原，使之成为胃蛋白酶，对蛋白质进行初步分解；盐酸还有杀菌作用。人的壁细胞还分泌内因子（intrinsic factor），这种糖蛋白在胃腔内与食物中的维生素B_{12}结合成复合物，使维生素B_{12}在肠管内不被酶分解，并能促进回肠吸收维生素B_{12}入血，供红细胞生成所需。如内因子缺乏，维生素B_{12}吸收障碍，可导致恶性贫血。

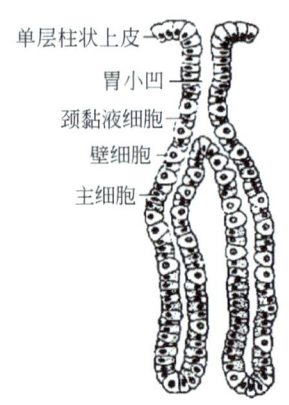

图5-16 胃的表面上皮与胃底腺

颈黏液细胞（neck mucous cell）：数量很少，位于腺颈部，多呈楔形夹于其他细胞间。核多呈扁平形，居细胞基底，核上方有很多黏原颗粒，HE染色浅淡，故常不易与主细胞相区分，其分泌物为含酸性黏多糖的可溶性黏液。

内分泌细胞：见后述。

主细胞和壁细胞的寿命为二百余天，衰老的细胞在胃底腺底部脱落，新增殖的细胞从颈部向底部缓慢迁移。由于在颈部尚未发现典型的未分化细胞，故目前一般认为颈黏液细胞可分化为其他胃底腺细胞；主细胞自身也具有一定的分裂能力。

②贲门腺（cardiac gland）：分布于近贲门处宽5～30 mm的狭窄区域，为分支管状的黏液腺，可有少量壁细胞。

③幽门腺（phloric gland）：分布于幽门部宽4～5 cm的区域，此区胃小凹甚深。幽门腺为分支较多而弯曲的管状黏液腺，内有较多内分泌细胞。

（3）黏膜肌层由内环行与外纵行两层平滑肌组成。内环肌的部分细胞伸入固有层腺体之间，其收缩有助于腺分泌物的排出。

胃黏膜的自我保护机制：胃液含高浓度盐酸，pH值为2，腐蚀力极强，胃蛋白酶能分解蛋白质，而胃黏膜却不受破坏，这主要是由于胃黏膜表面存在黏液-碳酸氢盐屏障（mucous-HCO_3^- barrier）。胃上皮表面覆盖的黏液层厚0.25～0.5 mm，主要由不可溶性黏液凝胶（mucingel）构成，并含大量HCO_3^-，后者部分由表面黏液细胞产生，部分来自壁细胞。凝胶层将上皮与胃蛋白酶相隔离，并减缓H^+向黏膜方向的弥散；HCO_3^-可中和H^+，形成H_2CO_3，后者被胃上皮细胞的碳酸酐酶迅速分解为H_2O和CO_2。此外，胃上皮细胞的快速更新也使胃能及时修复损伤。

2. 黏膜下层

黏膜下层为疏松结缔组织，内含较粗的血管、淋巴管和神经，尚可见成群的脂肪细胞。

3. 肌层

肌层较厚，分为内斜行、中环行和外纵行三层平滑肌。环行肌在幽门处明显增厚，形成幽门括约肌，后者表面覆以胃黏膜突向管腔，称幽门瓣。此瓣具有延缓胃内容物排空和防止肠内容物向胃内逆流的作用。

4. 外膜

外膜为浆膜。

六、小肠

小肠是消化管最长的一段，成人全长 5~7 m，是消化食物和吸收营养物质的主要部位。小肠上接胃，下连盲肠，分为十二指肠、空肠与回肠三部分。

（一）十二指肠

十二指肠呈"C"字形（图 5-17），包绕胰头，全长 25 cm。十二指肠可分为上部、降部、水平部和升部四部分。

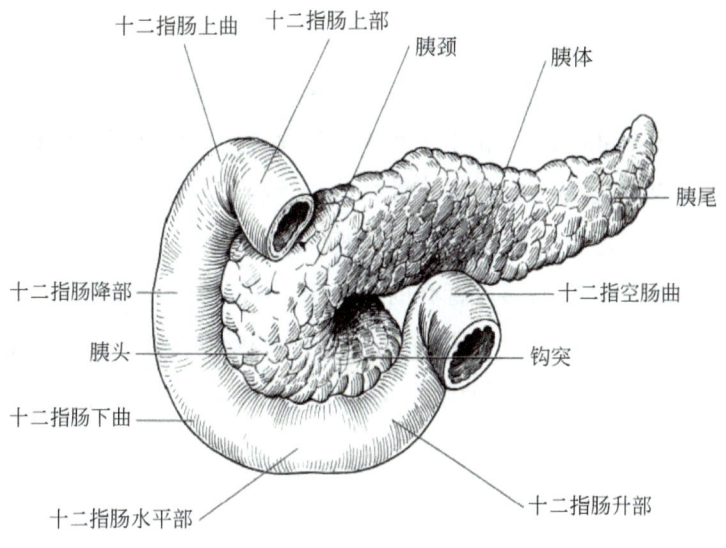

图 5-17　十二指肠和胰

（1）上部：起于幽门，水平向右后，至肝门下方急转向后下移行为降部。上部靠近幽门的部分，肠壁较薄，管腔大，黏膜较平滑，无皱襞，称十二指肠球，是十二指肠溃疡及穿孔的好发部位。

(2) 降部：沿第 1~3 腰椎右侧垂直下降，至第 3 腰椎水平急转向左，续接水平部。降部后内侧壁有一纵行的黏膜皱襞，其下端有一圆形隆起，称十二指肠大乳头，是胆总管和胰管的共同开口。

(3) 水平部：横行向左至第 3 腰椎体下缘左侧移行为升部，肠系膜上动、静脉紧贴此部的前方下行。

(4) 升部：斜向左上至第 2 腰椎左侧，急转向前下，续接空肠。转折处的弯曲称十二指肠空肠曲。此曲被十二指肠悬韧带（又称 Treitz 韧带）悬吊于腹后壁，可作为手术中确定空肠起始端的标志。

（二）空肠与回肠

空肠与回肠迂回盘曲在腹腔的中、下部，两者互相延续，无明显的分界。一般将空、回肠全长的近侧 2/5 段称空肠，远侧 3/5 段称回肠。空肠主要位于腹腔左上部，管径较大，管壁较厚，血管丰富，活体颜色较红。回肠位于腹腔右下部，管径较小，管壁较薄，血管较少，活体颜色较淡。

（三）小肠壁的微细结构特点

1. 黏膜

小肠腔面的环行皱襞从距幽门约 5 cm 处开始出现，在十二指肠末段和空肠头段极发达，向下逐渐减少和变矮，至肠中段以下基本消失。黏膜（图 5-18）表面还有许多细小的肠绒毛（intestinal villus），是由上皮和固有层向肠腔突起而成，长 0.5~1.5 mm，形状不一，以十二指肠和空肠头段最发达（图 5-19）。绒毛于十二指肠呈叶状，于空肠如指状，于回肠则细而短。环行皱襞和绒毛使小肠表面积扩大 20~30 倍，总面积达 20 m^2 左右。绒毛根部的上皮下隐至固有层形成管状的小肠腺（small intestinal gland），又称肠隐窝（intestinal crypt），故小肠腺与绒毛的上皮是连续的，小肠腺直接开口于肠腔（图 5-20）。

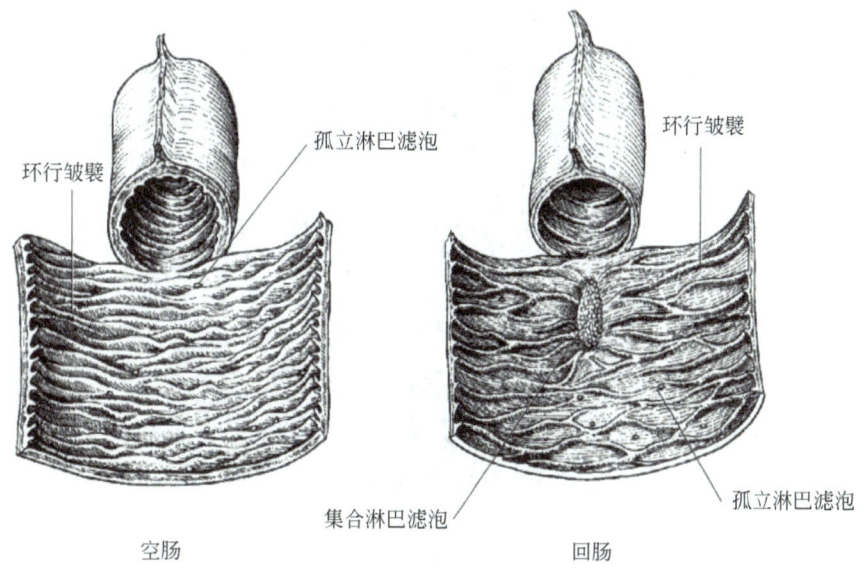

图5-18 小肠的黏膜

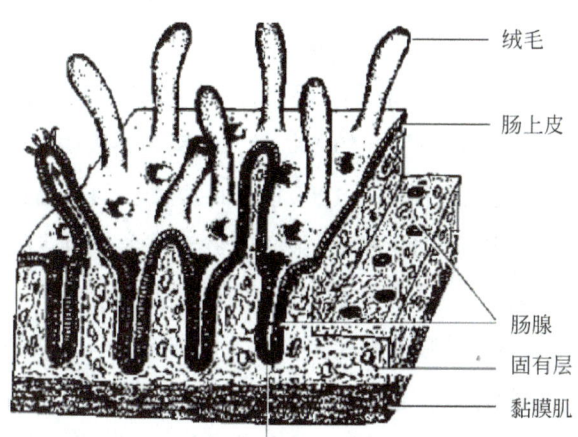

图5-19 小肠绒毛

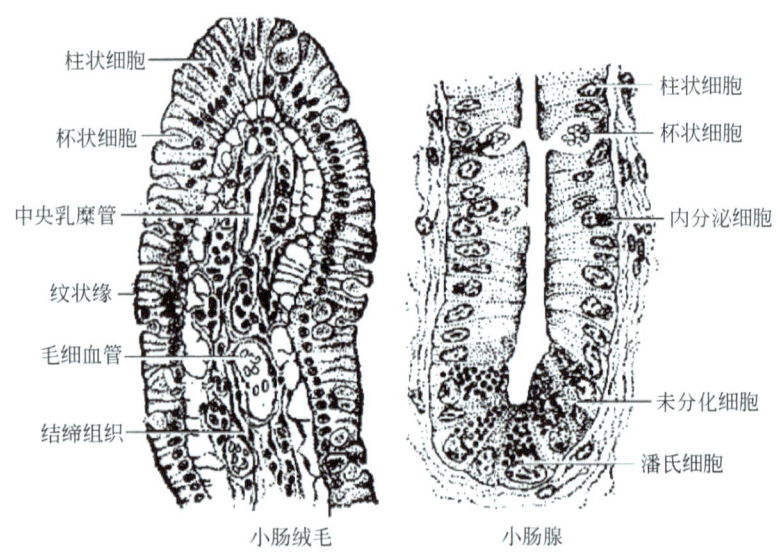

图5-20 小肠绒毛与小肠腺

(1) 上皮：为单层柱状。绒毛部上皮由吸收细胞，杯状细胞和少量内分泌细胞组成；小肠腺上皮除上述细胞外，还有帕内特细胞和未分化细胞。

①吸收细胞（absorptive cell）：最多，呈高柱状，核椭圆形，位于细胞基部。绒毛表面的吸收细胞游离面在光镜下可见明显的纹状缘，电镜观察表明它是由密集而规则排列的微绒毛构成。每个吸收细胞约有微绒毛1000根，每根长1~1.4 μm，粗约80 nm，使细胞游离面面积扩大约20倍。小肠腺的吸收细胞的微绒毛较少而短，故纹状缘薄。微绒毛表面尚有一层厚0.1~0.5 μm的细胞衣，它是吸收细胞产生的糖蛋白，内有参与消化碳水化合物和蛋白质的双糖酶和肽酶，并吸附有胰蛋白酶、胰淀粉酶等，故细胞衣是消化吸收的重要部位。微绒毛内有纵行微丝束，它们下延汇入细胞顶部的终末网。吸收细胞胞质内有丰富的线粒体和滑面内质网。滑面内质网膜含有的酶可将细胞吸收的甘油-酯与脂肪酸合成甘油三酯，后者与胆固醇、磷脂及β-脂蛋白结合后，于高尔基复合体形成乳糜微粒，然后在细胞侧面释出，这是脂肪吸收与转运的方式。相邻细胞顶部之间有紧密连接、中间连接等构成的连接复合体，可阻止肠腔内物质由细胞间隙进入组织，保证选择性吸收的进行。

②杯状细胞（goblet cell）：散在于吸收细胞间，分泌黏液，有润滑和保护作用，从十二指肠至回肠末端，杯状细胞逐渐增多。

③帕内特细胞（Paneth cell）：是小肠腺的特征性细胞，位于腺底部，常三五成群。细胞呈锥体形，胞质顶部充满粗大嗜酸性颗粒，内含溶菌酶等，具有一定的灭菌作用。

④内分泌细胞（见后述）。

⑤未分化细胞（undifferentiated cell）：位于小肠腺下半部，散在于其他细胞之间。胞

体较小，呈柱状，胞质嗜碱性。细胞不断增殖、分化、向上迁移，以补充绒毛顶端脱落的吸收细胞和杯状细胞。绒毛上皮细胞的更新周期为2～4天。一般认为，内分泌细胞和帕内特细胞亦来源于未分化细胞。

（2）固有层：在细密的结缔组织中除有大量小肠腺外，还有丰富的游走细胞，如淋巴细胞、浆细胞、巨噬细胞、嗜酸性粒细胞等。绒毛中轴的固有层结缔组织内有1～2条纵行毛细淋巴管，称中央乳糜管（central lacteal），它的起始部为盲端，向下穿过黏膜肌进入黏膜下层形成淋巴管丛。中央乳糜管管腔较大，内皮细胞间隙宽，无基膜，故通透性大。吸收细胞释出的乳糜微粒入中央乳糜管输出。此管周围有丰富的有孔毛细血管网，肠上皮吸收的氨基酸、单糖等水溶性物质主要经此入血。绒毛内还有少量来自黏膜肌的平滑肌纤维，可使绒毛收缩，利于物质吸收和淋巴与血液的运行。固有层中除有大量分散的淋巴细胞外，尚有淋巴小结。在十二指肠和空肠多为孤立淋巴小结，在回肠多为若干淋巴小结聚集形成的集合淋巴小结，它们可穿过黏膜肌抵达黏膜下层。

（3）黏膜肌层：由内环行与外纵行两层平滑肌组成。

2. 黏膜下层

为疏松结缔组织，含较多血管和淋巴管。十二指肠的黏膜下层内有十二指肠腺（duodenal gland），为复管泡状的黏液腺，其导管穿过黏膜肌开口于小肠腺底部。此腺分泌碱性黏液（pH 8.2～9.3），可保护十二指肠黏膜免受酸性胃液的侵蚀。最近研究表明，人十二指肠腺尚分泌尿抑胃素（urogasterone），释入肠腔，具有抑制胃酸分泌和刺激小肠上皮细胞增殖的作用。

3. 肌层

肌层由内环行与外纵行两层平滑肌组成。

4. 外膜

除十二指肠后壁为纤维膜外，小肠其余部分均为浆膜。

七、大肠

大肠是消化管的末段，全长约1.5 m，分为盲肠、阑尾、结肠、直肠与肛管。大肠的功能是吸收水分、维生素和无机盐，分泌黏液，将食物残渣形成粪便排出体外。

大肠管径较粗，盲肠和结肠在形态上有3个特征性结构，即结肠带、结肠袋和肠脂垂（图5-21）。结肠带有3条，是肠壁的纵行平滑肌增厚而形成的带状结构，与肠的纵轴平行。

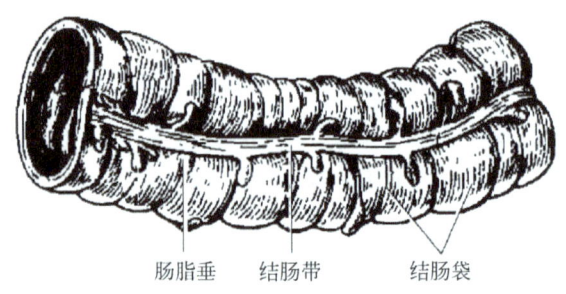

图 5-21　结肠的特征性结构

结肠袋是肠壁向外膨出而形成的囊袋状结构。肠脂垂是附着于结肠带附近的大小不等的脂肪突起。这3个特征可作为腹部手术中区别结肠与小肠的主要标志。

（一）盲肠与结肠

1. 盲肠

盲肠是大肠的起始部（图5-22），位于右髂窝，长6~8 cm，下端呈盲囊状，左接回肠，向上延续为升结肠。在回肠与盲肠相接处，回肠末端开口于盲肠，称回盲口。回盲口上、下有两片半月形的黏膜皱襞，称回盲瓣。此瓣既可控制小肠内容物过快地进入大肠，以便食物在小肠内充分消化吸收；又可阻止大肠的内容物反流到小肠。在回盲口下方约2 cm处，有阑尾的开口。

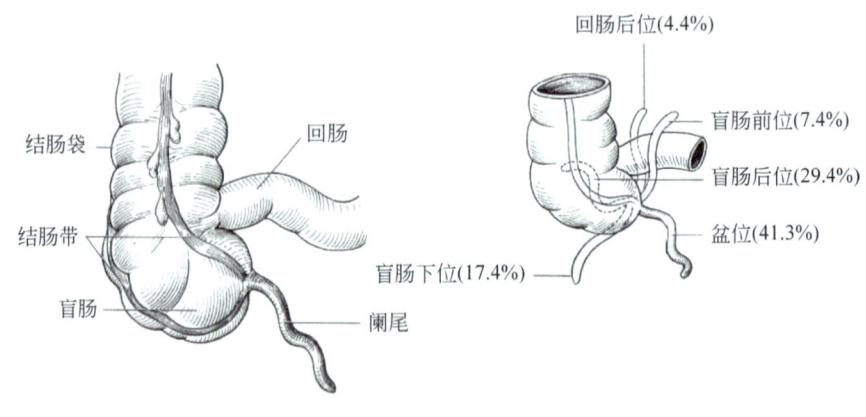

图 5-22　盲肠

2. 结肠

结肠起于盲肠，终于直肠，呈一向下开放的方框形，围绕在空、回肠周围（图5-23）。结肠可分为升结肠、横结肠、降结肠和乙状结肠四部分。

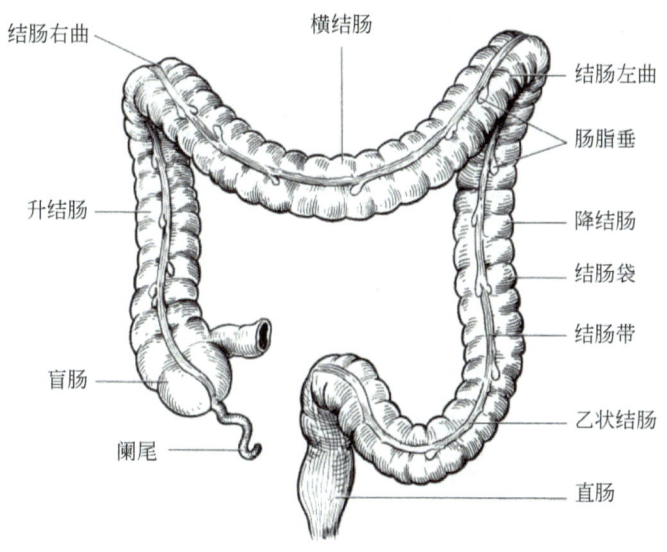

图 5-23 结肠

(1) 升结肠：为盲肠的向上延续，沿右侧腹后壁上升至肝右叶下方，向左下弯曲，移行为横结肠，其弯曲部称结肠右曲或肝曲。

(2) 横结肠：起于结肠右曲，向左横行，中部略呈弓形向下垂，至脾的下方，以锐角弯曲向下，移行为降结肠，其弯曲部称结肠左曲或脾曲。

(3) 降结肠：起于结肠左曲，沿左侧腹后壁下行至左髂嵴处，移行为乙状结肠。

(4) 乙状结肠：全长呈"乙"字形，于左髂嵴处接降结肠，沿左髂窝入盆腔，向下至第3骶椎平面移行为直肠。乙状结肠是溃疡、憩室和肿瘤的好发部位。

3. 盲肠与结肠的细微结构

(1) 黏膜上皮：是单层柱状，由柱状细胞和杯状细胞组成，后者数量明显多于小肠。固有层内有大量由上皮下陷而成的大肠腺（亦称肠隐窝），呈长单管状，除含柱状细胞、杯状细胞外，尚有少量未分化细胞和内分泌细胞，无帕内特细胞。固有层内有散在的孤立淋巴小结。黏膜肌层同小肠。

(2) 黏膜下层：在疏松结缔组织内有较大的血管和淋巴管，有成群的脂肪细胞。

(3) 肌层：为内环行与外纵行两层平滑肌组成。内环行肌较规则，外纵行肌局部增厚形成三条结肠带，带间的纵行肌很薄。

(4) 外膜：在盲肠、横结肠、乙状结肠为浆膜；在升结肠与降结肠的前壁为浆膜，后壁为纤维膜。外膜结缔组织中常有脂肪细胞集聚构成的肠脂垂。

（二）阑尾

阑尾为一蚓状盲管，长短不一。一般长为 6～8 cm，根部开口于盲肠后内侧壁。阑尾末端游离，其位置变化较大（图5-24）。但阑尾根部位置较固定，恰在3条结肠带与盲肠的汇合处。故临床手术中，可沿着结肠带追踪寻找阑尾。阑尾根部的体表投影一般在脐与右髂前上棘连线的中、外1/3交点处，称McBurney点。急性阑尾炎时，此处有明显的压痛。

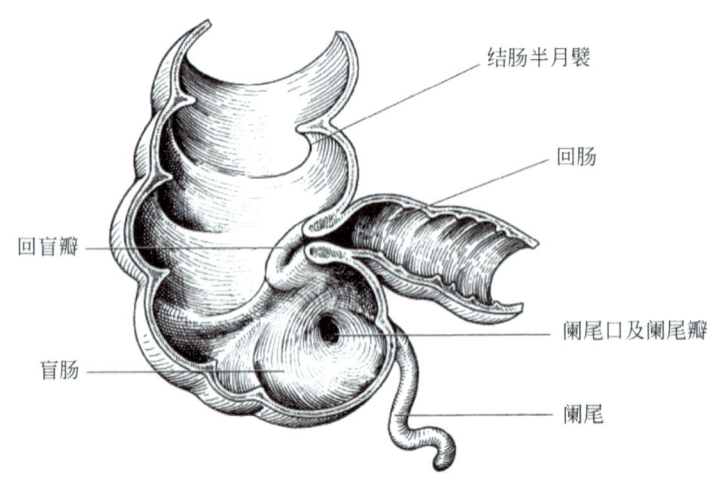

图5-24　阑尾

（三）直肠

直肠长为 10～14 cm，其上端在第3骶椎前面续接乙状结肠，沿骶、尾骨前面下行，穿过盆膈移行为肛管（图5-25）。直肠并不直，在矢状面上有两个弯曲，即上部的骶曲和下部的会阴曲。骶曲位于骶、尾骨前面，与骶骨的弯曲一致，凹向前。会阴曲绕过尾骨尖端，凹向后。直肠下段膨大，称直肠壶腹。壶腹内面有直肠黏膜和平滑肌突入形成的3个半月形皱襞，称直肠横襞（Houston瓣），其中最大且位置较恒定的一个位于直肠右前壁，距肛门约7 cm。临床上进行灌肠插管时，应注意这些弯曲和皱襞，以免损伤肠管。

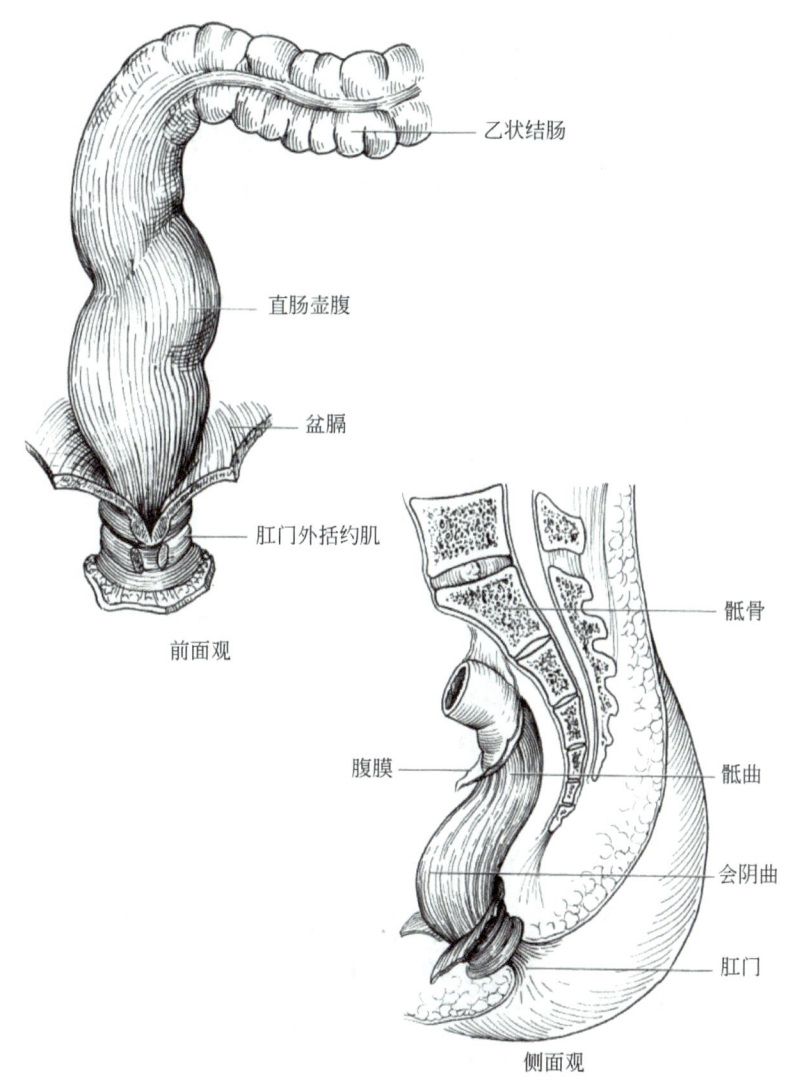

图 5-25 直肠

直肠在齿状线以上的直肠黏膜结构与结肠相似。在齿状线处，单层柱状上皮骤变为未角化的复层扁平上皮，大肠腺与黏膜肌消失。痔环以下为角化的复层扁平上皮，近肛门处有环肛腺（顶泌汗腺）。黏膜下层的结缔组织中有丰富的静脉丛，如静脉淤血扩张则形成痔。肌层为内环行、外纵行两层平滑肌，内环行肌在直肠下段的肛管处增厚形成肛门内括约肌。近肛门处，外纵行肌周围有骨骼肌形成的肛门外括约肌。外膜于直肠上 1/3 段的大部，中 1/3 段的前壁为浆膜，其余部分为纤维膜。

（四）肛管

肛管是大肠最末的一段，位于盆膈以下，长约 4 cm，上接直肠，下端终于肛门（图

5-26)。肛管上部的黏膜向腔内突入,形成6~10条纵行皱襞称肛柱,连结相邻肛柱下端的半月形皱襞称肛瓣。肛瓣与相邻肛柱下端共同围成开口向上的凹陷称肛窦,此窦深达3~5 cm,窦底有肛腺的开口,粪屑常存积于此,易诱发感染引起肛窦炎。

肛门周围有内、外括约肌环绕。肛门内括约肌由肠壁的环形平滑肌增厚而成,其功能主要是协助排便,无括约肛门的作用。肛门外括约肌为骨骼肌,围绕在内括约肌周围,可随意括约肛门,控制排便。手术中应注意保护肛门外括约肌,以免损伤造成大便失禁。

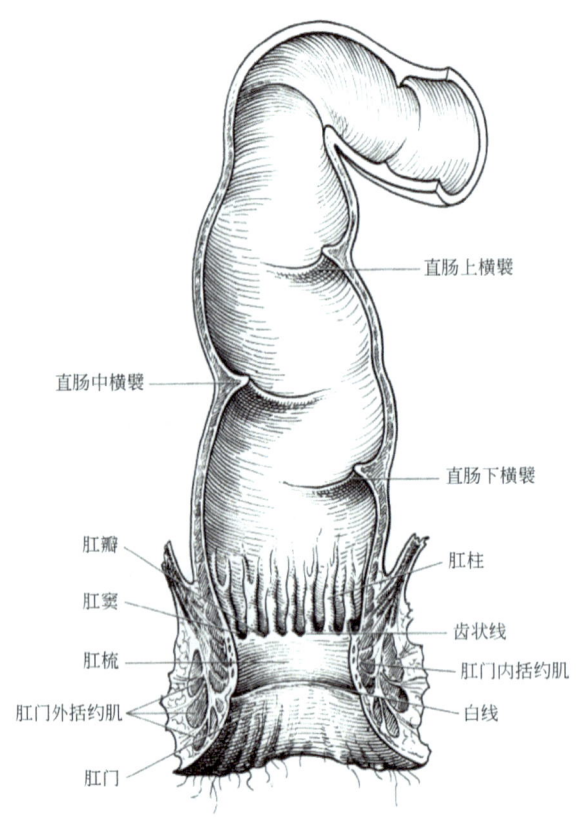

图5-26 肛管

知识拓展

肛瓣边缘和肛柱下端共同连结成一锯齿状的环形线,称齿状线或肛皮线,是皮肤和黏膜的分界标志。在齿状线下方约1 cm处,由于肛门内括约肌的紧缩,形成一略微突起的环状带,称肛梳或痔环。肛梳下缘有一不甚明显的浅沟,活体上呈浅蓝色,称白线,相当于肛门内、外括约肌的分界处。肛管黏膜下和皮下有丰富的静脉丛,在病理情况下可淤血曲张,称痔。发生在齿状线以上的痔称内痔,齿状线以下者称外痔,跨越齿状线上、下的称混合痔。

八、消化管的淋巴组织及其免疫功能

消化管与机体外环境相通连，各种细菌、病毒、寄生虫卵等有害抗原物质不可避免地随饮食进入。它们大多被胃酸和消化酶所破坏，其余或以原形排出体外，或受到消化管淋巴组织的免疫抵御。消化管淋巴组织又称肠相关淋巴组织（gutassociated lymphoid tissue），包括黏膜淋巴小结（尤以咽、回肠与阑尾处发达），固有层中弥散分布的淋巴细胞、浆细胞、巨噬细胞，上皮内的淋巴细胞等成分。消化管淋巴组织能接受消化管内的抗原刺激，并主要通过产生和向消化管腔分泌免疫球蛋白作为应答。

在肠集合淋巴小结处，局部黏膜向肠腔呈圆顶状隆起，无绒毛和小肠腺。此部位上皮内有散在的小结相关上皮细胞（follicular associated cell），因其游离面有一些微皱褶与短小的绒毛，故又称微皱褶细胞（microfold cell，M细胞）。M细胞基底面质膜内陷形成一较大的穹隆状凹腔，凹腔内含有一至多个淋巴细胞。M细胞下方的基膜多不完整，淋巴细胞易通过。M细胞在光镜下难分辨，只能根据其基底部是否包含淋巴细胞来推断。电镜下可见M细胞胞质很少，但有较多线粒体和丰富的囊泡。这些囊泡被认为是M细胞转运抗原物质的形式。M细胞可摄取肠腔内的抗原物质，并将其传递给下方的淋巴细胞。后者进入黏膜淋巴小结与肠系膜淋巴结内分化增殖，然后经淋巴细胞再循环途径大部分返回肠黏膜，并转变为浆细胞。浆细胞除产生少量免疫球蛋白G（IgG）进入循环系统外，主要产生免疫球蛋白A（IgA）。IgA能与吸收细胞基底面和侧面膜中的一种称为分泌片（sectetory piece）的镶嵌糖蛋白相结合，形成分泌性IgA（secretory IgA，sIgA）。sIgA被吸收细胞内吞入胞质，继而释入肠腔。sIgA可特异性地与抗原结合，从而抑制细菌增殖，中和病毒，降低抗原物质与上皮细胞的黏着与进入，保护肠黏膜。部分增殖的淋巴细胞还可经血流至其他器官如呼吸道黏膜、女性生殖道黏膜和乳腺等，发挥相似的免疫作用，使消化管免疫成为全身免疫的一部分。

九、胃肠的内分泌细胞

在胃、小肠与大肠的上皮与腺体中散在着种类繁多的内分泌细胞，其中尤以胃幽门部和十二指肠上段为多。由于胃肠道黏膜的面积巨大，这些细胞的总量超过其他内分泌腺细胞的总和。因此，在某种意义上，胃肠是体内最大、最复杂的内分泌器官。它们分泌的多种激素统称胃肠激素（gut hormone），一方面协调胃肠道自身的运动和分泌功能，也参与调节其他器官的活动。

胃肠内分泌细胞大多单个地夹于其他上皮细胞之间，呈不甚规则的圆锥形。基底部附于基膜，并有基底侧突与邻近细胞相接触。胞质中含一些粗面内质网与高尔基复合体。细胞最显著的形态特点是底部胞质中含大量分泌颗粒，故又称基底颗粒细胞（basal granular cell）。分泌颗粒的大小、形状与电子密度依细胞类型而异。绝大部分细胞具有面向管腔的游离面，称开放型，游离面上有微绒毛伸出。此型细胞对管腔食物的刺激和pH变化等化学信息有较强的感受性，从而引起其内分泌活动的变化。少数细胞的顶部被相邻细胞覆盖而未露出腔面，称封闭型，主要受胃肠运动的机械刺激或其他激素的调节而改变其内分泌状态。分泌颗粒中含肽和（或）胺类激素，大多在细胞基底面释入固有层中的毛细血管，经血循环运送并作用于靶细胞；少数激素被释放后可直接作用于邻近细胞，以旁分泌方式调节靶细胞的生理功能。在HE染色切片上，胃肠内分泌细胞不易辨认；用铬或银盐浸染，少数种类的细胞可因其分泌颗粒具嗜铬性、嗜银性或亲银性而被显示。目前主要用免疫组织化学方法来显示这些细胞。

胃肠内分泌细胞中研究得比较清楚的有：①EC细胞，数量最多，分布广泛，在胃与空肠尤其丰富。分泌的5-羟色胺可刺激平滑肌收缩，与肠的运动有关，尚可抑制胃酸分泌，扩张血管。②ECL细胞，仅分布于胃底腺，释放的组胺主要作用于邻近的壁细胞，刺激盐酸分泌。③G细胞，主要分布于胃幽门部，分泌的胃泌素对壁细胞的泌酸功能有强烈的刺激作用。④I细胞，多见于十二指肠和空肠，产生的激素兼有促进胰外分泌部的胰酶分泌和胆囊收缩的作用，故称为胆囊收缩素-促胰酶素。⑤S细胞，亦主要分布于十二指肠和空肠，产生的促胰液素可刺激胰导管上皮细胞分泌水和碳酸氢盐，导致胰液分泌量剧增，此外还能与G细胞相拮抗，抑制胃泌素的释放和胃酸的分泌。

十、消化管的血管、淋巴管和神经

（1）血管：供应胃肠的血管多走行于系膜内，动脉穿过肌层，在黏膜下层形成动脉丛。胃和大肠的黏膜下动脉丛发出许多小支进入固有层内，在腺体之间形成毛细血管网，后者汇集成黏膜下静脉丛。静脉伴同动脉穿过肌层离开管壁。小肠的黏膜下动脉丛发出两种分支，一种在肠腺间形成毛细血管网，另一种在绒毛内，紧贴上皮下方形成毛细血管网；两者均汇入黏膜下静脉丛。

（2）淋巴管：胃肠黏膜固有层的腺体间有毛细淋巴管网，淋巴小结周围也有密集的淋巴管网，小肠绒毛内还有中央乳糜管。它们均汇合穿过黏膜肌层，进入黏膜下层形成淋巴管丛。淋巴管伴同血管穿过肌层离开管壁。

（3）神经：支配食管与胃肠的神经由三部分构成。①主要来源于交感神经节与腹腔神经节的节后纤维构成的交感神经；②迷走神经的节前纤维；③由肌间神经丛和黏膜下神经丛内的$10^7 \sim 10^8$个神经元及其神经纤维构成的"肠神经系统"（enteric nervce system）。交感神经与迷走神经主要伴随系膜血管进入消化管。前者直接终止于肌层与血管，后者则与肠神经系统中的运动神经元形成突触。切除交感和迷走神经后，动物的消化功能仍能进行，表明肠神经系统具有高度自主性。神经丛由神经节与无髓神经纤维构成，每个神经节含3~50个或更多的神经元。这些神经元可大致分为两型，即中间神经元与运动神经元。后者的轴突止于肌层平滑肌、黏膜肌或腺体。按所含神经递质进行分类，则有胆碱能神经元、5-羟色胺能神经元、肽能神经元等。所有神经元借神经纤维相互连接为功能统一的网络。

（杨宇莹）

学习任务三　消化腺

【任务目标】

（1）掌握肝、胰的位置和结构。

（2）掌握肝、胰的细微结构。

消化腺除前述的口腔腺和消化管壁内的小腺体外，还有肝和胰。

一、肝

（一）肝脏的功能

肝脏是人体的一个巨大的"化工厂"。具有六大功能：

（1）代谢功能：①糖代谢：饮食中的淀粉和糖类消化后变成葡萄糖经肠道吸收，肝脏将它合成肝糖原贮存起来；当机体需要时，肝细胞又能把肝糖原分解为葡萄糖供机体利用。②蛋白质代谢：肝脏是人体白蛋白唯一的合成器官；γ球蛋白以外的球蛋白、酶蛋白及血浆蛋白的生成、维持及调节都要肝脏参与；氨基酸代谢如脱氨基反应、尿素合成及氨的处理均在肝脏内进行。③脂肪代谢：脂肪的合成和释放、脂肪酸分解、酮体生成与氧化、胆固醇与磷脂的合成、脂蛋白合成和运输等均在肝脏内进行。④维生素代谢：许多维生素如维生素A、维生素B、维生素C、维生素D和维生素K的合成与储存均与肝脏密切相关。肝脏明显受损时会出现维生素代谢异常。⑤激素代谢：肝脏参与激素的灭活，当肝功长期损害时可出现性激素失调。

（2）胆汁生成和排泄：胆红素的摄取、结合和排泄，胆汁酸的生成和排泄都由肝脏承担。肝细胞制造、分泌的胆汁，经胆管输送到胆囊，胆囊浓缩后排放入小肠，帮助脂肪的消化和吸收。

（3）解毒作用：人体代谢过程中所产生的一些有害废物及外来的毒物、毒素、药物的代谢和分解产物，均在肝脏解毒。

（4）免疫功能：肝脏是最大的网状内皮细胞吞噬系统，它能吞噬、隔离和消除入侵和内生的各种抗原。

（5）凝血功能：几乎所有的凝血因子都由肝脏制造，肝脏在人体凝血和抗凝两个系统的动态平衡中起着重要的调节作用。肝功破坏的严重程度常与凝血障碍的程度相平行，临床上常见有些肝硬化患者因肝功衰竭而致出血甚至死亡。

（6）其他：肝脏参与人体血容量的调节，热量的产生和水、电解质的调节。如肝脏损伤时对钠、钾、铁、磷等电解质调节失衡，常见的是水钠在体内潴留，引起水肿、腹水等。

（二）肝脏的位置

肝脏位于右上腹，隐藏在右侧膈下和肋骨深面，大部分肝为肋弓所覆盖，仅在腹上区、右肋弓间露出并直接接触腹前壁，肝上面则与膈及腹前壁相接（图5-27）。从体表投影看，肝上界在右锁骨中线第5肋骨，右腋中线平第6肋骨处；肝下界与肝前缘一致，起自肋弓最低点，沿右肋弓下缘左上行，至第8、9肋软骨接合处离开肋弓，斜向左上方，至前正中线，到左侧至肋弓与第7、8软骨之接合处。一般认为，成人肝上界位置正常的情况下，如在肋弓下触及肝脏，则多为病理性肝大。幼儿的肝下缘位置较低，露出到右肋下一般均属正常情况。肝的位置常随呼吸改变，通常平静呼吸时升降可达2～3 cm，站立及吸气时稍下降，仰卧和呼气时则稍升。

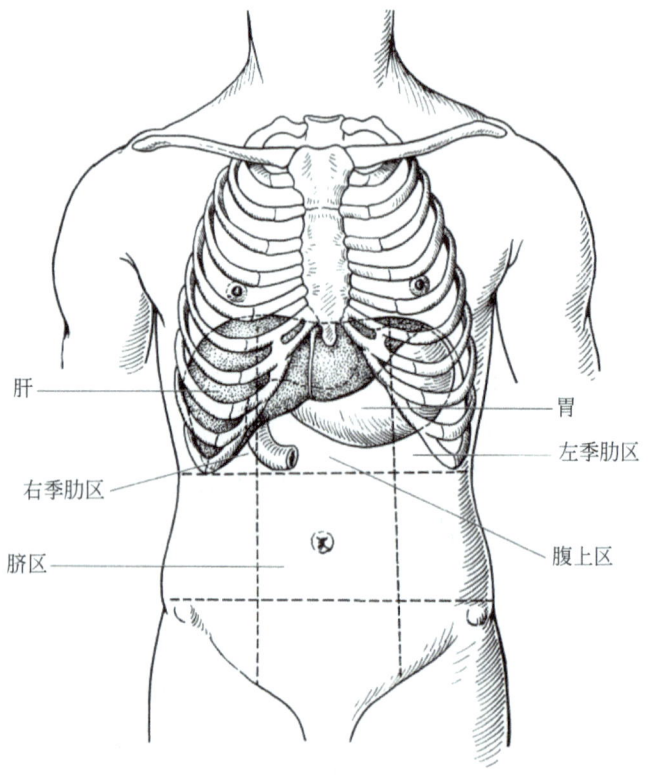

图5-27　肝的位置

（三）肝脏的形态

正常肝呈红褐色，质地柔软。成人的肝重量相当于体重的2%。据统计，我国成人肝的重量，男性为1157～1447 g，女性为1029～1379 g，最重可达2000 g左右，肝的长、宽、厚分别约为25.8 cm、15.2 cm、5.8 cm。肝右叶上方与右胸膜和右肺底相邻；肝左叶上方与心脏相连，小部分与腹前壁相邻；肝右叶前面部与结肠相邻，后叶与右肾上腺和右肾相邻；肝左叶下方与胃相邻。肝的上面隆凸称膈面，朝向前上方，与膈穹窿相适应，能随呼吸运动而上下移动。膈面借镰状韧带将肝脏分为左右两部，即左叶和右叶。右叶大而厚；左叶小而薄。肝的下面凹凸不平，称为脏面，朝向后下方，与腹腔器官相邻。脏面的中部有H形的两条纵沟和一条横沟。左侧纵沟的前部有肝圆韧带，为胚胎时期的脐静脉闭锁的遗迹；右侧纵沟的前部容纳胆囊，后部紧接下腔静脉。横沟叫肝门，肝固有动脉、门静脉、肝管、淋巴管及神经等由此进入肝脏（图5-28）。

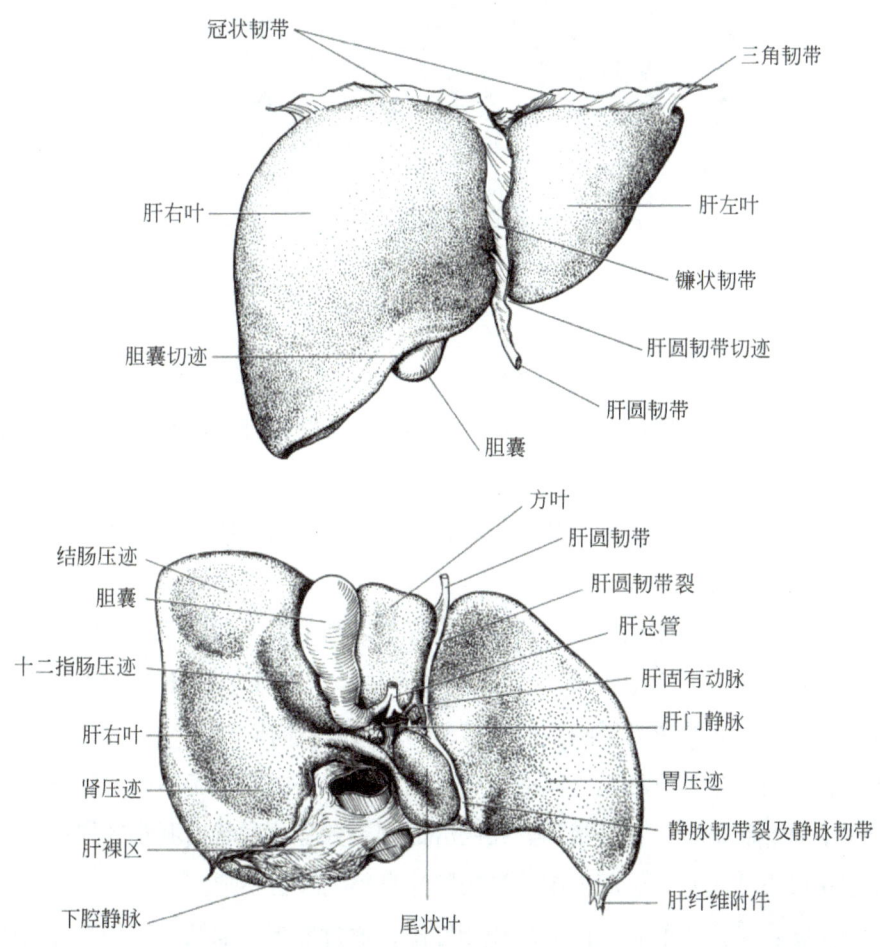

图5-28 肝（膈面）

(四）肝的微细结构

肝表面包被一薄层致密结缔组织被膜。被膜的结缔组织经肝门随肝管、血管、神经等入肝的实质，将肝实质分隔成50万~100万个肝小叶。

肝小叶是肝的结构和功能的基本单位，其结构包括中央静脉、肝板和肝血窦等（图5-29）。

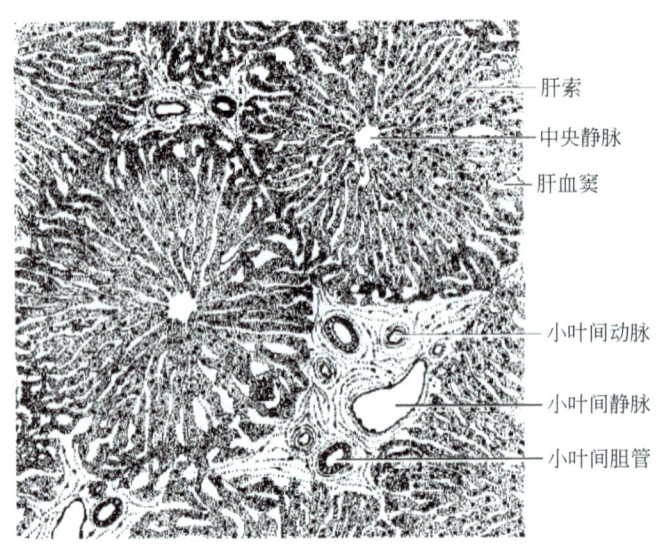

图5-29 肝的微细结构

（1）中央静脉：位于肝小叶中央，纵贯肝小叶的长轴，管壁薄而不完整，有肝血窦的开口。

（2）肝板：是肝细胞以中央静脉为中心，呈放射状排列而成的板状结构，在切片上呈条索状排列，又称肝索。

①肝细胞呈多边形，体积较大，核圆形，位于细胞中央。细胞质内含各种细胞器，如线粒体、粗面内质网、滑面内质网、高尔基复合体、溶酶体等；还有各种内含物，如糖原、脂滴、色素等，其数量因肝细胞的生理和病理状态不同而异。

②胆小管是位于相邻肝细胞之间的微细管道，其管壁由肝细胞的细胞膜围成。胆小管以盲端起于中央静脉附近，在肝板内互相吻合成网，并呈放射状向肝小叶周边走行，最后出肝小叶汇集成小叶间胆管。肝细胞分泌的胆汁直接进入胆小管。

（3）肝血窦：是位于肝板之间的不规则腔隙，通过肝板上的孔眼互相吻合成网。窦壁由内皮细胞构成，窦内血液来自小叶间动脉和小叶间静脉，由小叶周边流向中央进入中央静脉（图5-30）。肝血窦内有一种多突起的细胞称肝巨噬细胞，也称库普弗细胞。该细胞具有很活跃的吞噬功能，可吞噬病毒、细菌、异物及衰老死亡的红细胞，在肝内起重要的防御作用。

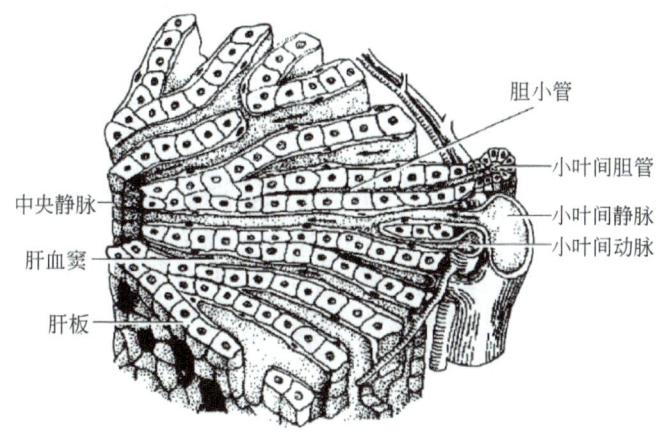

图 5-30　肝板与肝血窦的关系（立体模式）

窦周隙也称 Diss 间隙（图 5-31），是位于肝细胞与肝血窦内皮细胞之间的狭窄间隙，宽约 0.4 μm，仅在电镜下能够看到。腔内充满来自肝血窦渗出的血浆。肝细胞表面有许多微绒毛伸入其中，使肝细胞的表面积增加，有利于物质交换。窦内还存在一种贮脂细胞，可摄取和贮存维生素 A。

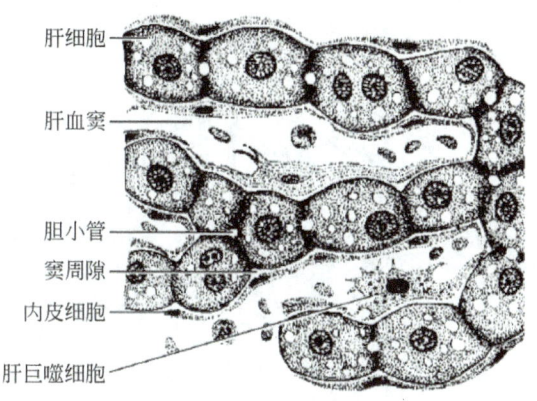

图 5-31　肝板（肝索）与肝血窦的关系（切面）

（五）肝内管道和血液供应

肝内管道包括 Glisson 系统和肝静脉系统。Glisson 系统由相互伴行的门静脉、肝固有动脉、肝管的各级分支构成（图5-32）。

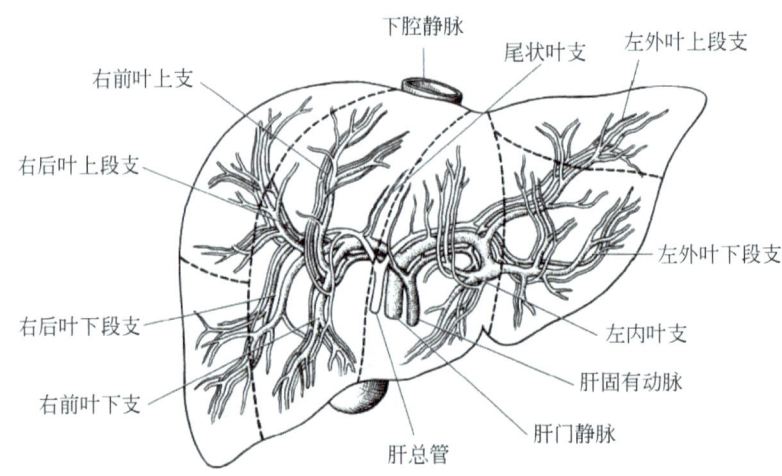

图5-32　Glisson系统在肝脏内的分布

肝脏有双重血液供应功能，这与腹腔内其他器官不同。肝动脉是来自心脏的动脉血，主要供给氧气；门静脉收集消化道的静脉血，主要供给营养（图5-33）。肝内的血液供应十分丰富，血容量占人体总量的14%。肝的血管分入肝血管和出肝血管两组。入肝血管包括肝固有动脉和门静脉，此为双重血管供应。出肝血管是肝静脉系。此外肝管及各级胆管是排出胆汁的导管系统。

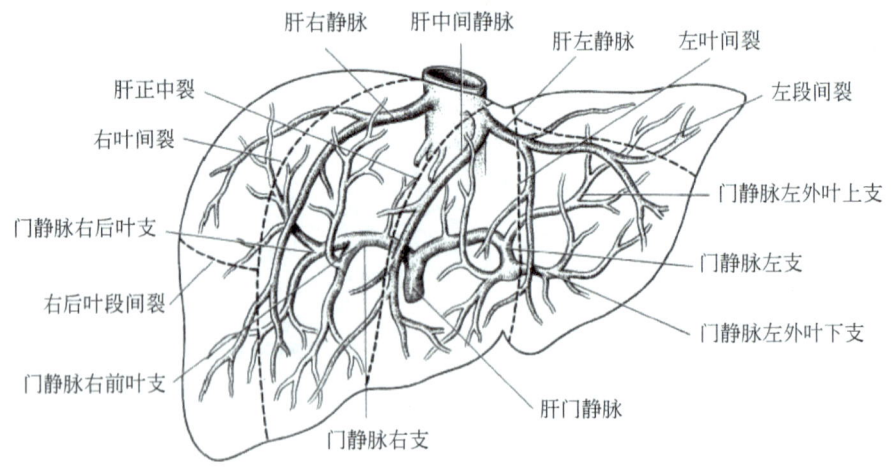

图5-33　肝内门静脉和肝静脉的系统关系

（1）肝动脉：肝固有动脉分为肝左动脉和肝右动脉。肝固有动脉是肝的营养血管，将来自心脏的动脉血直接输入肝脏，氧含量较高，且含有丰富的营养物质，从而满足肝脏的物质代谢。肝的血供1/4来自肝动脉。压力比门静脉高30~40倍。

（2）门静脉：门静脉分为左、右两支。左支较细长，分布于左半肝；右支短而粗，分布于右半肝。门静脉是肝脏的功能血管，将来自胃肠道含有营养的血液送至肝脏加工，一部分排入血液供机体利用，其余暂时贮存在肝细胞内待用。门静脉由脾静脉和肠系膜上静脉汇合而成。供血量占3/4。压力较低。

（3）肝静脉：肝静脉包括肝左、中、右静脉和它们的属支。此外还有一些肝短静脉。

①肝左静脉：位于左叶间裂内，收集左外侧叶静脉血，开口于下腔静脉的左侧壁或左前壁，有时与肝中静脉汇合后注入下腔静脉。

②肝中静脉：主干位于正中裂的后半部，收集左内侧叶和右前叶的静脉血，汇入下腔静脉的左前壁。

③肝右静脉：主干走行于右叶间裂内，收集右后叶上、下段的血液，开口于下腔静脉右侧壁。

④肝短静脉：为收集右后叶脏面和尾状叶的一些小静脉的总称，为3~10支，口径细，在肝后面直接汇入下腔静脉。肝静脉系统的特点是壁薄，没有静脉瓣，被固定于肝实质内，管径不易收缩。

（六）胆囊和输胆管道

（1）胆囊：它是储存和浓缩胆汁的囊状器官，位于右季肋区，肝下面的胆囊窝内。胆囊呈长梨形，长8~12 cm，宽3~5 cm，容积为40~60 mL。胆囊可分为底、体、颈和管四部分（图5-34）：前端圆钝称胆囊底；中间的大部分称胆囊体；后端变细的部分称胆囊颈；由胆囊颈弯曲向左下的部分称胆囊管。胆囊底暴露于肝前缘，当其充满胆汁时，与腹前壁相贴近。胆囊底的体表投影在右锁骨中线或右腹直肌外缘与右肋弓交点稍下方。胆囊发炎时，此处有明显压痛。

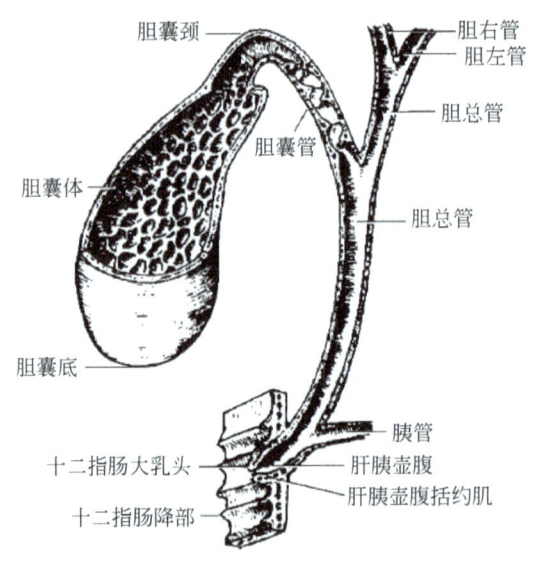

图 5-34　胆囊和输胆管道

（2）输胆管道：它是指将肝细胞分泌的胆汁输送到十二指肠的管道系统，简称胆道，分肝内胆道和肝外胆道（图5-35）。肝内胆道包括胆小管和小叶间胆管。肝外胆道包括肝左管、肝右管、肝总管、胆囊和胆总管（图5-35）。胆小管汇合成小叶间胆管，小叶间胆管逐渐汇合成肝左管和肝右管。肝左、右管在肝门附近汇合成肝总管。肝总管与胆囊管汇合成胆总管。胆总管，长4~8 cm，直径0.6~0.8 cm。胆总管经十二指肠上部后方下行至十二指肠降部与胰头之间，与胰管汇合，共同开口于十二指肠大乳头。汇合处管腔稍膨大称肝胰壶腹（Vater壶腹），其周围有增厚的环形平滑肌包绕，称肝胰壶腹括约肌（Oddis括约肌）。

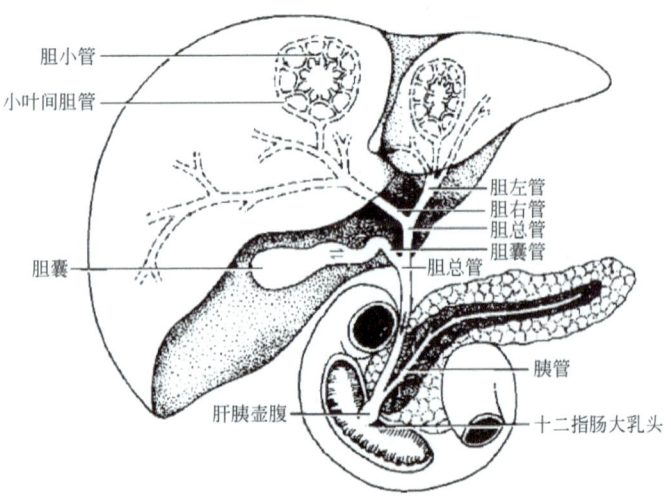

图 5-35　输胆管道模式

未进食时，肝胰壶腹括约肌保持收缩状况，肝细胞分泌的胆汁经肝左管和肝右管、肝总管、胆囊管进入胆囊内储存和浓缩。进食后，尤其是进食高脂肪食物，由于食物和消化液的刺激，反射性地引起胆囊收缩，肝胰壶腹括约肌舒张，致使胆囊内的胆汁经胆囊管、胆总管排入十二指肠，参与食物的消化。

（七）肝脏的淋巴和神经

（1）肝脏的淋巴：肝脏的淋巴管可分为浅、深两组，肝的淋巴液主要经深部淋巴管输出，它们始于小叶间的毛细淋巴管，汇成较大的集合淋巴管，伴随着肝内汇管系统（即Glisson系统）和肝静脉系统分别抵达第一和第二肝门。浅部淋巴管主要走行于肝脏表面浆膜下，与深部淋巴管之间存在丰富的吻合支，分别注入胸骨淋巴结、膈后淋巴结和肝门淋巴结。肝门淋巴结一般沿肝动脉和胆管分布，数量各异，但位置较恒定。

（2）肝脏的神经：肝脏的神经丛即肝丛，为人体内最大的内脏神经丛，在肝固有动脉和门静脉周围形成肝丛，随血管分支而分布。

知识拓展

常见肝病

（1）各种病原体感染。包括病毒、细菌、寄生虫等感染。如最常见的病毒性肝炎；还有如细菌感染引起的肝脓肿、肝结核，寄生虫感染引起的肝吸虫病、阿米巴肝脓肿等等。

（2）肝脏占位性疾病。所谓占位，简单地讲就是指不正常的或非肝脏组织在正常肝脏组织内占据了一定的位置，并可能在其中生长、增大，大多数可引起肝脏或全身损害。比如，各种良恶性肿瘤、肝囊肿、肝脓肿、肝包虫病、肝血管瘤、肝内胆管结石等等。

（3）代谢障碍引起的肝脏疾病。最常见的也是大家最熟悉的是脂肪肝。

（4）酒精性肝病。顾名思义，这是由于过度饮酒引起的以肝细胞损害为主的肝病，严重的可发展为脂肪肝、肝硬化。

（5）药物以及其他原因引起的中毒性肝病。

（6）自身免疫性肝病。比如，红斑狼疮引起的肝炎。

（7）先天性或遗传性肝病。比如，以黄疸为主要表现的Gilbert综合征，就是一种先天性肝病。其他如多发性肝囊肿、海绵状肝血管瘤等等。

（8）肝硬化。它是各种原因长期损害肝脏后，肝脏病的晚期表现。比如肝炎后肝硬化、血吸虫病后肝硬化、酒精性肝硬化、淤血性肝硬化（多见于慢性心力衰竭）、原发性胆汁性肝硬化等等。

二、胰

（一）胰的位置和形态

胰是人体的第二大消化腺，横位于胃的后方，相当于第1~2腰椎的水平。胰呈长条状，质柔软，色灰红，可分为头、体、尾三部分（图5-17，图5-35）。胰头，为胰的右端，较膨大，被十二指肠环抱。胰头后面有胆总管和肝门静脉通过。故胰头癌患者可因肿块压迫胆总管而引起阻塞性黄疸；肿块也可压迫肝门静脉而影响血液回流，致腹水、脾肿大等症状。胰体为胰头与胰尾之间的部分，呈棱柱状，较长。胰尾为胰的左端较细的部分，伸向脾门。

（二）胰的微细结构

胰的表面被覆一薄层结缔组织被膜，并伸入胰的实质内将其分为许多小叶。每个小叶的实质又分为外分泌部和内分泌部（图5-36）。

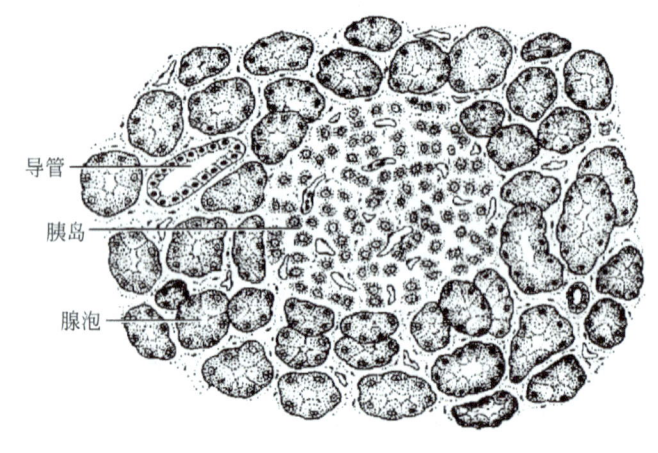

图5-36　胰的微细结构

1. 外分泌部

由浆液性腺泡和导管组成。腺泡由腺细胞围成，腺细胞呈锥体形，核圆形，位于细胞基底部。腺细胞分泌多种消化酶。导管有分泌水、碳酸氢钠的作用，与消化酶共同形成胰液。导管最后汇合成胰管，开口于十二指肠降部。外分泌部分泌的胰液是主要的消化液，参与糖、蛋白质和脂肪的消化。

2. 内分泌部

散在于腺泡之间，形成大小不等的细胞团，又称胰岛。胰岛主要由3种细胞组成：

（1）A细胞，约占20%，主要分布于胰岛的周边部，分泌高血糖素，其作用是促进肝糖原的分解，抑制糖原的合成，使血糖升高。

（2）B细胞，约占75%，主要分布于胰岛的中央，分泌胰岛素，可促进糖的利用和糖原的合成，使血糖降低。如胰岛素分泌不足，血糖升高，可致糖尿病。

（3）D细胞，约占5%，散在于A、B细胞之间，分泌生长抑素，可调节A、B细胞的分泌活动。

（杨宇莹）

学习任务四　　腹　膜

【任务目标】

（1）掌握腹腔、腹膜与腹膜腔及腹膜的陷凹。

（2）了解腹膜与脏器的关系；腹膜形成的韧带、系膜与网膜。

一、腹膜、腹膜腔、腹腔

腹膜（peritoneum）属于浆膜，由对向腹膜腔表面的间皮及其下面的结缔组织构成，覆盖于腹、盆腔壁的内面和脏器的外表，薄而透明，光滑且有光泽（图5-37）。依其覆盖的部位不同可分为壁腹膜（parietal peritoneum）或腹膜层和脏腹膜（visceral peritoneum）或腹膜脏层。前者被覆于腹壁、盆壁和膈下面；后者包被脏器，构成脏器的浆膜。两者互相延续构成腹膜囊。男性腹膜囊是完全封闭的，女性由于输卵管腹腔口开口于腹膜囊，因而可经输卵管、子宫和阴道腔而与外界相通。

腹膜脏层与脏层，脏层与壁层之间的不规则腔隙，叫作腹膜腔（peritoneal cavity）（图5-37）。腹膜腔内含少量浆液，有润滑和减少脏器运动时相互摩擦的作用。

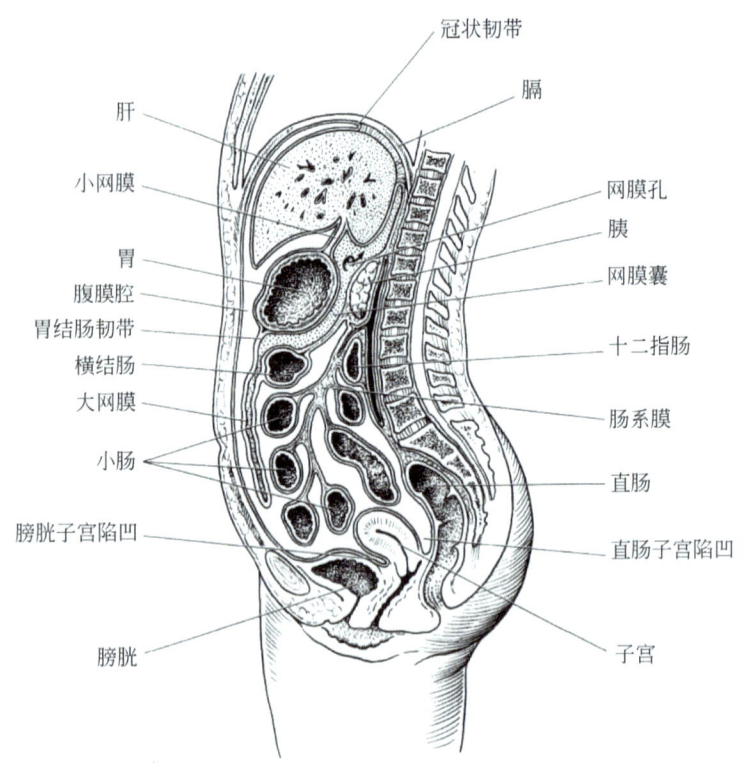

图5-37 腹膜和腹膜腔

腹腔由腹壁和膈围成。腹壁的上界由前向后依次为胸骨剑突、肋弓、第11肋前端、第12肋和第12胸椎棘突。以腋后线为界，又将腹壁分为腹前外侧壁和腹后壁。腹腔上界为膈，呈穹窿状突向胸腔，向下经小骨盆上口通盆腔。腹腔的实际范围较腹壁体表的界线大。

腹腔与腹膜腔在解剖上概念不同，但互相关联。腹膜腔内仅含少量浆液，腹、盆腔内所有器官均在腹膜腔之外。

腹膜的生理作用：①润滑作用。在正常情况下，腹腔分泌少量液体润滑腹腔和减少脏器间的摩擦。②吸收和渗出作用。腹膜是双向的半透性膜；水电解质、尿素及一些小分子能透过腹膜。腹膜吸收力很强，它能吸收腹腔内的渗液、血液、空气和毒素等，在严重腹膜炎时可因腹膜吸收大量毒素，而引起感染性休克。腹上部腹膜吸收能力较下部强，故腹部炎症和手术后病人多取半卧位，以减轻腹膜对有害物质的吸收。此外，腹膜还能渗出液体、电解质和尿素。③防御作用。正常情况下，腹膜向腹腔渗出少量浆液，内含淋巴细胞、巨噬细胞和脱落的上皮细胞。在急性炎症时，腹膜分泌大量渗出液，以稀释毒素和减少刺激。其中的巨噬细胞能吞噬细菌、消除异物和破碎组织。渗出液中的纤维蛋白沉积在病变周围，产生粘连，一方面将炎症局限、阻止感染扩散；另一方面因此而造成腹内广泛的纤维性粘连,也可引起肠梗阻。同时,由于体液的大量渗出,可引起水、电解质平衡失调。④修复和再生作用。渗出液中的纤维沉积在病变周围也可修复受损组织,促进伤口愈合。壁层腹膜主要受体神经(肋间神经和腰神经)支配,痛觉敏感,定位准确。腹前的壁层腹膜在炎症时,可引起局部疼痛和反射性腹肌紧张,出现腹膜刺激征。膈肌中心部分的腹膜受到刺激时,通过膈神经反射可引起肩部反射痛和打嗝。脏层腹膜受自主神经支配,痛觉定位差,但对牵拉、膨胀、压迫等刺激较为敏感,常为钝痛而定位不准。

二、腹膜与腹盆腔脏器的关系

根据脏器表面被腹膜覆盖的多少可将腹、盆腔脏器(图5-38)分为三种类型。

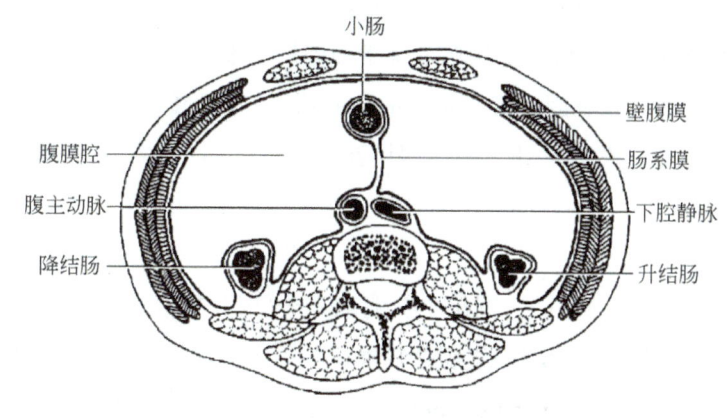

图5-38 腹膜与器官的关系

(1)腹膜内位器官:这些器官几乎全部为腹膜所包被,如胃、空肠、横结肠、乙状结肠、脾、卵巢、输卵管等。

(2)腹膜间位器官:器官的大部分或三面均为腹膜所覆盖者,叫腹膜间位器官,如肝、胆囊、升结肠和降结肠、子宫和膀胱等。

(3)腹膜外(后)位器官:器官仅有一面被腹膜覆盖,叫作腹膜外位器官。由于这些器官大多位于腹膜后腔,仅前被覆腹膜,故又称腹膜后位器官。如胰腺、十二指肠的降部和水平部、肾上腺和输尿管等。

了解脏器和腹膜的关系,在外科手术中可根据情况选择最佳的手术入路。

三、腹膜形成的结构

腹膜从壁层向脏层移行,或从一器官移行于另一器官,构成双层的腹膜结构。两层腹膜间常有血管、神经和淋巴管走行。这些形成物依其本身结构特点和特定脏器联属而分别命名为韧带、网膜和系膜。另外，腹膜在一些特定部位形成小而浅的隐窝或大而深的陷凹，在覆盖一些血管或韧带时形成向腹腔内隆起的皱襞。

1. 肝镰状韧带

肝镰状韧带（falciform ligament of liver）呈镰刀状，一端起于脐以上的腹前壁正中线稍偏右侧和膈下面的壁腹膜，另一端连于肝的膈面，借之将肝从外形上分为左、右两叶。该韧带的游离下缘肥厚，内含由脐至肝门的脐静脉索（由胚胎时脐静脉闭锁构成），特名为肝圆韧带（round ligament of liver）。

2. 肝冠状韧带和左、右三角韧带

肝冠状韧带（coronary ligament of liver）为由膈下面的壁腹膜连于肝的膈面的腹膜构成，呈冠状位，由前后两层构成。前层可视为镰状带的左、右两层分别向左、右侧的延续，后层则可理解为腹后壁的壁腹膜从膈下面向肝上面的反折。冠状韧带前、后两层之间有一定距离，这部分肝脏因无腹膜被覆故名肝裸区。此处肝的被膜直接与膈下筋膜愈合。在肝冠状韧带的左、右两端处，前后两层互相靠近，叫作左、右三角韧带（left and right triangular ligament）。

3. 小网膜

小网膜（lesser omentum）（图5-39）是联系于肝门与胃小弯、十二指肠上部之间的双层腹膜结构，呈冠状位，含脂肪组织处较厚，其余部分薄而稀疏，呈网眼状。小网膜的左侧部为肝胃韧带（hepatogastric ligament），系于肝门与胃小弯之间，内含胃左、右动静脉，胃上淋巴结和胃的神经等。右侧部为肝十二指肠韧带（hepatoduodenal ligament），系于肝门与十二指肠上部之间，其游离右缘肥厚，有胆总管（紧右侧游离缘）、肝固有动脉（位于胆总管的左侧）和门静脉（位于上述二管的后方）走行于其中。

4. 大网膜

大网膜（greater omentum）（图5-39）由自胃大弯双层垂下至盆腔上口高度再向后上反折至横结肠的共四层腹膜构成。成体大网膜四层互相愈合，呈门帘状遮于腹腔下部器官的前方。大网膜疏薄，含有多少不等的脂肪，常呈筛网状。其中前两层自胃大弯下降至横结肠前方并与之愈合，叫作胃结肠韧带（gastrocolic ligament），内有胃网膜血管走行。大网膜组织内含有吞噬细胞，有重要的防御功能。当腹腔器官发生炎症时，大网膜的游离部向病灶处移动，并包裹病灶以限制其蔓延。小儿大网膜较短，故当下腹部器官病变时（如阑尾炎穿孔），由于大网膜不能将其包围局限，常致弥漫性腹膜炎。

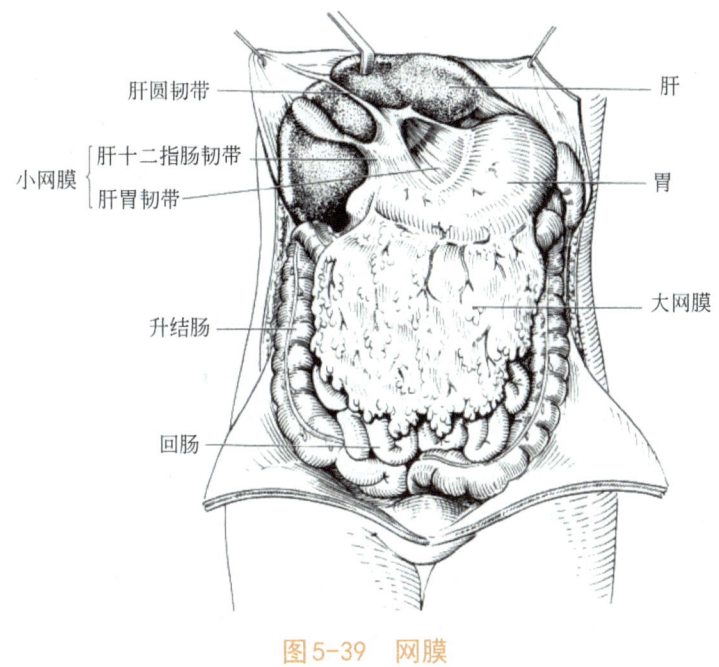

图 5-39 网膜

5. 胃脾韧带

胃脾韧带（gastrolienic ligament）（图 5-40）为连于胃底部和脾门间的双层腹膜结构，与大网膜的左端相续，内含胃短动脉，为脾动脉向胃底的分支。

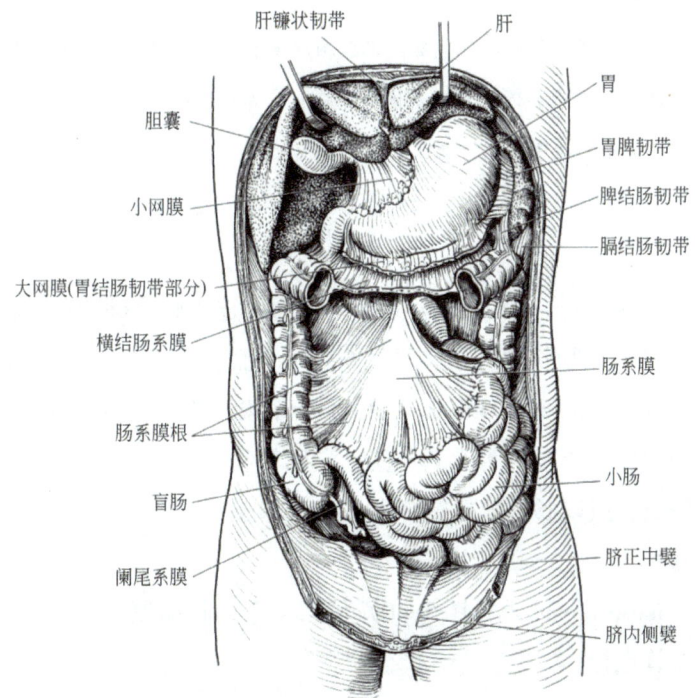

图 5-40 肠系膜和韧带

6. 脾肾和脾膈韧带

为系于脾门和左肾前面、膈的双层腹膜结构，其中反折至左肾前面的叫脾肾韧带（splenorenal ligament），其上端部分附于膈叫脾膈韧带（splenophrenic ligament）。脾膈韧带上部为自胃贲门和食管腹段系于膈，叫作胃膈韧带（gastrophrenic ligament）。脾肾韧带内有脾血管走行，胰尾亦位于该韧带内。

7. 网膜囊和网膜孔

小网膜、胃后壁和腹后壁腹膜之间的扁窄间隙叫作网膜囊（omental bursa，又称Winslow's囊）。囊的前壁由上向下依次为小网膜、胃后壁和胃结肠韧带；后壁是覆盖于胰、左肾和左肾上腺前方的腹后壁腹膜，下方还有横结肠及其系膜；上壁为膈下面的腹膜和肝尾叶；下壁为大网膜前两层与后两层的愈合部；左壁为脾、胃脾韧带、脾肾韧带和脾膈韧带；右侧借网膜孔与大腹膜腔相通。

网膜孔（omental foramen，又称Winslow's孔）上界为肝尾叶，下界为十二指肠的上部起始段（球部），前界为肝十二指肠韧带的游离缘，后界为覆盖下腔静脉的腹后壁腹膜。网膜孔一般仅可通过1~2个手指。

知识拓展

> 网膜囊的结构和毗邻特点在医疗实践中具有重要意义。如胃溃疡胃后壁穿孔时内容物常局限于网膜囊内，形成上腹部局限性腹膜炎，继之常引起粘连，如胃后壁与横结肠系膜或与胰腺粘连，从而增加了胃手术的复杂性。胃后壁、胰腺疾患或网膜囊积液时均须进行网膜囊探查，一般采取切开胃结肠韧带的入路，但由于邻近器官的炎性病变粘连，胃结肠韧带与其深面的横结肠系膜可发生粘连，在切开胃结肠韧带时应予特别注意。

8. 小肠系膜

小肠系膜（mesentery）（图5-40）是将空、回肠连于腹后壁的双层腹膜结构，呈扇形，附着于肠壁的一缘与小肠长度一致，可达6~7 m，而附于腹后壁的一端，长度仅16 cm左右——即肠系膜根（radix of mesentery）。由于肠系膜两缘的差异甚大，故肠系膜形成许多皱褶，系膜的两层间有小肠血管及其分支、淋巴管和神经走行，并含有脂肪和淋巴结。由于回肠的系膜较长，所以肠系膜扭转多发生于该部。

9. 阑尾系膜

阑尾系膜（mesoappendix）（图5-40）呈三角形，将阑尾系于小肠系膜下端。在其游离缘中有阑尾血管走行。

10. 十二指肠悬韧带

十二指肠悬韧带（suspensory ligament of duodenum，又叫Treitz's韧带）是联系于横结肠系膜根与十二指肠空肠曲之间的腹膜皱襞，内含十二指肠悬肌，该肌由纤维和结缔组织构成，起于右膈肌脚，止于十二指肠空肠曲上部后面，有悬吊固定十二指肠空肠曲的作用。手术时常以此韧带作为判定空肠起端的标志。

11. 横结肠系膜

横结肠系膜（transverse mesocolon）（图5-40）将横结肠系于腹后壁，系膜根为横位，右端起自结肠右曲，向左依次横过右肾、十二指肠降部、胰头、胰体、左肾至结肠左曲。系膜中含有结肠血管、淋巴管、淋巴结和神经等。横结肠系膜根常作为划分腹腔上、下部的标志。此外，由膈连至结肠左曲的腹膜皱襞叫膈结肠韧带（phrenicocolic ligament），对脾起承托作用。

12. 乙状结肠系膜

乙状结肠系膜（sigmoid mesocolon）位于左髂窝，将乙状结肠系于盆壁。系膜根附着于左髂窝和骨盆的左后壁，内含乙状结肠的血管、淋巴管、淋巴结和神经等。由于乙状结肠活动度较大，加之系膜较长，故易发生系膜扭转而致肠梗阻。

13. 腹后壁的隐窝

在十二指肠空肠曲、盲肠和乙状结肠系膜根附近，常形成隐窝，如在十二指肠空肠曲左侧的十二指肠空肠隐窝，在回肠与盲肠的连接处有位于回肠上、下方的回盲上、下隐窝和位于盲肠后方的盲肠后隐窝，在乙状结肠系膜根左侧的乙状结肠间隐窝等。这些隐窝一般均较浅，但是腹腔病变时残余的血液、脓液的积存部位，术中冲洗腹腔时应予注意。在肝右叶后缘与右肾、结肠右曲之间有较大的隐窝叫肝肾隐窝（hapatorenal recess），仰卧位时是腹腔的最低部位，上腹部的脓液及渗出液多聚积于此。

14. 盆腔的陷凹

腹前壁腹膜经盆腔覆于器官表面，然后移行于腹后壁腹膜，在盆腔脏器之间形成深的陷凹。在男性膀胱与直肠之间有大而深的直肠膀胱隐凹（rectovesical pouch）。在女性由于子宫存在于直肠和膀胱的中间，在子宫与膀胱、子宫与直肠间各形成一个隐凹。前者较小而浅叫作膀胱子宫隐凹（vesicouterine pouch）；后者大而深叫作直肠子宫陷凹（rectouterine pouch，又称Douglas窝），凹陷的底部与阴道后壁上份相邻，腹膜渗出液、脓、血等因重力作用常积存于此处，可经阴道后壁穿刺抽取。在直肠子宫陷凹的两侧腹膜形成自子宫颈后方连至骶骨前面的弧形皱襞叫作直肠子宫襞（rectouterine fold）。

15. 腹前壁下份的腹膜皱襞和窝

腹前壁下份从内面观形成5条向脐部集中纵行的皱襞，它们是位于正中的脐正中襞（median umbilical fold）；位于脐正中襞两侧成对的脐内侧襞（medial umbilical fold）；以及最外侧的一对脐外侧襞（lateral umbilical fold）。脐正中襞是胚胎时期脐管闭锁形成的脐正中韧带，其表面覆以腹膜而形成；脐内侧襞内含有闭锁的脐动脉的远侧段；脐外侧襞内含腹壁下动脉，故又名腹壁下动脉襞。5条皱襞在膀胱上方和腹股沟韧带上方形成3对浅凹，由内侧向外侧依次是膀胱上窝、腹股沟内侧窝和腹股沟外侧窝，腹股沟内侧窝和腹股沟三角（海氏三角）位置相当，与腹股沟管浅环（皮下环）相对；腹股沟外侧窝则与腹股沟管深环（腹环）相对。此外，在腹股沟内侧窝的下方隔着腹股沟韧带还有一个浅凹，叫作股窝，为股环覆以腹膜而形成。

四、腹膜腔的分区

以横结肠及其系膜为界可将腹膜分成结肠上、下两大区。

1. 结肠上区

此区位于膈肌与横结肠及其系膜之间，又称膈下间隙。首先它可被肝脏分为肝上和肝下两个间隙。

（1）肝上间隙被肝镰状韧带分为右肝上间隙和左肝上间隙；右肝间隙又被肝冠状韧带分为较大的右肝上前间隙和较小的右肝上后间隙。此外，冠状韧带前后层间的肝裸区与膈下筋膜间充以疏松结缔组织，叫作膈下腹膜外间隙，肝脓肿可经此间隙溃破入胸腔。

（2）肝下间隙借肝圆韧带划分为右肝下间隙（肝肾陷窝）和左肝下间隙。左肝下间隙又可被胃及小网膜分为左肝下前间隙和左肝下后间隙（网膜囊）。

上述7个间隙发生的脓肿统称为膈下脓肿，但以右肝上后间隙多见，右肝下间隙和右肝上前间隙次之。

2. 结肠下区

此区包括4个间隙，即左、右结肠旁（外侧）沟和左、右肠系膜窦。右结肠旁沟与膈下间隙相通，左结肠旁沟由于膈结肠韧带的存在而与膈下间隙有一定程度的阻隔；左、右结肠旁沟分别经左、右髂窝通入盆腔的陷凹。

横结肠及其系膜以下，升、降结肠间的区域被小肠系膜分为左、右两个间隙。右侧者叫右系膜窦，呈三角形，周界几乎是封闭的；左侧者叫左肠系膜窦，呈向下开口的斜方形，向下与盆腔的凹相通。

【实践评析】

王××，男性，35岁。

主诉：上腹部疼痛1年，加重3天。

现病史：1年前开始间断性出现上腹部疼痛，呈钝痛，空腹时加重，进食后可缓解，无夜间痛，同时伴有反酸、嗳气、胃灼热，未服药。3天前饮酒后腹痛加重，呈绞痛，向后背部放散，伴有恶心，无呕吐，行胃镜示十二指肠球部溃疡，为求进一步诊治入院。

既往史及家族史：否认糖尿病、高血压病史及家族史，否认肝炎及结核病史，无药物过敏史。

体格检查：T 36.8℃，P 84次/min，R 16次/min，BP 120/80 mmHg。神清语明，皮肤黏膜未见异常，浅表淋巴结未触及肿大。双肺呼吸音清晰，未闻及干湿啰音，心率84次/min，节律规整，心脏各瓣膜听诊区未闻及病理性杂音。腹平软，上腹部压痛，无反跳痛及肌紧张，Murphy征阴性，肝肋下未触及。双下肢无水肿。辅助检查：胃镜示食管黏膜光滑；胃窦、胃体黏膜光滑，色泽红白相间，以红为主；十二指肠球部前壁可见1.0 cm×1.2 cm大小的溃疡，底覆厚白苔，周边充血水肿明显。

评析：

（1）此患者的诊断依据是什么？

慢性过程反复发作，发作呈周期性，以上腹痛为主要症状，进食后可缓解；查体上腹部有压痛；胃镜示十二指肠球部溃疡。

（2）此患者应采取哪些治疗措施？

①一般治疗：避免过度劳累和精神紧张，进食要定时，避免辛辣食物等。

②药物治疗：

a. 根除幽门螺杆菌（Hp），治疗：采用药物联合治疗，多采用一种质子泵抑制剂或一种胶体铋剂加上克拉霉素、阿莫西林（或四环素）、甲硝唑（或替硝唑）3种抗菌药物中的两种，组成三联疗法。

b. 抑制胃酸分泌药治疗：常用的抑制胃酸的药物有H_2RA（西咪替丁、雷尼替丁、法莫替丁、尼扎替丁）和PPI（奥美拉唑、兰索拉唑、泮托拉唑、雷贝拉唑）两大类，PPI比H_2RA作用更强、更持久。

c. 保护胃黏膜的药物：有硫糖铝、枸橼酸铋钾和前列腺素类药物等。

d. 溃疡复发的预防：去除溃疡复发的因素如Hp感染、服用非甾体抗炎药（NSAID）、吸烟等；并进行预防溃疡复发的维持治疗，一般采用H_2RA。

案例短评本病为典型的消化性溃疡，是反复发作的疾病，治疗上根除Hp和抑制胃酸治疗是重要的。在本病中Hp是引起复发的重要因素之一，应告知患者进行根除Hp治疗，以防止复发。

实践模拟：

探究淀粉在口腔中发生变化与牙齿的咀嚼、舌头的搅拌以及唾液的分泌都有关。

实验器材：

量筒、橡皮塞、滴管、小刀、脱脂棉、镊子、馒头、清水、碘液。

实验原理：

（1）淀粉遇碘变蓝色。

（2）淀粉在唾液淀粉酶的作用下分解为麦芽糖，遇碘不变蓝色。

实验步骤：

（1）亲身体验，提出问题。每个学生取一块馒头细细品尝，然后提出问题：馒头为什么会变甜？

（2）学生思考分析馒头在口腔中的经历，教师引导提出假设：咀嚼时间越长，甜味越浓，馒头变甜的主要原因是牙齿的咀嚼作用；甜味只是通过舌才能品尝出来，馒头变甜的主要原因是舌的搅拌；馒头变甜说明它的成分发生了变化，馒头变甜的主要原因是唾液在发挥作用。

（3）分成9个小组，对以上提出的假设分别进行实验。

（4）取新鲜的馒头，切成大小相同的3块，将其中的两块分别用小刀细细地切碎、拌匀，另一块不做任何处理。

（5）用清水漱口，将一块消毒的脱脂棉含在口中。约1分钟后，用干净的镊子取出脱脂棉，将其中的唾液挤压到小烧杯中。

（6）取三支洁净的A、B、C试管，A试管中放入馒头碎屑+2 mL唾液充分搅拌，B试管放入馒头碎屑+2 mL清水充分搅拌，C试管放入馒头块+2 mL唾液不搅拌。

（7）把A、B、C三支试管分别塞上橡皮塞，放在内衣口袋中加热10分钟，在此过程中，让学生对所做的假设，进一步预测其结果，展开小组讨论。

（8）10分钟后，取出三支试管，分别滴加2滴碘液并摇匀。仔细观察各试管中颜色的变化。每个小组找出代表，说一下A、B、C三支试管中颜色的变化。A试管不变色，B试管变蓝色，C试管部分变蓝色。

（9）分析结果，得出结论。根据各试管内的颜色变化，最终得出结论：淀粉在口腔中发生变化与牙齿的咀嚼、舌头的搅拌以及唾液的分泌都有关。

活动结束后请老师点评。

（彭晓宇）

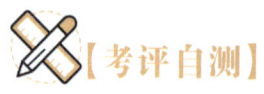【考评自测】

（1）上消化道指（　　）。

A．从口腔到食管　　　　　　　　　　　　　　B．从口腔至胃

C．从口腔到十二指肠　　　　　　　　　　D．从口腔到空肠

(2) 不含味蕾的舌乳头是（　　）。

A．丝状乳头　　　　　　B．菌状乳头　　　　　　C．轮廓乳头

(3) 下颌下腺的导管开口于（　　）。

A．舌下襞　　　　B．舌下阜　　　　C．舌系带　　　　D．舌扁桃体

(4) 没有结肠带的肠管是（　　）。

A．横结肠　　　　B．直肠　　　　C．盲肠　　　　D．乙状结肠

(5) 不属于出入肝门的结构是（　　）。

A．肝门静脉　　　　B．肝固有动脉　　　　C．左右肝管　　　　D．胆总管

(6) 胆总管（　　）。

A．由左、右肝管汇合而成　　　　　　B．由肝总管和胆囊管合成

C．在肝十二指肠韧带后方下降　　　　D．直接开口于十二指肠上部

(7) 属于腹膜内位器官的是（　　）。

A．子宫　　　　B．胃　　　　C．升结肠　　　　D．输尿管

(8) 属于腹膜间位器官的是（　　）。

A．脾　　　　B．横结肠　　　　C．肾　　　　D．肝

(9) 属于腹膜外位器官的是（　　）。

A．胰　　　　B．胆囊　　　　C．脾　　　　D．胃

(10) 胆总管和胰腺管经肝胰壶腹共同开口于（　　）。

A．十二指肠上部　　　　　　B．十二指肠大乳头

C．十二指肠水平部　　　　　D．十二指肠升部

(11) 腮腺导管开口于（　　）牙相对应的颊黏膜上。

A．上颌第1前磨牙　　　　　B．上颌第2前磨牙

C．上颌第1磨牙　　　　　　D．上颌第2磨牙

(12) 成人右上颌第三个牙是（　　）。

A．右上颌第1前磨牙　　　　B．左上颌第1前磨牙

C．右上颌尖牙　　　　　　　D．左上颌尖牙

(13) 关于咽的说法，错误的是（　　）。

A．上起颅底　　　　　　　　B．经鼻后孔通鼻

C．下至第6颈椎下缘　　　　D．喉咽部下方接喉

(14) 关于食管的说法，错误的是（　　）。

A．分颈、胸、腹三段　　　　B．具有3个狭窄

C．上端接近第11胸椎　　　　D．通过食管裂孔

(15) 食管的第3个狭窄距切牙（　　）。

A．15 cm　　　　B．25 cm　　　　C．40 cm　　　　D．60 cm

学习单元六　呼吸系统

【导入案例】

患者，陈××，女性，52岁，因发作性咳喘40年，再发一月余入院。患者年幼时受凉感冒后出现咳嗽、气喘，无过敏原，每年平均发作1次，每次发作1~2日后可自行缓解或治疗后缓解。患者二十余岁时咳嗽、气喘每年平均发作3~4次，每次发作3~4日，经治疗后缓解。近3年患者劳作后胸闷气急，治疗后缓解。1个月前患者受凉后出现咳嗽、胸闷气喘，少量白痰，多在夜间发作，发作时大汗淋漓，外院给予氨茶碱、地塞米松等治疗后，症状无明显缓解，仍反复发作。

查体：T 37.0℃，P 118次/min，R 26次/min，BP 130/80 mmHg。口唇无发绀，颈静脉无怒张，胸廓饱满，两肺闻及广泛、响亮哮鸣音，心律齐、无杂音，腹部平软，肝脾未触及，两肾区无叩痛，神经系统正常。

实验室检查：WBC $10.2×10^9$/L，血清钾2.7 mmol/L。

动脉血气分析示：pH 7.464，$PaCO_2$ 29.7 mmHg，PaO_2 66.0 mmHg，HCO_3^- 21.0 mmol/L，SO_2 88.8%。

思考与讨论

（1）该患者目前的首优护理问题是什么？相关的护理措施有哪些？

（2）患者病情平稳，即将出院，出院前需做哪些健康指导？

| 学习任务一 | 呼吸道 |

【任务目标】

（1）掌握上、下呼吸道的概念。

（2）理解鼻、咽、喉的位置与形态。

（3）了解鼻、咽、喉的微细结构。

呼吸系统（respiratory system）由呼吸道和肺两大部分组成。呼吸道是传送气体的管道，包括鼻、咽、喉、气管和各级支气管。临床上通常把鼻、咽、喉称上呼吸道，把气管、主支气管及肺内的各级支气管称下呼吸道。肺是进行气体交换的器官，由肺实质（支气管树和肺泡）及肺间质（结缔组织、血管、淋巴管、淋巴结和神经等）组成（见图6-1）。

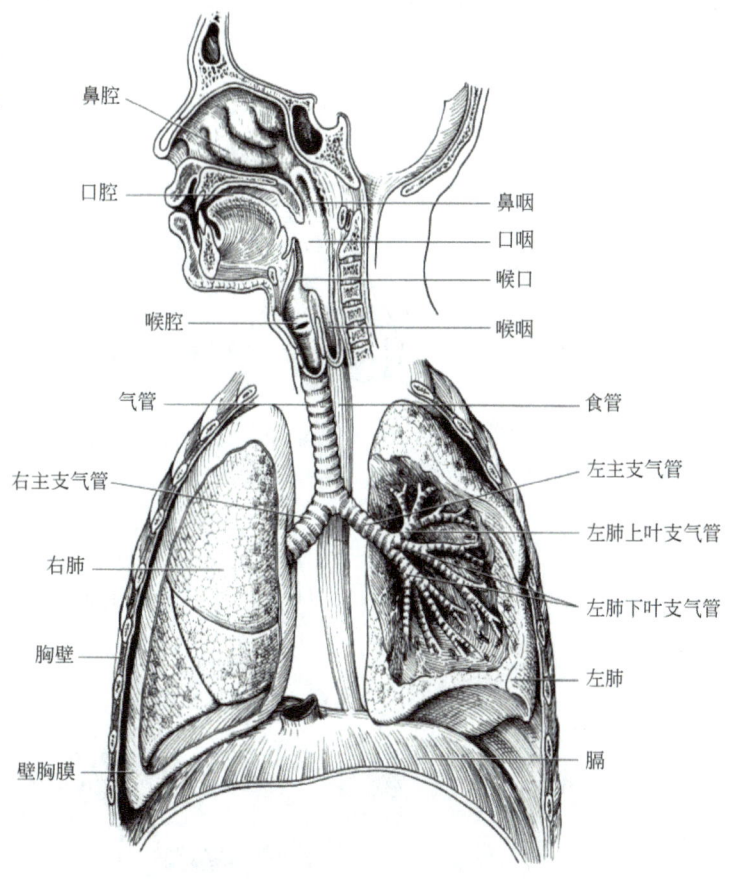

图6-1 呼吸系统

呼吸系统的主要功能是执行人体与外界的气体交换，即不断地吸入外界的新鲜空气，呼出体内的二氧化碳，以保证人体的新陈代谢顺利进行。

一、鼻

鼻（nose）是呼吸道的起始部，既是气体的通道，也是嗅觉器官，还有辅助发音的功能。由外鼻、鼻腔和鼻旁窦三部分组成。

（一）外鼻

外鼻（external nose）呈锥体形，位于颜面中央（图6-2）。由骨和软骨作为支架，外覆皮肤和少量皮下组织。外鼻上端位于两眶之间狭窄的部分称鼻根。鼻根向下延伸成鼻背，其末端为鼻尖。鼻尖两侧呈弧状扩大称鼻翼。鼻翼在平静呼吸时，无明显活动，呼吸困难患者可出现鼻翼煽动。小儿呼吸困难时，鼻翼煽动更为明显。从鼻翼向外下方到口角的浅沟称鼻唇沟。正常人，两侧鼻唇沟的深度对称，面肌瘫痪时，瘫痪侧的鼻唇沟变浅或消失。

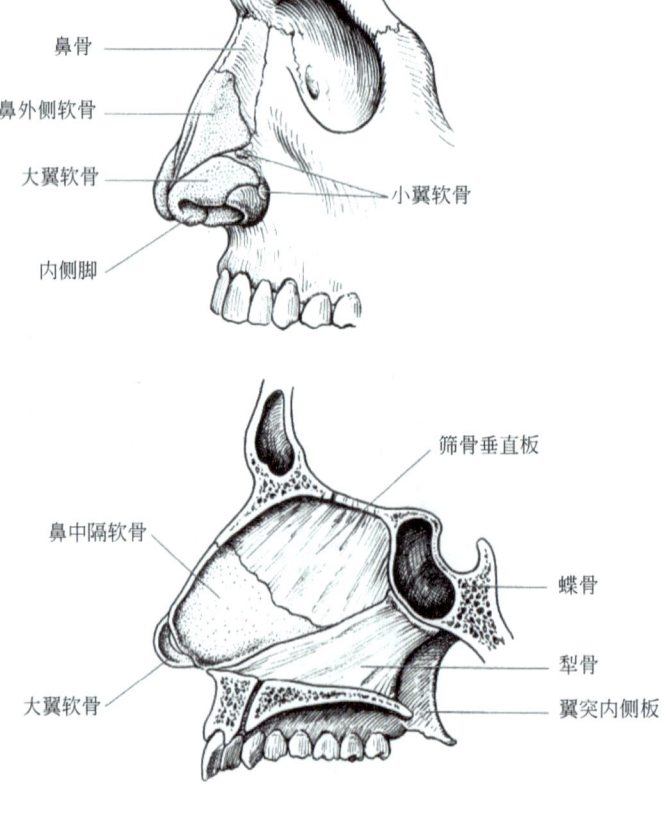

图6-2 外鼻和鼻中隔

（二）鼻腔

鼻腔（nasal cavity）位于颅前窝中份的下方、腭的上方。由骨和软骨为基础，内面覆以黏膜或皮肤，被鼻中隔分为左、右两个鼻腔。鼻腔向前经鼻孔与外界相通，向后经鼻后孔通鼻咽部，并以鼻阈为界，分为前下部的鼻前庭和后部的固有鼻腔。鼻阈是皮肤与鼻黏膜的分界标志。

（1）鼻前庭（nasal vestibule）：鼻前庭是鼻腔前下份的扩大部，相当于鼻翼遮盖的部分。起于鼻孔，止于鼻阈。鼻前庭内面衬以皮肤，长有粗硬的鼻毛，具有过滤灰尘和净化吸入空气的作用。鼻前庭皮肤富有皮脂腺和汗腺，是疖肿好发的部位之一，由于缺少皮下组织，皮肤与软骨紧密相连，发生疖肿时疼痛较为剧烈。

（2）固有鼻腔（proper nasal cavity）：固有鼻腔是鼻腔的主要部分，由骨性和软骨性鼻腔覆以黏膜而成。在其外侧壁（图6-3）自上而下有三个鼻甲突向鼻腔，分别称上鼻甲、中鼻甲和下鼻甲。其下方各有一裂隙，分别称上鼻道、中鼻道和下鼻道。在上鼻甲的后上方有一凹陷称蝶筛隐窝。上、中鼻道及蝶筛隐窝分别有鼻旁窦的开口，下鼻道的前部有鼻泪管的开口。鼻腔顶壁的上方为颅前窝。当颅前窝骨折时，脑脊液可由鼻腔流出。左、右两侧鼻腔共同的内侧壁是鼻中隔（nasal septum），鼻中隔由筛骨垂直板、犁骨及鼻中隔软骨被覆黏膜而成（图6-2）。鼻中隔一般不完全居正中矢状位，往往偏向一侧。鼻中隔前下份有一易出血区（Little区），此区血管丰富而位置表浅，受外伤或干燥空气刺激，血管易破裂而出血。90%左右的鼻出血均发生于此区。

鼻腔的黏膜按其生理功能分为嗅区和呼吸区。

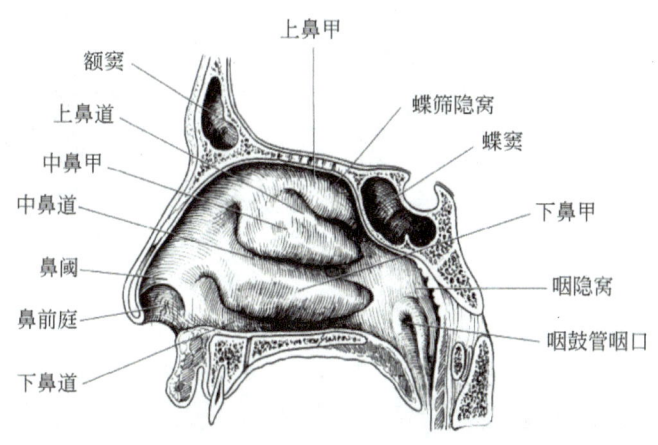

图6-3　鼻腔的外侧壁

嗅区位于上鼻甲内侧面以及与其相对的鼻中隔黏膜，活体呈苍白色或浅黄色，由嗅上皮和固有层组成。嗅黏膜上皮为假复层柱状上皮,称嗅上皮。嗅上皮由嗅细胞、支持细胞和基细胞组成。嗅细胞呈梭形,夹在支持细胞之间,为双极神经元,是嗅觉传导通路的第一级神经元,能感受嗅觉。

呼吸区鼻黏膜覆盖除嗅区以外的大部分,活体呈淡红色,黏膜表面被覆假复层纤毛柱状上皮,杯状细胞较多,固有层为疏松结缔组织,内有混合腺及丰富的静脉丛,它们对吸入的空气起加温、湿润作用。鼻炎时,静脉丛异常充血,黏膜肿胀,分泌物增多,鼻道变窄,影响通气。鼻腔的黏膜与鼻旁窦黏膜相延续。

(三) 鼻旁窦

鼻旁窦(paranasal sinuses)又称副鼻窦,由同名骨性鼻旁窦内衬黏膜构成,共4对(图6-4),均开口于鼻腔,包括上颌窦、额窦、蝶窦和筛窦,筛窦又分前、中、后三群小房。其中,额窦、上颌窦、筛窦前组和中组开口于中鼻道;筛窦后组开口于上鼻道;蝶窦开口于蝶筛隐窝。上颌窦窦腔最大,平均容积为16.47 mL,且开口位置高于窦底,分泌物不易排出,发生炎症后易转为慢性。另外,上颌窦底邻近上颌磨牙牙根,两者仅隔一层菲薄的骨质。有时牙根可突入窦内,仅以黏膜与窦相隔。故上颌磨牙牙根的感染常波及上颌窦,引起牙源性上颌窦炎。临床上鼻旁窦的炎症中以上颌窦炎最为多见。鼻旁窦的黏膜具有丰富的血管,因此,鼻旁窦在协助调节吸入空气的温度、湿度上起重要作用,对发音起共鸣作用。由于鼻旁窦黏膜与鼻黏膜连续,故鼻腔发炎时,可蔓延至鼻旁窦引起鼻窦炎。

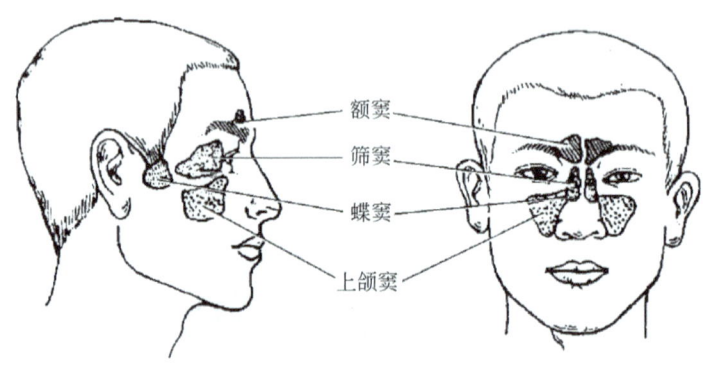

图6-4 鼻旁窦的体表投影

二、喉

喉(larynx)既是呼吸器官,又是发音器官。喉以软骨为基础,借关节、韧带和肌肉连接而成。

(一) 喉的位置

喉位于颈前部中份,成年人喉的上界平对第4、5颈椎体之间,下界平第6颈椎体下缘附近,女性和小儿的位置较高。喉上借甲状舌骨膜与舌骨相连;下接气管;喉前方被皮肤、筋膜和舌骨下肌群所覆盖;后方紧邻喉咽部;喉两侧邻颈部大血管、神经和甲状腺侧叶等。喉的活动性较大,当吞咽和发音时,可上下移动。

(二) 喉的构造

喉由喉软骨、软骨间连结、喉肌和喉黏膜构成。

1. 喉软骨

喉软骨构成喉的支架,包括不成对的甲状软骨、环状软骨、会厌软骨和成对的杓状软骨等(图6-5)。

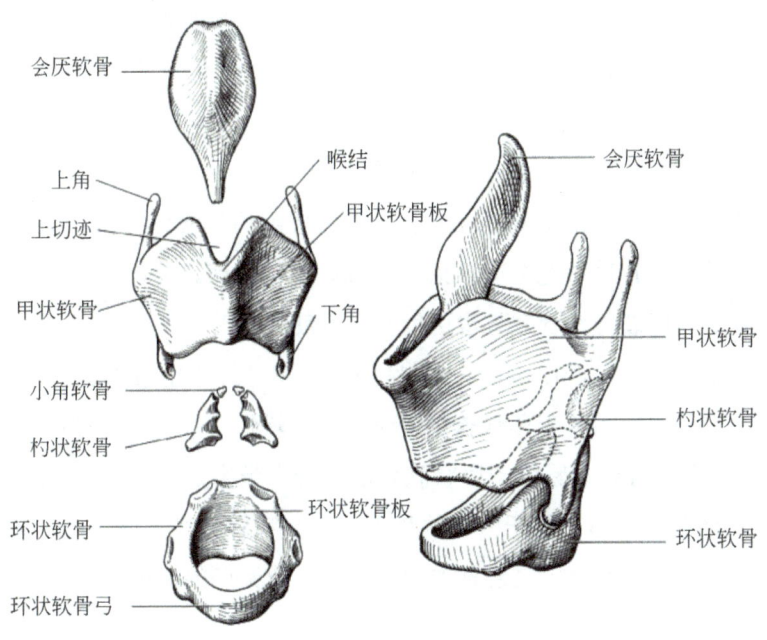

图6-5 喉软骨

(1) 甲状软骨(thyroid cartilage):甲状软骨是最大的一块喉软骨,位于舌骨下方,环状软骨的上方,组成喉的前外侧壁。甲状软骨由左右两块近似方形软骨板在前方合成。两板前缘相连形成前角,前角的上端向前突出,称喉结(laryngeal prominence)。成年男性特别显著。两板后缘游离,向上、下各伸出一对突起,上方的一对细长,称上角,借韧带连于舌骨；下方的一对较粗短，称下角，其内侧面有关节面，与环状软骨构成环甲关节。

（2）环状软骨（cricoid cartilage）：环状软骨位于甲状软骨下方，向下接气管。形似指环，前部窄低，称环状软骨弓；后部高而宽阔，称环状软骨板。板上缘两侧各有小关节面与杓状软骨构成环杓关节。环状软骨弓平对第6颈椎，是颈部的重要标志之一。环状软骨是喉和气管中唯一完整呈环形的软骨，对保持呼吸道的畅通有重要作用，损伤后易引起喉狭窄。

（3）杓状软骨（arytenoid cartilage）：杓状软骨位于环状软骨板上缘之上，左右各一。杓状软骨略呈三棱锥体形，尖向上，底朝下与环状软骨板相关节。底向前方的突起，称声带突，有声韧带附着；向外侧较钝的突起，称肌突，是喉肌的附着处。

（4）会厌软骨（epiglottic cartilage）：会厌软骨位于甲状软骨的后上方，喉入口的前方。形似树叶，上宽下窄。上端游离，下端借韧带连于喉结的后下方。当吞咽时，喉上提，会厌软骨遮盖喉口，以防止食物误入喉腔。

2. 喉的连结

喉的连结包括喉软骨之间以及喉软骨与舌骨、气管间的连结。

（1）环甲关节（cricothyroid joint）：环甲关节由甲状软骨下角与环状软骨两侧的关节面构成。甲状软骨通过此关节可在冠状轴上做前倾和复位运动，借以调节声带的紧张程度。前倾时，使声带紧张；复位时，使声带松弛。

（2）环杓关节（cricoarytenoid joint）：环杓关节由杓状软骨底和环状软骨板上缘的关节面连结构成。杓状软骨通过此关节可沿垂直轴做旋转运动，使声带突向内、外侧移动，因而能开大或缩小声门裂。杓状软骨也可做左右滑动。

（3）弹性圆锥（conus elasticus）：弹性圆锥为弹性纤维组成的膜性结构，自甲状软骨前角的后面，向下向后附着于环状软骨上缘和杓状软骨声带突。整体呈上窄下宽的圆锥状（图6-6），此膜上缘游离，紧张于甲状软骨前角与声带突之间，称声韧带，是构成声带的基础。弹性圆锥前份较厚，位于甲状软骨下缘和环状软骨弓上缘之间，称环甲正中韧带。位置表浅，从体表易于触及，是急性喉阻塞时切开或穿刺的部位。

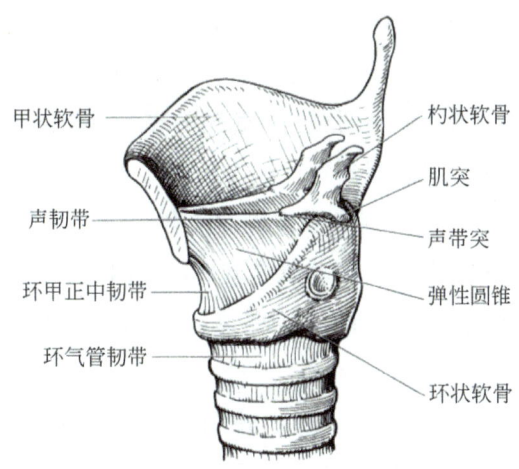

图 6-6 弹性圆锥

（4）甲状舌骨膜（thyrohyoid membrane）：甲状舌骨膜是连于甲状软骨上缘与舌骨之间的膜。

3. 喉腔和喉黏膜

喉腔（laryngeal cavity）向上借喉口通喉咽部，向下与气管相通。腔壁覆以黏膜，与咽和气管的黏膜相延续（图6-7）。

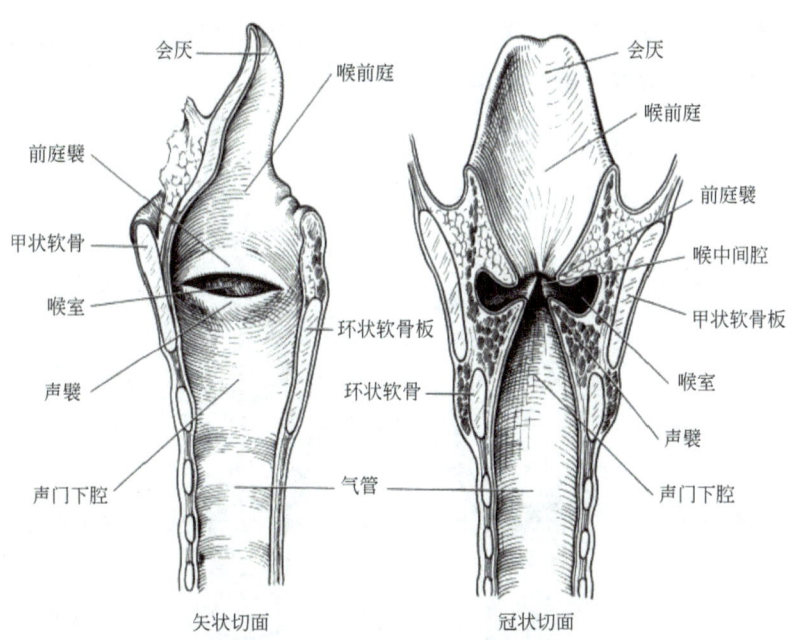

图 6-7 喉腔

喉的入口称喉口（aditus laryngis）。朝向后上方，由会厌上缘、两侧的杓状会厌襞和杓间切迹围成。

喉腔中部的侧壁上，有上、下两对呈矢状位的黏膜皱襞突入腔内。上方一对黏膜皱襞称前庭襞（vestibular fold），活体呈粉红色，与发音无直接关系，左右前庭襞间的裂隙，称前庭裂（rima vestibule）；下方一对黏膜皱襞称声襞（vocal fold），在活体颜色较苍白，比前庭襞更为突向喉腔。左右声襞及杓状软骨基底部之间的裂隙，称声门裂（fissure of glottis），是喉腔最狭窄的部位。通常所称的声带（vocal cords）指声襞以及由其覆盖的声韧带和声带肌三者共同构成。

喉腔可借前庭襞和声襞分为三部分：①喉口至前庭裂平面间的部分称喉前庭，上宽下窄，前壁主要由会厌的喉面构成。②前庭裂平面至声门裂平面间的部分称喉中间腔，在喉腔的三部分中，喉中间腔容积最狭小。其向两侧突出的梭形隐窝，称喉室。③声门裂平面至环状软骨下缘平面之间的部分称声门下腔，向下通气管。声门下腔处黏膜下组织比较疏松，故炎症时易引起喉水肿；婴幼儿因喉腔较窄小，水肿时易引起喉阻塞，造成呼吸困难。

4. 喉肌

喉肌均为骨骼肌，肌块细小，附着于喉软骨的内面和外面（图6-8）。根据喉肌的功能可分为两群。一群作用于环甲关节，使甲状软骨产生前倾和复位的运动，以紧张或松弛声韧带；另一群作用于环杓关节，使杓状软骨沿垂直轴旋转，从而扩大或缩小声门裂。因此喉肌的运动可控制发音的强弱和调节音调的高低。环甲肌起自环状软骨弓前外侧面，向后上止于甲状软骨下缘和下角，作用是紧张声带。环杓后肌起自环状软骨板后面，向外上止于杓状软骨肌突，有开大声门裂并紧张声带作用。

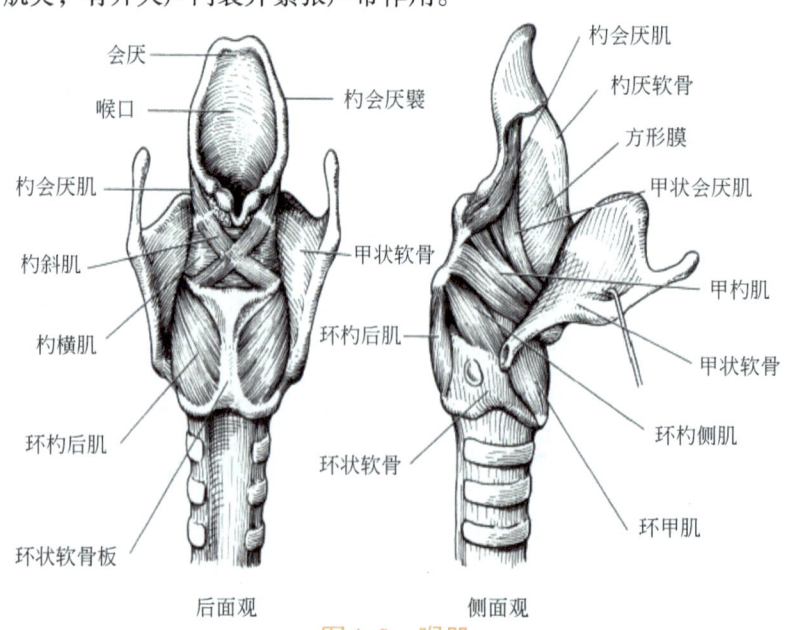

图6-8 喉肌

三、气管与主支气管

(一) 气管的位置与形态

气管(trachea)是连于喉和主支气管之间的管道,位于食管前面,上端于第6颈椎体下缘处接环状软骨,经颈部正中入胸腔,至胸骨角平面分为左、右主支气管(图6-9)。气管分杈处称气管杈(bifurcation of trachea),其内面形成向上凸的半月状纵嵴,称气管隆嵴(carina of trachea),是支气管镜检查的定位标志。气管由16~20个"C"形气管软骨借结缔组织相连,内面衬以黏膜构成。气管后壁缺乏软骨,由结缔组织和平滑肌构成的气管膜壁封闭。

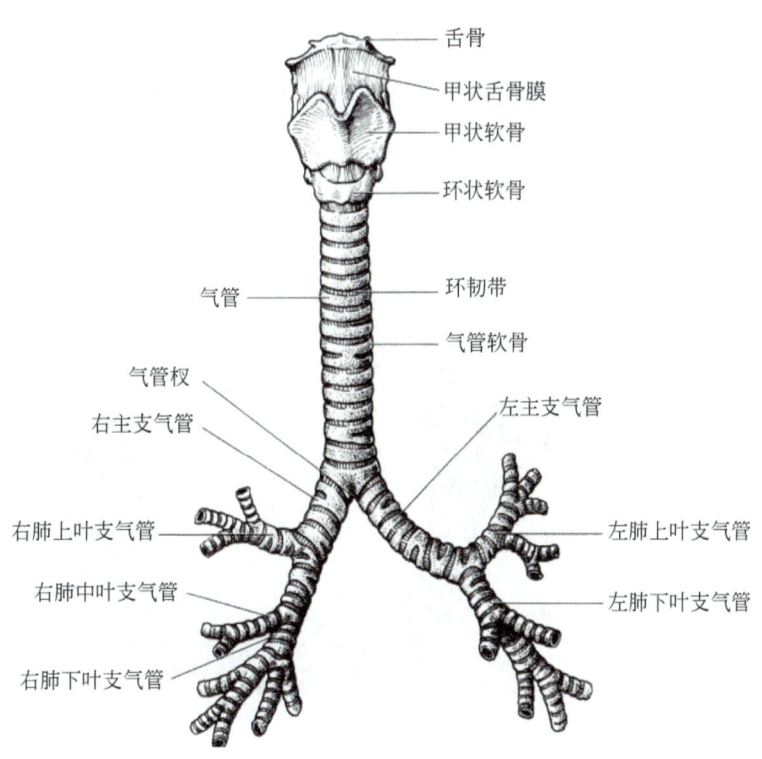

图6-9 气管与支气管

根据行程和位置,气管可分为颈、胸两部。颈部较粗,位置表浅,沿前正中线下行,在颈静脉切迹上方可以摸到。前面除舌骨下肌群外,在第2~4气管软骨的前方有甲状腺峡,两侧邻近颈部大血管和甲状腺侧叶,后方与食管相邻。行气管切开术时,切开部位常选取第3~5气管软骨处。胸部较长,位于上纵隔内,两侧有重要的血管、神经。前面与胸骨之间有胸腺和大血管；后方仍紧贴食管。

（二）主支气管

左、右主支气管由气管分出后，各自斜向外下方走行，分别经左、右肺门进入左、右肺。

左主支气管（left principal bronchus）细而长，平均长 4～5 cm，走行较倾斜，与气管中线的延长线形成35°～36°的角，约在平第6胸椎高度处经肺门入左肺。

右主支气管（right principal bronchus）短而粗，平均长 2～3 cm，走行较陡直，与气管中线的延长线形成22°～25°的角，约在平第5胸椎体高度处经肺门入右肺。因此临床上气管内异物多坠入右主支气管。

（三）气管与主支气管的微细结构

气管与主支气管的管壁由内向外依次分为黏膜、黏膜下层和外膜三层（见图6-10、图6-11）。

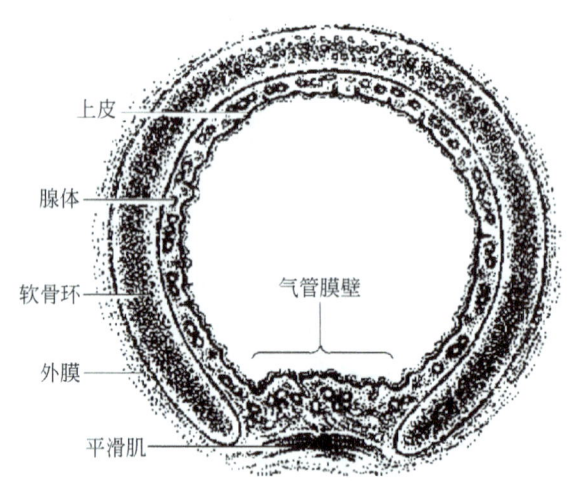

图6-10　气管横切面模式（低倍镜）

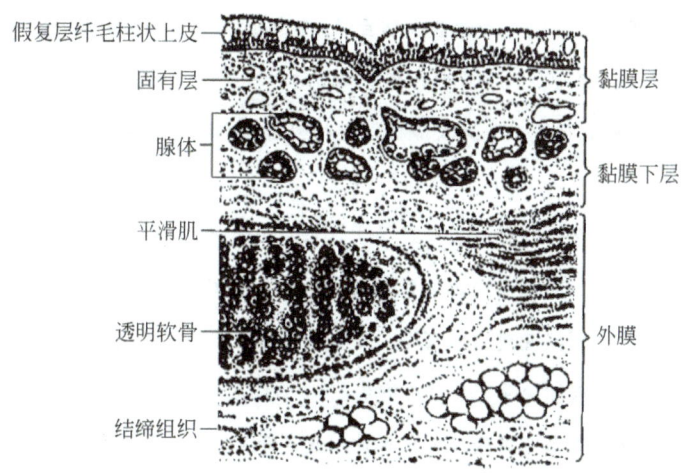

图6-11 气管横切面模式（高倍镜）

1. 黏膜

由上皮和固有层组成。上皮为假复层纤毛柱状上皮。杯状细胞分泌黏蛋白，与管壁内腺体的分泌物在表面共同构成黏液层，能黏附来自空气中的尘埃等异物。纤毛细胞的纤毛不停地、有规律地向喉部方向摆动，将分泌物和被黏附的尘埃、病菌等异物推向喉口而咳出。固有层为结缔组织，内含血管、淋巴管和弥散淋巴组织。

2. 黏膜下层

黏膜下层为疏松结缔组织，与固有层之间无明显分界，内含血管、神经、淋巴管和较多的腺体。腺体的分泌物经导管排出而涂布于黏膜表面。黏膜下层内还有淋巴组织和浆细胞，浆细胞合成的IgA与上皮细胞产生的分泌片结合，形成分泌型IgA（sIgA）。sIgA能防止某些细菌，特别是链球菌凝聚或黏附在黏膜表面，破坏外来抗原，抑制或减弱病毒对上皮细胞的侵犯。

3. 外膜

由透明软骨、结缔组织和平滑肌组成。其后方的缺口由结缔组织和平滑肌封闭。

知识拓展

吸烟对呼吸系统的危害

人类呼吸道黏膜为假复层纤毛柱状上皮，纤毛细胞的游离面伸出的纤毛遍布腔面。上皮中的杯状细胞及黏膜下层内腺体的分泌物能将吸入的尘埃和病菌黏附，通过纤毛不停地向外摆动将其推向喉部，刺激喉黏膜引起咳嗽而排出。纤毛细胞、杯状细胞和腺体共同构成的"纤毛-黏液排送系统"对呼吸道具有很强的自净防御作用。黏液中还含有溶菌酶、补体、干扰素、分泌型免疫球蛋白

（IgA）等免疫活性物质，与支气管黏膜和肺巨噬细胞共同抵抗和消除病原体，从而构成了呼吸道的一道"天然屏障"。吸烟时，烟中所含的有害物质进入呼吸道，可直接刺激呼吸道黏膜，破坏呼吸道的"天然屏障"。烟雾的刺激能大大降低纤毛细胞的纤毛运动速度，从而损坏其"天然屏障"的功能。

吸烟可造成小支气管以下的呼吸管道异常。据有关资料报道，无论是主动吸烟还是被动吸烟，都可引起小支气管以下的呼吸管道的功能损害。早期的损害在停止吸烟后可以改善。但长期吸烟，发展到慢性气道阻塞，则病变为不可逆。儿童的被动吸烟也可引起小支气管以下呼吸管道功能异常，异常的程度与家长吸烟的量有直接的关系。

吸烟时吸入的干热烟雾可以直接刺激声带，致声带发炎，引起声音嘶哑。吸烟与慢性支气管炎有直接关系。许多国内外学者研究认为，吸烟是导致慢性支气管炎发生的重要因素。烟雾中的焦油、尼古丁和镉等有害物质，可损伤呼吸道黏膜，引起腺体分泌增加和肺巨噬细胞吞噬能力下降，从而削弱呼吸道的自净和免疫功能，易继发感染。吸烟量越大，吸烟时间越长，慢性支气管炎发病率越高。据统计，吸烟者中，慢性支气管炎的发病率比不吸烟者高出2~8倍。

流行病学的资料表明，吸烟与肺癌有关。吸烟量越多，开始吸烟的年龄越小，吸入越深，肺癌的发病率和死亡率越高。

（温云云）

学习任务二　　肺

【任务目标】

（1）掌握肺的位置与形态。
（2）掌握肺的细微结构。

一、肺的位置与形态

肺位于胸腔内，纵隔两侧，左右各一，膈的上方。右肺因受肝位置的影响，较宽短。左肺因受心偏向左侧的影响，较狭长（见图6-12）。

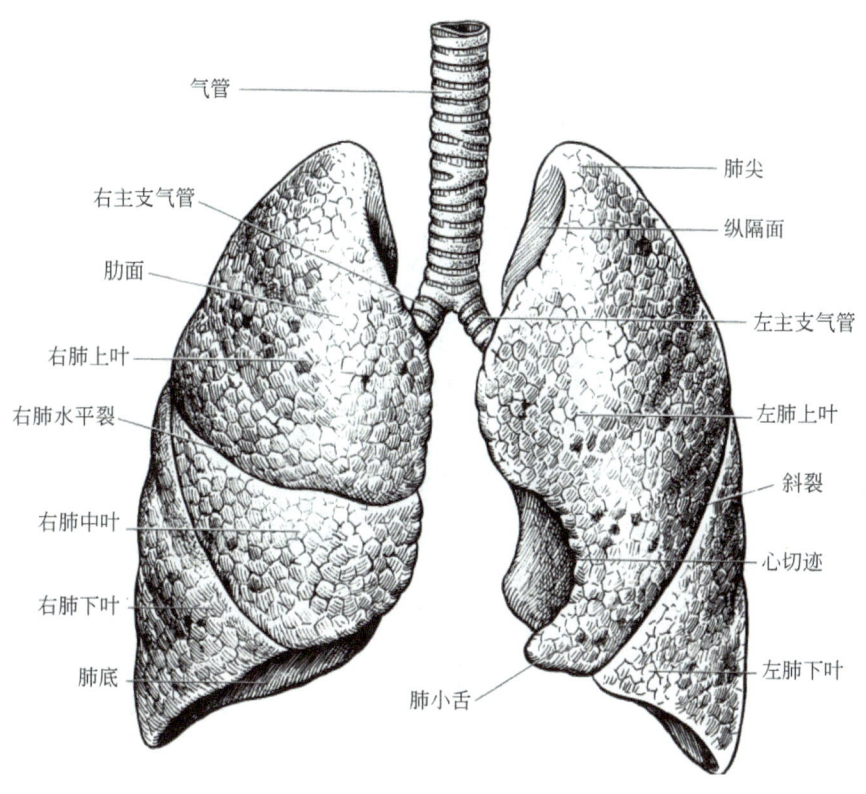

图6-12 肺的形态

肺表面覆以浆膜,为胸膜脏层,光滑湿润,透过脏胸膜可见许多多边形的肺小叶轮廓。幼儿肺呈淡红色,随年龄增长,由于吸入空气中灰尘的不断沉积,颜色逐渐变灰暗甚至蓝黑色。部分可呈棕黑色斑,吸烟者尤甚。肺组织质软而轻,富有弹性,呈海绵状。由于肺内含有大量空气,比重小于1,故能浮于水中。而未经呼吸的肺,肺内不含空气,质实而重,比重大于1,入水则下沉,法医据此特点可判定生前死亡或生后死亡的胎儿。

肺大致呈圆锥形,具有一尖、一底、两面和三缘。

肺尖呈钝圆形,向上经胸廓上口突至颈根部,高出锁骨内侧1/3段上方2~3 cm。肺底位于膈上面,称膈面,向上方凹陷,与膈的穹隆相一致。外侧面圆凸而广阔,朝向外侧,邻接肋和肋间隙,又称肋面。内侧面邻贴纵隔,亦称纵隔面(图6-13)。此面中部有一凹陷,称肺门,是主支气管、肺动脉、肺静脉、淋巴管和神经等出入肺的部位。这些出入肺门的结构,被结缔组织包绕在一起,构成肺根。肺根内诸结构的排列自前向后依次为肺静脉、肺动脉和支气管。自上而下,左肺根内依次为肺动脉、支气管及肺静脉;右肺根内依次为支气管、肺动脉及肺静脉。肺门附近有肺门淋巴结。肺的前缘薄锐,右肺前缘近于垂直,左肺前缘下部有左肺心切迹,心切迹下方的舌状突出部分,称左肺小舌。肺的后缘圆钝。肺的下缘也较薄锐，其位置可随呼吸上下移动。

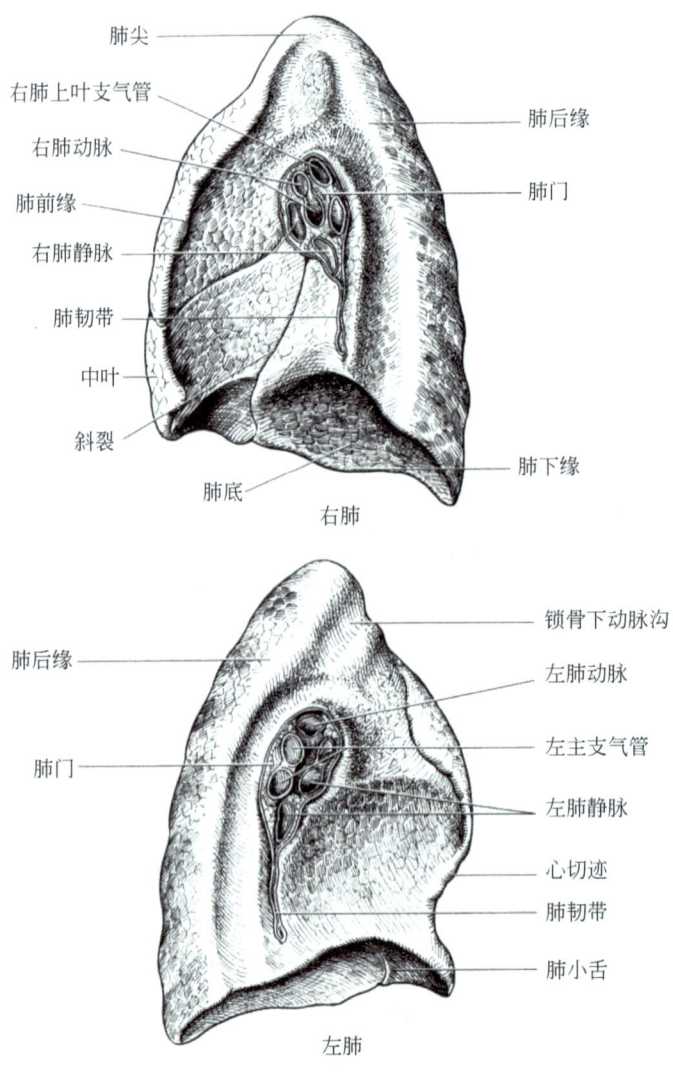

图6-13 肺的内侧面

左肺被自后上方斜向前下方的斜裂分为上、下两个叶。右肺除有斜裂外，还有一条近于水平方向的水平裂，将右肺分为上、中、下三个叶（图6-14）。

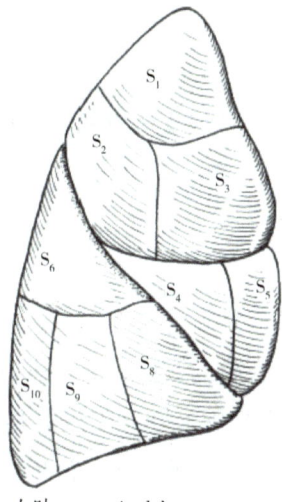
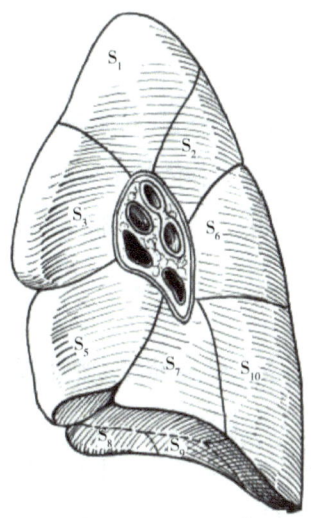

右肺

上叶：superior lobe
尖段：apical segment (S_1)
后段：posterior segment (S_2)
前段：anterior segment (S_3)
中叶：middle lobe
外侧段：lateral segment (S_4)
内侧段：medial segment (S_5)

下叶：inferior lobe
上段：superior segment (S_6)
内底段：medial basal segment (S_7)
前底段：anterior basal segment (S_8)
外底段：lateral basal segment (S_9)

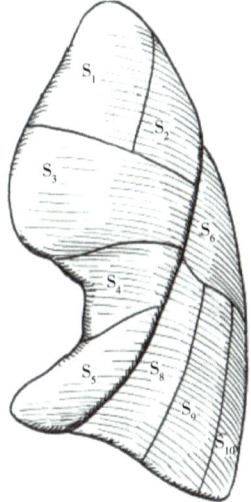
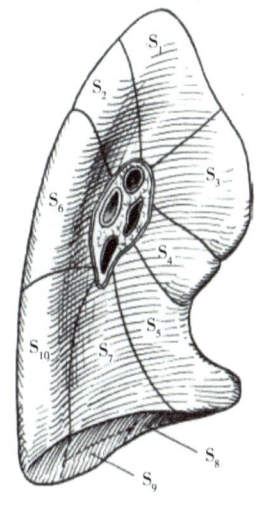

左肺

上叶：superior lobe
尖段：apical segment (S_1)
后段：posterior segment (S_2)
前段：anterior segment (S_3)
上舌段：superior lingual segment (S_4)
下舌段：inferior lingual segment (S_5)

下叶：inferior lobe
上段：superior segment (S_6)
内底段：medial basal segment (S_7)
前底段：anterior basal segment (S_8)
外底段：lateral basal segment (S_9)
后底段：posterior basal segment (S_{10})

图 6-14　肺叶和肺段

二、肺的微细结构

肺组织分为肺实质和肺间质两部分。肺实质由肺内各级支气管和肺泡构成（图6-15、图6-16），肺间质是指肺内的结缔组织、血管、神经和淋巴管等。

肺实质按其功能分为导气部和呼吸部。

（一）导气部

导气部是主支气管经肺门入肺后反复分支形成的各级支气管，由大到小包括肺叶支气管、肺段支气管、小支气管、细支气管和终末性细支气管。肺叶支气管是主支气管的分支，左主支气管分为两支，右主支气管分为3支，分别进入每叶肺。肺叶支气管的分支为肺段支气管，左肺8~10支，右肺10支。肺段支气管反复分支为小支气管，有若干级。最后一级小支气管的分支为细支气管，管径约1 mm。细支气管再分支为终末性细支气管，管径约0.5 mm。终末性细支气管以下的分支为肺的呼吸部。

每一细支气管及其分支和所属的肺泡共同构成一个肺小叶（图6-15）。肺小叶呈锥体形，尖指向肺门，底呈多边形朝向肺表面。

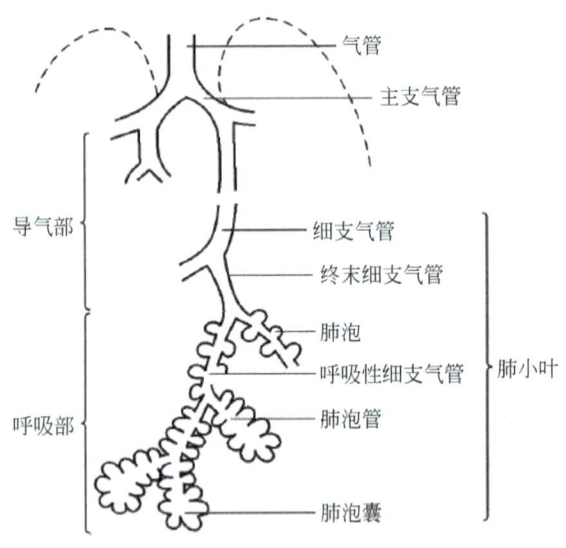

图6-15 肺内结构模式

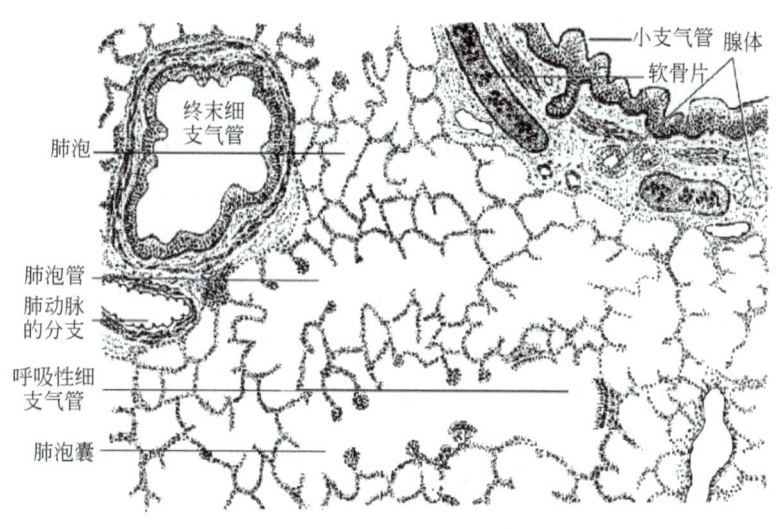

图6-16　肺切片模式

肺导气部随着各级支气管的分支变细，管壁逐渐变薄，其组织结构也发生相应的变化。

（1）上皮由假复层纤毛柱状上皮逐渐变为单层纤毛柱状上皮或单层柱状上皮。

（2）杯状细胞和腺体逐渐减少，最后消失。

（3）外膜中的软骨环变为不规则的软骨碎片，并逐渐减少，最后消失。

（4）平滑肌相应逐渐增多，最后形成完整的环形肌层。至终末性细支气管，上皮已移行为单层柱状上皮，无杯状细胞，腺体和软骨均已消失，平滑肌已形成完整的环形肌层。平滑肌的舒缩，控制着管腔的大小，调节着出入肺的通气量。如果某种诱因，导致细支气管和终末性细支气管的平滑肌痉挛性收缩，使管腔持续狭窄，引起呼吸困难，临床上称支气管哮喘。

（二）呼吸部

呼吸部包括呼吸性细支气管、肺泡管、肺泡囊和肺泡。

（1）呼吸性细支气管是终末性细支气管的分支，管壁不完整，有少量肺泡的开口。管壁上皮由单层纤毛柱状上皮逐渐移行为单层立方上皮。固有层为薄层结缔组织，含少量平滑肌。

（2）肺泡管是呼吸性细支气管的分支，有许多肺泡的开口。相邻肺泡的开口之间有结节状膨大，是肺泡隔突入管腔的部分。结节状膨大的表面为单层立方或扁平上皮，深面为富含弹性纤维的薄层结缔组织和少量平滑肌。

（3）肺泡囊是肺泡管的延续，有多个肺泡的共同开口，但在相邻肺泡开口间已无结节状膨大。

(4) 肺泡(图6-17)是进行气体交换的场所,人体的肺泡直径为200～250 μm。组成肺泡壁的上皮有两种:①Ⅰ型肺泡细胞,扁平而薄,厚约0.2 μm,是气体交换主要发生场所,Ⅰ型肺泡细胞无增殖更新能力,损伤后由Ⅱ型肺泡细胞增殖修补。②Ⅱ型肺泡细胞,呈立方型,常分布于Ⅰ型肺泡之间,光镜下胞质浅,有空泡;电镜下胞质中有直径为0.2～1 μm大小的板层颗粒,为磷脂类物质,可分泌至肺泡腔,在肺泡内表面形成一层脂质的薄膜,称其为表面活性物质,可降低肺泡的表面张力,对稳定肺泡的直径起重要作用(防止肺泡的过度膨胀或塌陷)。

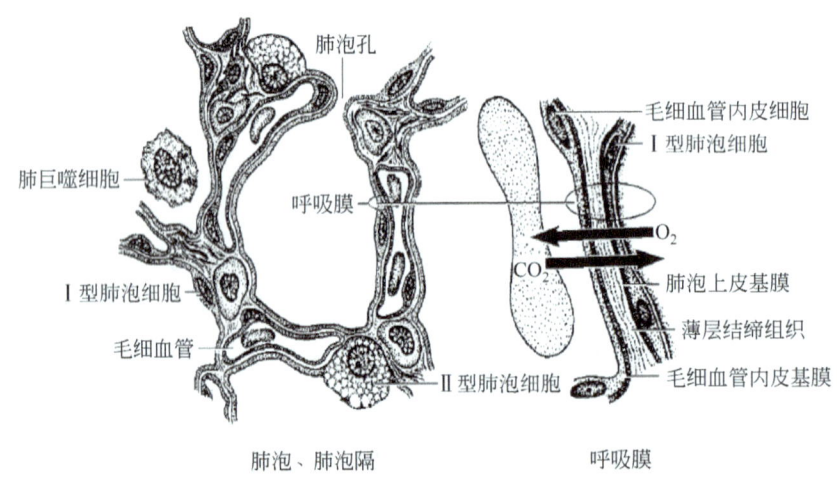

图6-17 肺泡、肺泡隔与呼吸膜模式

Ⅱ型肺泡细胞可分化增殖为Ⅱ型或Ⅰ型肺泡细胞。

相邻肺泡之间的结构称肺泡隔,由薄层结缔组织和丰富的毛细血管构成,结缔组织中的弹性纤维有利于肺泡的回缩,毛细血管有利于气体交换,肺泡腔中的气体经肺泡表面活性物质、Ⅰ型肺泡细胞及基膜、毛细血管及基膜后,方能实现气体交换。上述结构称为血-气屏障或呼吸膜,总厚度为0.2～0.5 μm,相邻肺泡间的小孔称肺泡孔。在肺泡腔或肺泡隔内可见肺巨噬细胞,当吞噬尘粒后称尘细胞;心力衰竭病人,巨噬细胞吞噬红细胞后称心力衰竭细胞。肺泡是机体与外界进行气体交换的场所。

(5) 肺泡隔、呼吸膜和肺泡孔。

肺泡隔是指相邻肺泡之间的结缔组织,内含毛细血管网、弹性纤维、肺巨噬细胞等。肺巨噬细胞能吞噬病菌、异物和渗出到血管外的红细胞等。吞噬尘埃后称尘细胞。

呼吸膜是指肺泡与血液之间进行气体交换所透过的结构,也称气-血屏障,包括肺泡腔内表面的液体层、Ⅰ型肺泡细胞及其基膜、薄层结缔组织、毛细血管的基膜与内皮。呼吸膜很薄，总厚度仅 0.5 μm。其中任何一层发生病理改变，均会影响气体交换。

相邻肺泡之间有小孔相通称肺泡孔，是沟通和平衡相邻肺泡内气体的通道。当某一终末性细支气管或呼吸性细支气管阻塞时，肺泡孔起侧支通气的作用。在肺部炎症时，病菌也可通过肺泡孔扩散，使感染蔓延。

三、肺的血管

肺有两套血管。

（1）功能性血管，即肺循环的血管。肺动脉入肺后不断分支，在肺泡隔内形成毛细血管网，与肺泡之间进行气体交换后，逐渐汇合，最后形成肺静脉出肺。

（2）营养性血管，即支气管血管。支气管动脉起自胸主动脉或肋间动脉，与支气管伴行入肺，在导气部分支形成毛细血管，营养肺组织。一部分毛细血管汇入肺静脉；另一部分汇合成支气管静脉，与支气管伴行出肺。

知识拓展

肺泡气的氧分压对肺部血管的舒缩活动有明显的影响。急性或慢性的低氧都能使肺部血管收缩，血流阻力增大。引起肺血管收缩的原因是肺泡气的氧分压低而不是血管内血液的氧张力低。当一部分肺泡内气体的氧分压低时，这些肺泡周围的微动脉收缩。在肺泡气的 CO_2 分压升高时，低氧引起的肺部微动脉的收缩更加显著。可见肺循环血管对局部低氧发生的反应和体循环血管不同。肺部血管对低氧发生缩血管反应的机制，目前还不完全清楚。有人推测低氧可能使肺组织产生一种缩血管物质，也有人认为必须有血管内皮存在才能发生这种缩血管反应。肺泡气低氧引起局部缩血管反应，具有一定的生理意义。当一部分肺泡因通气不足而氧分压降低时，这些肺泡周围的血管收缩，血流减少，而使较多的血液流经通气充足、肺泡气氧分压高的肺泡。假如没有这种缩血管反应，血液流经通气不足的肺泡时，血液不能充分氧合，这部分含氧较低的血液回流入左心房，就会影响体循环血液的含氧量。当吸入气氧分压过低时，例如在高海拔地区，可引起肺循环动脉广泛收缩，血流阻力增大，故肺动脉压显著升高。长期居住在高海拔地区的人，常可因肺动脉高压使右心室负荷长期加重而导致右心室肥厚。

（温云云）

学习任务三　胸膜、胸膜腔和纵隔

【任务目标】

（1）掌握胸膜、胸膜腔和纵隔的位置和形态。
（2）掌握胸膜、胸膜腔和纵隔的功能。

一、胸膜

胸腔由胸壁与膈围成，上界经胸廓上口与颈部相连；下界借膈与腹腔分隔。胸腔分为三部分（图6-18）：左、右两侧为胸膜腔和肺，中间为纵隔。

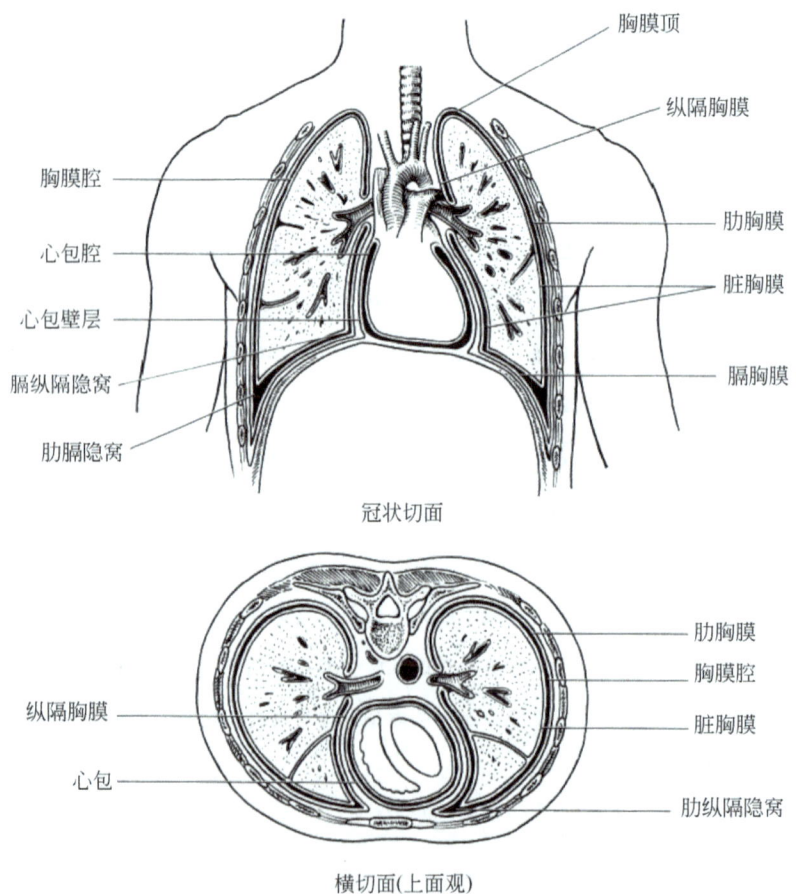

图6-18　胸膜与胸膜腔模式

胸膜为覆盖在胸壁内面、纵隔两侧（壁胸膜）和肺表面（脏胸膜）的一层薄而光滑的浆膜，分为脏、壁两层。脏胸膜被覆在肺的表面，与肺紧密结合，并伸入肺裂内；壁胸膜覆于胸廓的内面。脏、壁两层胸膜在肺根周围相互移行，围成完全封闭的胸膜腔，胸膜腔左右各一，互不相通。正常的胸膜腔为负压，内有少量浆液，可减少呼吸时两层胸膜的摩擦。

壁胸膜的分布，按其所覆盖的部位分为四部分：胸膜顶、肋胸膜、膈胸膜和纵隔胸膜。

（1）胸膜顶突出于胸廓上口，高出锁骨内侧段上方 2~3 cm，包被在肺尖的上方。

（2）肋胸膜覆于胸廓的内面，贴肋和肋间肌。

（3）膈胸膜覆盖于膈上面，与膈肌紧密相贴。

（4）纵隔胸膜被覆于纵隔的两侧。

脏胸膜紧贴肺表面，并伸入肺裂内，与肺实质紧密结合而不能分离，故又称肺胸膜。

知识拓展

> 在颈根部进行臂丛阻滞麻醉或针刺时，应高于锁骨上方 4 cm 进针，以防止刺破肺尖而人为造成气胸，引起呼吸困难。

壁胸膜互相移行转折处，有些部位存在较大的空隙，即使在深吸气时，肺的边缘也不能伸入其间，这些部分称胸膜隐窝。其中，最重要的是肋膈隐窝，在肋胸膜与膈胸膜互相转折处，呈半环形。肋膈隐窝是位置最低、容积最大的胸膜隐窝，其深度一般可达两个肋及肋间隙，平静呼吸时深度约 5 cm。深呼吸时，肺的下缘也不能伸入其内，胸膜腔积液时常首先聚集于此。在前后位胸片上，肋膈隐窝呈开口向内上的夹角，影像学上称肋膈角。

二、胸膜腔

由脏、壁胸膜在肺根处互相移行，形成左、右两个潜在性的密闭间隙称胸膜腔。腔内为负压，仅有少量浆液，可减少呼吸时脏、壁两层胸膜间的摩擦。

胸膜腔的最低部位是肋膈隐窝（肋膈窦）。肋膈隐窝（肋膈窦）是在肋胸膜与膈胸膜转折处形成的较大间隙，左右各一，胸膜炎症的渗出液常积聚于此，所以该处为临床胸膜腔穿刺或引流的部位。

三、胸膜和肺的体表投影

1. 肺的体表投影

(1) 肺尖的体表投影（图6-19）位于锁骨内侧段上方2~3 cm处。

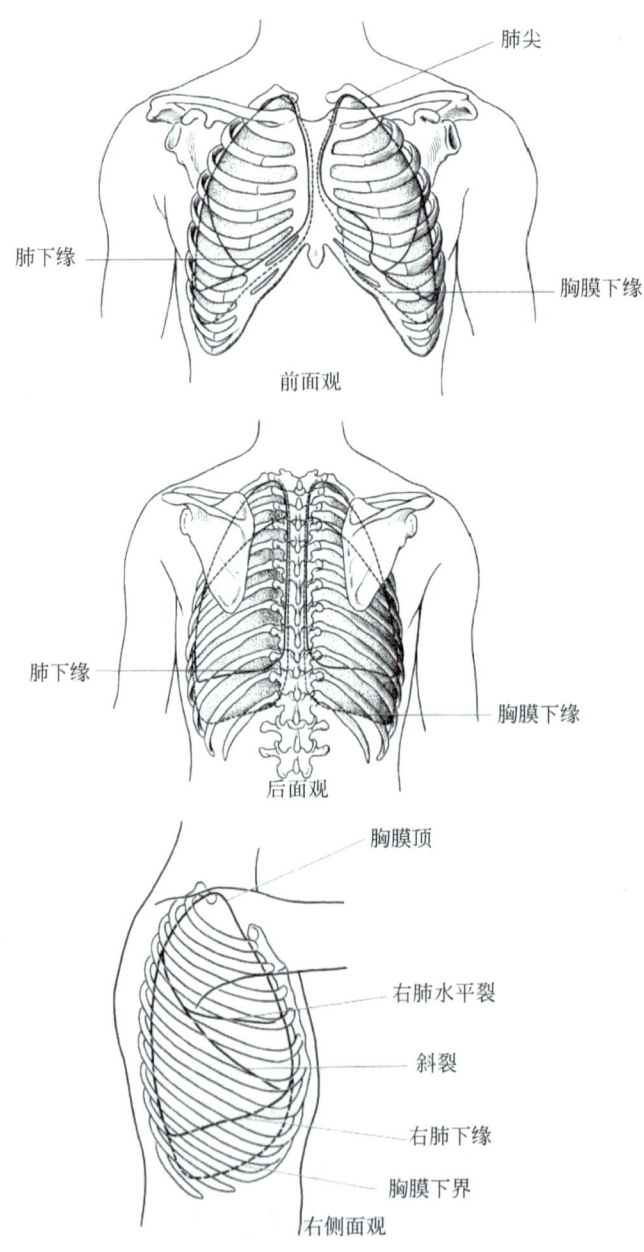

图6-19 胸膜和肺的体表投影

（2）肺下缘的体表投影两肺大致相同。在锁骨中线上与第6肋相交；在腋中线上与第8肋相交；在肩胛线上与第10肋相交（上述胸部划线与肋的相交部位从前向后依次低两个肋）。在接近脊柱时平第10胸椎棘突。

2. 胸膜的体表投影

（1）胸膜顶的体表投影（图6-19）同肺尖的体表投影。

（2）胸膜下界的体表投影：两侧胸膜下界的体表投影比两肺下缘的体表投影约低两个肋，但在肩胛线上与第11肋相交。在接近脊柱时平第12胸椎棘突。

四、纵隔

1. 纵隔的概念

纵隔是分隔左、右胸膜腔的间隔，呈矢状位，上窄下宽，由于心脏偏左而显著偏左。

2. 纵隔的界线

前界为胸骨；后界为脊柱胸段；两侧界为纵隔胸膜；上界为胸廓上口；下界为膈。当胸部器官病变时，可以引起纵隔移位或变形。

3. 纵隔的分部和内容

通常以胸骨角和第4胸椎下缘的平面将纵隔分为上纵隔和下纵隔（图6-20）。下纵隔再以心包为界分为前、中、后三部分，即胸骨与心包前面之间为前纵隔；心包后面与脊柱胸段之间为后纵隔；前、后纵隔之间即相当于心包的位置为中纵隔。

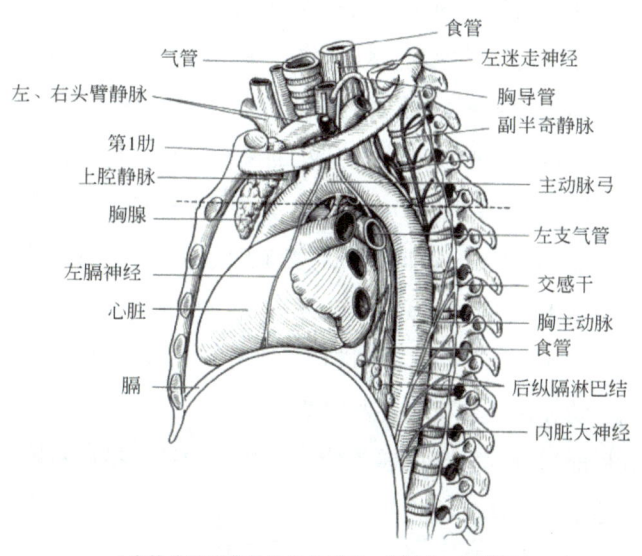

（虚线为经过胸骨角的水平面，分隔上、下纵隔）

图6-20 纵隔的内容模式（右侧面观）

上纵隔内主要含有胸腺、出入心的大血管、迷走神经、膈神经、气管、食管、胸导管等。前纵隔仅含少量结缔组织和淋巴结；中纵隔主要含心包、心及出入心的大血管根部；后纵隔内则含胸主动脉、奇静脉及其属支、主支气管、食管、胸导管、迷走神经、交感神经和淋巴结等。

【实践评析】

患者，周××，男性，75岁，因咳嗽、咳痰二十五年余，胸闷、气急半个月，双下肢水肿10日入院。患者入院2周前在无明显诱因下出现胸闷、气急，呈进行性加重，短程步行即气急，10日前出现双下肢水肿，外院治疗后水肿消退明显，但仍有气急，咳少量白黏痰。患者有慢性支气管炎病史25年，吸烟50年，20支/日。

查体：T 37.2℃，P 65次/min，R 16次/min，BP 130/90 mmHg。神志清，口唇无发绀，颈静脉无怒张，桶状胸，两肺呼吸音低，未闻及干湿性啰音，心律齐，无杂音，腹部平软，肝脾未触及，两肾区无叩痛，双下肢轻度水肿，神经系统正常。实验室检查：WBC 12×10^9/L。

动脉血气分析示：pH 7.356，$PaCO_2$ 69.7 mmHg，PaO_2 57.5 mmHg，SO_2 74.9%。

肺功能检查提示：FEV_1/FVC 65%。

心电图检查提示：肺型P波，P电压≥0.2 mV，P电轴>+80°，即右心室肥大。

评析：

(1) 最可能的临床初步诊断是什么？诊断依据有哪些？

初步诊断：慢性阻塞性肺疾病急性发作、慢性肺源性心脏病、Ⅱ型呼吸衰竭。

诊断依据：临床上以咳嗽、咳痰为主要症状或伴喘息，每年发病持续3个月，连续2年或以上，排除具有咳嗽、咳痰、喘息症状的其他疾病，即可诊断为慢性支气管炎。肺气肿诊断的主要依据是FEV_1/FVC<70%。患者有慢性肺胸疾病，伴肺动脉高压及右心室肥厚、增大或右心功能不全的表现即可诊断为肺源性心脏病。呼吸衰竭的诊断标准是主要表现为呼吸困难、精神神经症状和PaO_2<60 mmHg、$PaCO_2$>50 mmHg。该患者长期吸烟，有慢性咳嗽、咳痰史，胸闷、气急，呈进行性加重。查体：桶状胸，双下肢水肿；心电图示：右心室肥大；动脉血气分析示：呼吸衰竭。

(2) 该患者目前的首优护理问题是什么？相关的护理措施有哪些？

首优护理问题是：气体交换受损。

护理措施：

①一般护理：保持病室空气流通及一定的温湿度，绝对卧床休息，可取半卧位，有利于呼吸，注意保暖，防止受凉，减少机体耗氧量。

②饮食护理：给予高蛋白、高维生素、中等热量流质或半流质饮食，因病人有水肿，要摄入低盐饮食，控制饮水量。做好口腔护理。

③对症护理：指导并鼓励患者有效咳嗽咳痰，给予低流量、低浓度持续吸氧，氧流量 1～2 L/min。

④用药护理：遵医嘱用药，如抗生素、化痰药，注意观察药效和副作用。

⑤病情观察：定期观察患者生命体征，尤其是患者的呼吸频率、节律及深度，监测患者动脉血气分析的变化。观察痰液的颜色、性质、量、气味等。

⑥心理护理：鼓励患者树立信心，积极配合治疗。

⑦健康教育：劝导病人戒烟，在病情缓解期可进行呼吸功能锻炼，改善通气功能。

（3）对该患者给氧有何要求？为什么？

应给予患者低流量持续吸氧。因为Ⅱ型呼吸衰竭即缺氧的同时伴二氧化碳潴留，此时主要依靠缺氧来刺激颈动脉体化学感受器来维持呼吸，如果吸入高浓度氧，缺氧骤然解除，容易发生呼吸暂停或呼吸变浅，所以应给予低浓度低流量持续给氧，使氧分压达到 60 mmHg，这样既可以纠正患者的组织缺氧，又可以对颈动脉体的化学感受器保持刺激作用。

（4）在护理措施中指导患者进行呼吸功能锻炼的意义是什么？如何教会患者进行合理的护理功能锻炼？

呼吸功能锻炼可使患者用较小的动作，达到较大的通气效果，以改善缺氧，包括腹式呼吸和缩唇呼吸。

腹式呼吸：取立位（体弱者可取坐位），一手放于胸前，一手放于腹部，经鼻吸气、经口呼气，吸气时用力挺腹，胸部不动，呼气时腹部内陷，尽量将气呼出，吸呼比为 1∶2 或 1∶3。

缩唇呼吸：经鼻吸气、经口呼气，呼气时口唇收缩呈口哨状，使气体缓慢地通过缩唇的口型徐徐呼出，吸气与呼气时间之比为 1∶2 或 1∶3。

实践模拟：

实验材料：①气管切片（HE 染色）；②肺切片（HE 染色）；③标本模型；④挂图。

实验方法步骤：

（1）标本及模型观察：头部正中矢状面、喉、胸腔、气管、肺等。

（2）玻片标本观察：气管与肺组织切片。

实验目的：

（1）注意显微镜的准确操作方法。

（2）注意呼吸肌在呼吸运动时的运动方式。

(3) 注意呼吸系统各组成部分在人体的位置及生理功能。

(4) 注意气管及各级气管的管壁结构的特点及区别。

(5) 注意肺的呼吸部位如肺泡管、肺泡囊、肺泡等的联系与区别。

实验结束后请老师点评。

(温云云)

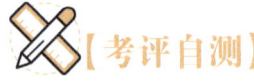

【考评自测】

(1) 听到患者带金属音的咳嗽时应警惕（　　）。

A．喉炎　　　　　　B．肺脓肿　　　　　　C．肺癌　　　　　　D．哮喘

(2) 呼气性呼吸困难的发生机制是（　　）。

A．大气道狭窄梗阻

B．广泛性肺部病变使呼吸面积减少

C．肺组织弹性减弱

D．肺组织弹性减弱及小支气管痉挛性狭窄

(3) 慢性肺心病的主要病因是（　　）。

A．慢支并发阻塞性肺气肿　　　　　　B．支气管哮喘

C．支气管扩张　　　　　　　　　　　D．重症结核

(4) 呼吸系统最主要的功能是（　　）。

A．气体交换　　　　B．防御功能　　　　C．代谢功能　　　　D．免疫功能

(5) 上呼吸道对吸入气体的作用不包括（　　）。

A．交换　　　　　　B．过滤　　　　　　C．湿化　　　　　　D．加温

(6) 呼吸系统最常见的病因是（　　）。

A．大气污染　　　　B．吸烟　　　　　　C．变态反应　　　　D．感染

(7) 喉炎时容易水肿的部位是（　　）。

A．喉口黏膜　　　　B．喉前庭黏膜　　　C．喉中间腔黏膜　　D．声门下腔黏膜

(8) 成对的喉软骨是（　　）。

A．甲状软骨　　　　B．环状软骨　　　　C．会厌软骨　　　　D．杓状软骨

(9) 喉室位于（　　）。

A．喉口的外侧　　　B．喉前庭内　　　　C．声襞的上方　　　D．前庭襞的上方

(10) 开口于上鼻道的鼻旁窦是（　　）。

A．上颌窦　　　　　B．额窦　　　　　　C．筛窦前群　　　　D．筛窦后群

(11) 额窦开口于（　　）。

A．上鼻道　　　　　B．中鼻道　　　　　C．下鼻道　　　　　D．蝶筛隐窝

(12) 成人喉的下界平（　　）。

A．第3颈椎体下缘　　　　　　　B．第4颈椎体下缘

C．第5颈椎体下缘　　　　　　　D．第6颈椎体下缘

(13) 喉腔最狭窄的部位是（　　）。

A．前庭裂　　　　B．声门裂　　　　C．喉口　　　　D．喉中间腔

(14) 右主支气管的特点是（　　）。

A．细而短　　　　B．粗而短　　　　C．细而长　　　　D．粗而长

(15) 肺下界在肩胛线上位于（　　）。

A．第6肋　　　　B．第8肋　　　　C．第10肋　　　　D．第12肋

学习单元七 泌尿系统

【导入案例】

患者，张×，男性，16岁。

主诉：咽部不适3周，水肿、尿少1周。

现病史：3周前咽部不适，轻咳，无发热，近1周感双腿发胀，双眼睑浮肿，晨起时明显，同时尿量减少，每日300~500 mL，尿色稍红。于外院查尿蛋白（++），尿隐血（BLD）（++），无好转来诊。发病以来精神、食欲可，轻度腰酸、乏力，无尿频、尿急、尿痛、关节痛、皮疹、脱发及口腔溃疡。起病以来，患者精神、食欲尚可，睡眠可，大便无异常，小便如上述，体重3周来增加4 kg，体力无下降。

既往史：既往体健，无药物过敏史，个人、家族史无特殊。

查体：T 36.5℃，P 80次/min，R 18次/min，BP 160/96 mmHg。神清，精神可，皮肤、巩膜无黄染，无皮疹，浅表淋巴结未触及，眼睑水肿，咽红，扁桃体不大，心肺无异常，腹软，肝脾不大，移动性浊音阴性，双肾区无叩痛，双下肢凹陷性水肿。

思考与讨论

（1）该患者病史特点是怎样的？

（2）该患者最可能的诊断是什么？下一步需进行什么检查？

学习任务一　肾

【任务目标】

（1）掌握泌尿系统的组成和功能。

（2）掌握肾的位置和各部分的位置及功能。

泌尿系统由肾、输尿管、膀胱和尿道四部分组成（图7-1）。它的主要功能是排出机体内溶于水的代谢产物。机体在新陈代谢过程中产生的废物如尿素、尿酸及多余的水分和无机盐等，通过血液循环运送至肾，在肾内形成尿液，然后经输尿管流入膀胱暂时储存，当尿液达到一定量后，再经尿道排出体外。泌尿系统对维持机体水盐代谢和酸碱平衡，保持机体内环境的相对稳定起重要作用。

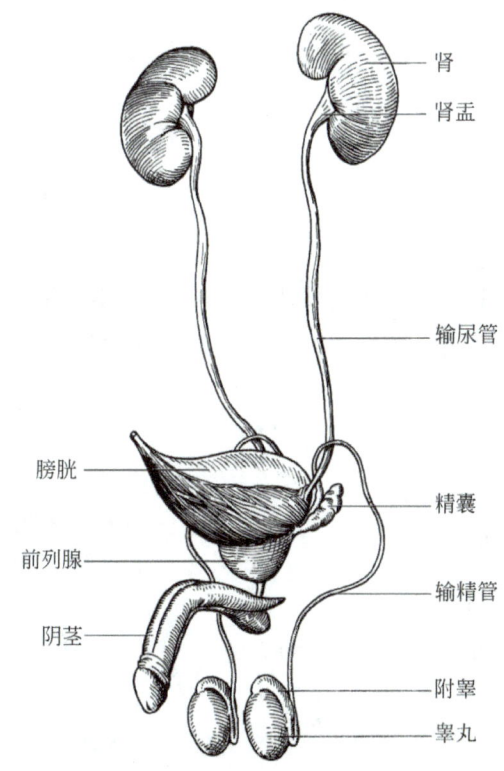

图7-1　男性泌尿生殖系统

肾有泌尿功能，是一个重要的排泄器官，将体内新陈代谢产生的废物和多余的水分以尿的形式排至输尿管。输尿管将尿液送到膀胱储存，当储存到一定量时，再经尿道排出体外。肾的泌尿作用调节着体内液体的总量和维持电解质的平衡，维持细胞生活环境稳定。肾功能衰竭时，体内的有害物质不能排出而产生尿毒症，是严重危害人体健康的疾病。此外，肾还有内分泌功能。

一、肾的形态与位置

（一）肾的形态

肾是实质性脏器，位于腹后壁，左右各一，形似蚕豆，其表面光滑，质柔软，新鲜时呈红褐色。肾分内外侧两缘，前后两面及上下两端。肾内侧缘中部四边形的凹陷为肾门，是肾的血管、神经、淋巴管及肾盂出入之门户。由肾门伸入肾实质的凹陷为肾窦，由肾血管、肾小盏、肾大盏、肾盂和脂肪所占据。肾门是肾窦的开口，肾窦是肾门的延续。肾的前面凸向前外侧，后面紧贴腹后壁，上端宽而薄，下端窄而厚。成年人肾脏长约10 cm（8～14 cm，随人的身高有所浮动），宽约5 cm（5～7 cm），厚约4 cm（3～5 cm），为120～150 g重。

（二）肾的位置与毗邻

1. 肾的位置

肾位于脊柱两侧（图7-2），腹膜后间隙内，属腹膜外位器官。肾的高度左肾上端平第11胸椎体下缘，下端平第2腰椎体下缘；右肾上端平第12胸椎体上缘，下端平第3腰椎体上缘。（因受肝的影响，右肾较左肾低1～2 cm）两肾上端相距较近，下端相距较远（外八字）。肾门约在第1腰椎椎体平面，相当于第9肋软骨前端高度，在正中线外侧约5 cm。

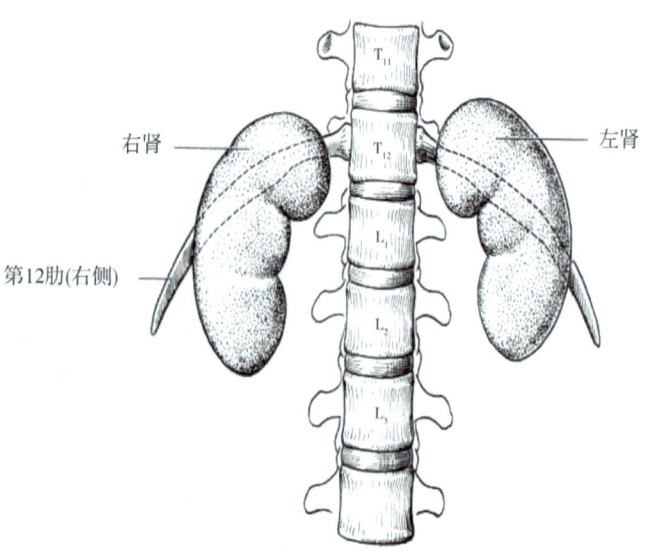

图7-2　肾的位置

知识拓展

> 肾门的体表投影点在竖脊肌外侧缘与第12肋的夹角处,称肾区。肾病患者触压或叩击该处可引起疼痛。这是肾内科体格检查很重要的一项。

2. 肾的毗邻

肾上腺位于两肾的上方,两者虽共为肾筋膜包绕,但其间被疏松的结缔组织所分隔。故肾上腺位于肾纤维膜之外,肾下垂时肾上腺可不随肾下降。左肾前上部与胃底后面相邻,中部与胰尾和脾血管相接触,下部邻接空肠和结肠左曲。右肾前上部与肝相邻,下部与结肠右曲相接触,内侧缘邻接十二指肠降部。两肾后面上1/3与膈相邻,下部自内侧向外侧与腰大肌、腰方肌及腹横肌相毗邻(见图7-3)。

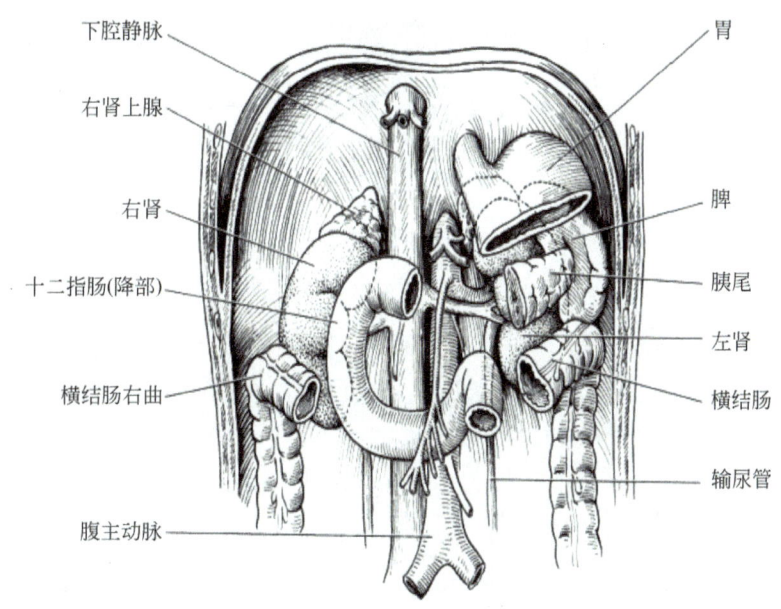

图7-3 肾的毗邻

二、肾的被膜

肾皮质表面包被有由平滑肌纤维和结缔组织构成的肌织膜,它与肾实质紧密粘连,不可分离,进入肾窦,并覆于肾乳头以外的窦壁上。除肌织膜外,通常将肾脏的被膜分为三层(图7-4):由内向外依次为纤维囊、脂肪囊和肾筋膜。纤维囊是一层由致密结缔组织和少量弹性纤维构成的薄而坚韧的被膜，与肾连接疏松，易于剥离，当肾发生某些疾病时，易与肾发生粘连。脂肪囊位于纤维囊的外面，是包裹肾的脂肪层，临床上做肾囊封闭，就是将药物注入此层。肾筋膜位于脂肪囊的外面，包被肾和肾上腺的周围。肾的被膜对固定肾的位置起重要作用。

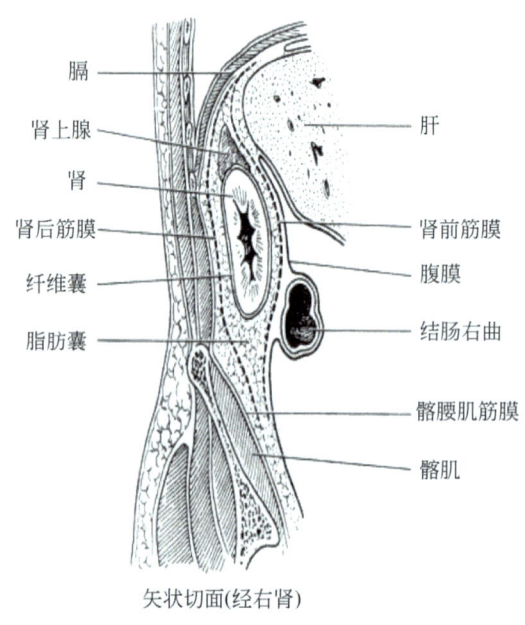

图 7-4　肾被膜示意

三、肾的结构

（一）肾的剖面结构

肾的冠状切面上可见肾分为表层的肾皮质和深层的肾髓质（图 7-5）。肾皮质富含血管，新鲜时呈红褐色，肉眼可见密布细小的颗粒。肾皮质深入肾髓质之间的部分称肾柱。肾髓质血管少，色淡，由 15~20 个肾锥体构成。肾锥体底朝向皮质，尖钝圆，朝向肾窦并突入肾小盏，称肾乳头，有乳头管开口。肾形成的尿液由此流入肾小盏内。2~3 个肾小盏汇合成 1 个肾大盏。每侧肾有 2~3 个肾大盏，共同汇合形成前后略扁呈漏斗状的肾盂。肾盂出肾门后移行为输尿管。

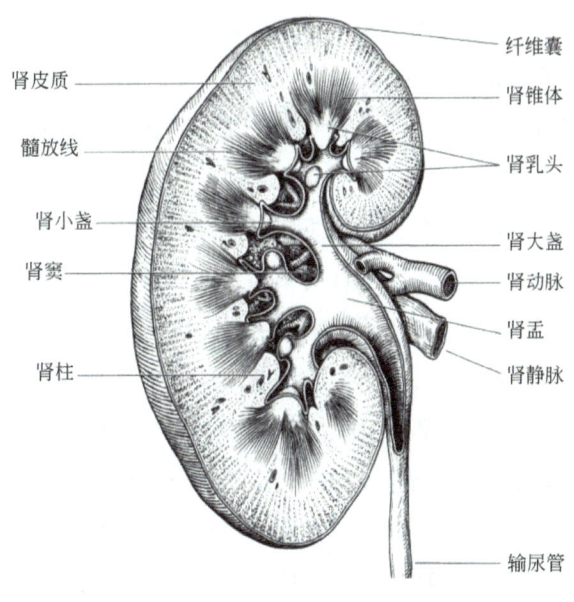

图 7-5 左肾冠状切面

（二）肾的微细结构

肾是由肾实质和肾间质组成，肾实质是由肾单位和集合管所组成，肾间质是由少量结缔组织、血管和神经构成。

1. 肾单位

肾单位（图 7-6）是肾脏结构和功能的基本单位，每个肾有 100 万～200 万个肾单位。每个肾单位包括肾小体及与之相连的肾小管两部分。肾外伤、疾病或年龄的自然增长都会导致肾单位数目的减少。40 岁后，有功能的肾单位每 10 年约减少 10%，由于肾有强大的功能储备，年龄增长引起的肾单位减少并不会明显影响正常的生命活动。

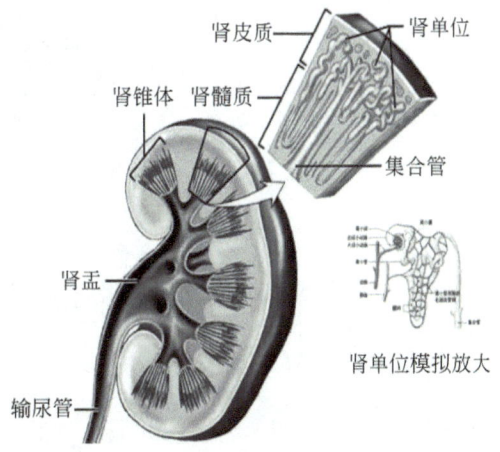

图 7-6 肾单位

（1）肾小球：肾小球是一团毛细血管网，由入球小动脉分支形成。入球小动脉进入肾小球后，即分为4～6支，每支又再分出许多小分支，组成许多袢状毛细血管小叶，每一小叶以肾小球系膜为轴心而缠绕。各小叶的毛细血管汇合成出球小动脉离开肾小球。肾小球具有滤过作用。

（2）系膜：由系膜细胞及系膜基质组成。系膜位于毛细血管间，构成肾小球毛细血管丛小叶的中轴，并与毛细血管的内皮直接相邻，起到肾小球内毛细血管间的支持作用。

系膜细胞的形态呈星形，在单个系膜区系膜细胞不超过3个。系膜细胞的功能主要表现在下述几个方面：①球内血管系膜细胞的胞质中含有大量致密的微丝，通过这些微丝系膜控制了毛细血管的收缩，平衡毛细血管内较高的静水压，以保持毛细血管的管径恒定。②系膜细胞能吞噬和清除滤入基质内的小分子或大分子物质，包括残留在基膜上的沉积物。系膜细胞还能通过溶酶体酶的分泌作用，释放多种蛋白水解酶，降解大分子物质或免疫复合物。细胞的吞噬和清除功能对于维持系膜的通透性及防止免疫复合物的沉积有重要生理意义。③系膜细胞能合成多种酶及生物活性物质，如系膜细胞能合成和释放肾素，能产生纤溶酶原激活因子Ⅰ、尿激酶、血小板源性生长因子（PDGF）以及纤维蛋白酶原激活因子的抑制因子Ⅰ，系膜细胞能分泌白介素-1（IL-1）（以上物质都参与了肾脏纤维化的发病机制）。④系膜细胞有合成和分泌基质成分的功能。⑤系膜细胞具有分裂能力，在病理情况下系膜细胞大量增生。

系膜基质为系膜细胞所产生，是一种基质样物质。系膜基质主要有两个功能：①基质内Ⅳ型胶原蛋白构成的三维网状结构对血管球毛细血管提供强而有韧性的支持作用。②系膜基质的结构呈亲水的多阴离子水合凝胶状，为血浆成分的滤过提供了理想的场所。

（3）肾小球毛细血管壁的构成：从内到外有三层结构（图7-7）。

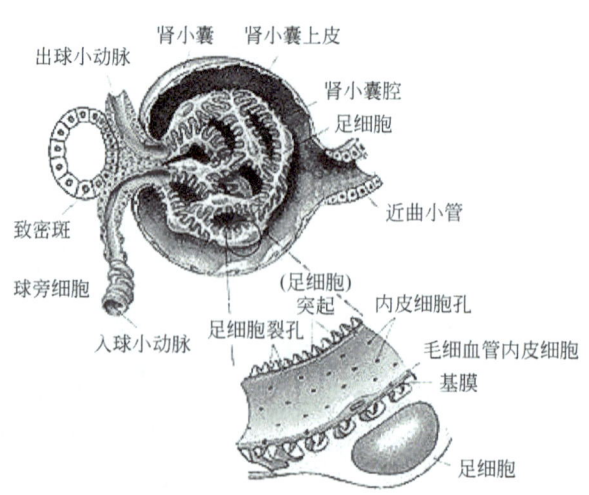

图7-7　肾小球足细胞毛细血管超微结构模式

①内皮细胞层：构成肾小球滤过膜的内层。为附着在肾小球基底膜内的扁平细胞，很薄，上有无数的直径为 70～100 nm 的小孔，称窗孔。在内皮细胞表面覆有一层细胞衣，富含带负电荷的唾液酸糖蛋白。内皮细胞的孔是形成原尿的第一道屏障。一般认为内皮孔能阻挡血液内的血细胞、血小板及较大分子物质的滤过，少量大分子物质可由内皮细胞通过吞饮活动而转运。

②肾小球基膜（GBM）：为肾小球滤过膜的中层，位于肾小球毛细血管内皮与足细胞之间。光镜下 GBM 是一均质状薄膜，呈 PAS 阳性。成人的 GBM 厚为 270～350 nm，而婴儿期和儿童期的 GBM 较薄，约 110 nm，随年龄增长逐渐增厚。GBM 在电镜下可分为三层，从内到外为：

a. 内疏松层：厚为 20～40 nm，内含微小细丝，横跨在内皮细胞与基膜中层之间。

b. 中层：为致密层，厚为 200～240 nm，由许多平行排列的细丝和小颗粒组成。

c. 外疏松层：厚为 40～50 nm，内含细丝，横跨于中层和足细胞的足突间。

GBM 是肾小球选择性滤过的主要屏障，主要成分包括胶原（Ⅳ型胶原为主）、层粘连蛋白、硫酸类肝素等阴离子蛋白多糖、纤维连接蛋白、肌动蛋白及其他糖蛋白。Ⅳ型胶原构成 GBM 网状超级结构的基本骨架，其间填充着层粘连蛋白、纤维连接蛋白、硫酸类肝素和蛋白聚糖等。层粘连蛋白、纤维连接蛋白的主要功能是将细胞黏附于基膜上，而带负电荷的硫酸类肝素和蛋白聚糖则形成电荷选择性屏障。另外基膜上有直径为 4～8 nm 的多角形网孔，是阻止血浆蛋白滤过的重要屏障。

③上皮细胞层：上皮细胞即肾球囊的脏层上皮细胞，从其胞体伸出几个大的初级突起，每个初级突起又分出次级突起，也称足突。相邻足细胞突起之间或足细胞本身的突起之间形成如指状交叉的栅栏状，突起间的空隙称裂孔，直径约 40 nm。足细胞和裂孔膜表面覆有一层唾液酸糖蛋白，因此足细胞表面也带有负电荷。

通过对一些遗传性肾病的研究先后确立了多个位于足细胞及裂孔隔膜的蛋白分子，如 Nephrin、Podocin 和 CD2 相关蛋白（CD2AP）等，这些分子成分对于维系"裂孔隔膜复合体"的正常结构和滤过屏障的完整功能起关键作用。其中 Nephrin 为跨膜蛋白，特异性表达于肾小球，其细胞外部分由免疫球蛋白样区域组成。Nephrin 分子自相邻的足突向滤过隙内延伸，并相交形成二聚体。Nephrin 胞质内部分在足突内与 Podocin 和 CD2 相关蛋白（CD2AP）分子结合，并通过 CD2AP 与细胞骨架中的肌动蛋白相连。这样足突可以通过其收缩和舒张，改变裂孔的大小和滤过膜的面积，调节肾小球的滤过功能；另外足细胞在生理情况下可以分泌 GBM 的主要组成成分Ⅳ型胶原和纤连蛋白。在促纤维化因子的刺激下还能分泌基质金属蛋白酶（MMP），从而在 GBM 的代谢平衡中发挥作用。近年的研究显示 Nephrin 蛋白的缺失是导致蛋白漏出的重要原因，特别是膜性肾病的患者。

血管球毛细血管内的血浆成分滤入肾小囊腔必须经过有孔内皮、GBM和足细胞裂孔膜三层结构，总称为滤过膜或滤过屏障。滤过膜的选择性通透作用：滤过膜对血浆成分具有选择性的通透作用，这一作用的发挥主要是取决于蛋白分子的大小和所携带电荷的正负。分子体积越大，通透性越小；分子携带阳离子越多，通透性越强。

（4）肾小囊：又称Bowman囊，为肾小管起始段膨大并凹陷而成的双层囊，外为壁层，内为脏层，两者之间为球囊腔。壁层是由壁层细胞（单层扁平上皮细胞）与其下面的基膜一起组成，围成囊球腔的外壁（在一定的疾病情况下如急进性肾小球肾炎，壁层细胞增殖形成新月体）；在血管极壁层向内反折而成脏层。壁层细胞下面具有非常特别的结构的基膜，称为肾小球周围基膜，是由小球基膜在血管极处演变的，在尿极处转变为肾小管基膜。

（5）肾小体：肾小体呈卵圆形，直径150～250 μm，肉眼可见，致使皮质呈颗粒状。肾小体一侧是小动脉出入处，称为血管极。与血管极相对的一端，与近端小管相连，称为尿极。每个肾小体由肾小球和肾小囊两部分组成。

（6）肾小管：肾小管包括近端小管、细段和远端小管，各段管径、长度以及细胞的形态结构有所不同。肾小管的管壁均由单层上皮围成，上皮外方为小管基膜及少量网状纤维。

①近端小管紧接肾球囊的尿极，是肾单位最长最粗的一段，分曲部和直部，近端小管直部即髓袢降支粗段。近端小管的特点是在上皮细胞刷状缘有许多密集的微绒毛，是近端小管发挥重吸收作用的形态学基础。

②细段也称髓袢，为连接于近端小管直部与远端小管直部之间的细直部。该段特点是管径细、管壁薄，呈单层扁平上皮，无刷状缘。在浅表肾单位只有很短的细段，构成髓袢降支细部。在髓旁肾单位细段较长，分为降支细部和升支细部。其上行和下行细支均认为不具有主动转运功能，但具有逆流倍增功能，对于尿液浓缩有重要作用。

③远端小管可分为远端小管直部和曲部两部分。远端小管直部也称髓袢升支粗段，其上皮细胞能主动转运钠离子，对水的通透性低，以至小管内液渗透压比血浆低；远端小管曲部简称远曲小管，它是离子交换的重要部位，有吸收钠排出钾的作用，此过程受肾上腺盐皮质激素的调节。远曲小管还可以分泌氢离子和氨，对维持体液的酸碱平衡有重要意义。在神经垂体抗利尿激素的影响下，这段小管还可以继续吸收原尿中的水分。

2. 集合管

集合管分为三段：弓状集合小管、直集合小管和乳头管。

正常人每天由两肾生成的超滤液总共约180 L，而最终排出的尿液仅约1.5 L。这表明超滤液在通过肾小管和集合管的过程中，其中的水约99%被重吸收。超滤液中的其他物质也有选择性地被重吸收，有些物质还被肾小管上皮细胞分泌入小管液。例如，超滤液中的葡萄糖全部被肾小管重吸收回血液，Na^+、尿素等被不同程度地重吸收，而肌酐、尿酸和K^+等被肾小管分泌至小管液中。因此最终排出的尿液成分和肾小囊内的超滤液的成分有很大差别。

3. 肾间质

肾脏血管和肾小管间的区域以及伴随的细胞成分和细胞外的物质一起组成。

（1）肾间质的成分：肾间质由细胞和细胞外的原纤维结构、蛋白聚糖、糖蛋白和间质的液体组成。

①肾间质细胞：包括成纤维细胞、易变细胞、充满脂质的间质细胞、血管周围的细胞。

②细胞外成分：间质细胞外成分主要由基质组成。

（2）肾间质组织的意义。

①纤维及基质的产生和退化：充满脂质的间质细胞合成氨基葡聚糖，可能是内髓中透明质酸的来源。

②组织结构的支撑：间质凭借细胞外有弹性的网状纤维和基质支撑肾小管和血管。

③交换和隔离：在间质小管和血管之间所有的交换都需要通过间质的分隔空间。

4. 肾小球旁器

肾小球旁器又称近球复合体，由球旁细胞、致密斑、球外系膜细胞和极周细胞组成，在肾小球血管极处组成三角形区域（图7-8）。

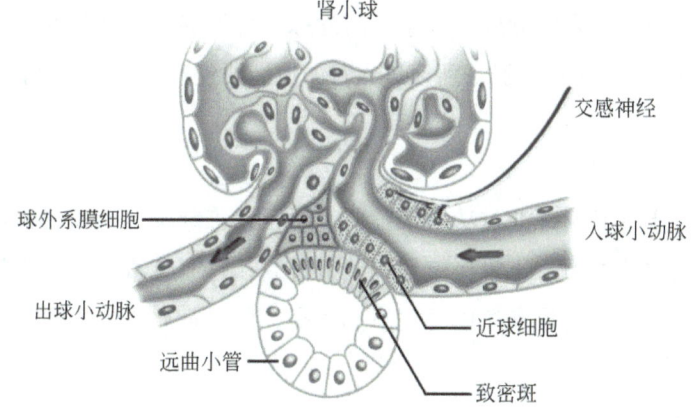

图7-8　肾小球旁器示意

（1）球旁细胞为入球小动脉的平滑肌细胞在进入血管球处演变而来，常成群分布。球旁细胞的体积较大，细胞质丰富，其功能是产生肾素及促红细胞生成素。

（2）致密斑是远曲小管起始部的上皮细胞，呈高柱状，使管腔内部呈现斑纹状隆起，故称为致密斑。致密斑是离子感受器,感受远端小管液钠离子浓度的变化,并将信息传递给球旁细胞。当原尿中钠离子浓度降低时,则促使球旁细胞分泌肾素。反之肾素分泌减少。

(3) 球外系膜细胞是位于入球小动脉、出球小动脉和致密斑之间的一群细胞。球外系膜细胞与球内系膜细胞相连,并且与包曼氏囊壁层基膜相连,所以它除与球内系膜细胞有相同的收缩功能外,尚可看成是包曼氏囊的一个关闭装置。

四、肾的血液循环

人的每个肾约重 150 g,两肾共 300 g,以人的体重为 60 kg 计算,肾占体重的 0.5%,但两肾的血流量大约为 1200 mL/min,占心输出量的 22%(也就是说每 4~5 分钟人体内的全部血流可流经肾一次)。以单位质量计,肾的血流量是脑的 7 倍、冠状动脉的 5 倍。肾循环的高灌注量有双重功能,其一是给肾组织提供氧和营养物质,其二是形成尿液。

(一) 肾脏血液系统的组成

肾动脉由腹主动脉垂直分出,经肾门进入肾,其分支形成叶间动脉、弓形动脉、小叶间动脉,再分支成入球小动脉。入球小动脉进入肾小体后分支形成肾小球毛细血管网,肾小球毛细血管网汇集成出球小动脉后离开肾小体。以上是肾小球的血液供应,下面是肾小管的血液供应。出球小动脉离开肾小体后再次分支,形成毛细血管网,包绕于肾小管和集合管的周围,然后再汇合成静脉,经小叶间静脉、弓形静脉、叶间静脉,汇成肾静脉。肾静脉从肾门出肾,汇入下腔静脉。所以进入肾的血液要经过两次毛细血管网后才汇入静脉。

(二) 肾血流量的调节

肾血流量对于肾脏发挥滤过功能很重要,而且肾脏纤维化的基础就是肾脏的血流灌注减少,因此我们需要学习一下肾血流量的调节机制,肾血流量受自身调节机制及神经、体液因素的调节。由于肾血流灌注以肾皮质部最高,所以肾血流量的调节主要是对皮质血流量的调节。

1. 肾血流量自身调节

肾血流量自身调节机制对于肾小球滤过功能稳态的维持有重要意义,所谓的肾血流的自我调节是指当动脉血压在 80~180 mmHg 内波动时,肾小球毛细血管血压可保持相对稳定,从而使肾小球滤过功能保持稳态。但是当动脉血压低于 80 mmHg 以下时肾小球毛细血管血压就会下降,肾小球的滤过功能减退。临床上比较常见于急性大失血导致的急性肾衰竭。

2. 肾血流的神经、体液调节

肾交感神经活动加强时，其末梢释放的去甲肾上腺素作用于小动脉血管平滑肌的α肾上腺素能受体，引起血管收缩，从而使肾血流量减少。反之当交感神经活动抑制时，肾血流量增加。

（三）体液调节

（1）血管紧张素Ⅱ（AngⅡ）。肾素-血管紧张素-醛固酮系统是调节肾脏活动的一个重要体液系统，在血液循环中，AngⅡ作为一种缩血管物质，可产生强烈的缩血管作用，使外周阻力增大，动脉血压升高。在肾脏局部AngⅡ可使肾脏小动脉血管平滑肌收缩，因而使肾血流量降低。出球小动脉对AngⅡ的敏感性较入球小动脉高，低浓度的AngⅡ就可使出球小动脉收缩；而在入球小动脉，AngⅡ可使血管平滑肌生成前列环素（PGI_2）和一氧化氮（NO），这些物质能减弱AngⅡ的缩血管作用。

（2）缓激肽。在肾脏内也存在激肽释放酶-激肽系统。缓激肽可使肾脏的小动脉舒张，也能促进肾脏内NO和前列腺素的生成，导致肾血流量增加。

肾素-血管紧张素系统和激肽释放酶-激肽系统在功能上相互制约，相互协调，两者之间又存在密切的联系。血管紧张素转换酶是使AngⅠ转化成AngⅡ的酶，同时也是使缓激肽降解的酶。临床上应用的血管紧张素转换酶抑制剂，即ACEI类药物在减少AngⅡ生成的同时也可以减少缓激肽的降解，从而发挥其降解作用。

（3）一氧化氮（NO）。NO是由血管内皮细胞合成和释放的一种舒血管物质，在肾脏入球小动脉血管内皮生成的NO可使入球小动脉舒张，从而使肾血流量增加。

（4）内皮素（ET）。ET是由血管内皮细胞合成和释放的一族肽类物质，是已知的最强烈的缩血管物质之一。在肾脏中起作用的ET是ET-1，它的主要作用是使小动脉收缩，血管阻力升高，故肾血流量减少。

（5）前列腺素。前列腺素的作用主要是对抗交感神经和血管紧张素的缩血管效应。

（四）肾血液循环途径

肾的血液循环一是营养肾组织，二是参与尿的生成（图7-9）。其特点如下。

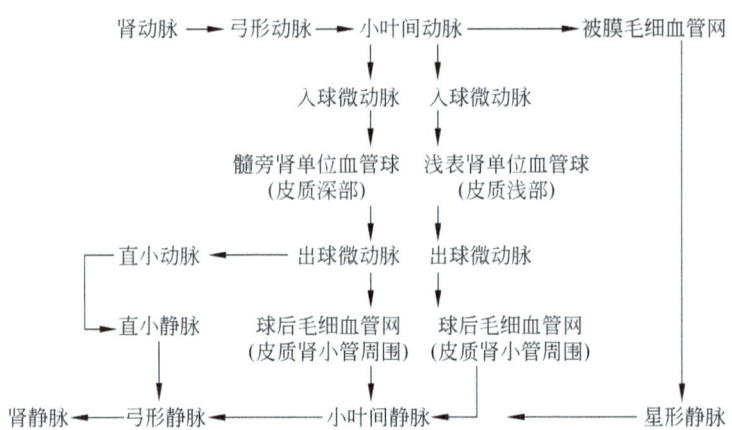

图7-9 肾血液循环途径

(1) 直接由腹主动脉分支而来,血流量大、流速快。每4~5分钟人体内血液全部流经肾滤过一遍。

(2) 肾小球入球微动脉粗短,出球微动脉细长,血管球内压力高有利于滤过。

(3) 肾血液循环中动脉两次形成毛细血管网,初级毛细血管网(血管球)有利于肾小球的滤过,次级毛细血管网在肾小管的周围,有利于肾小管上皮的重吸收。

(鲁 斌)

学习任务二 输尿管

【任务目标】

(1) 掌握输尿管的形态特征及分布。

(2) 了解输尿管的血管、淋巴和神经。

一、输尿管的形态特征和结构

(一) 输尿管的形态特征

输尿管(图7-10)是一对扁而细长的肌性器官,左右各一个,起自肾盂末端,终于膀胱,长为20~30 cm,两侧输尿管长度大致相等。输尿管的直径粗细不均,平均直径为0.5~1 cm。输尿管全长可分为腹部、盆部和壁内部。腹部和盆部以骨盆上口平面为界线。临床上常将输尿管分为上段(骶髂关节上缘以上)、中段(骶髂关节上下缘之间)和下段(骶髂关节下缘以下)。临床上输尿管的这种分段并非以解剖结构不同为依据,而与选择手术入径有关。

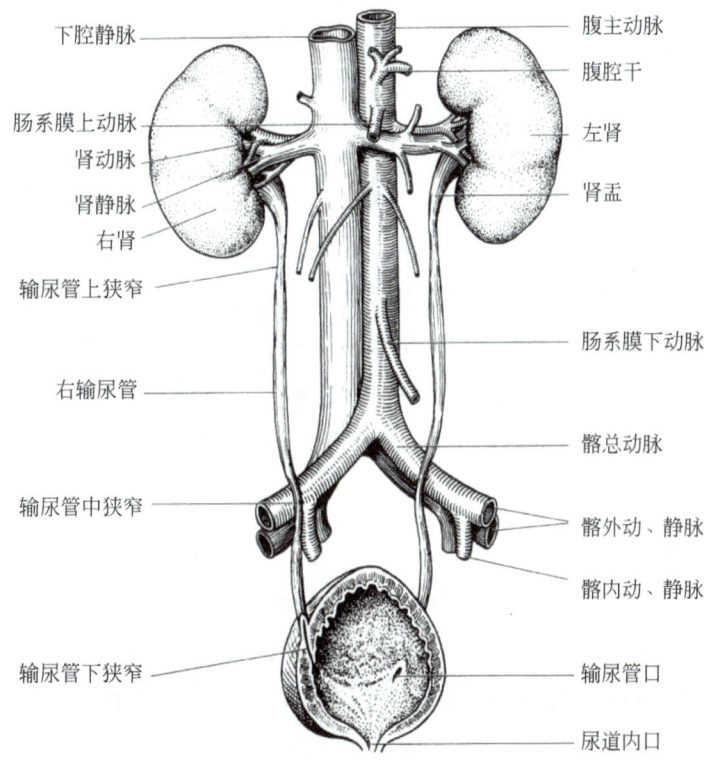

图7-10　输尿管

输尿管全长口径粗细不一,有明显的生理性狭窄和膨大。共存在3个明显的狭窄部。①上狭窄部在肾盂输尿管连接部,又名为上狭。②中狭窄部位于骨盆上口,输尿管跨过髂血管处,又名为中狭。③下狭窄部在输尿管膀胱壁内部,又名为壁内狭,是输尿管的最窄处。输尿管两狭窄部往往是结石等异物滞留处。输尿管两狭之间为膨大部,称壶腹,其口径可宽达1~1.5 cm。

（二）输尿管的组织结构

输尿管为一肌性管腔,管壁厚,黏膜形成纵行皱襞,管壁的横断面呈环形,上皮为4~5层细胞。管壁收缩时基层细胞成柱状,表面细胞为立方形。胞质丰富,游离面胞质浓缩形成壳层,有1~2个核。光镜下基膜不明显,内有散在的淋巴组织,肌层分内外两层。输尿管下段,肌层增厚并形成内纵、中环和外纵三层,由于肌层呈蠕动性收缩可将尿液输送至膀胱。外膜为疏松结缔组织,含有较大的血管并发出分支至肌层,在黏膜内形成毛细血管网,然后集合成静脉传出输尿管。电镜下观察可见输尿管表层上皮游离面形成许多微褶和沟,沟内陷如胞质形成囊泡,胞质内微丝、粗面内质网和线粒体含量丰富。细胞侧缘和基部具有交错排列的指状突和质膜内褶。相邻表层细胞有连接复合体,该结构是防止液体大分子渗透的屏障。基膜具有基板及薄层网板。

二、输尿管的走行、分布、毗邻

输尿管的走行并非垂直下行,其全长有三个弯曲。第一个弯曲称肾曲,位于输尿管的上端。第二个弯曲称界曲,在骨盆的上口处呈"S"形,由向下的方向斜转向内,过骨盆上口后转向下方。第三个弯曲称骨盆曲,由斜向内下方,转向前下方,突向后下方。

输尿管在腹前壁的体表位置上端位于幽门平面(第1腰椎下缘)与腰直肌外缘的交界处。沿着腰直肌外缘下行至髂前上棘间线与腰直肌外缘交叉点进入骨盆,由腹部移行至盆壁。

1. 输尿管腹部

位于腹膜后,为腹膜外器官,沿腰大肌前面斜行向外下走行,周围有疏松结缔组织包绕,在腰大肌中点的稍下方处,男性的输尿管经过睾丸血管的后方,而女性输尿管则与卵巢血管交叉。交叉点以上的部分为输尿管腰部,以下的部分为输尿管髂部。左输尿管的上部位于十二指肠空肠曲的后面,左侧结肠血管由其前方越过。在骨盆上口附近,经过乙状结肠及其系膜的后方,于乙状结肠间隙隐窝的后壁内下降。进入骨盆腔时,经过左髂总血管的下端前面。右侧输尿管的上部走行于十二指肠的血管前方。在骨盆上口的附近,经过肠系膜根部的下方和回肠末端的后方下行。进入骨盆时,经过髂外动脉的前方。由于上述位置关系的特点,在施行手术时左侧输尿管腹部比右侧往往容易发现。

2. 输尿管盆部

输尿管盆部较腹部短,在腹膜外结缔组织中,沿盆腔侧壁向下后外方走行,经过髂内血管、腰骶干和骶髂关节的前方和前内侧,于脐动脉起始部、闭孔神经和血管的内侧跨过,在坐骨棘平面转向前内方,经盆底上方的结缔组织直达膀胱底。坐骨棘以上部分称输尿管壁部,以下部分为脏部。男女的输尿管脏部走行有明显的不同。男性该部输尿管先向前、内和下方,行于直肠前外侧后壁之间,经输尿管的后外侧与输尿管呈直角相互交叉,然后至输精管的内下方,经精囊腺体、顶端的稍上方,从外上向内下方斜穿膀胱壁,开口于膀胱三角的外侧角。女性输尿管盆腔的壁部走行为跨过髂内动脉的前方,行经卵巢的稍后方外侧。女性输尿管盆部的脏部走行为向内方，行经子宫阔韧带基底附近的结缔组织，至子宫颈和阴道穹的两侧，距子宫约 2.5 cm 处，从子宫动脉的后下方绕过，经阴道前面至膀胱底。输尿管经阴道前面时两侧的走行有一定的差异。由于子宫多向一侧倾斜，因此输尿管与阴道前壁接触的范围更广泛。女性输尿管与子宫动脉、子宫颈和阴道穹的关系，在施行子宫切除的手术中具有一定的临床意义。

3. 输尿管壁内部

输尿管壁内部指斜行在膀胱壁内的输尿管，长约 1.5 cm。当膀胱充盈时，壁内部的管腔闭合，加之输尿管的蠕动，因此有阻止尿液反流至输尿管的作用，如输尿管内部过短或肌组织发育不良，则可能发生尿液反流。壁内部发生炎症水肿，或脊髓损伤而影响其神经支配时，也可能发生尿液反流，儿童该部输尿管较短，因此易发生膀胱输尿管反流现象，但随着生长发育，壁内部输尿管的延长，肌层的不断增厚，大部分儿童的膀胱输尿管反流现象会逐渐消失。

三、输尿管的血管、淋巴和神经

（1）动脉：输尿管的动脉供应来源很广，肾动脉、肾囊动脉、肾下极动脉、腹主动脉、骶中动脉、第 1 腰椎动脉、睾丸动脉（女性为卵巢动脉）、髂总动脉、髂内动脉、膀胱上动脉、膀胱下动脉及子宫动脉等均有分支供应相应水平的输尿管。输尿管腹部主要有肾动脉的分支分布，每侧有 3～9 条，平均 5 条，右侧略多于左侧。输尿管腹部虽长，但接受动脉的分支数少于输尿管盆部。除肾盂附近以外，动脉分支大多经输尿管的内侧进入输尿管壁。输尿管盆部的动脉分支男女来源有所不同，男性多来自附近动脉和睾丸动脉，而女性则来自卵巢动脉和子宫动脉的分支。大约 48.63% 的动脉分支从输尿管内侧进入管壁，而 40% 则从外侧进入。从输尿管前面进入者占 8.64%，而后侧进入者仅占 2.73%。髂总动脉、髂内动脉的分支均从输尿管的内侧进入输尿管壁。膀胱上、下动脉的分支则多数从输尿管的外侧进入。输尿管的下段吻合支少时游离后可能会出现坏死现象，有人认为在髂总动脉交叉部的输尿管游离 2 cm 是安全的。膀胱下动脉经常发出分支，分布于输尿管下部和膀胱三角的大部分。

（2）静脉：输尿管的静脉汇入上述的同名动脉，最后一般回流入肾静脉、睾丸静脉（女性则为卵巢静脉）和髂内静脉等。

（3）淋巴管：输尿管的淋巴回流始于黏膜下、肌层和外膜的淋巴丛。这些淋巴管网相互吻合，输尿管上部的淋巴管与肾淋巴管相连，或直接注入主动脉旁（腰）淋巴结，输尿管腹部的其余部分注入髂总淋巴结，输尿管盆部则注入髂总、髂外和髂内淋巴结。

（4）神经支配：输尿管神经丛由肾丛、主动脉丛、肠系膜上丛和肠系膜下丛的神经纤维组成。这些神经纤维的中枢位于第10、11、12胸髓，第1腰髓和第2~4骶髓。

知识拓展

在日常膳食方面，大量摄入水果、蔬菜的人，输尿管癌发生率下降，尤其摄入十字花科蔬菜如卷心菜、菜花、萝卜、白菜、油菜、荠菜以及猕猴桃、无花果、香蕉、大枣等鲜果者。输尿管癌与脂肪的摄入呈正相关，而与维生素A和类胡萝卜素呈负相关。输尿管癌在中医学中属"溺血""血淋"等范畴。其发病多因心火移热于小肠，或湿热下注输尿管，或肾虚气化不利，淤积成毒等所致。掌握一些适宜的饮食疗法，对输尿管癌的防治大有裨益。

（林玲珍）

学习任务三　膀胱和尿道

【任务目标】

（1）掌握膀胱和尿道的形态特征。
（2）掌握膀胱和尿道的位置和毗邻。

膀胱是储存尿液的囊状肌性器官。成人膀胱容积为300~500 mL，膀胱最大容量为800 mL，新生儿膀胱容量约为成人的1/10。

一、膀胱的形态与结构

膀胱空虚时呈锥体形（图7-11）。尖朝向前上方称膀胱尖；底朝向后下方称膀胱底；尖、底之间的大部分称膀胱体；膀胱的最下部称膀胱颈。颈的下端有尿道内口通向尿道。膀胱壁从内向外由黏膜、肌层和外膜构成。黏膜有许多皱襞，膀胱空虚时增多，充盈时减少。膀胱底的内面，两输尿管口和尿道内口之间的三角形区域，黏膜光滑无皱襞，称膀胱三角（图7-12），是膀胱肿瘤和炎症的好发部位。肌层较厚，由平滑肌大致呈外纵、中环、内纵三层交错排列，共同构成逼尿肌。通常认为在尿道内口处有环形平滑肌形成的膀胱括约肌。外膜是浆膜和纤维膜。

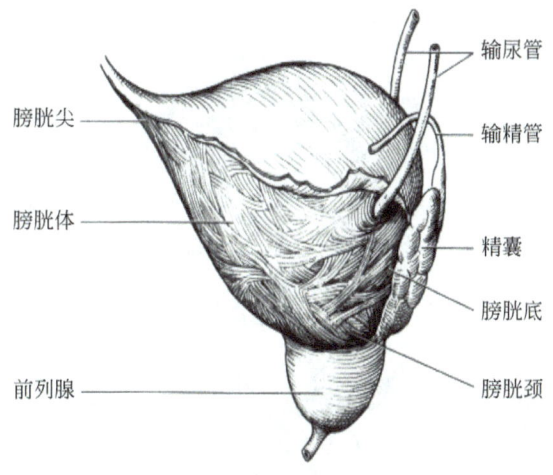

图 7-11 膀胱的形态

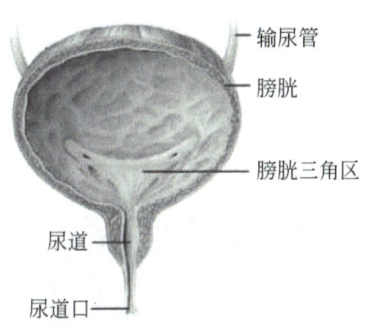

图 7-12 膀胱三角区

二、膀胱的位置与毗邻

膀胱空虚时，位于小骨盆腔内，耻骨联合后方。充盈时，可膨入腹腔，并与腹前壁相贴。膀胱底在男性与精囊腺、输精管末端和直肠相邻，膀胱颈与前列腺相邻（图7-13）。在女性膀胱底则与子宫颈和阴道相邻；膀胱颈直接与尿生殖膈相邻，当膀胱充盈时，位置升高，腹膜在膀胱与腹前壁之间的返折线也随之上移。因此，当膀胱充盈时，沿耻骨联合上缘进行膀胱穿刺，可不经过腹膜腔直接进入膀胱（见图7-14）。

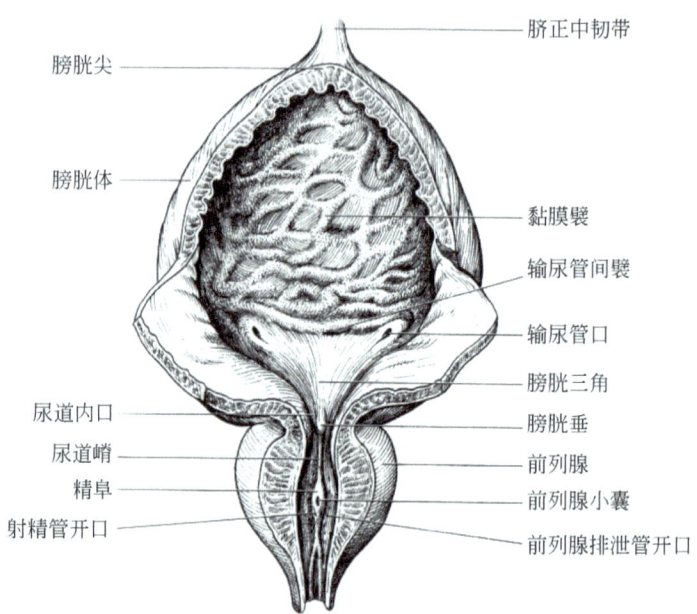

图 7-13　男性膀胱后方的毗邻

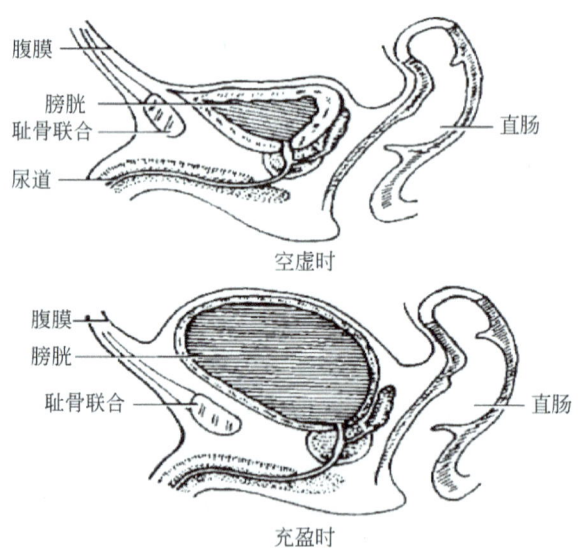

图 7-14　膀胱空虚时和充盈时与腹膜关系的比较

三、尿道

1. 尿道位置

尿道是膀胱通到体外的排尿管道。男性尿道起始于膀胱的尿道内口、终于尿道外口，成人平均长 18 cm，尿道全程有尿道内口、尿道膜部、尿道外口三处狭窄，是尿路结石最易滞留处。女性尿道较男性尿道宽、短、直，起于尿道内口，以尿道外口开口于阴道前庭，长为 3～5 cm，由于女性尿道宽、短、直，后方又邻近肛门等原因，因而易患尿路逆行感染。

2. 排尿

尿由膀胱排出体外的动作称排尿。排尿是一种反射动作，副交感神经兴奋时，可促进排尿；交感神经兴奋时，则阻止排尿。

知识拓展

尿路感染、尿道炎的具体症状

目前，由于尿路感染而引起的泌尿系统疾病越来越多，给患者造成很大困扰，不仅影响患者的工作、生活，还对患者的心理产生很大的负担，导致患者精神压抑、神情恍惚等一系列问题。

尿路感染引起的症状复杂多变，根据感染部位的不同，可以分为膀胱炎、尿道炎、盂肾炎；根据炎症的性质不同，又可分为急性尿路感染和慢性尿路感染。下面是专家们针对"尿路感染的具体症状"做出的一些归纳：

1. 尿路刺激征，即尿频、尿急、尿痛、排尿不适等症状。
2. 尿道口轻度水肿或潮红、轻度外翻，有黏液或脓性分泌物。沿阴茎根部至尿道口方向挤压尿道，可挤出黏液或脓性分泌物。
3. 全身中毒症状，如发热、寒战、头痛等。主要见于上尿路感染。
4. 尿常规检查可有白细胞、红细胞甚或蛋白。
5. 出现尿道少量白色分泌物或底裤污秽，晨起尿道口有被分泌物干枯后产生的痂膜封口，排尿时尿道轻微灼热感、刺痒感等症状。

【实践评析】

患者，男，40岁，主因左侧腰痛伴发热1天就诊。

患者1天前出现左侧腰痛，呈钝痛，与体位及活动无关，伴发热，体温38.7℃。患者同时有尿频、尿急，尿液外观浑浊。既往曾患过3次尿道炎。已婚，育2子。无药物过敏史。

查体：T 36.4℃，P 78次/min，R 20次/min，BP 112/78 mmHg，急性面容，心肺查体未异常，腹软，左肋脊角有压痛及叩击痛，双下肢不肿。

辅助检查：血常规示WBC 150×10^9/L，中性粒细胞N 87%，Hb 123 g/L，PLT 130×10^9/L；尿常规蛋白（−），尿亚硝酸盐（+），WBC 40～60/HP，RBC 5～10/HP。

评析：

1. 初步诊断

尿路系统感染，急性肾盂肾炎。

诊断依据：患者临床有膀胱刺激征，伴发热、腰痛及血象高等全身感染表现，应考虑此病。

2. 鉴别诊断

（1）急性膀胱炎：往往无全身表现，以局部膀胱刺激征表现突出。

（2）常有多年慢性泌尿感染史，仔细询问病史有助于鉴别。

3. 进一步检查

（1）尿培养：明确细菌类型。

（2）尿找结核菌、真菌等除外其他感染源。

（3）血肌酐、双肾B超及肾盂造影：鉴别急慢性肾盂肾炎。

（4）女性患者可行妇科检查：了解感染源。

4. 治疗原则

（1）用药前应先做尿培养菌落计数及药物敏感试验，在未得到培养结果前应选用对革兰氏阴性杆菌有效的药物。

（2）应选用血、尿药物浓度均高的药物，如喹诺酮类、头孢菌素类。静脉给药。治疗持续两周或更长。

（3）用药后症状消失，尿常规检查无异常，尿菌阴转，疗程结束后1周及1个月后复查尿菌阴性可视为治愈。

实践模拟：

实验器材：泌尿系统概观模型、标本和挂图，肾冠状切面、肾单位、肾小球放大模型及标本，输尿管、膀胱、尿道模型、标本和挂图。

实验：观察肾位置、形态和大体结构；输尿管的位置及狭窄的位置；膀胱三角的特点及临床意义；男性尿道的分部、狭窄和弯曲。

通过观察回答：

（1）泌尿系统的组成是什么？

（2）男性、女性尿道的结构差异有哪些？

请老师点评。

（刘业娟）

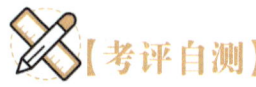【考评自测】

（1）关于肾的位置的描述，错误的是（　　）。

　　A．位于腹膜后脊柱两侧　　　　B．左肾上端平第11胸椎体下缘

　　C．左肾下端平第2腰椎体下缘　　D．左肾比右肾低半个椎体

（2）第12肋斜过（　　）。

　　A．左肾后方上部　　　　　　　B．右肾后方上部

　　C．右肾后方中部　　　　　　　D．右肾后方下部

（3）下列关于肾的描述，正确的是（　　）。

　　A．肾皮质表面覆盖腹膜

　　B．肾小盏包绕肾乳头

　　C．肾髓质由肾柱构成

　　D．肾被膜从外向内为纤维膜、脂肪囊和肾筋膜

（4）肾窦（　　）。

　　A．是肾门向肾内延续的腔　　　B．由肾皮质围成

　　C．内有肾动脉和肾静脉体干　　D．内有输尿管上端

（5）肾锥体位于（　　）。

　　A．肾皮质　　　B．肾小盏　　　C．肾窦　　　D．肾髓质

（6）成人肾门平对（　　）。

　　A．第11胸椎　　B．第12胸椎　　C．第1腰椎　　D．第2腰椎

（7）肾蒂中不包括（　　）。

　　A．肾动脉　　　B．肾静脉　　　C．肾盂　　　D．肾窦

（8）不通过肾门的结构是（　　）。

　　A．输尿管　　　B．肾动脉　　　C．肾静脉　　　D．肾盂

（9）输尿管（　　）。

　　A．起自肾盂　　　　　　　　　B．分腹、盆两段

　　C．开口于膀胱体的两侧　　　　D．为腹膜间位器官

（10）若尿中发现蛋白质和血细胞，则肾脏发生病变的部位是（　　）。

　　A．肾小囊　　　B．肾小管　　　C．肾盂　　　D．肾小球

(11) 一次过量吃糖后，检测到尿液中含有葡萄糖，最可能的原因是（   ）。

　　A．肾对葡萄糖的重吸收能力有一定的限度

　　B．胰岛素分泌过多

　　C．肾脏发生了病变

　　D．胰岛素分泌过少

(12) 患有尿毒症的人要定期到医院去做透析，目的是排出（   ）。

　　A．水　　　　　　B．葡萄糖　　　　　C．尿素　　　　　　D．二氧化碳

(13) 人体内无机盐含量主要通过泌尿系统调节，此外汗液也可以排出部分无机盐。盛夏高温环境中，为及时补充因大量出汗而过多排出的无机盐，应注意补充一些（   ）。

　　A．可乐　　　　　B．盐开水　　　　　C．糖开水　　　　　D．牛奶

(14) 存在于肾小球、肾小囊腔、肾小管的液体中都会有的成分是（   ）。

　　A．尿素、无机盐、葡萄糖　　　　　　B．水、无机盐、尿素、氨

　　C．水、尿素、无机盐　　　　　　　　D．水、蛋白质、尿素、葡萄糖

(15) 尿液的形成过程中，起到滤过作用的结构是（   ）。

　　A．肾小球毛细血管壁　　　　　　　　B．肾小球毛细血管壁和肾小管

　　C．肾小球毛细血管壁和肾小囊内壁　　D．肾小囊内壁和外壁

学习单元八 生殖系统

【导入案例】

王×，女，45岁，因接触性出血近1年，加重1个月入院，于2011年4月16日收入院。患者1年前无明显诱因性生活后出现阴道流血，色鲜红，量少，呈点滴状，可自行消失，无不规则阴道流血及排液，无下腹痛。1个月前性生活后阴道流血量增加，约为平素月经血量的一半，可自行消失。今为求进一步诊治而来我院。饮食、睡眠尚可，大小便无异常，体重无明显下降。既往史、个人史、家族史无特殊。体格检查：T 36.5℃，P 80次/min，R 18次/min，BP 110/75 mmHg。一般状态良好，心肺听诊未闻及明显异常，腹部平坦，质软，无压痛、反跳痛及肌紧张。妇科检查：阴道穹隆光滑，宫颈肥大，失去正常形态，后唇呈菜花样组织增生，质脆，触之易出血，宫旁无增厚。子宫前位，正常大小，质韧，活动度良好，双附件区未触及明显异常。

辅助检查：妇科彩超示子宫前位，大小形态正常，轮廓清晰。各壁反射均匀。宫颈大小为3.5 cm×3.7 cm×3.6 cm，内部回声不均匀。双侧附件未见明显异常回声。宫颈活检，病理结果回报，（宫颈）鳞状细胞癌。

思考与讨论

(1) 该病的诊断依据是什么？
(2) 对于本例诊断实验室检查价值较大的有哪些项目？

学习任务一　男性生殖系统

【任务目标】

(1) 掌握男性内生殖器的组成。

(2) 掌握男性内生殖器的各部分的功能。

生殖系统的主要功能是产生生殖细胞，繁殖后代，延续种族，形成并维持第二性征。男、女性生殖器可分为内生殖器和外生殖器两部分：内生殖器多数位于盆腔内，主要包括产生生殖细胞的生殖腺及输送生殖细胞的生殖管道；外生殖器则显露于体表，主要为性的交接器官。

男性内生殖器（图8-1）包括生殖腺、输精管道和附属腺体。男性生殖腺为睾丸，生殖管道即输精管道包括附睾、输精管、射精管和男性尿道，附属腺体包括精囊、前列腺和尿道球腺。男性外生殖器包括阴囊和阴茎。

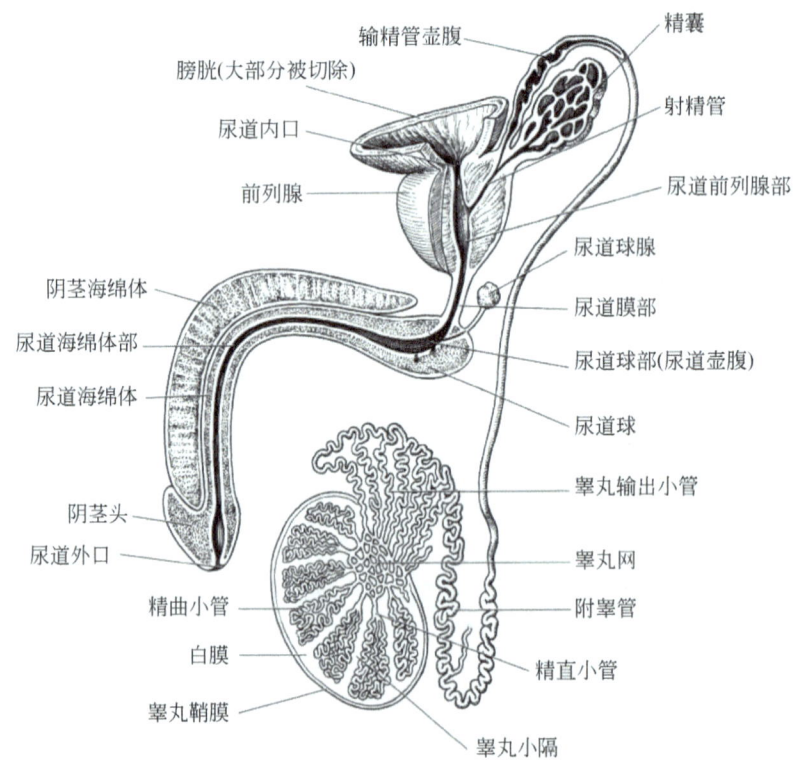

图8-1　男性生殖器

一、内生殖器

(一) 睾丸

1. 睾丸的位置与形态

睾丸位于阴囊内,左、右各一,呈微扁的椭圆体,表面光滑,分为内、外两面,前、后两缘,上、下两端,前缘游离,后缘有附睾和输精管道的起始段(见图8-2)。

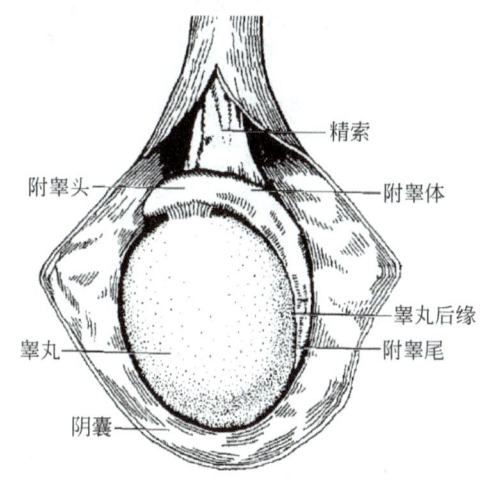

图8-2 睾丸、附睾及精索

2. 睾丸的微细结构

睾丸表面覆盖有一层浆膜,浆膜下有一层致密结缔组织为白膜。白膜在睾丸后缘增厚,形成睾丸纵隔。纵隔向睾丸实质伸入,将睾丸实质分隔成二百余个睾丸小叶,每个小叶内含有1~4条生精小管,生精小管之间的结缔组织称为睾丸间质。生精小管在近睾丸纵隔处移行为精直小管,进入睾丸纵隔内相互吻合成睾丸网。从睾丸网上发出12~15条睾丸输出管进入附睾头(见图8-3)。

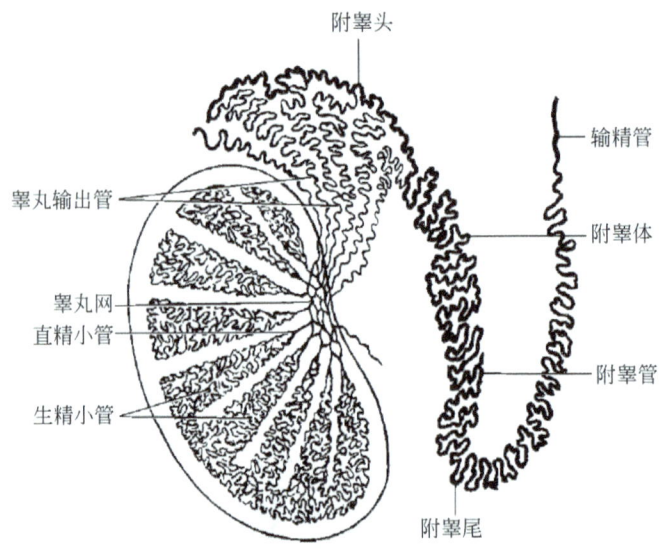

图8-3 睾丸及附睾结构

生精小管是产生精子的部位，管壁为特殊的生精上皮，上皮由生精细胞和支持细胞构成（图8-4）。

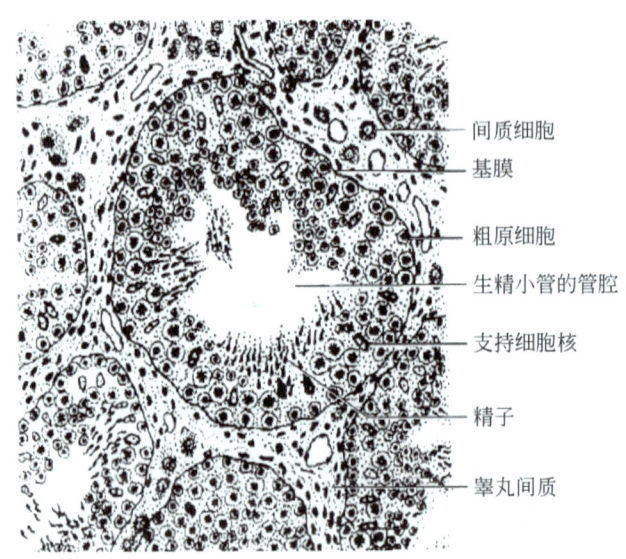

图8-4 生精小管的细微结构

生精小管管壁内可见不同发育阶段的生精细胞，从基底至腔面依次为：精原细胞、初级精母细胞、次级精母细胞、精子细胞和精子。从精原细胞到精子形成的过程称为精子的发生（图8-5）。人类精子发生约需60天。

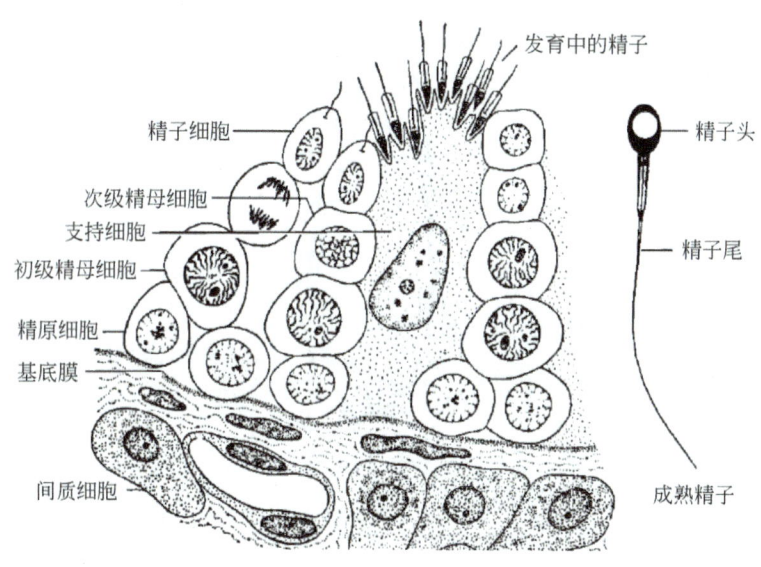

图8-5　精子发育程序示意

精原细胞是最幼稚的生精细胞，紧靠基膜排列，青春期以前生精小管上皮仅由一层精原细胞组成，自青春期开始，在垂体促性腺激素的作用下，精原细胞不断分裂增生，一部分作为干细胞存在，另一部分经多次分裂形成初级精母细胞，离开基底膜向腔面移动。初级精母细胞位于精原细胞的内面，体积较大，核多呈分裂状，经过第一次成熟分裂后形成两个次级精母细胞。次级精母细胞位于初级精母细胞的内面，数量多，体积较小，细胞核圆形，染色深，经过第二次成熟分裂形成两个精子细胞。精子细胞位于近腔面，体积小而圆，胞核染色深。精子细胞不再分裂，经过复杂形态变化发育成为精子。精子为一种形态特殊的细胞，形似蝌蚪形，位于腔面，嵌附于支持细胞顶部，长约60 μm，分为头部和尾部。头部主要是高度浓缩的细胞核，核前大部分覆盖有顶体，内含多种水解酶，这些酶的释放在受精中起重要的作用。精子尾细长，可摆动，是精子的运动器官。

（二）生殖管道

1. 附睾

附睾呈新月形，位于阴囊内，附于睾丸的后缘。上端膨大称附睾头，中部为附睾体，下端为附睾尾（图8-6）。附睾尾转向后上移行为输精管。

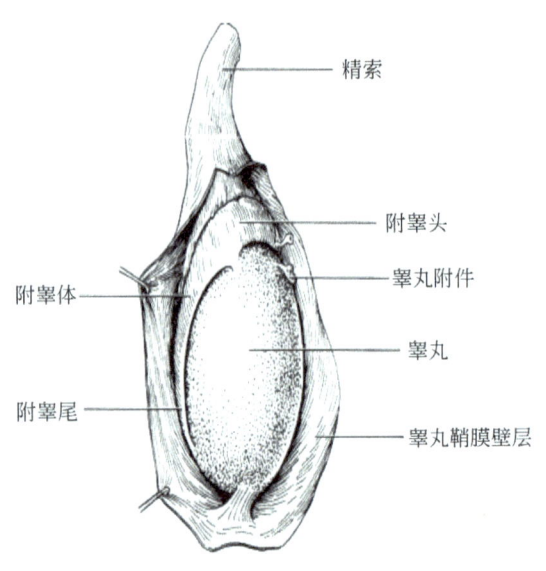

图8-6 睾丸及附睾

附睾头由睾丸输出管盘曲而成,睾丸输出管最后汇集成一条附睾管,构成附睾体和尾。附睾可储存精子,其分泌物具有营养精子,促进成熟的作用。附睾是结核的好发部。

2. 输精管和射精管

输精管是附睾管的直接延续,为一壁厚、腔小的肌性管道,长约50 cm。输精管的行程较长,全程可分为四部。

(1) 睾丸部:起自附睾尾,后缘上行至睾丸上端。

(2) 精索部:是介于睾丸上端与腹股沟管浅环之间的部分,此段位于皮下,又称皮下部。精索是位于睾丸上端至腹股沟管深环之间的一对柔软的圆索状结构,主要由输精管、睾丸动脉、蔓状静脉丛及包被在表面的精索内精膜、睾提肌和精索外精膜等所构成。

(3) 腹股沟管部:为位于腹股沟管内的部分。

(4) 盆部:为输精管最长的一段,自腹股沟管深环处起,沿骨盆侧壁向后下行,经输尿管末端的前上方向内侧至膀胱底的后面。

输精管在前列腺上缘处与精囊腺的排泄管汇合成射精管,穿前列腺实质,开口于尿道的前列腺部。在睾丸上端和腹股沟管浅环之间输精管位置表浅,是临床实施输精管结扎术的常用部位。

(三) 附属腺体

(1) 精囊腺:位于膀胱底输精管的外侧。是一对椭圆形的囊状器官,其排泄管与输精管末端汇合成射精管(图8-7)。精囊腺的分泌物参与组成精液。

（2）前列腺：为一不成对的实质性器官，位于膀胱颈与尿生殖膈之间，包绕尿道起始部（图8-8）。外形呈前后稍扁的栗子形，上端宽大为底，下端尖细为尖，中间为体。体的后面平坦与直肠相邻，正中线上有纵行的前列腺沟。临床肛门指检时可触及，前列腺肥大时此沟变浅或消失。前列腺的分泌物借排泄管开口于尿道前列腺部，参与精液的组成。前列腺一般可分为五叶（图8-9），即前、中、后叶和两侧叶。前叶位于尿道前方；中叶位于尿道和射精管之间；后叶位于射精管后下方，侧叶紧贴尿道的两侧。

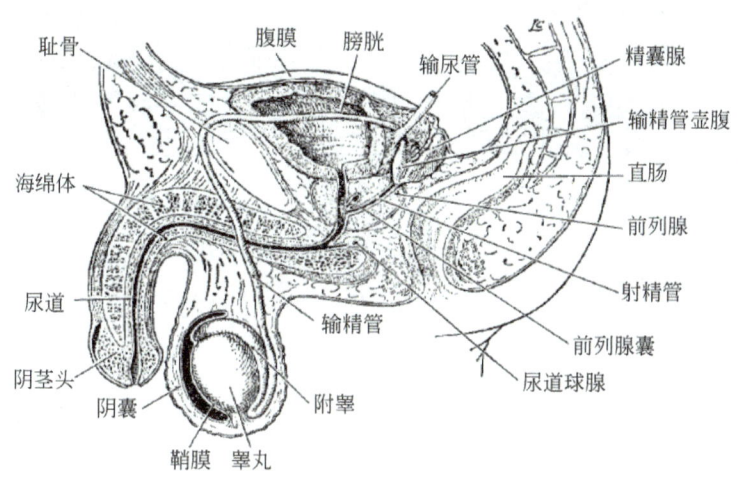

图8-7 精囊腺位置

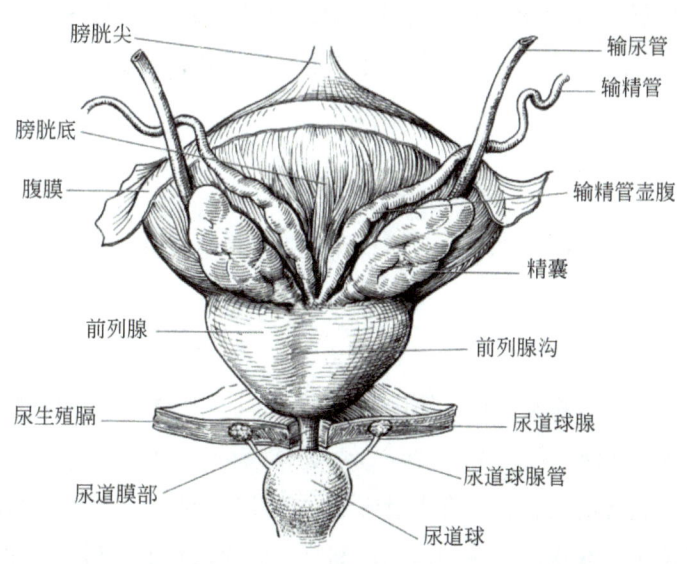

图8-8 前列腺

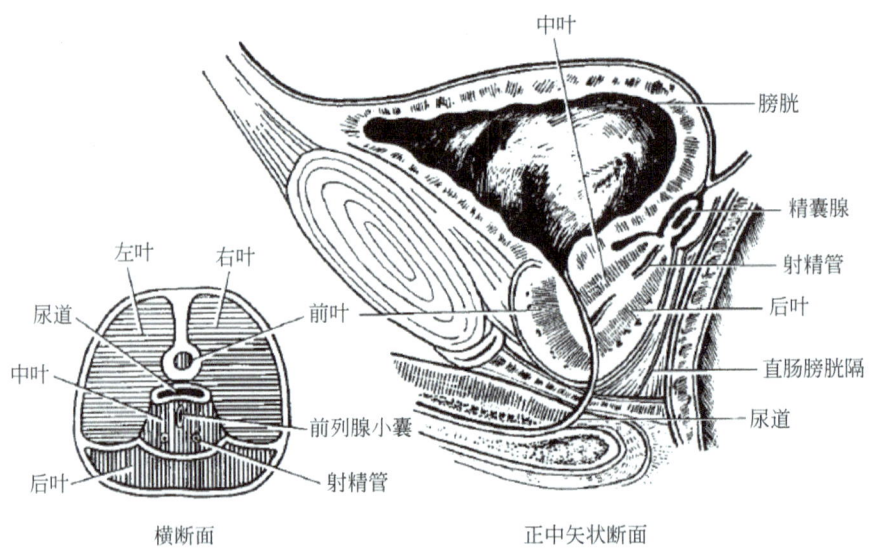

图8-9 前列腺的位置与分叶

知识拓展

> 小儿前列腺甚小,性成熟期腺体发育迅速,老年人腺组织逐渐萎缩,体积缩小。若老年人腺内结缔组织增生,则形成病理性的前列腺肥大,常压迫尿道,引起排尿困难。

(3)尿道球腺:位于尿生殖膈内的一对豌豆状的腺体(图8-7)。其导管开口于尿道球部,分泌物参与组成精液。精液由睾丸产生的精子和各附属腺体以及输精管道产生的液体混合而成。

二、外生殖器

(一)阴囊

(1)阴囊为一皮肤囊袋,位于阴茎根的后下方。阴囊壁主要由皮肤和肉膜组成,是腹壁皮肤和浅筋膜的延续。

(2)阴囊皮肤薄而柔软,生有少量阴毛,色素沉着明显,富有伸展性。

(3)肉膜位于皮肤深面,是阴囊的浅筋膜,内含散在的平滑肌,平滑肌随外界温度的变化放射性地收缩与舒张,以调节阴囊内的温度,有利于精子的生存与发育。肉膜在正中线向深面发出阴囊中隔,将阴囊分为左右两腔,内有睾丸、附睾和输精管的起始部。

(4) 睾丸和精索的被膜在阴囊肉膜的深面，还有三层被膜包绕睾丸和输精管等，它们均为腹前壁各层结构的延续，由外向内依次为：精索外筋膜、精索内筋膜、睾丸鞘膜。

（二）阴茎

阴茎（图8-10）是男性性交器官。阴茎后端称阴茎根，固定于耻骨下支和坐骨支；中部为阴茎体，呈圆柱形，向前下悬垂；前部为阴茎头，头的尖端有矢状位的尿道外口；头后缩细的部分为阴茎颈。

阴茎由两个阴茎海绵体和一个尿道海绵体构成。阴茎海绵体位于背侧，呈两端尖的圆柱状，两个海绵体紧密相接，后端分离为阴茎根。尿道海绵体位于阴茎海绵体腹侧，内有尿道通过，前端膨大为阴茎头，后端膨大为尿道球。

每个海绵体都包有海绵体白膜，3个海绵体外面又包有阴茎筋膜和皮肤。皮肤薄而柔软，富于伸展性，至阴茎颈游离向前，形成双层皮肤皱襞，包绕阴茎头，称阴茎包皮。包皮与阴茎头之间的环形裂隙为包皮腔。

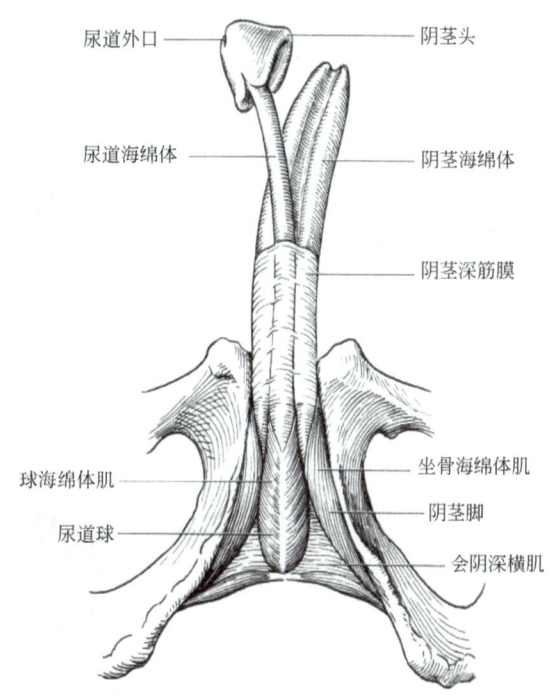

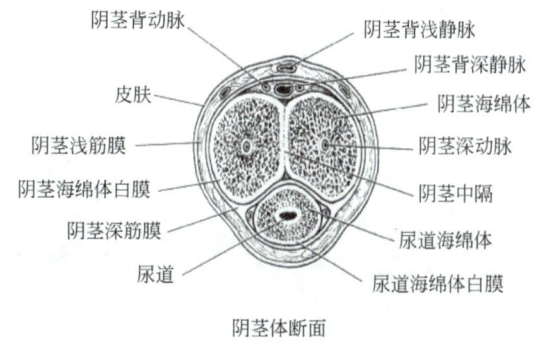

图8-10 阴茎的结构

> **知识拓展**
>
> 在尿道外口下方与包皮间的双层皮肤皱襞称包皮系带,做包皮环切术时,注意勿伤及此系带。幼儿包皮长,包绕整个阴茎头,随年龄增长,包皮逐渐退缩,若成年后仍包被阴茎头不能退缩,称为包皮过长或包茎。

三、男性尿道

男性尿道(图8-11)除有排尿作用外还兼有排精的功能。尿道起自膀胱颈的尿道内口,穿前列腺、尿生殖膈、尿道海绵体,终于阴茎头的尿道外口(图8-12)。

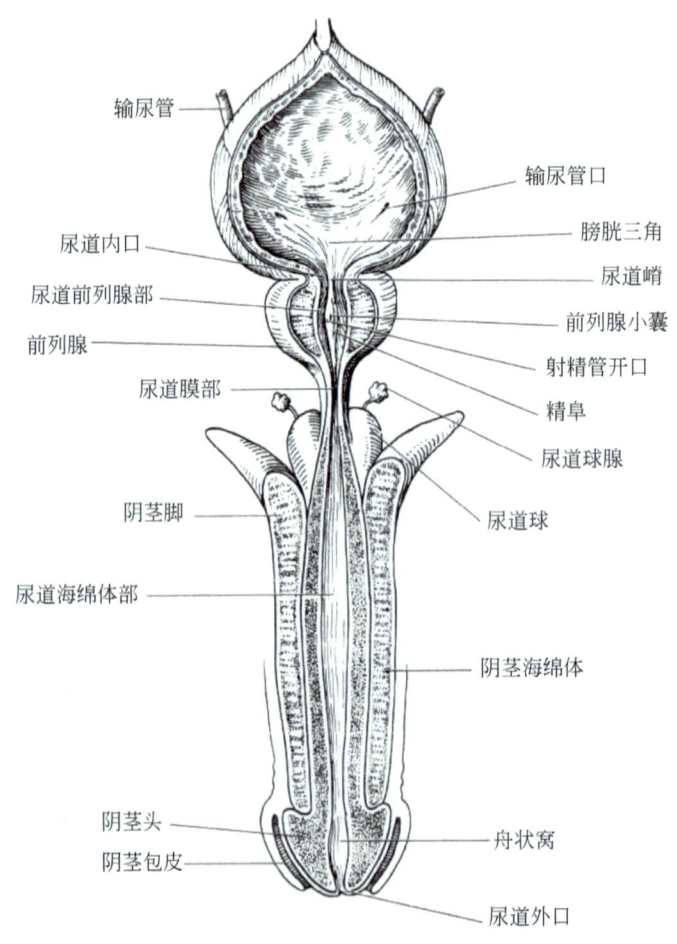

图8-11 男性尿道

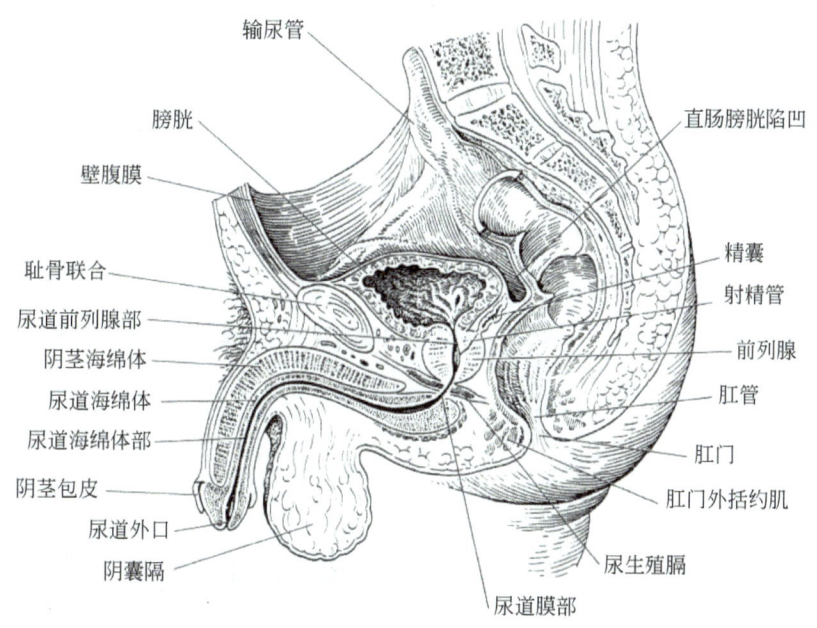

图8-12 男性骨盆正中矢状断面

1. 起止

起自膀胱的尿道内口,终于阴茎头的尿道外口。成人长16~22 cm,管径平均5~7 cm。

2. 分部

按其行程可分为前列腺部、膜部和海绵体部,临床上将前列腺部和膜部称为尿道,海绵体部称前尿道。

(1)前列腺部为尿道穿经前列腺的部分,长约3 cm,管径最宽,在后壁中线有一纵行的隆起为尿道嵴,嵴上有射精管的开口,两侧有前列腺的开口。

(2)膜部为尿道穿经尿生殖膈的部分,是尿道全程中最短的一段,长约1.5 cm,周围被尿道膜部括约肌环绕,此肌为骨骼肌,有控制排尿的作用。膜部位置固定,外伤性尿道破裂易发生在此段。

(3)海绵体部为尿道纵穿尿道海绵体的部分,长约15 cm。在尿道球内扩大,称尿道球部,有尿道球腺的开口;在阴茎头内扩大,称舟状窝。膜部与海绵体部移行处,管壁薄,周围只有疏松结缔组织包绕,从尿道插入尿管或器械时,易损伤此部。

临床上将尿道海绵体部称为前尿道,膜部和前列腺部称为后尿道。

> **知识拓展**
>
> 男性尿道全长有三个狭窄两个弯曲。三个狭窄分别位于尿道内口，尿道膜部和尿道外口，尿道结石常易滞留于狭窄处。两个弯曲，一个为耻骨下弯，距耻骨联合下方2 cm，凹向上，包绕尿道前列腺部、膜部与海绵体部的起始段，长9~11 cm，此弯曲恒定不能改变。另一弯曲为耻骨前弯，位于耻骨联合前下方，凹向下，由尿道海绵体部形成，长6~8 cm，此弯曲可变动，若将阴茎向上提，此弯曲消失。临床上导尿插入导尿管时须将阴茎上提，以利于尿管进入膀胱，避免损伤尿道。

（谭秉曜）

学习任务二　女性生殖系统

【任务目标】

（1）掌握女性内生殖器的组成。

（2）掌握女性内生殖器各部分的功能。

女性内生殖器由生殖腺（卵巢）、生殖管道（输卵管、子宫和阴道）和附属腺体（前庭大腺）组成。外生殖器，即女性外阴，包括阴阜、大阴唇、小阴唇、阴蒂、阴道前庭和前庭球等。

输卵管输送卵子，也是受精的部位；子宫为孕育胎儿的器官；阴道为胎儿娩出的产道（图8-13）。女性乳房能分泌乳汁，是授乳育婴的器官，故附在本节一并叙述。

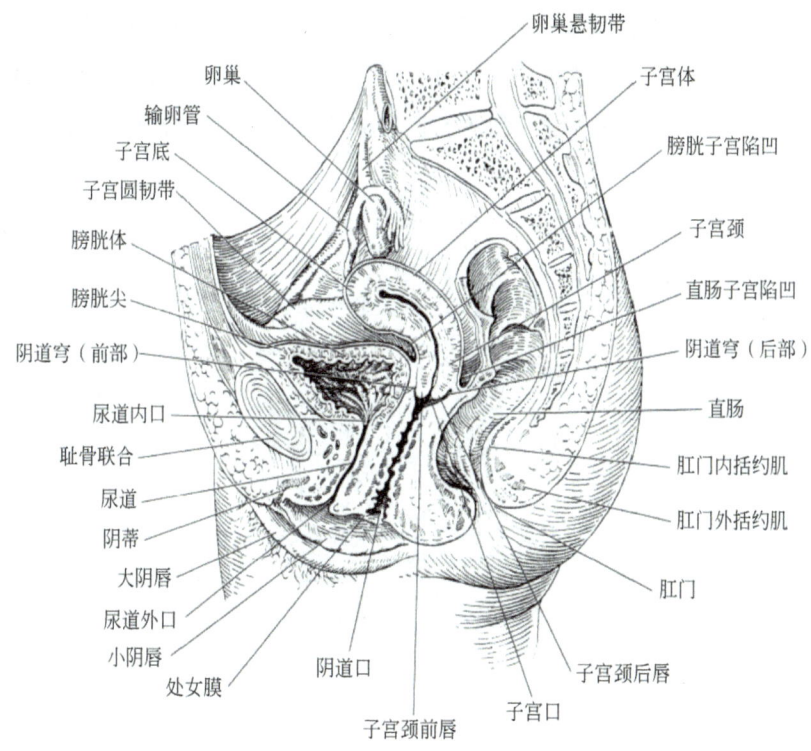

图 8-13　女性盆腔

一、内生殖器

（一）卵巢

卵巢是成对的实质性器官，呈扁卵圆形，位于盆腔侧壁髂内、髂外动脉所形成的夹角内（图 8-13）。卵巢呈扁的椭圆体，分内、外两面，前、后两缘，上、下两端。外侧面贴盆壁，内侧面朝向盆腔。后缘为游离缘；前缘为系膜缘，附于子宫阔韧带后层内，有卵巢的血管、淋巴管、神经等出入，称卵巢门。上端与输卵管伞相近，借卵巢悬韧带固定于盆壁；下端借卵巢固有韧带连于子宫底两侧。

> **知识拓展**
>
> 卵巢的大小和形态随年龄而变化。在幼女期体积较小，表面光滑；性成熟期体积最大，由于多次排卵，其表面出现瘢痕，变得凹凸不平；35～40岁卵巢开始缩小；50岁左右随着月经停止逐渐萎缩。

卵巢表面覆盖单层扁平或立方上皮。上皮深面有致密结缔组织构成的白膜。卵巢的实质分为皮质和髓质。皮质位于周围，由不同发育阶段的卵泡和富含细胞的结缔组织组成；髓质位于中央，由富含血管、神经和淋巴管的疏松结缔组织构成（见图8-14）。

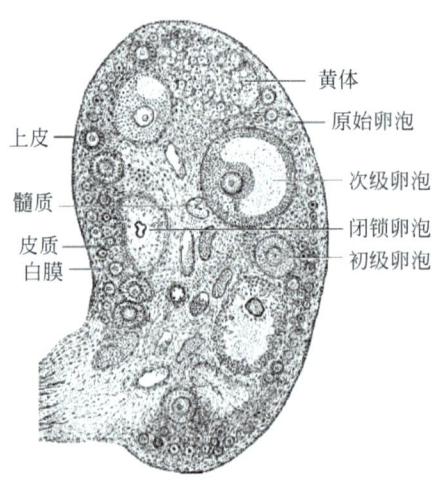

图8-14　卵巢的细微结构

1. 卵泡的发育

出生时两侧卵巢约有40万个原始卵泡，到青春期开始时约有4万个，大量卵泡退化。在生育期，每个月有15~20个原始卵泡生长发育，通常仅有一个卵泡发育成熟，排出一个卵细胞，其余卵泡均在不同发育阶段退化，形成闭锁卵泡。女性一生中排卵400~500个。卵泡发育过程可分为四期。

（1）原始卵泡。由一个初级卵母细胞和周围一层扁平的卵泡细胞构成（图8-14），位于皮质的浅层。

（2）初级卵泡。由初级卵母细胞及周围的单层或多层卵泡细胞组成。当原始卵泡开始生长时，扁平的卵泡细胞变为立方形，迅速增生由单层变为多层。初级卵母细胞增大，在初级卵母细胞和卵泡细胞间出现一层含糖蛋白的嗜酸性膜，称透明带，由初级卵母细胞和卵泡细胞共同分泌形成，有利于初级卵母细胞从卵泡细胞中获取营养。卵泡周围的结缔组织形成卵泡膜。

（3）次级卵泡。卵泡细胞增多至十余层时，卵泡细胞之间逐渐出现一些腔隙，继而融合成一个较大的卵泡腔，腔内充满卵泡液。随着卵泡腔的扩大，卵母细胞及周围卵泡细胞呈丘状突向卵泡腔。称卵丘。紧靠透明带的一层卵泡细胞增大变为柱状，呈放射状排列，称放射冠（图8-15），沿卵泡膜排列的称为粒层。卵泡膜增厚分为内、外两层，内层细胞多，含有丰富的毛细血管；外层纤维多，细胞血管少。初级卵泡和次级卵泡合称为生长卵泡。

（4）成熟卵泡（图8-15）。原始卵泡一般经过10～14天发育成熟。此期卵泡细胞不再分裂增多，由于卵泡液激增，卵泡体积显著增大，直径可达1 cm，并向卵巢表面隆起。在排卵前36～48小时，初级卵母细胞完成第一次成熟分裂，形成一个大的次级卵母细胞和一个小的极体细胞。

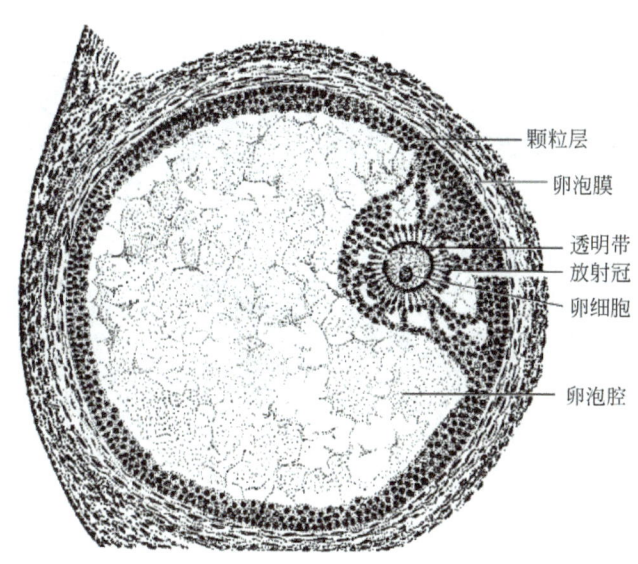

图8-15　成熟卵泡

2. 排卵

随着卵泡液剧增，卵泡体积增大，突向卵巢表面部分的卵泡壁、白膜及上皮逐渐变薄，因局部缺血最终破裂，次级卵母细胞与透明带、放射冠和卵泡液一起从卵巢排出，这一过程称排卵。生育期约28天排一次卵。排卵发生于月经周期的第12～16天。每次排出1个次级卵母细胞，排出2个或2个以上的少见。

3. 黄体的形成和退化

排卵后，卵泡壁粒层和卵泡膜向卵泡腔内陷入，在垂体释放的促黄体素的作用下，增大并分化成暂时性的富含血管的内分泌细胞团，新鲜时呈黄色，称黄体。黄体可分泌孕酮及少量的雌激素。孕酮有促进子宫内膜增生、子宫腺分泌、乳腺发育和抑制子宫平滑肌收缩等作用；雌激素可促进女性生殖器的发育，维持女性第二性征和正常的性功能，并能促进子宫内膜增生。黄体的大小和维持时间的长短取决于排出的卵是否受精。若卵细胞未受精，则黄体小，维持14天即退化，称月经黄体。若卵细胞受精，并妊娠，黄体继续发育增大，维持5～6个月，称妊娠黄体。两种黄体退化后均被结缔组织所取代，称为白体。

（二）输卵管

输卵管（见图8-13）为一对弯长的喇叭形肌性管道，是输送卵子和受精的部位，位于子宫阔韧带上缘内，全长10~12 cm，外侧端开口于腹膜腔，称输卵管腹腔口；内侧端开口于子宫腔，称输卵管子宫口（见图8-16）。输卵管由外侧向内侧可分为四部分。

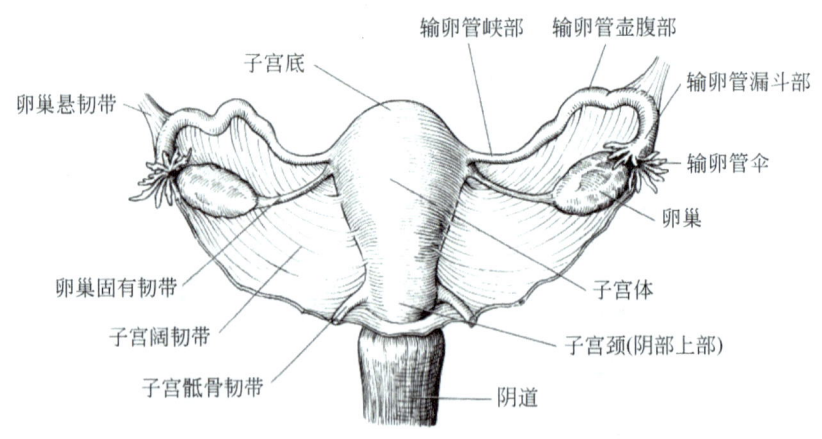

图8-16　女性内生殖器

（1）输卵管漏斗：为外侧端的扩大部分，呈漏斗状，口的游离缘有许多指状突起，称输卵管伞，覆盖于卵巢表面，是手术中识别输卵管的标志。漏斗底有输卵管腹腔口。

（2）输卵管壶腹：约占输卵管全长的2/3，管径粗而弯曲。卵子通常在此部受精进入子宫着床发育。

（3）输卵管峡：细而直，呈水平位，壁厚腔窄。输卵管结扎常在此部进行。

（4）子宫部：为贯穿子宫壁的一段，经输卵管子宫口开口于子宫腔。

右侧输卵管、阑尾和右侧输尿管第二个狭窄的位置都比较靠近，因此右侧输卵管炎、阑尾炎和右侧输尿管结石的疼痛部位甚为近似。

输卵管管壁由黏膜、肌层和浆膜构成。上皮为单层柱状上皮，由分泌细胞和纤毛细胞组成。分泌细胞的分泌物参与组成输卵管液，管内液体借纤毛摆动和肌层收缩，缓慢向子宫方向流动，有利于受精卵向子宫方向移动。肌层为平滑肌，外膜为浆膜。

卵巢和输卵管统称为子宫附件。

（三）子宫

子宫为一壁厚腔小的肌性器官，是孕育胎儿和产生月经的场所。

1. 子宫的形态

成人未孕子宫呈前后稍扁倒置的梨形，长7～9 cm，宽4～5 cm，厚2～3 cm，重40～50 g。多次分娩后体积增大。子宫可分为三部分（图8-17）。两输卵管上方圆凸的部分为子宫底。下端狭窄的部分为子宫颈，长2.5～3.0 cm，子宫颈下端伸入阴道内，称子宫颈阴道部，为宫颈癌和宫颈炎症的好发部位；在阴道以上的部分称子宫颈阴道上部。子宫颈与体之间的大部分称子宫体。在子宫体与子宫颈交界处较狭细，称子宫峡，在非妊娠期不明显，长约1 cm，妊娠期子宫峡逐渐延伸至7～11 cm，形成子宫的下段，其壁也随之变薄，妊娠子宫破裂多发生于此部，产科常经此部切开子宫做剖腹取胎术。

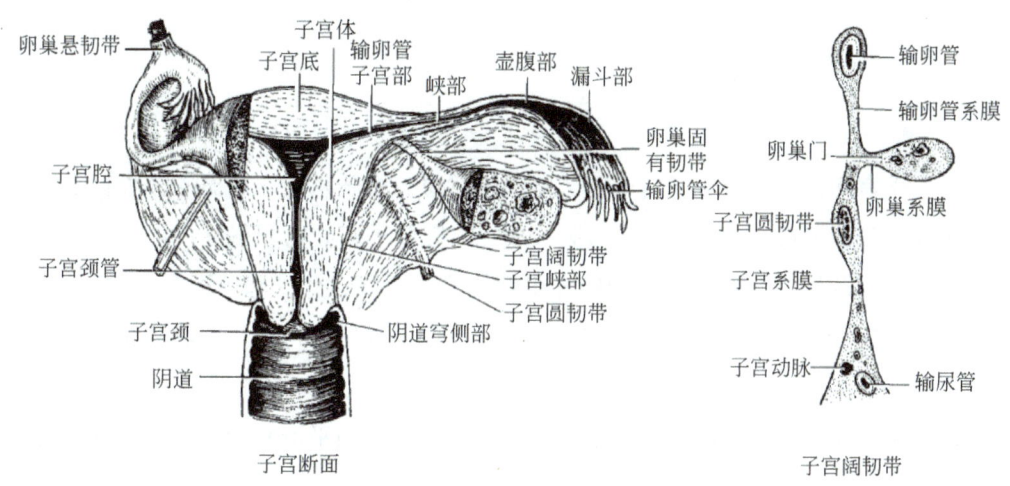

图8-17　子宫

子宫内腔较狭窄，分为上、下两部。上部在子宫底和体内，称子宫腔，呈前后略扁的三角形裂隙，底向上，两端有输卵管的子宫口，尖向下通子宫颈管；下部在子宫颈内称子宫颈管，呈梭形，上口通子宫腔，下口通阴道称子宫口，未产妇子宫口为椭圆形，边缘光滑、整齐，分娩后变为横裂状。子宫口周围的子宫颈阴道部呈唇状，按位置称为前唇和后唇，后唇较长，位置较高。

2. 子宫的位置

子宫位于盆腔的中央，膀胱与直肠之间，下端接阴道，两侧连有输卵管、子宫阔韧带和卵巢。成年女子，子宫的正常位置为轻度的前倾前屈位。临床上可经直肠指诊来检查子宫的位置、大小或分娩前子宫口的开大程度。

3. 子宫的固定装置

子宫的正常位置主要靠下述韧带（图8-18）来维持。

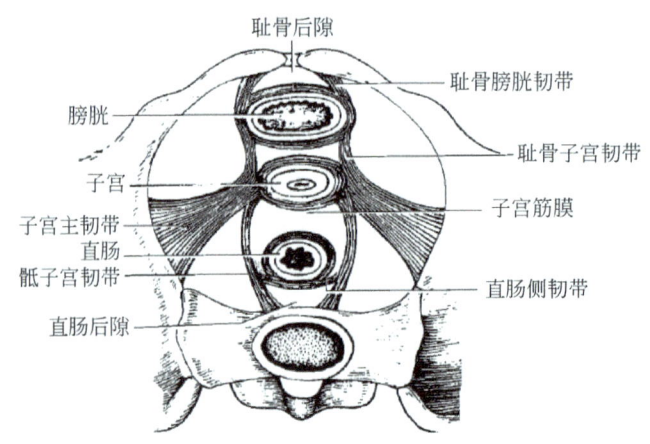

图8-18 子宫的韧带及盆筋膜间隙

（1）子宫阔韧带：位于子宫两侧，略呈冠状位，由子宫前、后面的腹膜自子宫侧缘向两侧延伸至骨盆侧壁和盆底的双层腹膜构成，可限制子宫向两侧移位。

（2）子宫圆韧带：由平滑肌和结缔组织构成，呈圆索状，起于子宫体前面的上外侧、输卵管子宫口的下方，在子宫阔韧带前层覆盖下向前外侧弯行，然后通过腹股沟管止于大阴唇皮下。

（3）子宫主韧带：由阔韧带下部两层间的结缔组织和平滑肌构成，自子宫颈两侧连至骨盆侧壁。

（4）骶子宫韧带：由平滑肌构成，起自子宫颈后面，向后绕过直肠，止于骶骨前面。

子宫正常位置的维持，除上述韧带外，盆底肌和周围的结缔组织也起很大作用。如固定装置薄弱或损伤，可致子宫位置异常或引起不同程度的子宫脱垂。

4. 子宫壁的微细结构

子宫壁由内膜、肌层和外膜组成（图8-19）。

（1）内膜：由单层柱状上皮和固有层组成。上皮向固有层内凹陷形成子宫腺。固有层的细胞具有较强的增生、分化能力，动脉弯曲成螺旋状，称螺旋动脉。子宫内膜可分为浅、深两层。浅层称为功能层，自青春期开始，受卵巢激素的影响出现周期性变化，即每隔28天左右发生一次增生、肥厚、剥脱与出血，称为月经周期；妊娠时，此层增厚，是胚泡植入和发育的部位。深层称基底层，不发生周期性变化，具有增生和修复功能层的能力。

（2）肌层：很厚，由分层排列的平滑肌组成，含有丰富的血管。妊娠时肌细胞肥大，数量增多；分娩后逐渐变小，数量减少。

（3）外膜：大部分为浆膜，小部分为纤维膜。

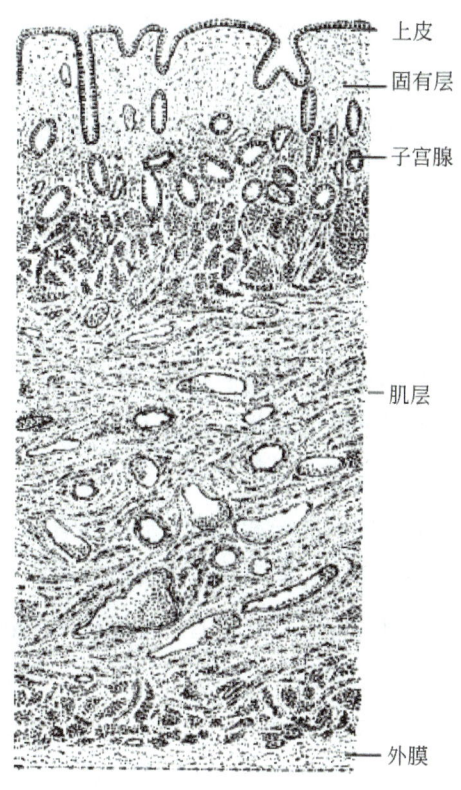

图8-19 子宫壁的光镜结构

5. 子宫内膜周期性变化与卵巢周期的关系

每一月经周期中,子宫内膜的结构变化一般分为三期。

(1)月经期:月经周期的第1~5天。此时卵巢内月经黄体的退化,雌激素和孕酮的急剧减少,使子宫内膜中的螺旋动脉痉挛性收缩,造成子宫内膜功能层缺血性坏死。随后螺旋动脉出现短暂扩张,血液从坏死血管流出,与坏死脱落的子宫内膜一起经阴道排出,形成月经。一般历时3~5天,出血量50~100 mL。月经期内子宫内膜形成创面容易感染,应注意保持外阴部清洁和避免剧烈运动。

(2)增生期:月经周期的第6~14天。此时卵巢内若干卵泡又开始生长发育,雌激素的分泌量逐渐增多,子宫内膜基底层的细胞又开始分裂增生,使子宫内膜修复并逐渐增厚至1~3 mm;子宫腺和螺旋动脉随子宫内膜增厚而增长,并出现弯曲;固有层内细胞增多。卵巢内卵泡成熟和排卵,子宫内膜转入分泌期。

(3)分泌期:月经周期的第15~28天。此时卵巢已排卵,黄体逐渐形成,在黄体分泌的孕酮(为主)和雌激素的共同作用下,子宫内膜进一步增厚至5~7 mm;子宫动脉更长、更弯曲,腺腔内充满含有营养物质的分泌物;螺旋动脉迂曲充血,并增长至子宫内膜浅层；固有层内细胞继续增生和液体增多，内膜生理性水肿。适于胚泡的植入和发育。若卵子受精形成妊娠，子宫内膜在孕酮作用下继续增厚，细胞分化为蜕膜细胞。若卵子未受精，随黄体退化，孕酮和雌激素急剧下降，子宫内膜于周期的第28天开始脱落，又转入月经期。

子宫内膜的这种周期性变化，从青春期开始一直到绝经期。

（四）阴道

阴道为一前后稍扁的肌性管道，富有伸展性，上连子宫，下续外生殖器，它是女性的性生活器官，也是排出月经和分娩出胎儿的通道。

1. 阴道的位置与形态

阴道位于盆腔中央，前面邻膀胱底和尿道，后面邻直肠，若相邻部位损伤，可形成尿道阴道瘘或直肠阴道瘘。阴道上端包绕子宫颈下部，二者间形成环状间隙，称阴道穹，分为前、后穹和两侧穹，以后穹最深。后穹与直肠子宫陷凹间仅隔阴道壁和腹膜，当腹膜腔积液时，可在此处穿刺或引流。阴道下部以阴道口开口于阴道前庭。处女的阴道口周围有环形的黏膜皱襞，称处女膜（图8-20），一般呈半月形、环形或唇状；若处女膜完整而无孔，称为无孔处女膜，此状况须行手术切开。处女膜破裂后，则留有处女膜痕。

2. 阴道黏膜的特点

黏膜形成许多横行皱襞，上皮为复层扁平上皮。在雌激素的作用下，细胞合成和聚集大量糖原。表层细胞脱落后，糖原在阴道杆菌作用下转变为乳酸，使阴道保持酸性，有一定的抗菌作用。老年人雌激素分泌减少，上皮变薄，脱落的细胞减少，阴道液变为碱性，细菌易生长，故易发生阴道感染。

二、外生殖器

女性外生殖器（图8-20），即女阴，包括以下结构。

（1）阴阜为位于耻骨联合前面的皮肤隆起，内含较多的脂肪，性成熟后此区长有阴毛。

（2）大阴唇为一对纵行隆起的皮肤皱襞，富有色素，长有阴毛。

（3）阴蒂由两个阴蒂海绵体构成，其后端以阴蒂脚附着于耻骨联合下支和坐骨支，向前两侧合成阴蒂体，折转向下末端形成阴蒂头，露于表面，富有感觉神经末梢，感觉敏锐。

（4）小阴唇位于大阴唇内侧，为一对较薄的皮肤皱襞，表面光滑无毛，富有弹性。

（5）阴道前庭为两侧小阴唇之间的裂隙。

（6）前庭球位于大阴唇的皮下，相当于男性的尿道海绵体。

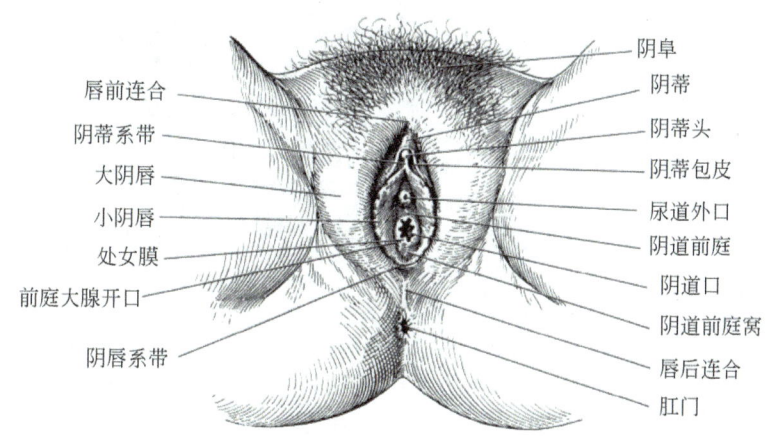

图 8-20 女性的外生殖器

三、乳房和会阴

（一）乳房

为哺乳动物特有的结构，男性乳房不发达，女性乳房为哺乳器官，哺乳期能分泌乳汁。

（1）乳房的位置与形态：乳房位于胸大肌表面，第 3~6 肋之间，内侧位于胸骨旁线，外侧可达腋中线。成年未产妇的乳房呈半球形，中央的突起为乳头，平对第 4 肋间隙或第 5 肋。乳头表面有输乳管的开口，乳头周围环状色素沉着区称乳晕，深面有乳晕腺，其脂质分泌物可润滑乳头及周围皮肤。乳头和乳晕的皮肤薄弱，易损伤，尤其在哺乳期应注意清洁，以防感染。

（2）乳房的微细构造：乳房主要由皮肤、乳腺和脂肪组织构成（图 8-21）。乳腺被脂肪组织分隔成 15~20 个乳腺叶，以乳头为中心呈放射状排列。每一乳腺叶借输乳管开口于乳头的输乳孔。乳房手术时应尽量采取放射状切口，减少对输乳管道和腺组织的损伤。

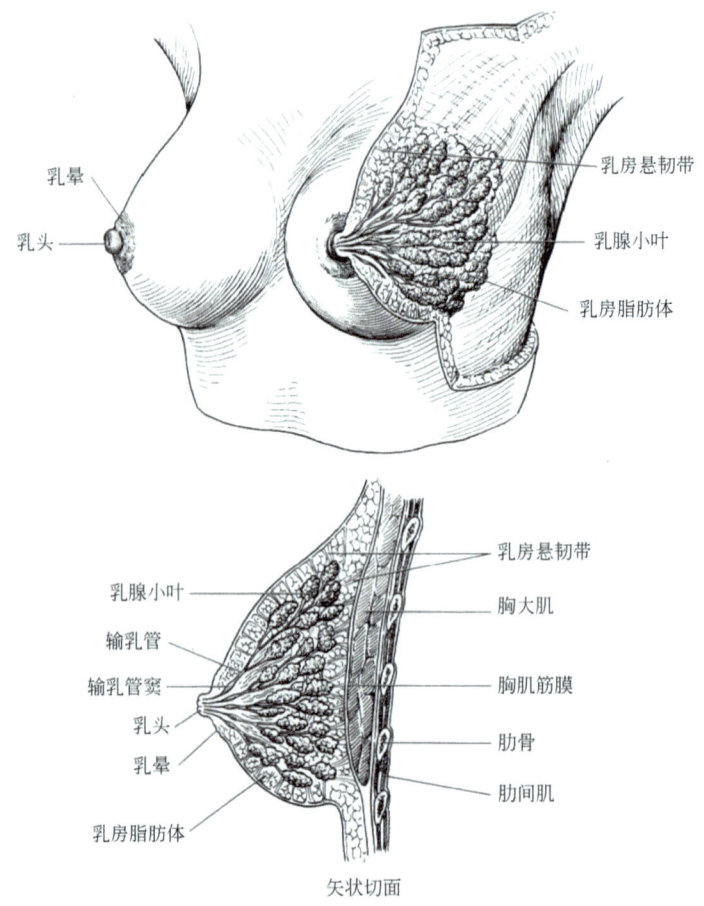

图8-21 女性乳房

知识拓展

乳腺与皮肤和胸肌筋膜之间连有许多结缔组织小束，称乳房悬韧带（Cooper韧带），将乳腺固定于浅筋膜内。当癌细胞浸润时，乳房悬韧带缩短，牵拉皮肤形成小凹，呈"橘皮样"改变，为乳腺癌的一种特殊体征。

（二）会阴

会阴有广义和狭义之分。广义的会阴指封闭骨盆下口的所有软组织，呈菱形，前为耻骨联合下缘；后为尾骨尖；两侧为耻骨下支、坐骨结节和骶结节韧带。临床上常将肛门与外生殖器之间的软组织称为会阴，即为狭义的会阴。

会阴的结构除男、女性生殖器之外，主要是一些肌和筋膜。在尿生殖三角后界的中点附近为腱性结构，称会阴中心腱，它是会阴诸肌的附着点。

知识拓展

> 产科会阴在分娩时伸展扩张较大，结构变薄，应注意保护，避免造成会阴撕裂。
>
> 会阴中心腱：位于会阴中部深面，为会阴肌的附着部，具有加固盆底承托盆腔脏器的作用。女性会阴中心腱更具有弹性，是会阴部手术的重要标志。

女性会阴肌群如下。

1. 肛三角肌群

（1）肛提肌：肛提肌为一对宽的扁肌。起自小骨盆的侧壁，肌纤维向后下走行，呈漏斗状，附着于会阴中心腱、直肠壁和尾骨。有加强和提起盆底，承托盆腔脏器的作用。

（2）肛门外括约肌：肛门外括约肌为环绕肛门的骨骼肌。分为皮下部、浅部和深部，可意识性括约肛门。

2. 尿生殖三角肌群

（1）会阴浅横肌：起自坐骨结节，横行向内止于会阴中心腱（图8-22）。有固定会阴中心腱的作用。

（2）球海绵体肌：覆盖于前庭表面，收缩时缩小阴道口，又称阴道括约肌。

（3）坐骨海绵体肌：起自坐骨结节，止于阴蒂脚下面，收缩时参与阴蒂的勃起。

（4）会阴深横肌：肌纤维横行附着于两侧坐骨支。

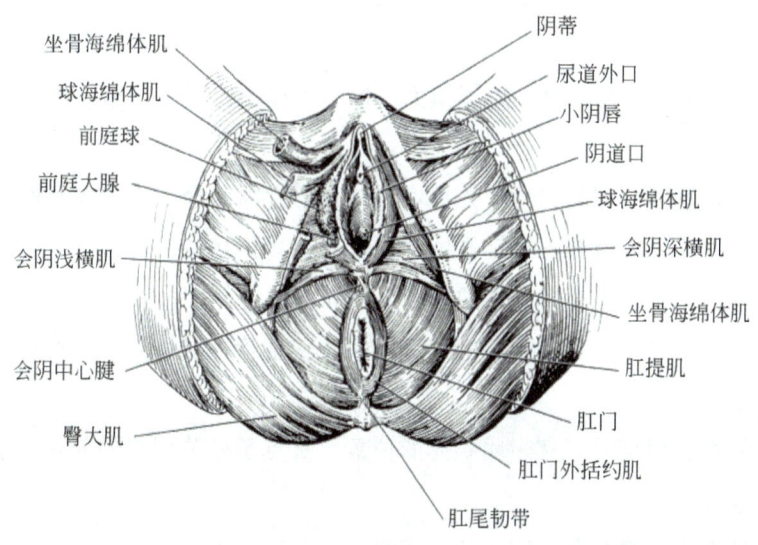

图8-22 女性会阴肌

【实践评析】

某妇女，29岁，孕38周，孕期定期接受产前检查，因下腹阵痛于9时入院。体格检查：BP 115/65 mmHg，水肿（-）。产科检查：胎方位LOA，胎心率142次/min，宫缩持续时间30~35 s，间歇时间5~6 min，强度中等。经肛门检查：宫颈管消失，宫口扩张2 cm，胎头先露，位置"S-1"。当护士告知待产妇需要入院时，待产妇问护士：我丈夫能不能陪伴我？胎儿检查结果怎样？宫缩痛还会加剧吗？什么时候能生出孩子？

评析：

（1）指出该产妇临床诊断。

妊娠38周，G1P0，LOA，临产。

（2）列出主要的护理诊断/问题。

①焦虑：与缺乏顺利分娩的自信心及担心胎儿健康有关。

②疼痛：与宫缩及会阴部伤口有关。

（3）制定相应的护理措施。

①入院护理：协助办手续，介绍环境，采集病史。

②心理护理：增强分娩的信心。

③观察生命体征及产程进展情况：包括血压、子宫收缩、胎心、宫口扩张及胎先露下降、胎膜情况。

④促进舒适：提供良好的环境，补充液体和热量，适当活动和休息，清洁卫生，鼓励产妇间隔2~4小时排尿，无禁忌证可行温肥皂水灌肠。

实践模拟：

实验器材：内生殖器、外生殖器模型、标本和挂图，睾丸、卵巢放大模型。

实验：

（1）利用含盆腔脏器的男性尸体标本，结合男性盆腔会阴正中矢状面的离体标本、模型，观察男性内、外生殖器各器官的位置、形态及其相互关系。

（2）在标本、模型上观察睾丸的形态及附睾的位置。

（3）在标本、模型上观察生殖管道（附睾、输精管、射精管、尿道）的形态、走行特点及毗邻关系。

（4）在标本、模型上观察附属腺体的位置，重点示教前列腺的分叶、位置及与尿道的关系和临床意义。

（5）在挂图上观察睾丸的结构及生精细胞各期的变化。

（6）保留女外阴部、盆腔脏器原位的尸体标本，结合盆腔会阴正中矢状切面的离体标本，观察女性生殖器官的位置、形态结构及毗邻关系。

（7）在标本、模型上观察生殖腺（卵巢）的位置、毗邻。

（8）在标本、模型上观察生殖管道（输卵管、子宫、阴道）的形态、位置及分布特点。

（9）在标本、模型上观察外生殖器的结构。

（10）在挂图、模型上观察卵巢的结构及卵泡的发育过程。

观察结束后扼要描述各生殖器的组织结构特点，并且请老师点评。

（谭秉曜）

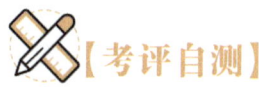【考评自测】

（1）男性生殖腺是（　　）。

A．前列腺　　　　B．精囊　　　　C．睾丸　　　　D．阴囊

（2）产生精子的结构是（　　）。

A．阴囊　　　　B．精曲小管　　　　C．精直小管　　　　D．附属腺

（3）输精管结扎常选部位是（　　）。

A．睾丸部　　　　B．精索部　　　　C．输精管壶腹　　　　D．腹股沟管部

（4）女性生殖腺是（　　）。

A．前庭大腺　　　　B．卵巢　　　　C．输卵管　　　　D．子宫

（5）子宫口是指（　　）。

  A．输卵管子宫口　　　　B．输卵管腹腔口

  C．子宫颈管上口　　　　D．子宫颈管下口

（6）受精部位通常在（　　）。

  A．子宫　　　　B．阴道

  C．输卵管子宫部　　　　D．输卵管壶腹部

（7）输卵管结扎常选部位是（　　）。

  A．输卵管子宫部　　B．输卵管峡部　　C．输卵管漏斗部　　D．输卵管壶腹部

（8）子宫峡位于（　　）。

  A．子宫与输卵管之间　　　　B．子宫体与子宫颈之间

  C．子宫腔内　　　　D．子宫颈与阴道之间

（9）防止子宫下垂的主要韧带是（　　）。

  A．卵巢悬韧带　　B．子宫阔韧带　　C．骶子宫韧带　　D．子宫主韧带

（10）分泌雄激素的是（　　）。

  A．精原细胞　　B．睾丸间质细胞　　C．支持细胞　　D．精子细胞

(11) 经过形态变化演变为精子的细胞是（　　）。
　　　A．B型精原细胞　　B．A型精原细胞　　C．初级精母细胞　　D．精子细胞
(12) 成群分布于生精小管之间的细胞是（　　）。
　　　A．精原细胞　　　B．支持细胞　　　C．睾丸间质细胞　　D．精子细胞
(13) 不属于生精小管的细胞是（　　）。
　　　A．支持细胞　　　　　　　　　　B．间质细胞　　　　C．精原细胞
　　　D．初级精母细胞　　　　　　　　E．精子细胞
(14) 在睾丸切片的生精小管上皮中不易见到的细胞是（　　）。
　　　A．精子　　　　　　　　　　　　B．精子细胞
　　　C．次级精母细胞　　　　　　　　D．初级精母细胞
(15) 睾丸的主要功能是（　　）。
　　　A．产生精子　　　　　　　　　　B．产生精子和分泌雄性激素
　　　C．分泌雄激素结合蛋白　　　　　D．分泌雌激素

学习单元九 脉管系统

【导入案例】

患儿，男，4岁，因反复呼吸道感染入院。母亲35岁，怀孕2个月时曾患感冒发热，孕40周顺产出生体重3200 g。出生后吸奶时间长，吸吸停停，需要半小时以上。

检查：瘦小，发育落后，面色苍白。胸骨左缘3~4肋间有3/6级全收缩期杂音。

B超诊断：室间隔缺损。

思考与讨论

(1) 反复呼吸道感染的原因是什么？

(2) 日常护理注意事项有哪些？

学习任务一　心血管系统

【任务目标】

(1) 掌握脉管系统的组成和功能。

(2) 掌握体循环和肺循环的循环路径。

(3) 了解血管吻合以及侧支循环。

(4) 掌握心的位置、外形及各心腔的形态、结构。

脉管系统是人体内执行运输功能的封闭和连续的管道系统，分布于人体各部。按其内流动的液体不同分为心血管系统和淋巴系统两部分。心血管系统由心、动脉、毛细血管和静脉组成，其中循环流动的是血液。淋巴系统由淋巴管道、淋巴器官和淋巴组织构成，淋巴管道内流动的是淋巴。淋巴沿淋巴管道向心流动，经过一个或数个淋巴结，最后注入静脉。故淋巴管道被看作是静脉的辅助管道。

脉管系统的主要功能是在神经和体液的调节下，把氧和营养物质等不断地运送到全身各器官、组织和细胞，同时将组织和细胞的代谢产物，如二氧化碳、尿素等运送到肾、肺、皮肤等器官排出体外，以保证身体新陈代谢的不断进行。由内分泌系统分泌的激素及生物活性物质也借脉管系统运送到靶器官及靶细胞，以实现身体的体液调节。此外，脉管系统对维持身体内环境理化特性的相对稳定以及机体防御功能的实现等均有重要作用。根据最新的研究发现，脉管系统不仅是体内的运输系统，它还具有重要的内分泌等功能。

一、概述

（一）心血管系统的组成及功能

心血管系统（cardiovascular system）由心、动脉、毛细血管和静脉组成。

（1）心：心（heart）是推动血液循环的动力器官，连接动、静脉的枢纽。心内部借房间隔和室间隔分为互不相通的两半，即左半心和右半心。每侧半心又分为上方的心房和下方的心室，故心有左心房、左心室、右心房和右心室4个腔。同侧心房和心室借房室口相通，心室借动脉口与动脉相通，心房与静脉相连。在房室口和动脉口处均有瓣膜，它们的功能就像阀门一样，可顺血流开放，逆血流关闭，以保证血液在心腔内的定向流动。在神经、体液的调节下，心有节律地收缩和舒张，不停地将血液从静脉吸入，由动脉射出，使血液在心血管内不停地循环，终生不止。

（2）动脉（artery）：动脉是由心室发出导血离心的血管，在行程中不断分支，愈分愈细，最后移行为毛细血管。动脉管壁较厚，具有一定的弹性，可随心的舒缩、血压的高低而明显地搏动，称动脉脉搏，用手指在体表可触摸到一些动脉的脉搏。临床上常可据此作为诊脉点和压迫止血点。

（3）毛细血管（blood capillary）：毛细血管由内皮细胞和基膜组成，是连于动脉和静脉之间的细小血管，管壁薄，管径6~9 μm。毛细血管彼此吻合成网，除软骨、角膜、晶状体、毛发、牙釉质和被覆上皮外，遍布全身各处。毛细血管是血液和组织之间进行物质交换的部位。

（4）静脉（vein）：静脉腔大，管壁薄而柔软，弹性差。切片观察，管壁塌陷。外膜厚。管径大于 2 mm 的静脉常有静脉瓣，是导血回心的血管，静脉起始于毛细血管静脉端，在输送血液回心过程中，小静脉逐渐汇合、变粗，最终汇集成大静脉连于左、右心房。

（二）血液循环

血液由心室流经动脉、毛细血管、静脉又返回心房，周而复始地循环流动，称为血液循环（图9-1）。根据血液循环流经的途径不同，可分为体循环和肺循环。

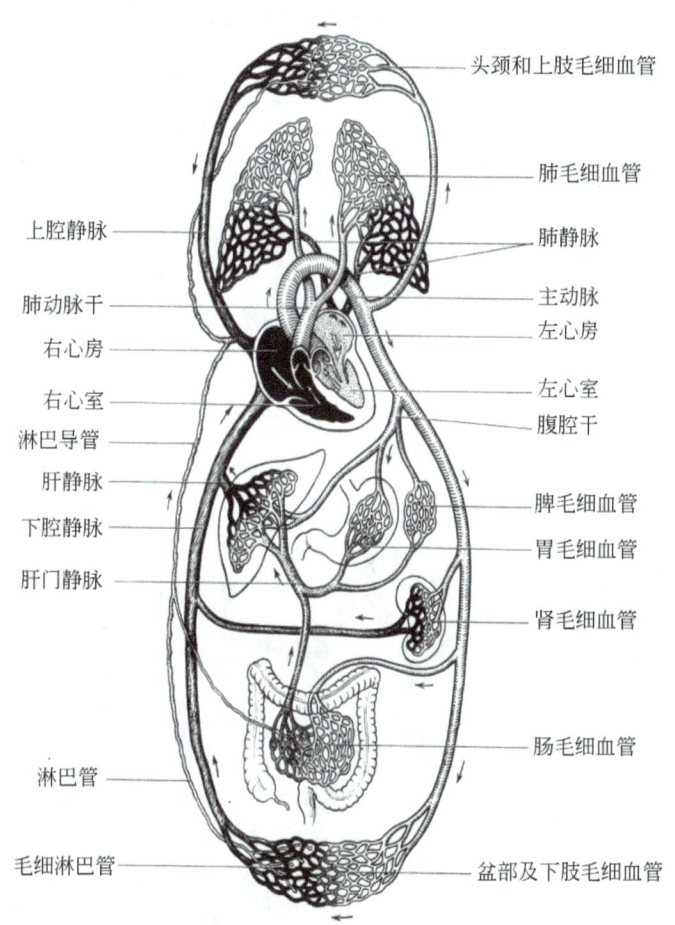

图9-1 血液循环示意

（1）体循环（大循环）（systemic circulation）：血液由左心室射出，经主动脉及其分支到达全身毛细血管网，血液中的氧和营养物质透过毛细血管壁进入组织，同时组织在代谢过程中产生的废物和二氧化碳透过毛细血管壁进入血液。这样，鲜红的动脉血转变成暗红色的静脉血，再通过各级静脉，最后经上、下腔静脉及冠状窦回流入右心房。

体循环的特点是流程长，流程为：左心室→主动脉→各级动脉分支→毛细血管（物质交换）→各级静脉→上、下腔静脉→右心房；流经范围广，其主要功能是以动脉血滋养全身各器官、组织和细胞，并将全身各部的代谢产物和二氧化碳运回心。

由体循环回流入右心房的血液，经右房室口流入右心室，接续肺循环。

（2）肺循环（小循环）（pulmonary circulation）：血液由右心室射出，经肺动脉干及其各级分支到达肺泡毛细血管网，经气体交换后，血液由暗红色的静脉血转变成鲜红色的动脉血，最后经肺静脉回流入左心房。

肺循环的特点是流程短，流程为：右心室→肺动脉干→各级肺动脉→肺泡壁毛细血管（气体交换）→各级肺静脉→左、右肺静脉→左心房；只经过肺，其主要功能是为血液加氧并排出二氧化碳。

由肺循环返回左心房的动脉血，再经左房室口流入左心室，接续体循环。

知识拓展

注意：大、小循环同时进行；大、小循环在心脏相通；动脉、动脉血、静脉、静脉血的概念。

（三）血管吻合及侧支循环静脉间吻合

人体的血管除动脉、毛细血管和静脉互相沟通外，还存在着广泛的血管吻合。毛细血管在组织内普遍吻合成网，称毛细血管网。在动脉与动脉、静脉与静脉之间，也常借吻合管互相吻合，分别形成动脉间吻合（如动脉网、动脉弓、动脉环）和静脉间吻合（如静脉网、静脉弓、静脉丛）。这种吻合对维持血液循环，保证器官的血液供应有着重要作用（见图9-2）。

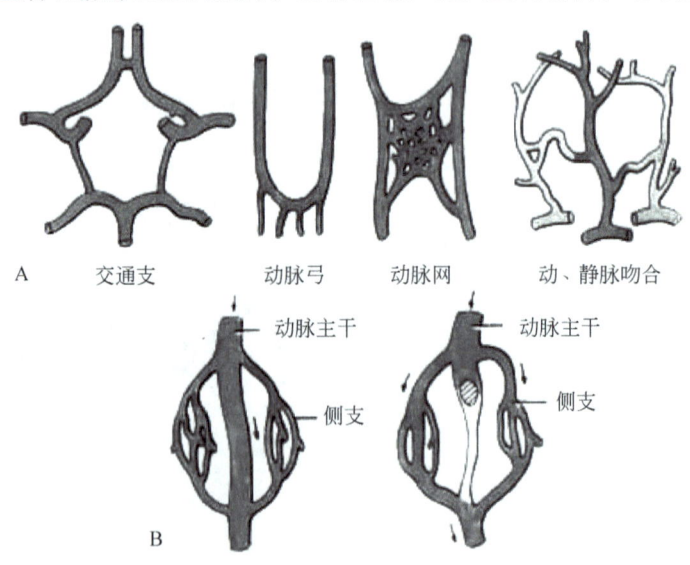

图9-2　血管的吻合形式(A)，侧支吻合和侧支循环(B)

1. 动脉间吻合

人体内许多部位两条动脉干之间可借交通支相连（如脑底动脉之间），在经常活动或易受压部位，其邻近的多条动脉分支常互相吻合成动脉网（如关节网），在经常改变形态的器官，两动脉末端或其分支可直接吻合成动脉弓（如手、胃肠的动脉弓等）。这些吻合都有缩短循环时间和调节血流量的作用。

2. 静脉间吻合

静脉间的吻合远比动脉丰富，除具有和动脉相似的吻合形成外，在浅静脉之间常吻合成静脉网，而在深静脉之间吻合成静脉丛，以保证脏器扩大或腔壁受挤压时血流仍然畅通。

3. 动静脉吻合

在体内的许多部位，如指尖、消化管黏膜、鼻、唇、外耳皮肤、生殖器勃起组织等处，小动脉和小静脉之间借血管支直接交连，称为动静脉吻合。这种吻合有缩短循环途径、调节局部血流量和局部温度的作用。

4. 侧支吻合

有些较大的血管在行进中常发出与主干平行的侧副支，它可与同一主干远侧发出的返支或另一主干的侧副支相吻合，称侧支吻合。正常情况下，侧副支比较细小，但当主干阻塞时，侧副支逐渐增粗变大，代替主干发挥输送血液的作用，使原分布区域得到血液供应，这种通过侧支建立的循环称侧支循环，它对保证器官在病理情况下的血液供应和临床应用均有重要作用。

（四）微循环

微循环（microcirculation）（图9-3）是指微动脉到微静脉之间的微细血管中的血液循环，是血液循环的基本功能单位。其基本功能是实现血液与组织细胞间的物质交换，同时还可调节组织器官血流量，参与维持动脉血压和影响毛细血管内、外体液的分布。

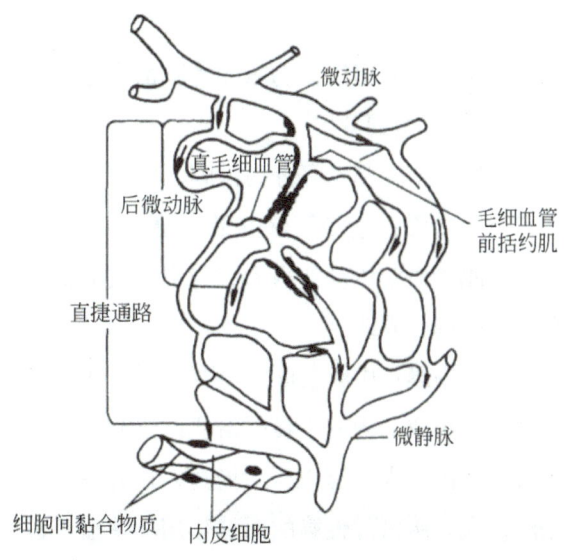

图9-3　微循环模式

微循环一般由以下几部分，即微动脉、中间微动脉、真毛细血管、直捷通路、动静脉吻合和微静脉组成。

（1）微动脉（arteriole）：微动脉是小动脉的分支，直径一般小于0.3 mm，由于管壁上有完整的平滑肌层，微动脉是控制血液进入微循环的"总闸门"。

（2）中间微动脉（meta-arteriole）：中间微动脉是微动脉的分支，管壁上平滑肌稀少，不成层。

（3）真毛细血管（true capillaries）：真毛细血管是中间微动脉的分支，互相连结成网，血流缓慢，是进行物质交换的主要部位。在真毛细血管起始处有少量环形平滑肌，称毛细血管前括约肌，是调节微循环的"分闸门"。一般情况下，只有小部分真毛细血管开放，当局部组织功能活跃时，毛细血管前括约肌松弛，开放较多的毛细血管，使局部的血流量增加，促进物质交换。

（4）直捷通路（thoroughfare channel）：直捷通路又称通血毛细血管，是中间微动脉的延伸部分，直接通入微静脉。在组织处于静息状态时，微循环的血液大部分由微动脉经中间微动脉和直捷通路快速流入微静脉，只有少部分血液流经真毛细血管。

（5）动静脉吻合（arteriovenous anastomosis）：动静脉吻合是微动脉和微静脉之间直接连通的血管。动静脉吻合收缩时，血液由微动脉流入毛细血管，松弛时，血液经此直接进入微静脉。

（6）微静脉（venule）：微静脉是把血液导入小静脉的血管，其管壁结构与毛细血管相似，也有物质交换功能。

（五）血管的微细构造

根据管径的粗细，动脉和静脉都可分为大、中、小、微四级。

1. 脉管壁的分层

动脉管壁较厚，可分为内膜、中膜和外膜三层。

（1）内膜：它是管壁的最内层，较薄，由内皮和薄层结缔组织构成，内皮游离面光滑，可减少血液流动的阻力，与中膜交界处有一层弹性纤维构成内弹性膜，此膜可作为内膜与中膜的分界线。

（2）中膜：中膜较厚，主要由平滑肌和弹性纤维构成。大动脉的中膜较厚，由40~70层弹性膜组成，内有少量平滑肌纤维和胶原纤维等结构，故又称弹性动脉。当心收缩射出血液时，由于大动脉内压力增高，血管壁扩张，容纳血液并缓冲心射血时的压力；当心舒张时，大动脉借弹性膜的回缩作用驱使血液进一步被推向血管远侧，从而维持血液在血管内的持续流动。

中、小动脉的中膜以平滑肌为主，故中、小动脉也称肌性动脉。中动脉的平滑肌较发达，由10~40层环行排列的平滑肌组成，通过平滑肌的收缩和舒张，改变其管径大小，调节分布到身体各部的血流量。小动脉的平滑肌较薄弱，仅有3~4层平滑肌。小动脉平滑肌的收缩和舒张，可影响外周血流的阻力从而影响血压，故小动脉也常被称为外周阻力血管。

（3）外膜：外膜较薄，主要为结缔组织，内有血管、神经和淋巴管等。

静脉管壁也大致可分为内膜、中膜和外膜三层，其中外膜较厚，但三层膜常无明显的界线。静脉壁的平滑肌和弹性纤维均不及动脉丰富，结缔组织成分较多。

2. 毛细血管的分类

电镜下，根据其内皮细胞、基膜等结构特点，毛细血管可分为三型。

（1）连续毛细血管：由连续的内皮细胞围成，细胞间隙为10~20 nm，其间有紧密连接封闭。内皮细胞胞质中有许多吞饮小泡，内皮外基膜完整。此种毛细血管主要以微泡小泡方式在血液和组织之间进行物质交换。这类毛细血管主要分布于结缔组织、肺、肌组织和中枢神经系统等处。

（2）有孔毛细血管：内皮细胞不含核的部分极薄，有许多贯穿细胞的孔，有的孔常有厚4~6 nm的隔膜封闭，内皮外基膜完整。此类毛细血管主要通过内皮窗孔在血管内外进行中、小分子的物质交换。有孔毛细血管分布于胃肠黏膜、内分泌腺和肾血管球等处。

（3）血窦：又称窦状毛细血管，是一种扩大了的毛细血管。其特点是腔大，形态不规则；内皮细胞上有孔，细胞间隙较大；基膜不完整或缺如，某些内分泌腺的血窦，则有完整的基膜；窦壁或窦腔中常有巨噬细胞。血窦主要分布于肝、脾、骨髓及一些内分泌腺中。血窦有利于大分子物质或血细胞进出血管。

二、心

（一）心的位置和外形

心形似一个倒置的、前后稍扁的圆锥体，大小似本人拳头。

心位于胸腔的纵隔内，外面包以心包（图9-4、图9-5）。约2/3在身体正中线的左侧，1/3在右侧。

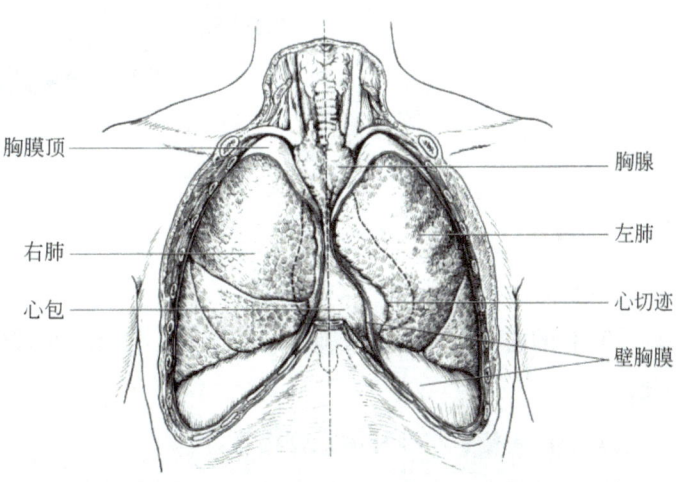

图9-4　心的位置

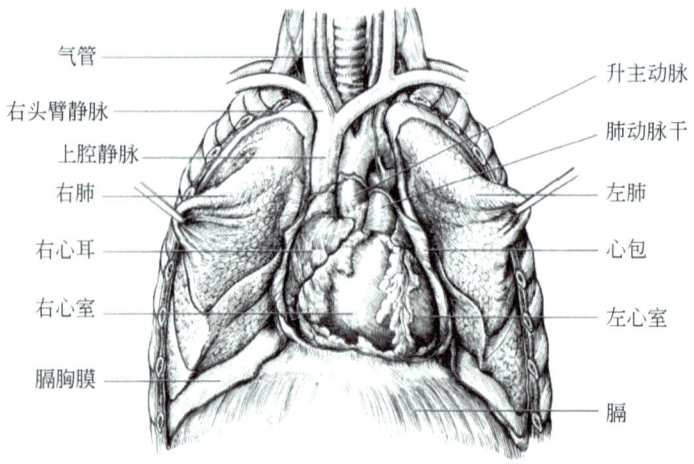

图9-4　心的位置（续）

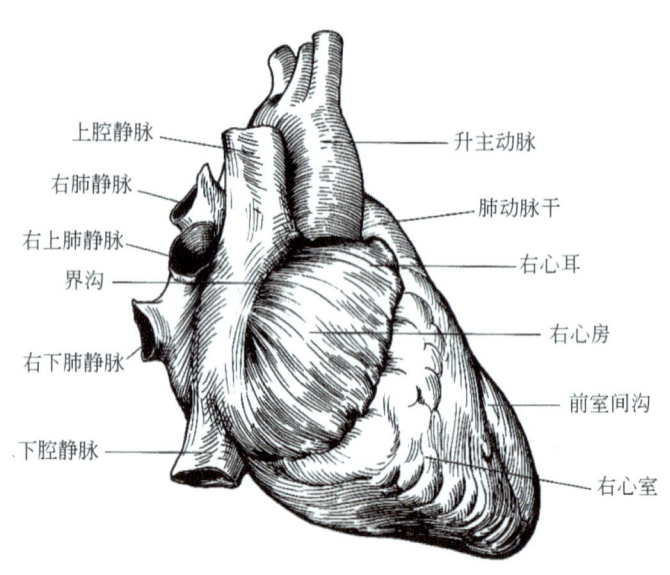

图9-5　心脏外形右侧面观

1. 毗邻

（1）心的前面：大部分被肺和胸膜遮盖，只有一小部分借心包与胸骨体和肋软骨直接相邻。

（2）心的两侧：与肺和胸膜腔相邻。

（3）心的后方：有食管、迷走神经和主动脉胸部。

（4）心的下方：为膈。

（5）心的上方：连着心的大血管。

由于心的前方大部分被肺和胸膜遮盖，仅下方一小区域借心包与胸骨体下半和左第2～6肋软骨相邻，因此临床抢救做心内注射，应在左侧第4或第5肋间隙紧贴胸骨左缘刺入，可避免刺伤肺、胸膜或胸廓内动静脉。

2. 外形

心可分为心尖、心底、两面和两缘，表面还有3条沟。

（1）心尖：朝向左前下方，位于左侧第5肋间隙，在锁骨中线内侧1～2 cm处。

（2）心底：朝右后上方，与出入心的大血管干相连，是心比较固定的部分。

（3）两面：心的胸肋面（前面）朝向前上方，大部分由右心室构成。膈面（下面）朝向后下方，大部分由左心室构成，贴着膈。

（4）三缘：心右缘垂直向下，由右心房构成。心左缘钝圆，主要由左心室及小部分左心耳构成，心下缘接近水平位，由右心室和心尖构成。

（5）心的表面有三条沟。

①冠状沟：近心底处有略成环形的冠状沟。是心房和心室的分界线。

②前室间沟：在胸肋面有从冠状沟向下到心尖右侧的浅沟，称为前室间沟。

③后室间沟：在膈面也有从冠状沟向前下到心尖右侧的浅沟，称为后室间沟。

前、后室间沟是左、右心室在心表面的分界线。

（二）心的内腔

心有4个腔，即左心房、右心房、左心室和右心室左、右心房间以房间隔为界，左、右心室以室间隔为界。左右心房之间、左右心室之间均不相通。但左心房和左心室之间、右心房和右心室之间，均借房室口。

1. 右心房

右心房是心腔中最右侧的部分（图9-6），右心房有向左前方突出的部分，称为右心耳。心房内面有许多互相平行的肌隆起，称梳状肌。当心功能发生障碍，血流淤滞时，易在心耳内形成血栓，一旦脱落，可导致血管堵塞。在房间隔的下部，有一卵圆形浅窝，称为卵圆窝。此处最薄，为胎儿时期的卵圆孔于出生后闭合的遗迹，先天性房间隔缺损多发生在此处。右心房壁薄、腔大，右心房有三个入口和一个出口。入口上部有上腔静脉口，下部有下腔静脉口，在下腔静脉口与右房室口之间有冠状窦口，它们分别导入来自上半身、下半身和心壁回流的静脉血。右心房的出口为右房室口，通向右心室。

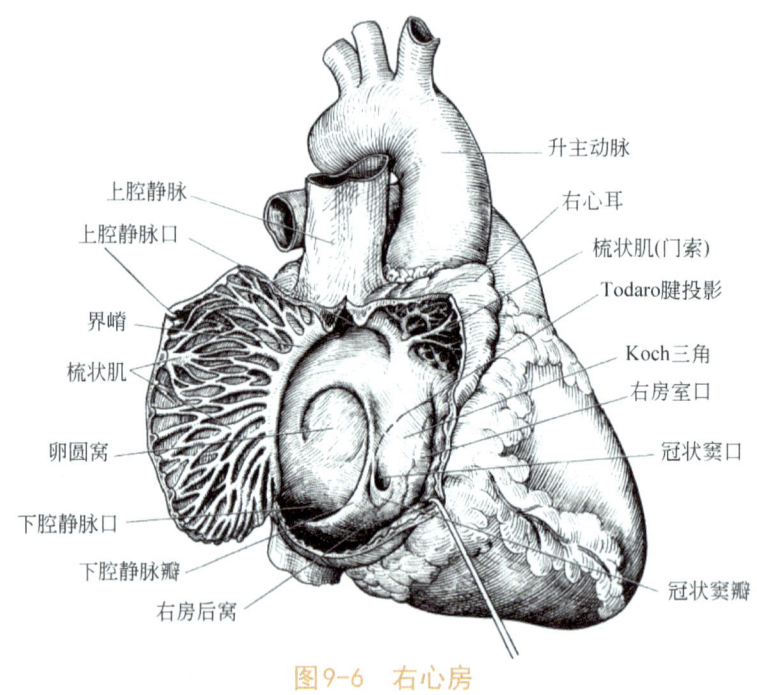

图9-6 右心房

2. 右心室

右心室在右心房的左前下方（图9-7）。右心室向左上方延伸的部分，形似倒置的漏斗，称为动脉圆锥。右心室有一个出口和一个入口。入口即右心房的出口，右房室口。出口是肺动脉口，位于动脉圆锥的上端。在右房室口的周缘附有三片三角形的瓣膜，称为右房室瓣（三尖瓣），垂向心室。室壁上有突起的乳头肌，乳头肌尖端有数条腱索，分别连到相邻两个瓣膜的边缘。心室收缩时，房室瓣受血流推挤，封

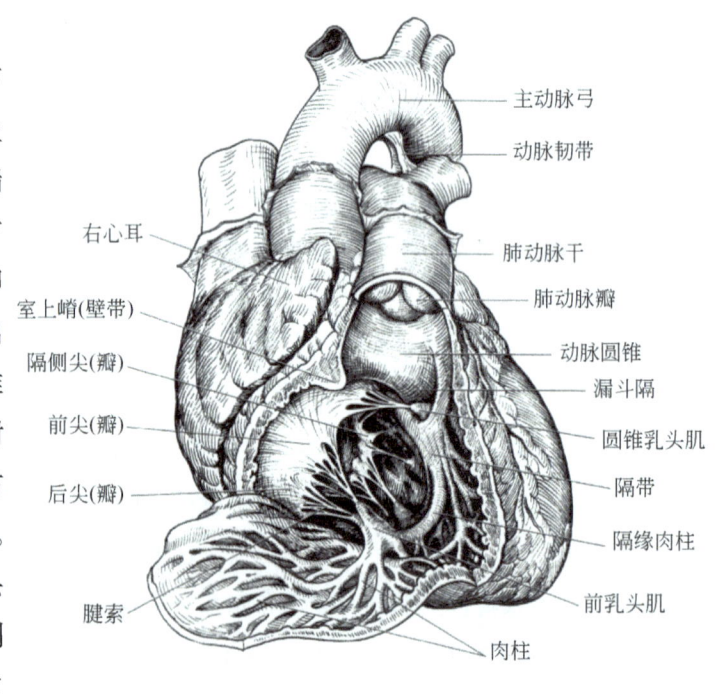

图9-7 右心室

闭房室口，由于腱索的牵引，瓣膜不致翻向心房，可防止血液向心房倒流。在肺动脉口的周缘附有三片半月形瓣膜，称肺动脉瓣。当心室收缩时，血流冲开肺动脉瓣，进入肺动脉，当心室舒张时，瓣膜关闭，可防止血液倒流到心室。

3. 左心房

左心房位于右心房的左后方（图9-8），是最靠后的一个心腔，构成心底的大部分。左心房有7个入口，1个出口。在左心房后壁的两侧部各有两个肺静脉口，导入由肺静脉回流入心的血液。左心房的出口为左室口，通向左心室。左心房前部向右前的突出部，称左心耳，因其与左房室瓣邻近，故为心外科最常用的手术入路之一。左心耳内也有发达的梳状肌凸向腔面，致使腔面不平，当心房血流淤滞时，较易引起血栓形成。

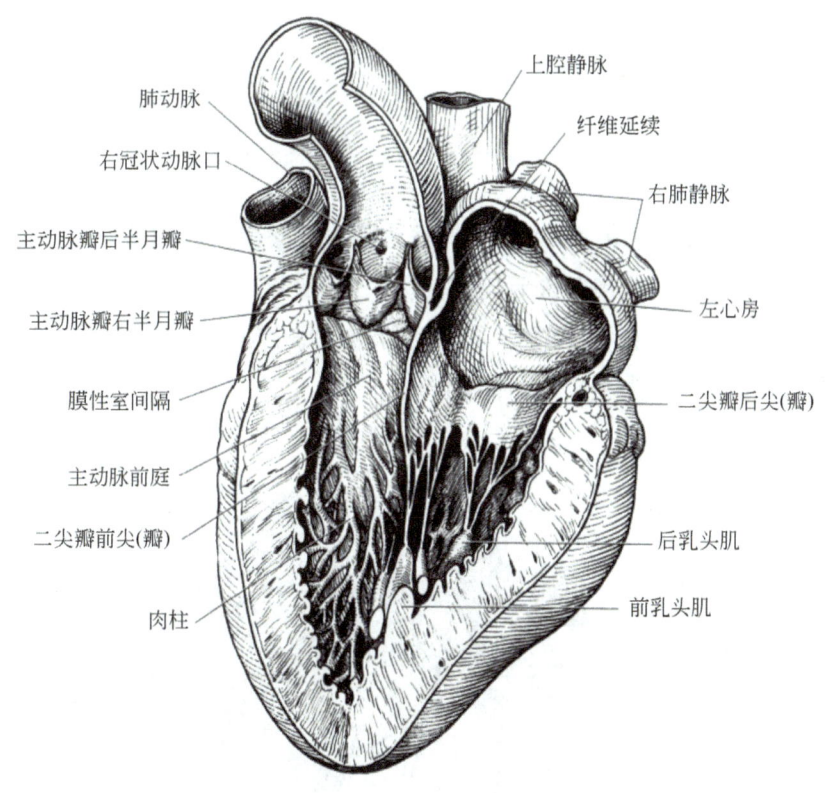

图9-8 左心房和左心室

4. 左心室

左心室位于右心室的左后下方（图9-8），室腔近似圆锥形。由于左心室工作负担较右心室大，故左心室壁厚约为右心室的3倍。左心室以左房室瓣为界分为流入道和流出道两部分。

（1）流入道即窦部，是左心室的主要部分。入口为左房室口，口周围的纤维环上附有两片三角形瓣膜，称左房室瓣（二尖瓣）（图9-9），瓣膜尖借腱索连于心室壁发达的乳头肌。纤维环、左房室瓣、腱索和乳头肌合称左房室瓣复合体，其功能与右房室瓣复合体相同。

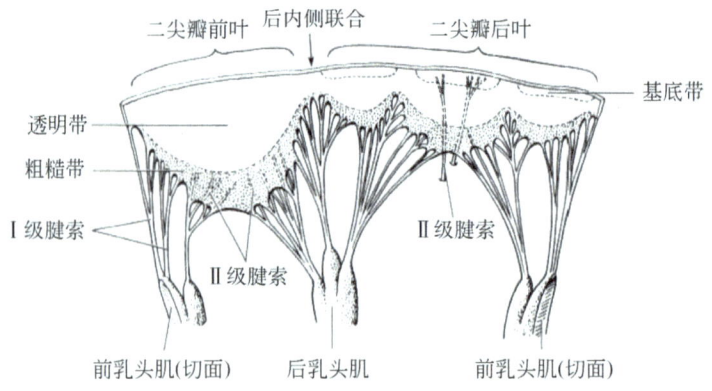

图9-9　二尖瓣复合体

（2）流出道（图9-10）即主动脉前庭，是左心室前内侧的部分。壁光滑，无肉柱，缺乏收缩性和伸展性，其出口位于右前方，称主动脉口，通向主动脉。口周围的纤维环上也附有3个袋口向上的半月形瓣膜，称主动脉瓣，每个瓣膜与主动脉壁之间形成的衣袋状空间称主动脉窦，可分为左、右、后3个窦。

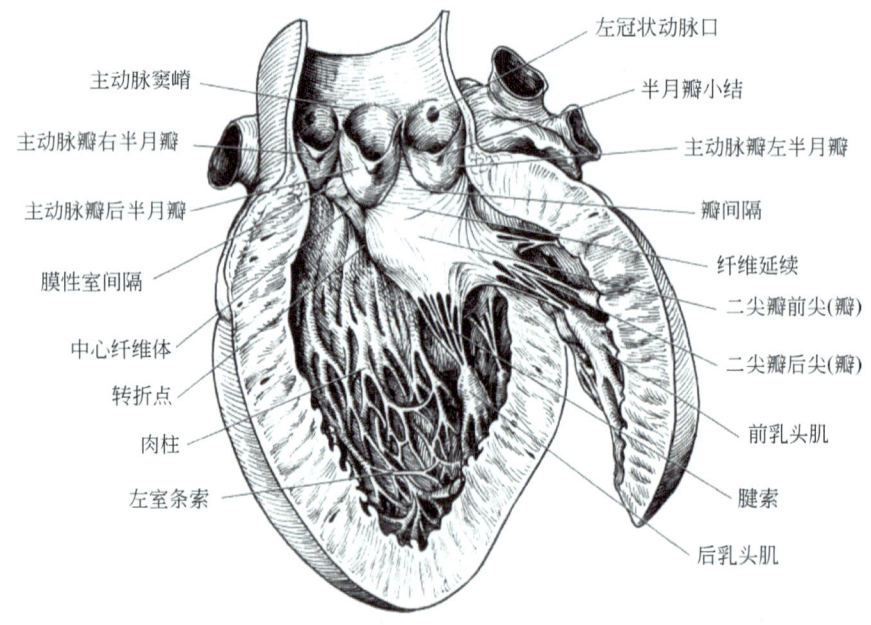

图9-10　左心室流出道

（三）心壁的构造

心壁由三层组成，由内向外依次为心内膜、心肌膜及心外膜（图9-11）。

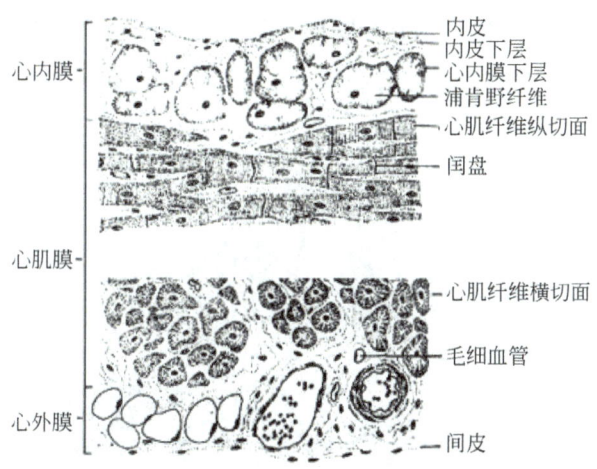

图9-11　心壁

1. 心内膜

心内膜是衬于心房和心室壁内面的一层光滑的薄膜，与血管的内膜相连续。由内皮和内皮下层组成。内皮为单层扁平上皮，表面光滑，利于血液流动。内皮下层由结缔组织构成，其外层靠近心肌膜也称心内膜下层，其中含有血管、神经和心传导系的分支。在房室口和动脉口处折叠成瓣膜。

心内膜为风湿性疾病易侵犯的部位，易引起结缔组织增生，使瓣膜变形，造成瓣膜闭锁不全或引起瓣膜粘连，使瓣膜间隙狭窄。

2. 心肌膜

为心壁的主体，主要由心肌纤维构成。心房肌较薄，心室肌较厚，左心室肌最厚。心肌纤维呈螺旋状排列，大致可分为内纵行、中环行和外斜行三层。在心肌纤维之间的结缔组织中有丰富的血管、淋巴管和神经。心房肌和心室肌的纤维不相连续，所以心房和心室不同时收缩，两者之间有围绕房室口和动脉口周围由致密结缔组织构成的纤维环（又称心骨骼）所隔开，心肌和心的瓣膜也附着于纤维环上，所以心房肌的兴奋不能直接传给心室肌。

3. 心外膜

心外膜是包在心肌外面的一层光滑的浆膜，心外膜即浆膜性心包的脏层。属于浆膜，即心包的脏层。由间皮和少量的结缔组织构成，与心肌膜相连。心外膜的深层含有较多的弹性纤维、血管、神经、淋巴管和脂肪组织等。

(四) 心的传导系统

心的传导系统（图9-12）位于心壁内，是心肌细胞特化而成，能产生兴奋和传递冲动，以维持心正常的节律性舒缩。心的传导系统包括窦房结、房室结、房室束及其分支。

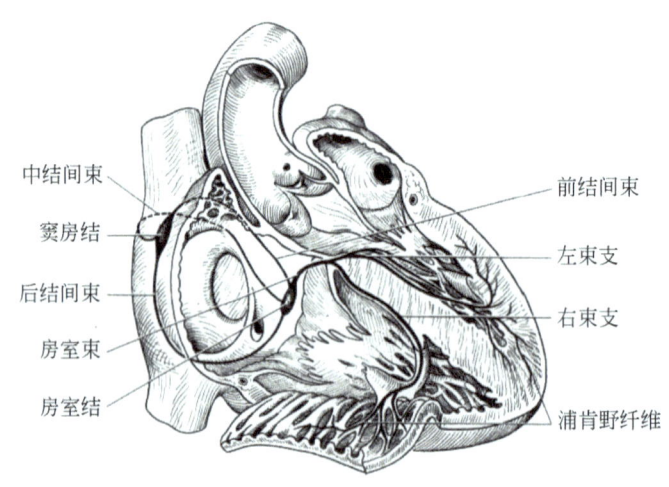

图9-12 心的传导系统模式

1. 窦房结

位于上腔静脉与右心耳之间的心外膜的深面，呈椭圆形，是心自动节律性兴奋的发源地，即心的正常起搏点。

2. 房室结

位于房间隔下部右侧心内膜的深面，冠状窦口的前上方。房室结呈扁椭圆形，它发出房室束入室间隔。

3. 房室束

房室束又称希氏（His）束，从房室结发出后，在室间隔上部分为左脚（左束支）和右脚（右束支），分别沿室间隔左、右侧心内膜深面下行，到左、右心室。左脚下行中又分为前上支和后下支。左、右脚在左、右心室内逐渐分为许多细小的分支，最后形成浦肯野（Purkinje）纤维网（心内膜下支），与一般心肌相连。

4. 束支

分左束支和右束支。

（1）左束支：呈扁带状，沿室间隔左侧心内膜深面走行，约在室间隔上、中1/3交界处分为两支，分别至前、后乳头肌根部分散交织于浦肯野纤维。分布于左心室壁及室间隔。

（2）右束支：呈现单一圆索状，沿室间隔右侧心内膜深面下行，分支分布于右心室壁。

5. 浦肯野纤维网

左、右束支的分支在心内膜深面交织成心内膜下Purkinje纤维网，最后与一般心肌纤维相连结。房室束，左、右束支和浦肯野纤维网的功能是将心房传来的兴奋迅速传播到整个心室。

正常心节律性兴奋由窦房结发出，冲动传至心房肌引起心房收缩，同时兴奋也传至房室结，再经房室束，左、右束支及浦肯野纤维传至心室肌，引起心室收缩，从而维持心肌收缩的节律性和心房、心室收缩的有序性。

（五）心的体表投影

心脏在胸前壁的体表投影（图9-13）可用下列四点连线来表示。

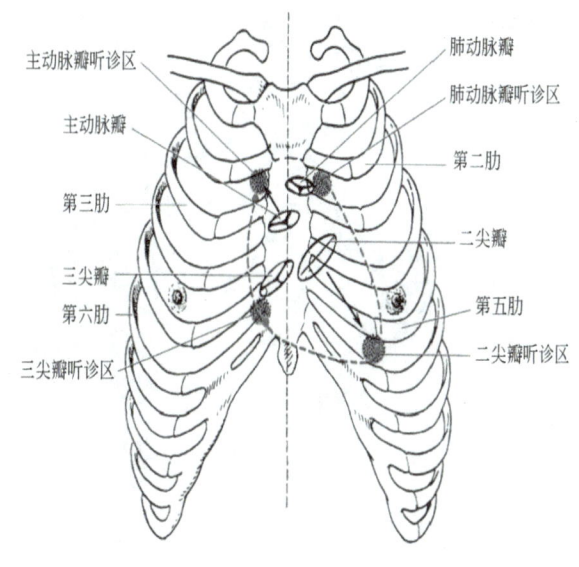

图9-13　心脏瓣膜的体表投影

（1）左上点，在左侧第2肋软骨下缘，距胸骨缘1.2 cm。

（2）右上点，在右侧第3肋软骨上缘，距胸骨缘1 cm[是侧卧位中心静脉压（CVP）的标准零点]。

（3）右下点，在右侧第6胸肋关节处。

（4）左下点，在左侧第5肋间隙，左锁骨中线内侧1~2 cm处，此点相当于心尖部。

其中：左、右上点连线为心上界。左、右下点连线为心下界。右侧上、下两点间微凸向右侧的连线为心右界。左侧上、下两点间微凸向左侧的连线为心左界。

4个边界：左上点到右上点引一横线，为心的上界；右上点到右下点引一微向右凸的弧线，为心的右界；左上点到左下点引一微向左凸的弧线，为心的左界；右下点到左下点引一横线，为心的下界。了解胸在心前壁的体表投影，对叩诊判断心界是否扩大有实用意义。

（六）心的血管

心的血液供应来自左、右冠状动脉，回流的静脉，大部分经冠状窦口汇入右心房，极少部分直接流入左、右心房和左、右心室。

1. 心的动脉（图9-14）

心壁的营养由左、右冠状动脉供应，其分支多是按营养部位命名。

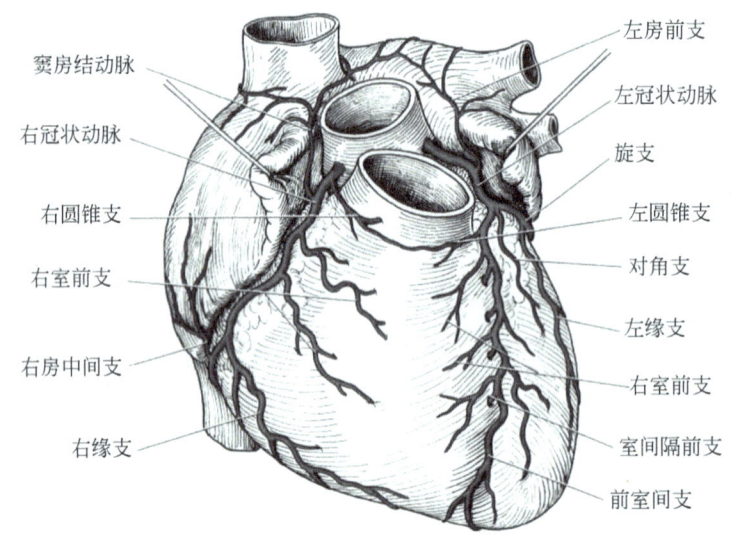

图9-14　心的动脉

（1）左冠状动脉：起自升主动脉起始部的左侧，经左心耳与肺动脉干起始部之间左行，立即分为前室间支和旋支。前室间支沿前室间沟下行，绕过心尖右侧，至后室间沟下部与后室间支吻合。前室间支分布于左心室前壁、室间隔前2/3和右心室前壁的一部分；旋支沿冠状沟左行，分布于左心房和左心室的侧壁和后壁。左冠状动脉的分支分布到左心房、左心室、室间隔前2/3和右心室前壁的一部分。

（2）右冠状动脉：起自升主动脉起始部的右侧，经右心耳与肺动脉干起始部之间右行，绕心右缘至冠状沟后部分为两支：一支较粗，沿后室间沟下行，为后室间支，与前室间支吻合。另一支较细，继续左行，分布于左心室后壁。右冠状动脉分支分布到右心房、右心室、室间隔后1/3和左心室后壁的一部分，还分布到窦房结和房室结。

2. 心的静脉

心的静脉（图9-15）大部分都汇入冠状窦。冠状窦位于冠状沟后部，左心房与左心室之间，经冠状窦口注入右心房。

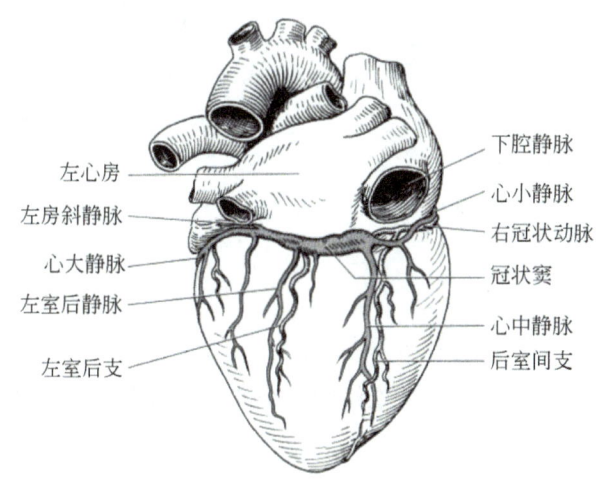

图9-15 心的静脉

冠状窦的属支有3条，分别为心大静脉、心中静脉、心小静脉。

（七）心包

心包为包裹心和大血管根部的纤维浆膜囊，可分为纤维心包和浆膜心包两部分（图9-16）。

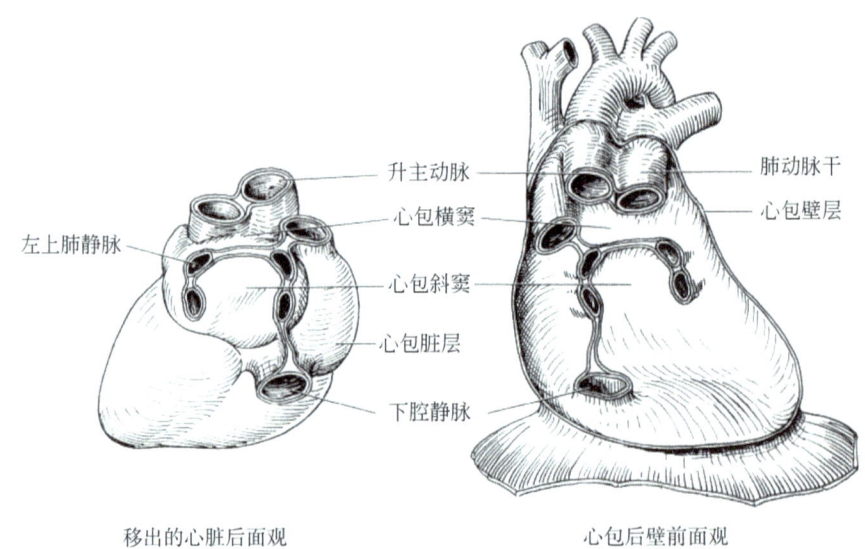

图9-16 心包

（1）纤维心包为心包外层，是纤维结缔组织囊，上方与出入心的大血管外膜相移行，下方与膈中心腱愈合。

（2）浆膜心包可分为脏、壁两层。脏层覆盖于心肌表面，即心外膜；壁层贴在纤维心包内面。脏、壁两层在出入心的大血管根部相互移行，两层之间的腔隙称心包腔，内有少量浆液，起润滑作用，可减少心搏动时的摩擦。

三、血管

（一）动脉

1. 概述

动脉是引导血液离开心的管道，包括肺循环的动脉和体循环的动脉两部分。

（1）肺循环的动脉：肺动脉干短而粗，起自右心室肺动脉口，经升主动脉前方向左后上方斜行，至主动脉弓的下方分为左、右肺动脉。

①左肺动脉：走行到左肺门处分为上、下两支，分别进入左肺上、下叶。

②右肺动脉：走行到右肺门处分为上、下两支，一支到肺上叶，另一支再分两支，分别进入右肺中、下叶。

在肺动脉干分叉处与主动脉弓下缘之间连接一条结缔组织索，称动脉韧带，是胎儿时期动脉导管的遗迹。

动脉导管在胎儿时期将肺动脉血导向主动脉,出生后不久即闭锁,形成条索样结构,称动脉韧带,如不闭锁,就成为动脉导管未闭,属一种先天性心脏病。此时主动脉内血液可经动脉导管流向肺动脉。

(2)体循环的动脉(图9-17):主动脉为体循环的动脉干,可分为升主动脉、主动脉弓和降主动脉三部分(图9-18)。

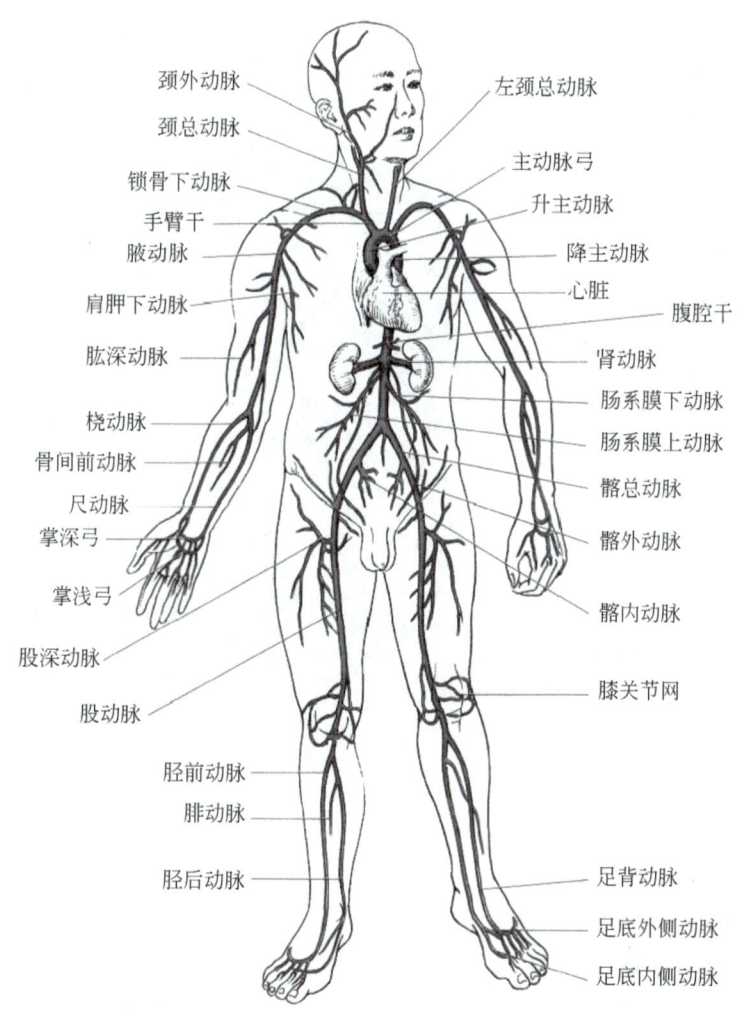

图9-17 体循环的动脉

①升主动脉:起自左心室的主动脉口,向右前上方斜行,续于主动脉弓。在主动脉的根部发出左、右冠状动脉。

②主动脉弓:接升主动脉,于胸骨柄的后方作弓状弯向左后方,移行于降主动脉。自主动脉弓上发出3个大的分支,自右向左依次为头臂干(无名动脉)、左颈总动脉和左锁

骨下动脉。头臂干向右上方斜行，到右胸锁关节后方分为右颈总动脉和右锁骨下动脉。

③降主动脉：为主动脉最长的一段，上接主动脉弓沿胸椎体前面下降穿过膈的主动脉裂孔进入腹腔。继沿腰椎前面下降，到第4腰椎体处分为左、右髂总动脉。降主动脉以膈的主动脉裂孔为界，分为以上的胸主动脉（主动脉胸部），以下的为腹主动脉（主动脉腹部）。

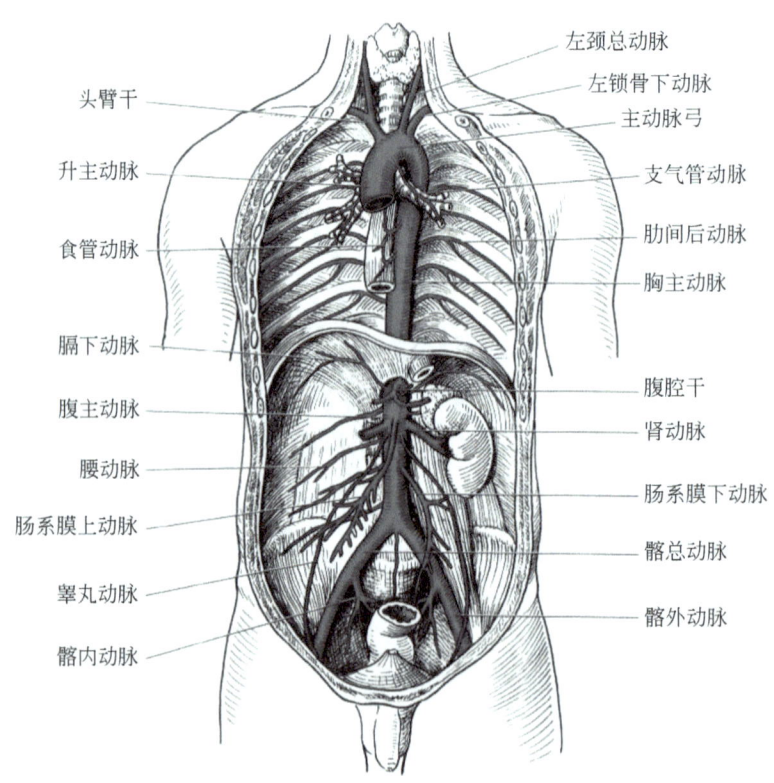

图9-18　主动脉及其分布

2. 头颈部的动脉

头颈部的动脉包括颈总动脉、颈外动脉、颈内动脉（图9-19）。

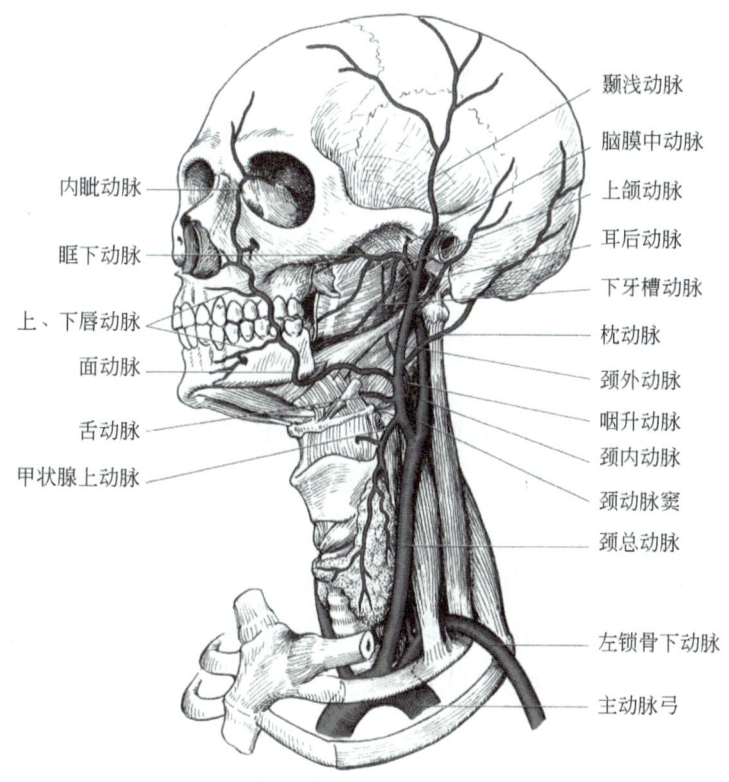

图9-19 头颈部的动脉

(1) 颈总动脉：颈总动脉是头颈部的动脉主干，左、右各一条。右颈总动脉起自头臂干，左颈总动脉直接起自主动脉弓。两侧颈总动脉均沿食管、气管和喉的外侧上升，到甲状软骨上缘处分为颈内动脉和颈外动脉。颈总动脉外侧有颈内静脉，两者间的后方有迷走神经，三者共同包于筋膜鞘内。

在颈总动脉分为颈内、外动脉处，有两个重要结构，即颈动脉窦和颈动脉小球。

①颈动脉窦：颈动脉窦是颈内动脉起始处膨大的部分。壁内有感觉神经末梢，为压力感受器。当血压改变（升高或降低）时，可反射性地改变心率和末梢血管口径，以调节血压。

②颈动脉小球：颈动脉小球是一个椭圆形的小体，位于颈内、外动脉分叉处的稍后方，以结缔组织连于动脉壁上。小球内含有化学感受器，可感受血液中二氧化碳浓度变化的刺激，调节CO_2浓度。

(2) 颈外动脉：自颈总动脉发出，向上穿腮腺达下颌颈高度，分为颞浅动脉和上颌动脉两个终支。分布到颈部、头面部和脑膜等处。其主要分支有5条。

颈外动脉的主要分支：

①甲状腺上动脉：分布于甲状腺及喉。

②舌动脉：分布于舌。

③面动脉：起自颈外动脉后，通过下颌下腺深面，在咬肌前缘处绕下颌体下缘到面部，迂曲上行，到眼的内眦称为内眦动脉。

面动脉的分支分布至下颌下腺以及面部的肌肉和皮肤等。

④颞浅动脉：在外耳门前方上行，到颞部皮下，分支分布于腮腺和额、顶、颞部的肌肉和皮肤。

⑤上颌动脉：发出主要分支脑膜中动脉，该动脉穿棘孔入颅中窝，分前、后两支，营养硬脑膜。前支经过翼点的内面，当翼点附近骨折时，易损伤脑膜中动脉前支，引起硬脑膜外血肿。

上颌动脉还分布于上、下颌的牙齿及上颌窦等。

（3）颈内动脉：由颈总动脉发出后，经颈动脉管入颅腔，在颅外不分支，在颅内分支分布到视器和脑（详见中枢神经系统）。

3. 锁骨下动脉

锁骨下动脉右侧起自头臂干，左侧起自主动脉弓，出胸廓上口弯向外，在锁骨与第1肋之间通过，到第1肋外缘处移行为腋动脉（图9-20）。

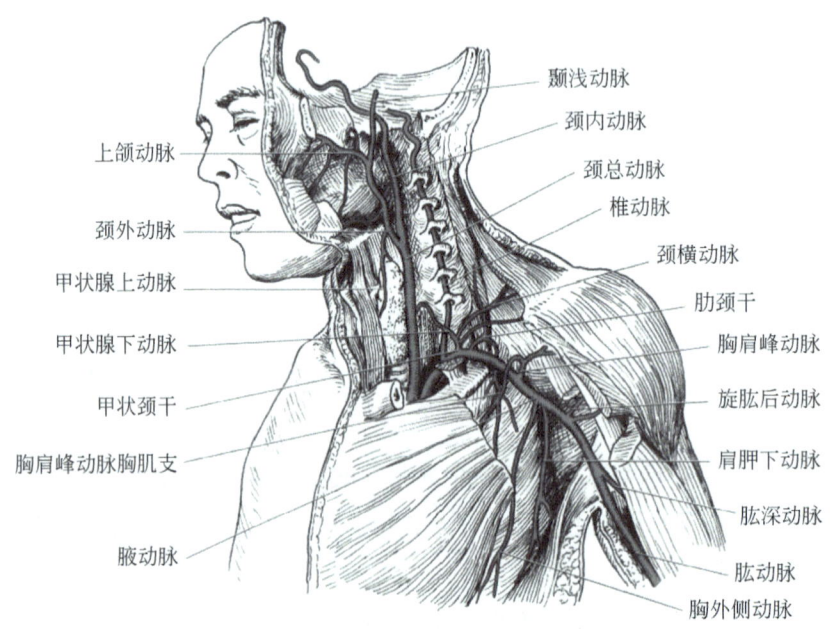

图9-20　锁骨下的动脉和腋动脉

锁骨下动脉的主要分支如下。

（1）椎动脉：起自锁骨下动脉，向上穿第1～6颈椎横突孔，经枕骨大孔入颅腔，分布到脑和脊髓（详见中枢神经系统）。

（2）胸廓内动脉：自锁骨下动脉发出，向下经第1～7肋软骨的后面（距胸骨外侧缘1 cm）下行，其终支穿膈入腹直肌鞘内，改名为腹壁上动脉。该动脉分支分布于胸前壁、心包、膈和腹直肌。

（3）甲状颈干：为一条短粗干，其主要分支有甲状腺下动脉，它向内上方横过颈总动脉等后方，分布于甲状腺。

4. 上肢的动脉

上肢的动脉见图9-21。

（1）腋动脉（图9-21）：于第1肋的外侧缘接锁骨下动脉，经腋窝至背阔肌下缘处接肱动脉。分支主要分布到肩肌、胸肌、背阔肌和乳房。

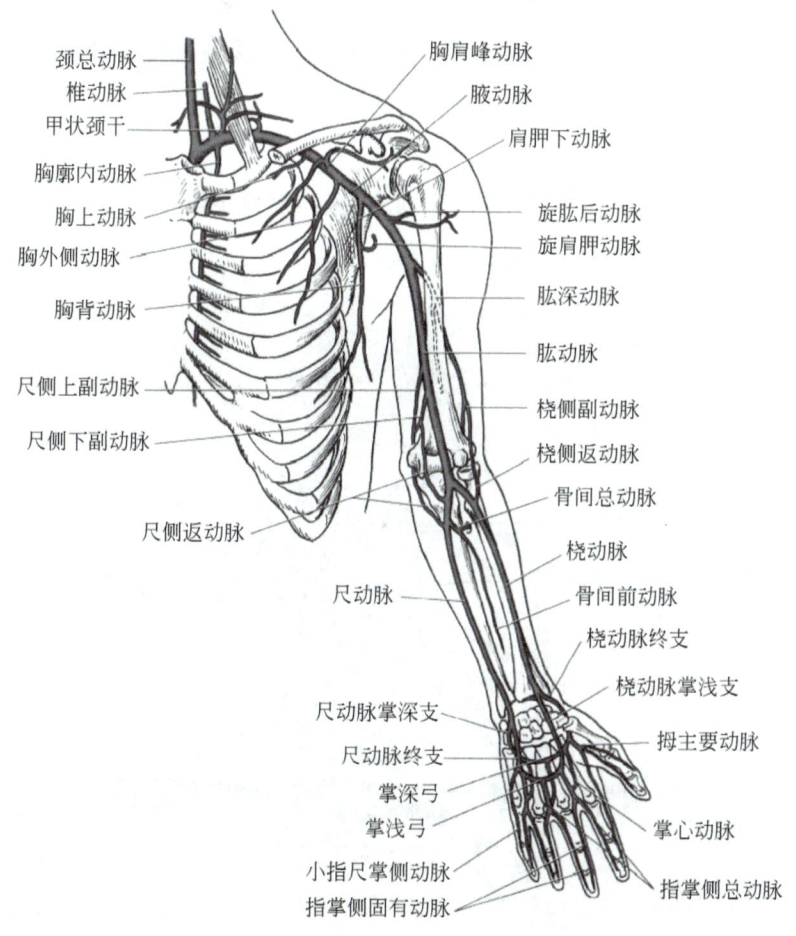

图9-21　上肢的动脉

（2）肱动脉：沿肱二头肌内侧沟与正中神经伴行，至肘窝分为桡动脉和尺动脉。

（3）桡动脉：在前臂桡侧与桡骨平行下降，上段位于肱桡肌的深面，下段在肱桡肌腱与桡侧腕屈肌腱之间下行，在腕部于皮下，可摸到搏动，为临床摸脉部位。有的人桡动脉变异，其下段走行于桡骨背面，中医称反关脉。桡动脉的下端绕桡骨茎突至手背，再穿第1掌骨间隙入手掌侧深面，参与组成掌深弓。

桡动脉的分支如下。

①掌浅支：在桡腕关节处起自桡动脉，入手掌参与组成掌浅弓。

②拇主要动脉：分三支分布到拇指和示指桡侧。

（4）尺动脉：在前臂尺侧腕屈肌和指浅屈肌之间下行，入手掌。其终支与桡动脉的掌浅支吻合成掌浅弓。尺动脉的主要分支是掌深支，它与桡动脉的终支组成掌深弓。

①掌浅弓：位于手掌屈肌腱的浅面，由尺动脉的终支和桡动脉的掌浅支吻合而成。自弓的凸侧发出4支动脉，桡侧的3支称为指掌侧总动脉，每支又分为两条指掌侧固有动脉，分布于第2~5指的相对缘，最内侧的一支供应小指内侧缘。

②掌深弓：位于手掌屈肌腱的深面，由尺动脉的掌深支和桡动脉的终支吻合而成。其凸侧发出3条动脉分别与掌浅弓的指掌侧总动脉吻合。

5. 胸部的动脉

主要发自胸主动脉（图9-22），胸主动脉在第4胸椎下缘处接主动脉弓，沿脊柱下行，穿膈的主动脉裂孔移行为腹主动脉。

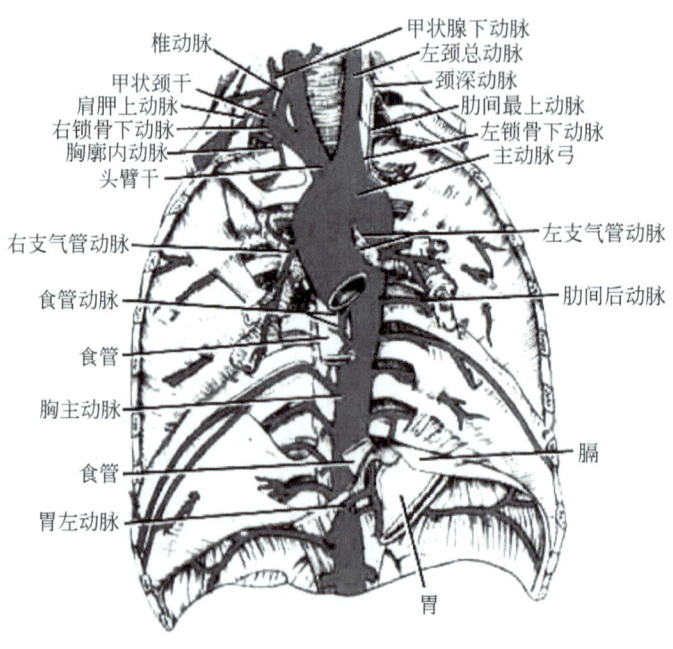

图9-22 胸主动脉

胸主动脉的分支:

(1) 脏支:①支气管动脉;②食管动脉。它们分别营养肺和食管。

(2) 壁支(图9-23):①肋间后动脉(9对),走行在第3~11肋间隙内。②肋下动脉(1对),走行在第12肋下缘。

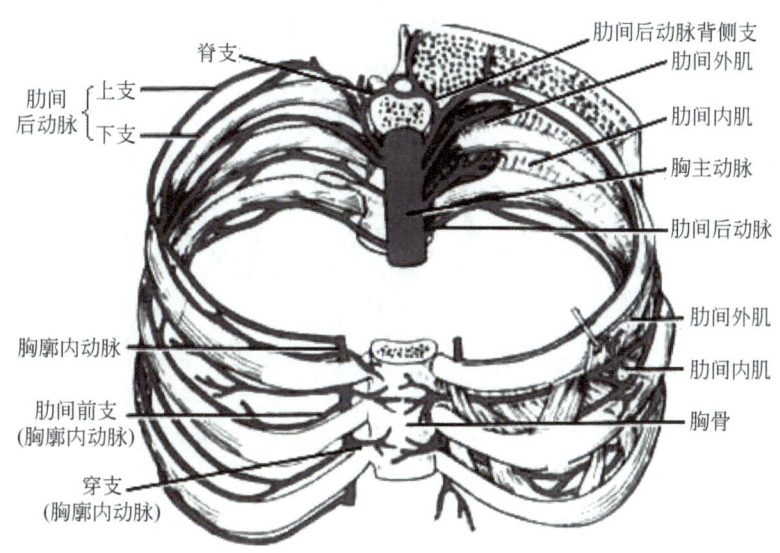

图9-23 壁支

壁支主要分布于胸、腹壁的肌和皮肤。第1~2肋间隙的肋间后动脉来源于锁骨下动脉。

6. 腹盆部的动脉

腹盆部的动脉包括腹主动脉、髂总动脉。

(1) 腹主动脉:腹主动脉在膈肌的主动脉裂孔续胸主动脉,沿腰椎体的前方下降,到第4腰椎体下缘处分为左、右髂总动脉。腹主动脉的右侧有下腔静脉伴行。

腹主动脉的主要分支:分成对和不成对的分支。

①不成对的分支:

a. 腹腔干:为一短干,分为胃左动脉、肝总动脉和脾动脉三支。主要分布于胃、肝、胆、脾、胰、十二指肠和食管的腹腔段(图9-24)。

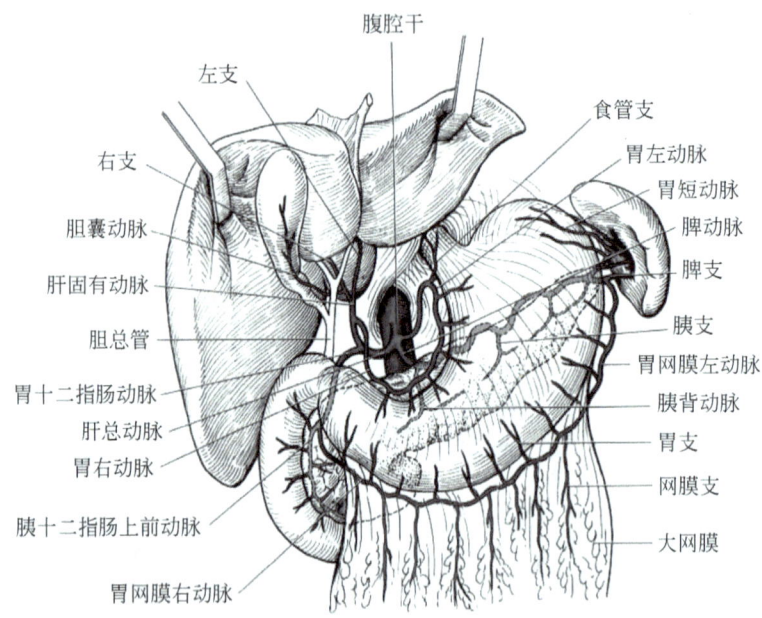

图9-24 腹腔干及其分支

b. 肠系膜上动脉（图9-25）：在腹腔干起始处的下方起自腹主动脉的前壁，进入小肠系膜根内，分支分布于十二指肠至横结肠的消化管和胰头。

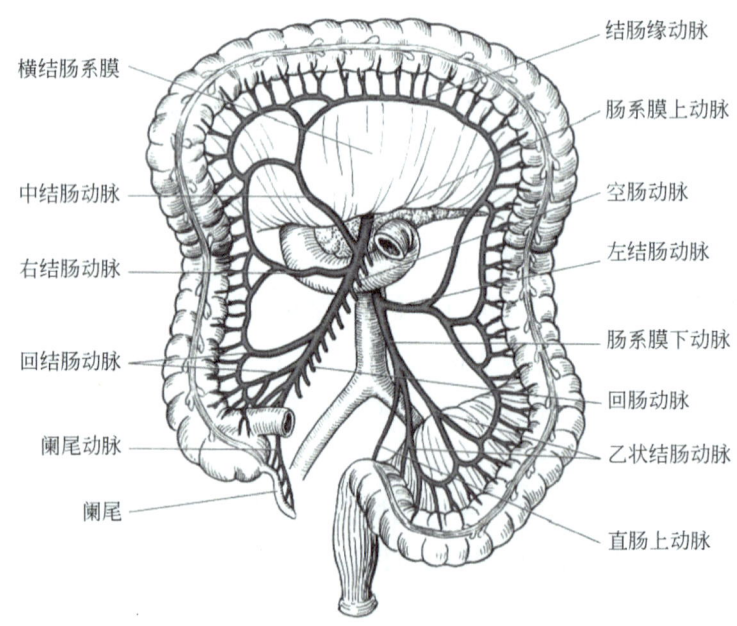

图9-25 肠系膜上、下动脉及其分布

肠系膜上动脉的分支有：胰十二指肠下动脉、空肠动脉和回肠动脉、回结肠动脉、右结肠动脉、中结肠动脉。

c. 肠系膜下动脉（图9-25）：在第3腰椎水平起自腹主动脉的前壁。在壁腹膜后面行向左下方，其分支分布到降结肠、乙状结肠和直肠的上、中部。肠系膜下动脉的主要分支有左结肠动脉和乙状结肠动脉，其终支移行为直肠上动脉。

②成对的分支：

a. 肾上腺中动脉：左右各一，起自腹主动脉，向外行，分布到左、右肾上腺。

b. 肾动脉：左右各一，自腹主动脉发出，向外行，到肾门分4~5支进入肾内。

c. 睾丸动脉：细而长，在壁腹膜后方沿腰大肌前面下降，进入腹股沟管，参与精索的组成，下行入阴囊分布于睾丸和附睾。在女性称卵巢动脉，在卵巢悬韧带内下行，分布于卵巢和输卵管。

7. 髂总动脉

左右各一，在平第4腰椎高度腹主动脉分出左、右髂总动脉，每侧髂总动脉在骶髂关节处分为髂内动脉和髂外动脉。

（1）髂内动脉：髂内动脉为一短干，沿盆腔侧壁下行（图9-26），可分为脏支和壁支。

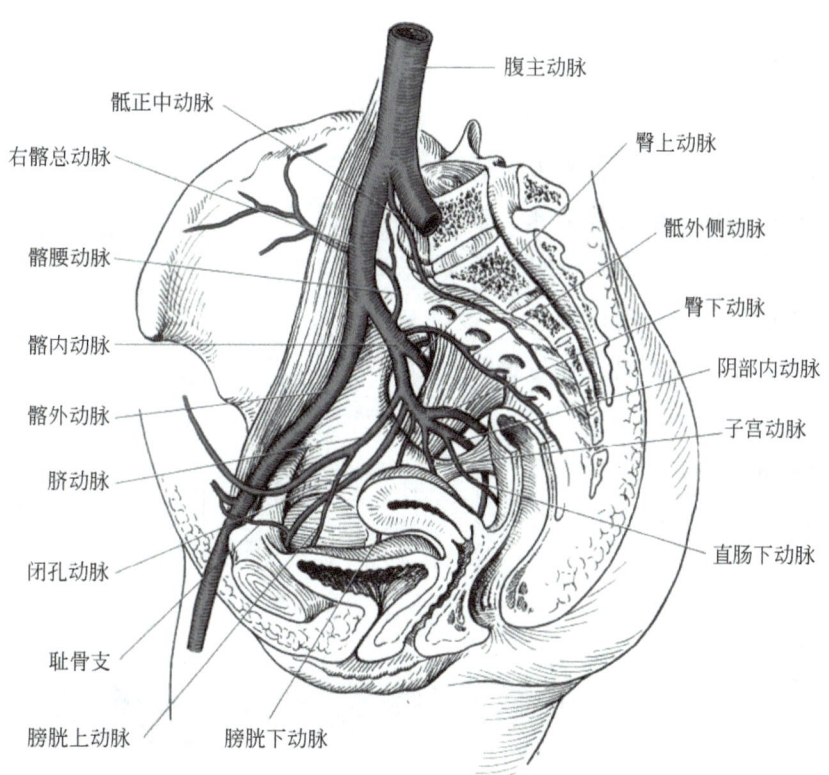

图9-26　盆腔的动脉

①脏支：主要包括直肠下动脉、子宫动脉和阴部内动脉。分支分布于直肠、膀胱、子宫、卵巢、输卵管、肛门、会阴和外生殖器。

a. 直肠下动脉：分布于直肠的中、下部，并与直肠上动脉和肛动脉吻合。

b. 子宫动脉：仅存在于女性。自髂内动脉发出后，向内下行进入子宫阔韧带两层之间，越输尿管前方至子宫侧缘，分支分布于子宫、卵巢、输卵管，并与卵巢动脉吻合。

c. 阴部内动脉：经梨状肌下孔出骨盆到臀部，再经坐骨小孔到坐骨直肠窝，与同名动脉和阴部神经伴行。主要分布于外生殖器以及会阴的肌肉和皮肤等。

阴部内动脉在坐骨直肠窝处发出2~3支肛动脉，分布到肛门周围诸肌及皮肤。

②壁支：包括闭孔动脉、臀上动脉和臀下动脉。

a. 闭孔动脉：沿骨盆侧壁向前，穿闭孔出骨盆，分布于大腿肌内侧群等处。在穿出闭孔之前发出耻骨支，可与腹壁下动脉的分支（闭孔支）吻合，形成异常的闭孔动脉（出现率17%~18%），做股疝手术时应注意避免误伤此动脉。

b. 臀上动脉：由梨状肌上孔出骨盆，分布于臀中肌和臀小肌。

c. 臀下动脉：由梨状肌下孔出骨盆，分布于臀大肌。

（2）髂外动脉：经髂总动脉发出后，沿腰大肌的内侧下降，经腹股沟韧带的深面到大腿的前面移行为股动脉。髂外动脉在腹股沟韧带的上方发出腹壁下动脉，它经腹股沟管深环的内侧，进入腹直肌鞘内，分布到腹直肌，并与腹壁上动脉吻合。

8. 下肢的动脉

下肢的动脉见图9-27。

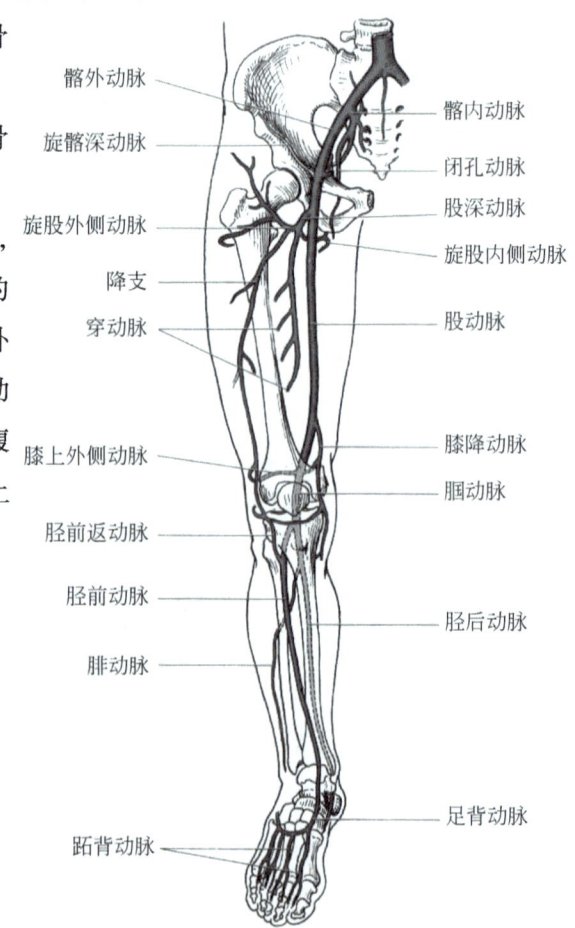

图9-27 下肢的动脉

（1）股动脉：在腹股沟中点，腹股沟韧带深面接髂外动脉，其内侧有股静脉，外侧有股神经伴行。在大腿中、下1/3交接处，股动脉穿大收肌至腘窝，改名为腘动脉。股动脉的主要分支是股深动脉，分支营养大腿诸肌。

（2）腘动脉：在腘窝深部下行，到腘窝下角处分为胫前动脉和胫后动脉。腘动脉分支分布于膝关节和附近诸肌。

（3）胫后动脉：为腘动脉的终支之一，沿小腿后群肌浅、深层之间下行，经内踝后方入足底，分为足底内侧动脉和足底外侧动脉，胫后动脉分支分布于小腿肌后群、外侧群和足底肌。

（4）胫前动脉：为腘动脉另一终支，向前穿小腿骨间膜上端，在小腿肌前群之间下行，至踝关节前方移行为足背动脉。胫前动脉分支分布于小腿肌前群。

（5）足背动脉：在踝关节前方接胫前动脉，经𧿹长伸肌腱与趾长伸肌腱之间前行，在足背可摸到其搏动，中医称为趺阳脉。其分支分布于到足背和足底（图9-28）。

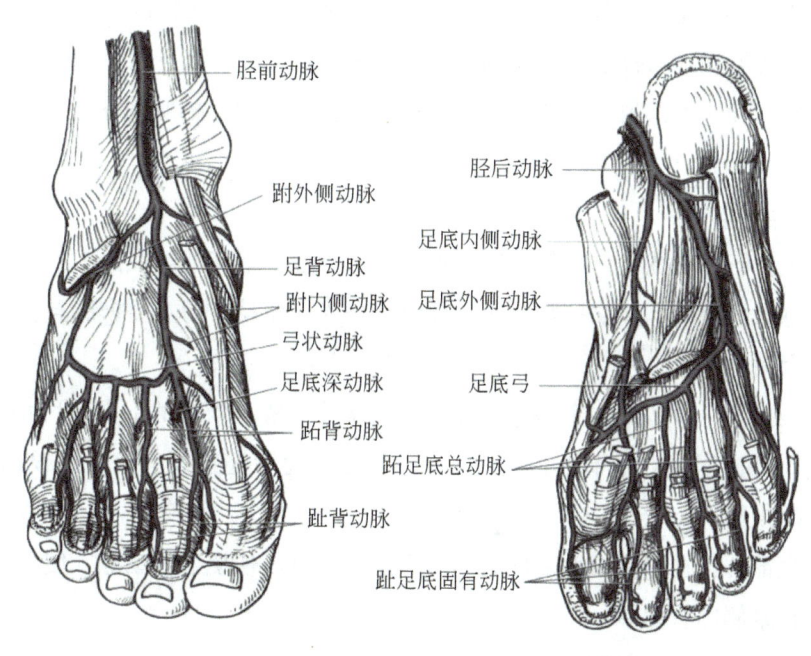

图9-28　足的动脉

9. 全身主要动脉的体表投影、摸脉点和止血部位

（1）颈总动脉和颈外动脉：

①体表投影：取下颌角与乳突尖连线的中点，由此点至胸锁关节引一连线，为这两条动脉的投影线。又以甲状软骨上缘为界，下方为颈总动脉，上方为颈外动脉的投影线。

②摸脉点和止血部位：于环状软骨侧方可摸到颈总动脉搏动，将动脉向后内方压迫于

第6颈椎横突上，可使一侧头部止血。

（2）面动脉：

①体表投影：咬肌下端前缘至眼内眦的连线。

②摸脉点和止血部位：在咬肌前缘下颌骨下缘处，可摸到搏动。将面动脉压向下颌骨，可使眼裂以下面部止血。

（3）颞浅动脉：

摸脉点和止血部位：在外耳道前方，颧弓后端可摸到搏动，压迫该处可使颞部和头顶部止血。

（4）锁骨下动脉：

①体表投影：自胸锁关节到锁骨中点引一条凸向上的弧线，最高点在锁骨上1.2 cm。

②止血部位：于锁骨上窝中点向下压，将动脉压在第1肋上，使肩和上肢止血。

（5）腋动脉和肱动脉：

①体表投影：上肢外展90°，手掌向上，由锁骨中点至肱骨内、外上髁中点稍下方引一线，为这两条动脉的投影线。背阔肌下缘以上为腋动脉，以下为肱动脉。

②摸脉点和止血部位：在肱二头肌内侧沟可摸到搏动，把肱动脉压向肱骨，可使压迫点以下的上肢止血。

（6）桡动脉：

①体表投影：自肱骨内、外上髁中点稍下方至桡骨茎突的连线。

②摸脉点：在腕上方桡侧腕屈肌腱外侧，可摸到搏动，为主要摸脉点。

（7）尺动脉：

①体表投影：自肱骨内上髁至豌豆骨桡侧缘连一线，该线的下2/3段为尺动脉的下段。自肱骨内、外上髁中点稍下方，向内下方引一条线至上述连线的上、中1/3交接点，为尺动脉上段的投影。

②止血部位：在腕横纹两端同时向深部压迫，可压住桡、尺动脉，使手部止血。

（8）指掌侧固有动脉：

止血部位：在手指根部两侧压向指骨，可使手指止血。

（9）股动脉：

①体表投影：大腿外展外旋，自腹股沟中点至股骨内侧髁上方连一线，该线的上2/3为股动脉的投影。

②摸脉点和止血部位：在腹股沟中点稍下方可摸到股动脉搏动。把股动脉压向耻骨上支，可使下肢止血。

（10）腘动脉：

止血部位：在腘窝中加垫，屈膝包扎，可压迫腘动脉，使小腿和足止血。

（11）胫前动脉和足背动脉：

①体表投影：自胫骨粗隆与腓骨头连线中点起，经足背内、外踝中点，至第1跖骨间隙近侧部连一线，此线在踝关节以上为胫前动脉，踝关节以下为足背动脉的投影。

②摸脉点和止血部位：长伸肌腱外侧可摸到搏动，中医称趺阳脉。向下压迫可减轻足背出血。

（12）胫后动脉：

①体表投影：自腘窝稍下方至内踝和跟结节中点的连线。

②摸脉点和止血部位：在内踝与跟结节之间可摸到搏动。将该动脉压向深部，可减轻足底出血。

（二）静脉

静脉是导血回心的血管，起于毛细血管，止于心房。包括肺循环的静脉和体循环的静脉两部分。

1. 肺循环的静脉

肺静脉由肺泡周围的毛细血管逐级汇集而成，在肺门处形成左肺上、下静脉和右肺上、下静脉，向内注入左心房后部的两侧。肺静脉将含氧量高的鲜红色动脉血输送到左心房。

2. 体循环的静脉

主要包括上腔静脉系、下腔静脉系和心静脉系（已述于心）。

（1）上腔静脉系：

由上腔静脉及其属支组成。上腔静脉系的主干，由左、右头臂静脉在第1胸肋关节后方汇合而成，沿升主动脉右侧下行，注入右心房。上腔静脉主要收集头颈部、上肢和胸部（除心，肺外）等处的静脉血。主要属支有：头臂静脉，由同侧的颈内静脉和锁骨下静脉在胸锁关节后方汇合而成，汇合处的夹角，称静脉角，是淋巴导管注入静脉的部位；奇静脉。

①头颈部的静脉（图9-29）：主要为颈内静脉和颈外静脉。

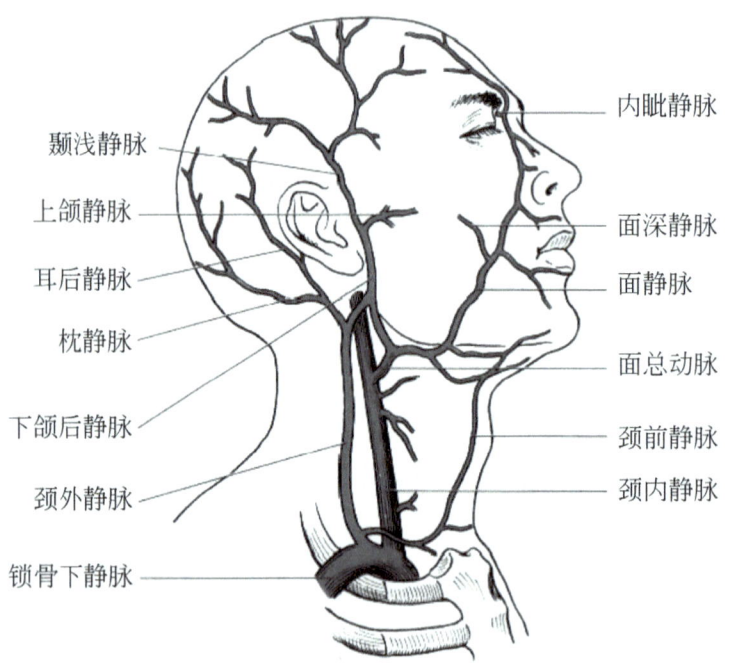

图 9-29 头颈部的静脉

a. 颈内静脉：为颈部最大的静脉干，上端在颈静脉孔处与颅内乙状窦相续，然后伴颈内动脉和颈总动脉下行，至胸锁关节后方与锁骨下静脉汇合，形成头臂静脉。颈内静脉除颅内属支汇集脑、视器的静脉血外，颅外属支收集头面部、颈部、咽等处的静脉血。其中重要的颅外属支有面静脉等。

b. 面静脉：起自内眦静脉，与面动脉伴行，至舌骨大角高度注入颈内静脉，收集面前部软组织的静脉血。面静脉通过内眦静脉、眼静脉与颅内的海绵窦相交通。

知识拓展

> 面静脉在口角平面以上缺乏静脉瓣，面部尤其是鼻根至两侧口角之间的三角区域发生化脓性感染时，若处理不当（如挤压等），致病菌可经上述途径进入颅内引起颅内感染，故临床上称此处为危险三角。

c. 颈外静脉：是颈部最大的浅静脉，由下颌后静脉、耳后静脉和枕静脉汇合而成，沿胸锁乳突肌表面向下斜行，至锁骨中点上方汇入锁骨下静脉，收集枕部及颈浅部的静脉血。颈外静脉位置表浅而恒定，管径较大，临床上儿科常在此做静脉穿刺。

d. 头皮静脉：头皮静脉分布于颅顶软组织内，位置表浅，多与同名动脉伴行，经导静脉与颅内静脉相交通。头皮静脉间有丰富的吻合。

知识拓展

> 静脉管壁与头皮的纤维束紧连，如果血管受损，管壁不易回缩，因此出血较多，必须加压止血。头皮静脉较固定而不易滑动，故特别适用于小儿静脉穿刺。头皮静脉穿刺时，应确认静脉后才可进针，以免刺入动脉。

②锁骨下静脉：腋静脉的延续，位于颈根部，与同名动脉伴行，在胸锁关节后方与颈内静脉汇合成头臂静脉。锁骨下静脉与附近筋膜结合紧密，位置较固定，管腔较大，是临床静脉穿刺置管术常选用的血管。

③上肢的静脉：分浅、深静脉，深静脉均与同名动脉伴行，收集同名动脉供应范围的静脉血，合成一条腋静脉后延续为锁骨下静脉。上肢的浅静脉（图9-30）有：

a. 手背静脉网：位于手背皮下，由附近的浅静脉吻合而成，位置表浅，临床上常在此进行静脉穿刺输液。

b. 头静脉：起自手背静脉网的桡侧，沿上肢的前外侧上行，至肘窝处，借肘正中静脉与贵要静脉相交通，本干继续沿肱二头肌外侧上行，经三角肌胸大肌间沟，穿深筋膜注入腋静脉。

c. 贵要静脉：起始于手背静脉网的尺侧，沿前臂内侧皮下上行，至肘窝处，接受肘正中静脉后继续沿臂内侧上升，至臂中部注入肱静脉。由于该静脉较粗，位置表浅恒定，其注入处与肱静脉方向一致，临床常用此静脉进行插管。

d. 肘正中静脉：在肘窝处连于头静脉和贵要静脉之间，是临床取血、输液常用的血管。

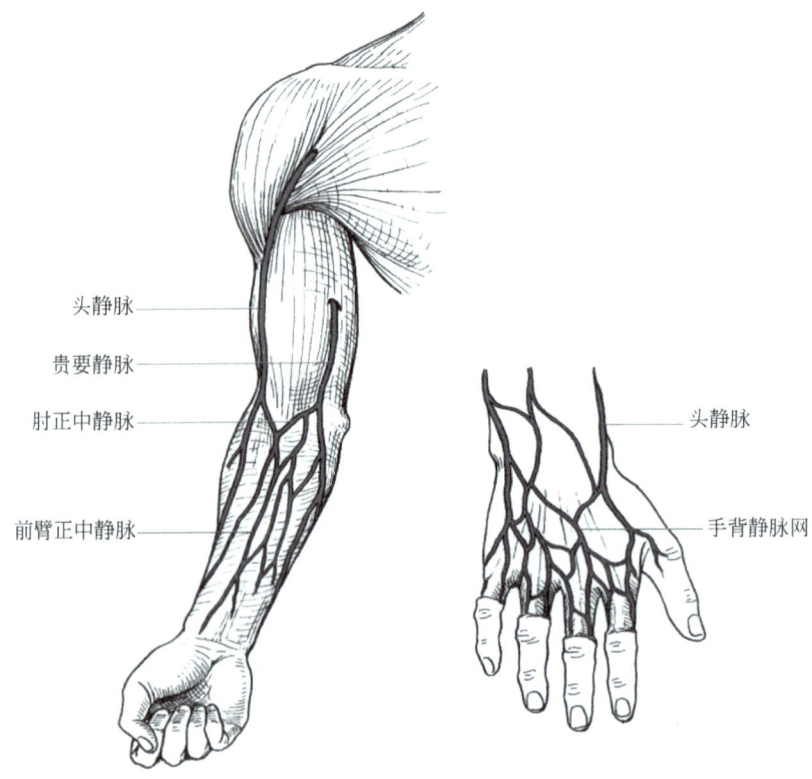

图 9-30　上肢浅静脉

④胸部的静脉：奇静脉是胸部静脉的主干，该静脉起自右腰升静脉，穿膈后，沿脊柱右侧上行，至第 4 胸椎高度，向前绕右肺根上方，注入上腔静脉。半奇静脉和副半奇静脉位于脊柱左侧，收集左侧肋间后静脉血液，注入奇静脉。奇静脉收集胸壁、食管、支气管和脊髓等处的静脉血，汇入上腔静脉。

（2）下腔静脉系：由下腔静脉及其属支组成。下腔静脉是下腔静脉系的主干，由左、右髂总静脉汇合而成，是人体最粗大的静脉干。下腔静脉沿脊柱右前方、腹主动脉的右侧上升，穿膈的腔静脉孔进入胸腔，注入右心房。下腔静脉主要收集下肢、盆部和腹部等处的静脉血。

①下肢的静脉：下肢的深静脉与同名动脉伴行，收集同名动脉供应范围的静脉血，最后经股静脉延续为髂外静脉。在股三角处，腹股沟韧带的稍下方，股静脉位于股动脉的内侧，临床上有时经股静脉穿刺进行采血。下肢的浅静脉（图 9-31）主要有：

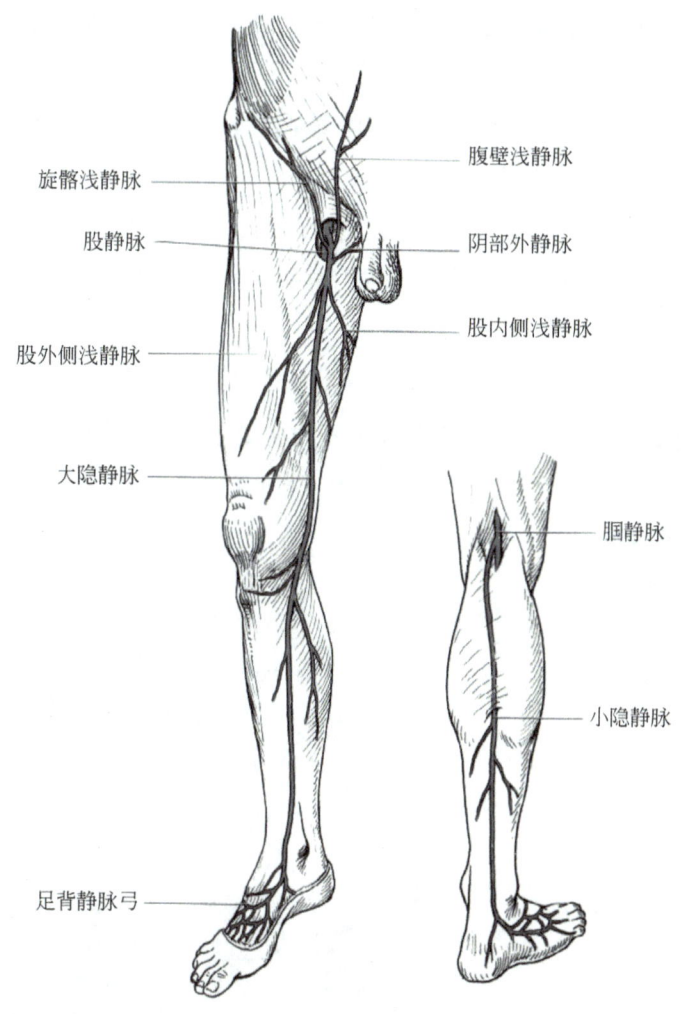

图9-31 下肢浅静脉

a. 足背静脉弓：位于足背远侧份的皮下，由相近的足背浅静脉吻合而成。其两端沿足内、外侧上行，分别汇成大、小隐静脉。

b. 大隐静脉：在足背内侧缘起始于足背静脉弓，经内踝前方，沿小腿和大腿的内侧上行，在腹股沟韧带的下方注入股静脉。大隐静脉除收集小腿及股内侧浅静脉外，注入股静脉前还接受腹壁浅静脉、阴部外静脉、旋髂浅静脉、股内侧浅静脉和股外侧浅静脉5条属支。在内踝前方，大隐静脉位置恒定且浅表，临床上常在此处做静脉穿刺或静脉切开。大隐静脉也是下肢静脉曲张的好发部位。

c. 小隐静脉：在足背外侧缘起始于足背静脉弓，经外踝的后方，沿小腿后面上升至腘窝，注入腘静脉。

②盆部的静脉：与同名动脉伴行，收集同名动脉供血区的静脉血。

③腹部的静脉：大多直接或间接注入下腔静脉。壁支与同名动脉伴行。主要的脏支有：

a. 肾静脉：与肾动脉伴行，汇入下腔静脉。左侧肾静脉比右侧的长，并接受左肾上腺静脉和左睾丸（卵巢）静脉。

b. 睾丸静脉：起于睾丸和附睾，在精索内形成蔓状静脉丛，最后合为睾丸静脉。右侧汇入下腔静脉，左侧向上呈直角汇入左肾静脉。在女性则为卵巢静脉，其汇入处与男性相同。

c. 肝静脉：2~3支，在肝后缘处汇入下腔静脉。收集肝血窦回流的血液。

d. 肝门静脉（图9-32）：肝门静脉为肝的功能性血管，长6~8 cm，由肠系膜上静脉和脾静脉在胰头后方汇合而成，向上经肝十二指肠韧带至肝门，分左、右两支入肝。它收集除肝以外腹腔内不成对器官的静脉血。肝门静脉的结构特点为：起、止端均为毛细血管，主干及其属支内均无瓣膜，故在肝门静脉高压时，血液可逆流。

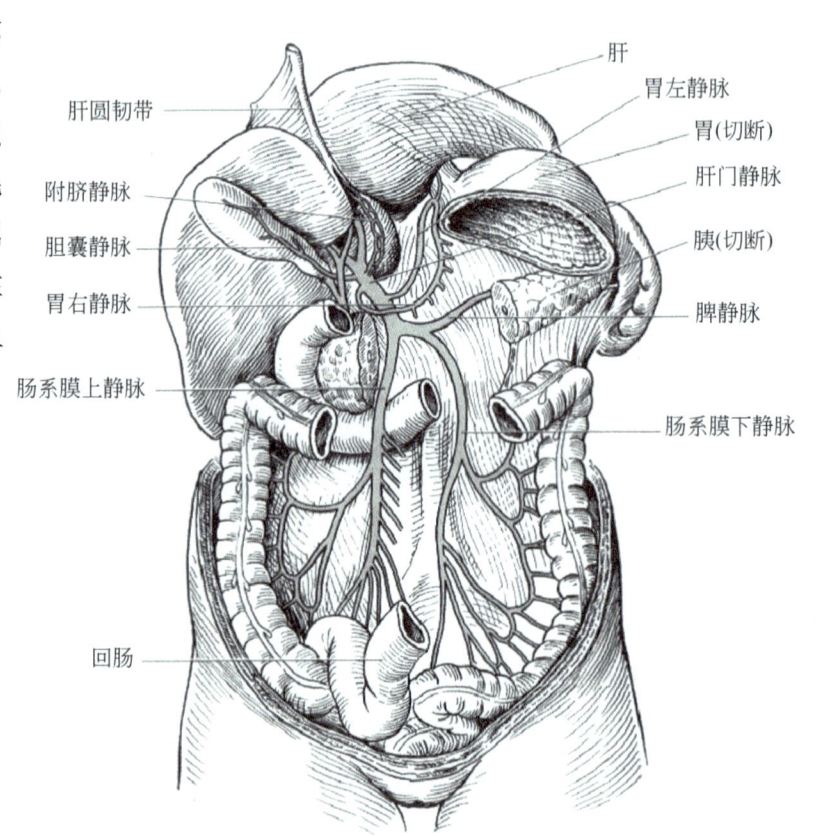

图9-32　肝门静脉及其属支

肝门静脉的属支与上、下腔静脉之间有丰富的吻合（图9-33），当肝门静脉因病变而回流受阻时，通过这些吻合可形成侧支循环，因此，肝门静脉与上、下腔静脉的吻合有重要临床意义，其中主要吻合部位有：

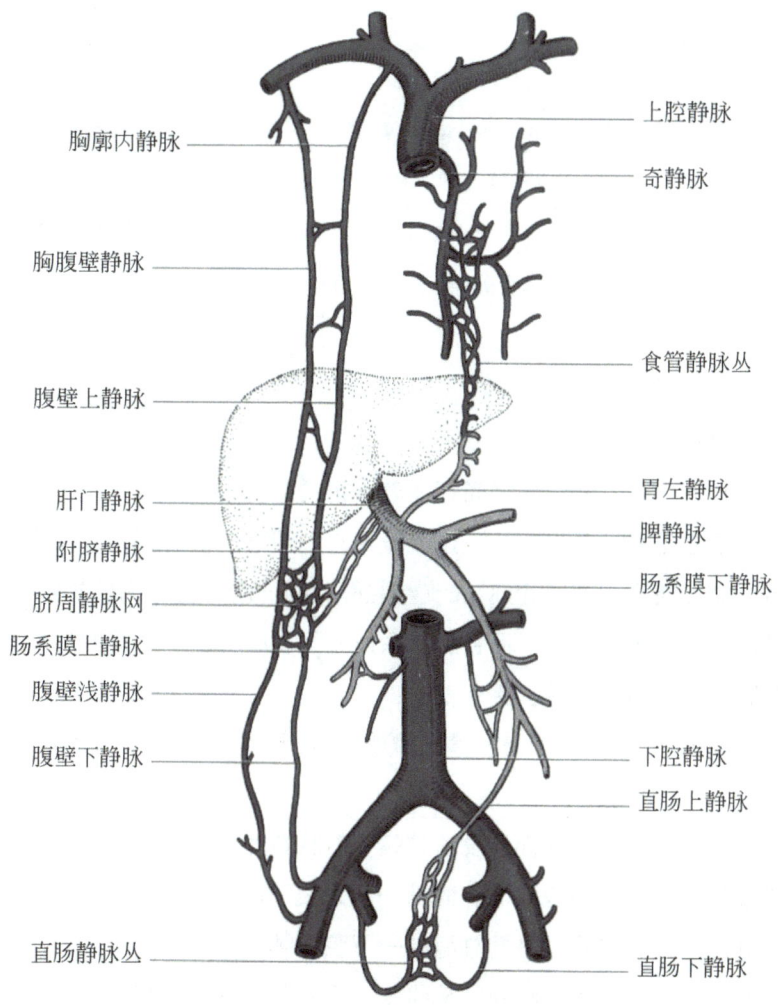

图9-33 门静脉系与腔静脉系之间的吻合

食管静脉丛:位于食管下端及胃贲门部,它汇合成食管静脉入奇静脉。食管静脉丛与胃左静脉吻合,构成了肝门静脉与上腔静脉之间的交通。

直肠静脉丛:位于直肠下段,汇入髂内静脉,与直肠上静脉有吻合,构成肝门静脉与下腔静脉之间的交通。

脐周静脉网:位于脐周皮下组织内,借胸腹壁浅、深静脉分别注入腋静脉和股静脉,通过附脐静脉构成肝门静脉与上、下腔静脉之间的交通。

知识拓展

正常情况下，上述三处的吻合支细小，血流量较少，各自分流到所属静脉系统。当肝门静脉血流受阻时（如肝硬化），血液不能畅流入肝，则经过上述吻合支形成侧支循环，流入上、下腔静脉，回流入心。大量血液流经吻合部位的细小静脉，致使吻合支逐渐增粗而弯曲，出现食管静脉丛、直肠静脉丛和脐周静脉网曲张，一旦食管和直肠等处的静脉破裂，则出现呕血、便血，亦可导致脾和胃肠静脉淤血，产生脾大和腹水等。

肝门静脉的侧支循环：

肝门静脉与上、下腔静脉系之间存在着丰富的吻合。在正常情况下，肝门静脉属支与上、下腔静脉系之间的吻合支细小，血流量很小。但肝门静脉循环发生阻碍，肝门静脉的压力升高时（如肝硬化），肝门静脉属支与腔静脉间的吻合支才高度扩张，形成侧支循环，肝门静脉的血不经过肝而经上、下腔静脉系回流至右心房，用来缓冲门静脉的压力。

肝门静脉的侧支循环途径主要有三条：

通过食管静脉丛：肝门静脉→胃左静脉→食管静脉丛→食管静脉→奇静脉→上腔静脉。

如肝门静脉血流受阻，食管下段的黏膜下静脉高度曲张，一旦破裂可引起呕血。

通过直肠静脉丛：肝门静脉→脾静脉→肠系膜下静脉→直肠上静脉→直肠静脉丛→直肠下静脉和肛静脉→髂内静脉→髂总静脉→下腔静脉。

大量血液逆流，可导致直肠静脉丛曲张（痔），若破裂可引起便血。

通过脐周静脉网：肝门静脉→附脐静脉→脐周静脉网→向上途径：胸腹壁静脉、腹壁上静脉→锁骨下静脉→头臂静脉→上腔静脉；向下途径：腹壁上静脉、腹壁下静脉→髂外静脉→髂总静脉→下腔静脉。

由于血液逆流，可致脐周静脉网和腹壁静脉明显曲张。

（于海棠）

学习任务二　淋巴系统

【任务目标】

（1）掌握淋巴系统的组成。

（2）熟悉淋巴系统的主要功能。

淋巴系统由淋巴管道、淋巴器官和淋巴组织组成。淋巴管道内流动的是淋巴。当血液运行到毛细血管时,部分液体经毛细血管滤出,进入组织间隙,形成组织液,组织液与细胞进行物质交换后,大部分在毛细血管的静脉端被吸收后,进入静脉内,小部分进入毛细淋巴管内成为淋巴,沿淋巴管道向心流动,最后注入静脉。

淋巴系统是循环系统的一个组成部分,是静脉的辅助系统;还具有防御功能(见图9-34)。

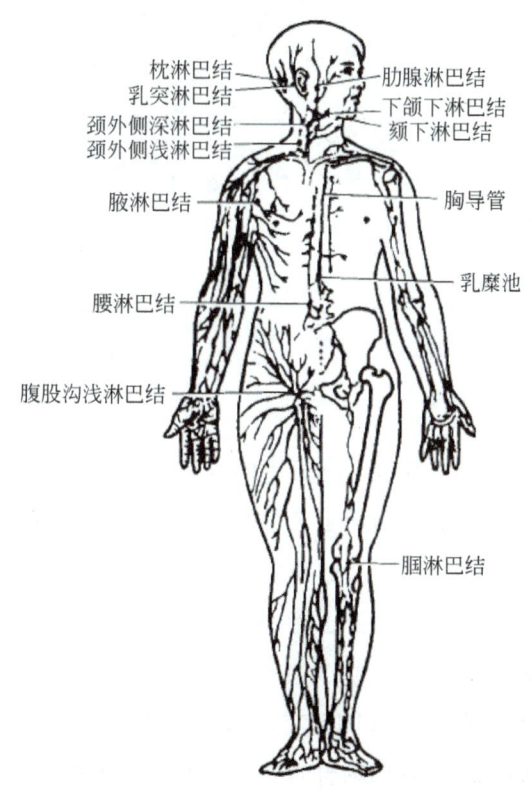

图9-34　全身浅淋巴结和淋巴管

一、淋巴管道

淋巴管道可分为毛细淋巴管、淋巴管、淋巴干和淋巴导管。

(一)毛细淋巴管

毛细淋巴管(图9-35)是淋巴管道的起始部,以膨大的盲端起于组织间隙,彼此吻合成网,在体内分布甚广,除脑、脊髓、上皮、角膜、晶状体、牙釉质、软骨等处外,毛细淋巴管几乎遍布全身。毛细淋巴管多伴毛细血管分布,其管壁极薄,仅由一层内皮细胞组成。内皮细胞间有较宽的间隙，基膜极薄或不存在，故通透性比毛细血管大。组织中一些不易透过毛细血管的大分子物质，如蛋白质、细菌、异物、癌细胞等，则较易进入毛细淋巴管内随淋巴循环转移到各处，小肠绒毛内的毛细淋巴管可吸收脂肪，使淋巴为乳糜状，故称乳糜管。

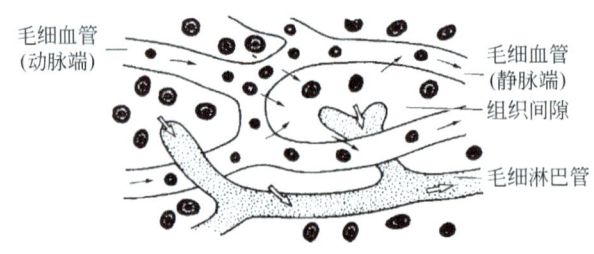

图9-35　毛细淋巴管的结构

（二）淋巴管

淋巴管由毛细淋巴管汇合而成。淋巴管内含有丰富的瓣膜，以保证淋巴向心流动，其结构与静脉相似，但管壁更薄，瓣膜更多，外观呈串珠状，根据淋巴管的位置不同，可分为浅、深两组：浅淋巴管位于皮下，收集皮下组织和皮肤的淋巴；深淋巴管与深血管、神经伴行，收集深部的淋巴。浅、深淋巴管之间借小支广泛交通。在淋巴管的行程中，通常都要经过一个或多个淋巴结。

正常情况下淋巴管之间有许多吻合支，形成淋巴侧支循环。当淋巴管被切断或肿瘤、寄生虫等引起淋巴管阻塞时，这些吻合管道能扩大形成新的淋巴通路，而且被切断的淋巴管也迅速再生，建立侧支循环，恢复淋巴回流功能。但侧支循环的建立，也为癌细胞的扩散创造了条件，临床许多肿瘤的转移现象常通过淋巴侧支循环。

（三）淋巴干

全身各部的浅、深淋巴管经过一系列浅、深淋巴结群后，最后汇集成9条淋巴干。

(1) 左、右颈干：收集头颈部的淋巴。

(2) 左、右锁骨下干：收集上肢的淋巴。

(3) 左、右支气管纵隔干：收集胸部的淋巴。

(4) 左、右腰干：收集下肢、盆部及腹部成对脏器的淋巴。

(5) 肠干：不成对，收集腹部不成对脏器的淋巴。

(四)淋巴导管

9条淋巴干汇合成两条淋巴导管。右颈干、右锁骨下干和右支气管纵隔干汇集成右淋巴管道,注入右静脉角;其余6条淋巴干汇集成胸导管,注入左静脉角。

(1) 胸导管(图9-36):胸导管是全身最大的淋巴管道,长30~40 cm,由六条淋巴干组成。胸导管下端起于乳糜池。乳糜池位于第1腰椎体的前面,是由左、右腰干和肠干汇合成的一个梭形膨大部。胸导管自乳糜池起始后上行,穿膈的主动脉裂孔入胸腔,在胸主动脉与奇静脉之间上升,继而移向左侧,出胸廓上口达颈根部,呈弓形弯曲注入左静脉角。胸导管在注入左静脉角之前,又接纳左支气管纵隔干、左颈干和左锁骨下干。胸导管通过上述6条淋巴干收集下半身(腹盆部、双侧下肢)和左侧上半身(左头颈、左上肢、左胸部)的淋巴,即全身约3/4的淋巴都经胸导管流入静脉。

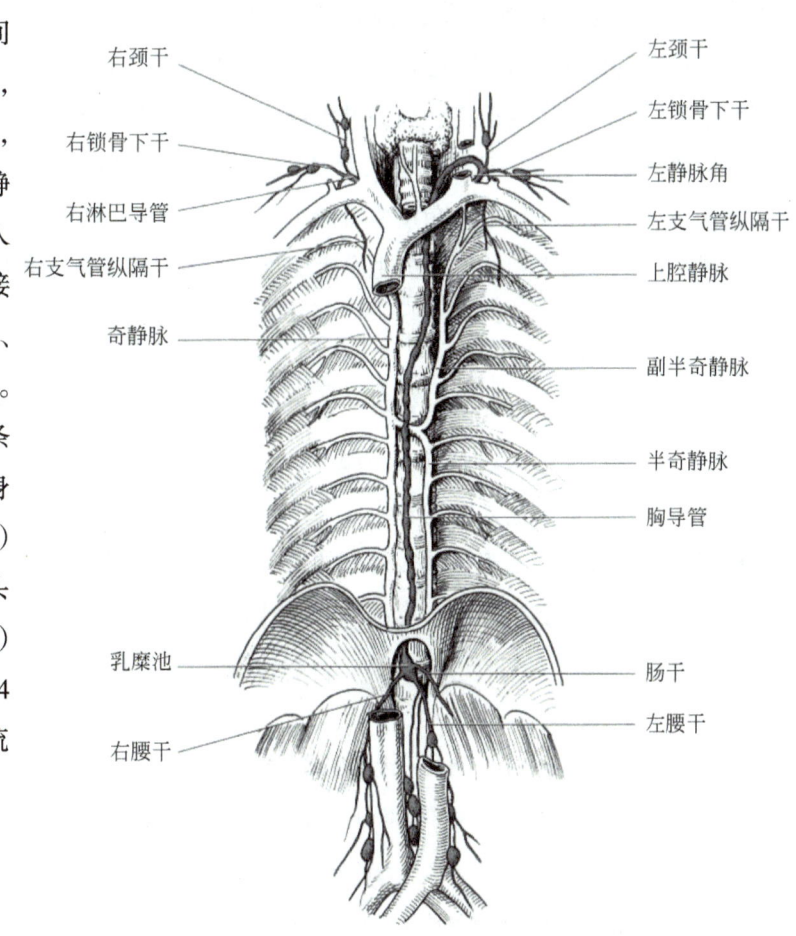

图9-36 胸导管

(2) 右淋巴导管:右淋巴导管为一短干,长约1.5 cm,由右颈干、右锁骨下干和右支气管纵隔干汇合而成,注入右静脉角,右淋巴导管收集右侧上半身(右头颈、右上肢和右胸部)的淋巴,即全身约1/4淋巴经右淋巴导管流入静脉。

二、淋巴器官

淋巴器官主要由淋巴组织构成，包括淋巴结、扁桃体、脾和胸腺。

淋巴器官分为中枢淋巴器官和周围淋巴器官两类。中枢淋巴器官包括胸腺和骨髓，它们是培育各类不同淋巴细胞的场所。淋巴细胞进入其内，在特殊的微环境影响下，在多种因子的作用下，经历不同的分化发育途径，最后在胸腺形成成熟的淋巴细胞，称胸腺依赖淋巴细胞（T细胞）。在骨髓形成骨髓依赖淋巴细胞（B细胞）。人在出生前数周，由中枢淋巴器官产生的成熟T和B细胞即源源不断地向周围淋巴器官和淋巴组织输送，在那里受抗原刺激后，能产生免疫应答。周围淋巴器官包括淋巴结、脾、扁桃体等，其发生较中枢淋巴器官晚，在出生数月后才逐渐发育完善。周围淋巴器官是成熟淋巴细胞定居的部位，也是这些细胞对外来抗原产生免疫应答的主要场所，无抗原刺激时，其体积相对较小，受抗原刺激后则迅速增大，结构成分也发生变化，免疫过后又逐渐复原。

（一）淋巴结

在淋巴管的行程中要经过一系列的淋巴结，淋巴结为圆形或椭圆形的小体，一侧凹陷为门，另一侧隆凸。输入淋巴管自凸侧进入，输出淋巴管自门穿出，前一淋巴结的输出淋巴管为下一级淋巴结的输入淋巴管。

淋巴结一般成群存在于机体较隐蔽的部位，在胸、腹腔中，多位于大血管的周围及内脏器官的门附近，淋巴结收集一定范围的淋巴。

知识拓展

> 当淋巴流经淋巴结时，淋巴结一方面将本身产生的淋巴细胞释放入淋巴，另一方面对淋巴进行过滤，如果淋巴内含有细菌、癌细胞等结构到达相应的淋巴结时，淋巴结对它们有阻截、消灭的能力，可防止它们扩散，此时，淋巴结内的淋巴细胞迅速增殖，表现为淋巴结增大。但如果该淋巴结没有完全消灭它们，则病变可继续沿该淋巴结引流的方向蔓延，最后，有可能进入血液循环，引起血行传播。所以了解淋巴结的收集范围和作用，对临床诊断和治疗某些疾病有一定的意义。

1. 淋巴结的微细结构

淋巴结表面有结缔组织构成的被膜。结缔组织分支伸入实质形成小梁，小梁再分支并互相连结，构成淋巴结的支架。实质可分为浅层的皮质和深层的髓质两部分。皮质和髓质内都有淋巴窦通过。淋巴液经输入淋巴管流经淋巴窦而进入输出淋巴管。

2. 人体各部的主要淋巴结

淋巴结常聚集成群，大多沿血管配布，位于身体较隐蔽的部位，收纳一定器官或区域的淋巴液（见图9-37）。

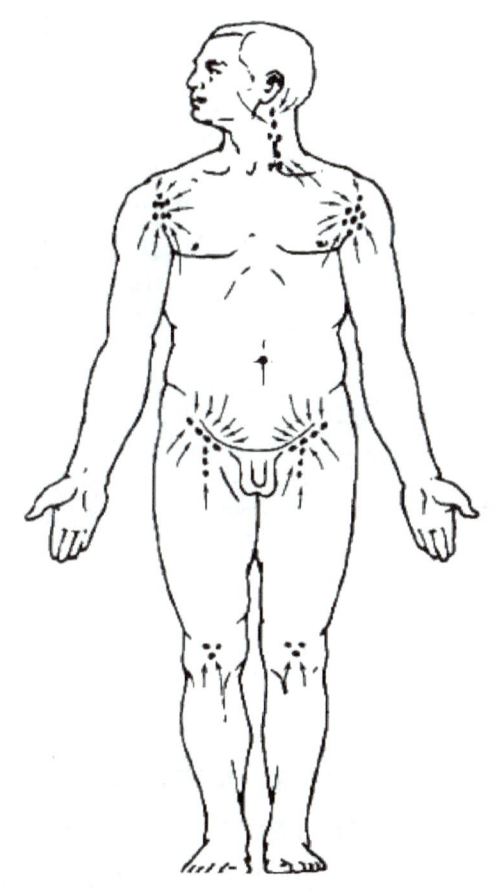

图9-37　全身淋巴的流注

（1）头颈部的淋巴结（图9-38）：头颈部的淋巴结较多，大部分分布于头颈交界处和颈内、外静脉的周围。主要包括下颌下淋巴结、颈外侧浅淋巴结和颈外侧深淋巴结。

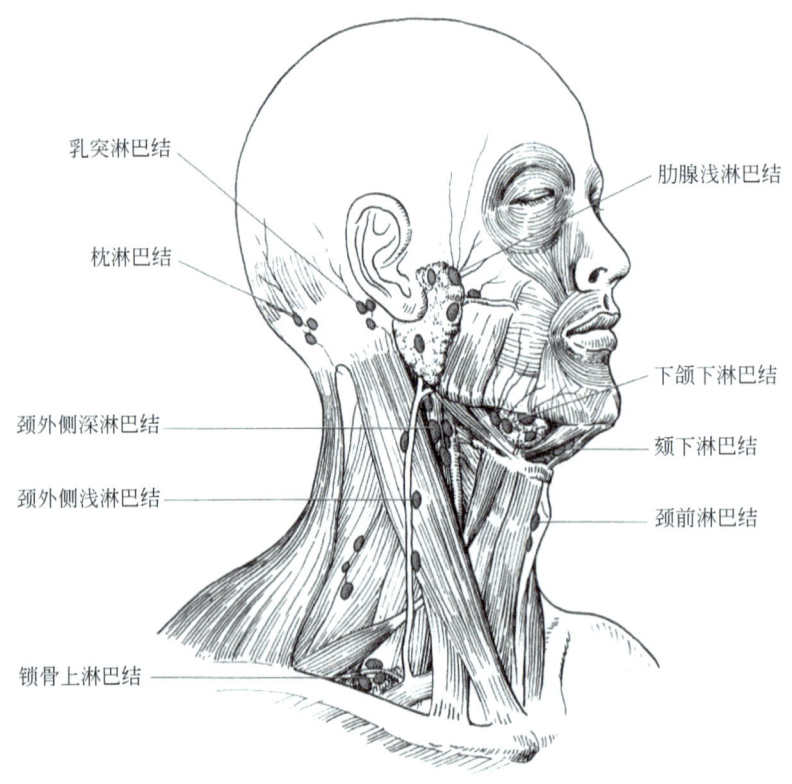

图9-38 头颈部的淋巴结

①下颌下淋巴结：下颌下淋巴结位于下颌下腺附近，收集面部和口腔的淋巴，其输出淋巴管注入颈外侧深淋巴结。面部和口腔感染时，常引起该淋巴结肿大。

②颈外侧浅淋巴结：颈外侧浅淋巴结沿颈外静脉排列，收集范围同颈外静脉的收集范围（包括耳后、枕部和颈浅部淋巴管），其输出淋巴管注入颈外侧深淋巴结。颈外侧浅淋巴结是淋巴结核（中医称瘰疬）的好发部位。

③颈外侧深淋巴结（图9-39）：颈外侧深淋巴结沿颈内静脉排列成链状，上部位于鼻咽部的后方，为咽后淋巴结，患鼻咽癌时，癌细胞首先侵犯该淋巴结。下部的淋巴结除了位于颈内静脉的下段周围外，还延伸到锁骨下动脉的周围，该部淋巴结为锁骨上淋巴结。患胃癌或食管癌时，癌细胞可经胸导管上行，再经左颈干逆流至左锁骨上淋巴结，使左锁骨上淋巴结肿大。颈外侧深淋巴结收集头颈部的淋巴，其输出管汇成颈干。

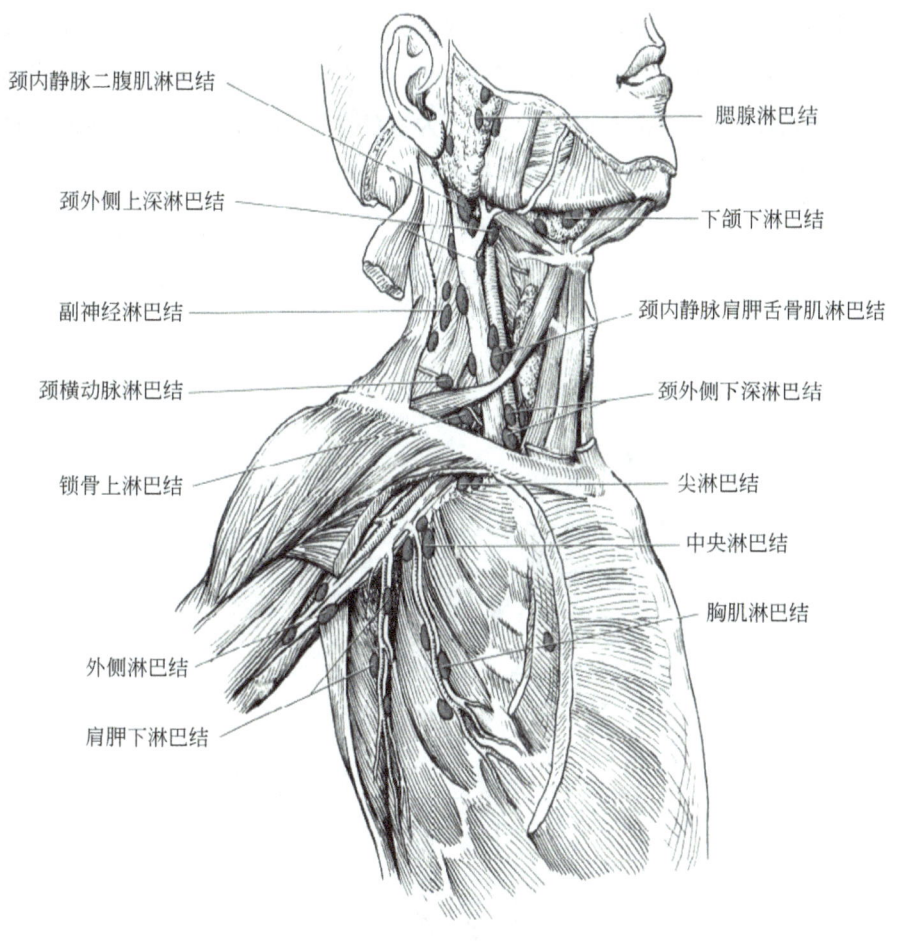

图9-39 颈深部及腋窝淋巴结

知识拓展

头颈部各淋巴结的输出管都直接或间接地汇入颈外侧深淋巴结。其输出管合成颈干。颈外侧深淋巴结上端位于鼻咽后方的为咽后淋巴结,鼻咽癌患者,癌细胞首先转移至此。下端位于锁骨上窝内沿锁骨下动脉和臂丛排列的为锁骨上淋巴结。胃癌或食管癌患者,癌细胞常经胸导管由颈干逆行或通过侧支转移到左锁骨上淋巴结,引起该淋巴结肿大。

(2) 上肢的淋巴结:上肢的深、浅淋巴管最后都注入腋淋巴结(图9-39)。

腋淋巴结位于腋窝内,15~20个,按其排列位置可分为五群,腋淋巴结收纳上肢、胸壁、背部和乳房的浅、深淋巴管。其输出管形成锁骨下干,左侧的注入胸导管,右侧的注入右淋巴导管。

（3）胸部的淋巴结：主要有肺门淋巴结，又称支气管肺门淋巴结，位于肺门处，它收纳肺的淋巴管，其输出管注入气管支气管淋巴结，由后者的输出管注入气管旁淋巴结，气管旁淋巴结的输出管则汇成支气管纵隔干，左侧的注入胸导管，右侧的注入右淋巴导管。

（4）下肢的淋巴结：下肢的深、浅淋巴管最后都注入腹股沟深淋巴结。

①腹股沟浅淋巴结（图9-40）：位于腹股沟部的皮下，围在大隐静脉根部，收纳腹前壁下部、外生殖器和下肢的浅淋巴管，其输出管注入腹股沟深淋巴结。

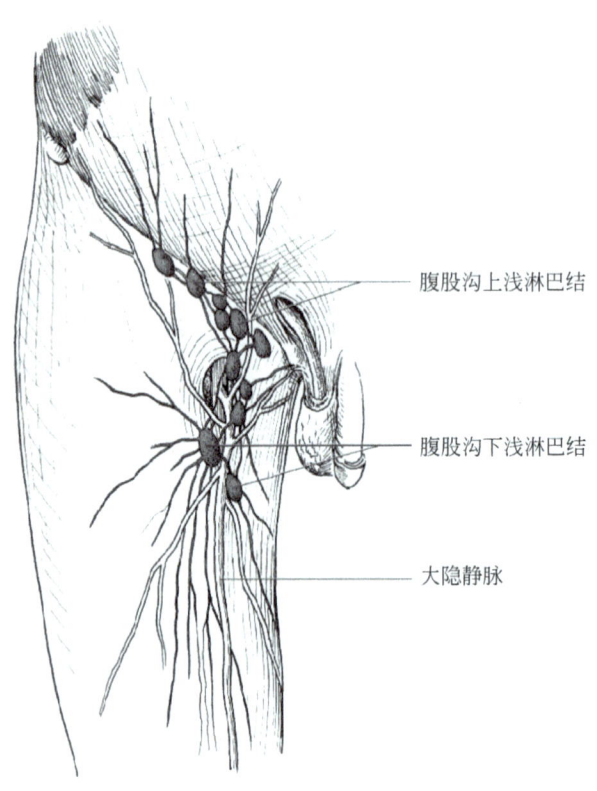

图9-40　腹股沟浅淋巴结

②腹股沟深淋巴结：在股静脉根部周围，收纳腹股沟浅淋巴管和下肢的深淋巴结，其输出管注入髂外淋巴结。

（5）盆部的淋巴结（图9-41）：

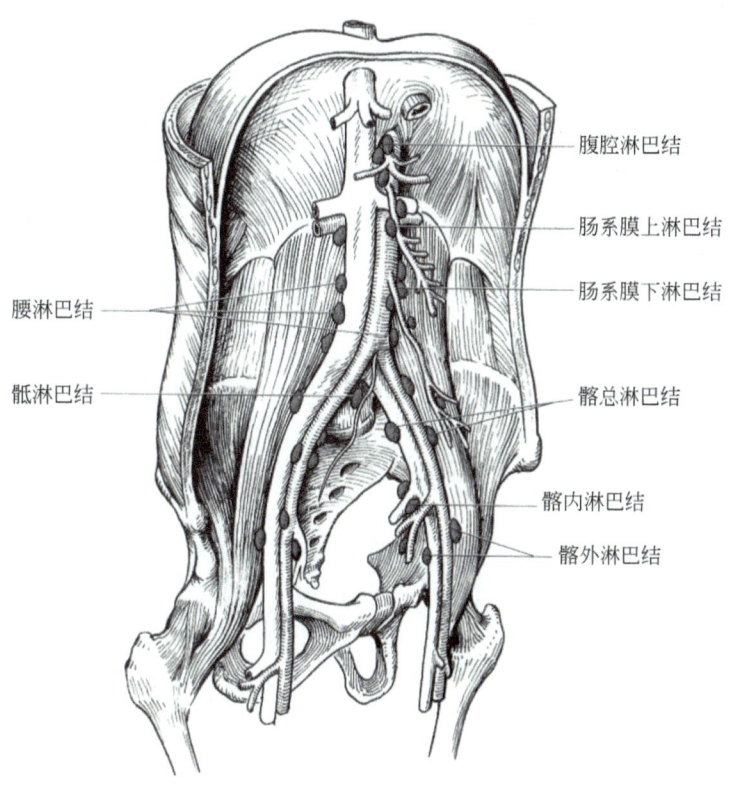

图9-41　盆部的淋巴结

①髂外淋巴结：沿髂外动脉排列，收纳腹股沟深淋巴结的淋巴，其输出管注入髂总淋巴结。

②髂内淋巴结：沿髂内动脉及其分支排列，收纳盆腔脏器、盆壁等部位的淋巴，其输出管注入髂总淋巴结。

③髂总淋巴结：位于髂总动脉周围，收纳髂内、外淋巴结的淋巴。输出管注入腰淋巴结。

(6) 腹部的淋巴结：

①腰淋巴结：排列于腹主动脉和下腔静脉周围，收纳髂总淋巴结和腹腔成对脏器（肾、肾上腺、卵巢、睾丸等处）的淋巴，其输出管汇成左、右腰干，注入乳糜池。

②腹腔淋巴结：位于腹腔干的周围，收纳腹腔干分布区的淋巴，其输出管参与肠干的组成。

③肠系膜上淋巴结：位于肠系膜上动脉根部周围，收纳其同名动脉分布区的淋巴，其输出管参与组成肠干。

④肠系膜下淋巴结：位于肠系膜下动脉根部的周围，收纳同名动脉分布区的淋巴，其

输出管参与肠干的组成。

(二) 脾

1. 脾的位置（图9-42）

脾位于左季肋部，平对第9~11肋，其长轴与第10肋一致，在左肋弓下不能触及。

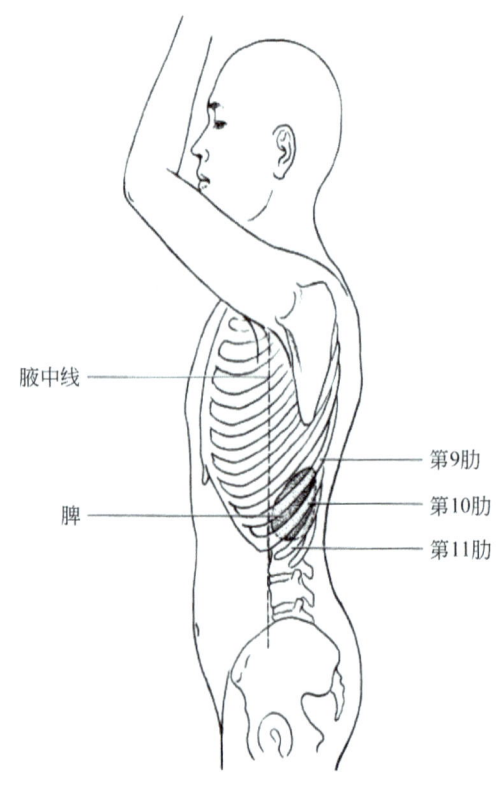

图9-42　脾的位置

2. 脾的形态（图9-43）

呈椭圆形，可分为膈、脏两面，前、后两端和上、下两缘。膈面隆突贴膈，脏面凹陷，中央为脾门，内有脾动脉、脾静脉和神经等的出入，脾的上缘锐利，常有2~3个切迹为脾切迹，脾肿大时可作为触诊的标志。脾的质地软而脆，若受暴力打击易破裂。

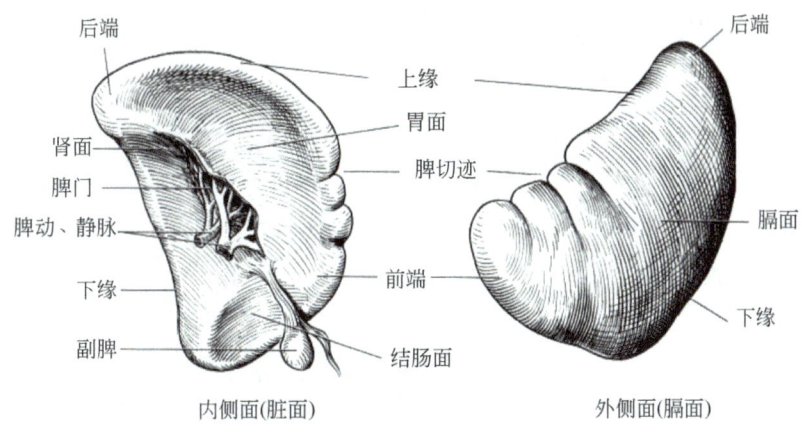

图9-43 脾脏的形态

3. 脾的功能

脾是体内重要的淋巴器官,主要功能有:

①滤血。脾的巨噬细胞能吞噬进入血中的细菌和异物,以及衰老的红细胞和血小板。当脾功能亢进时,因其吞噬过度而引起红细胞和血小板减少。

②造血。在胚胎时期,脾能制造各种血细胞。出生后,通常只能产生淋巴细胞。

③储血。红髓血窦是储存红细胞和血小板的部位,当机体需要时,被膜内平滑肌收缩,可将血细胞释放入循环血液。

④参与免疫应答。侵入血液内的病原体,可引起脾内T细胞、B细胞发生免疫应答。胎儿时期,脾可产生各种血细胞,出生后只能产生淋巴细胞。

4. 脾的微细结构

脾的表面有由致密结缔组织构成的被膜,内含少量平滑肌纤维,外覆一层间皮。被膜的结缔组织和平滑肌向实质内伸入,形成小梁。小梁的分支互相连接成网,构成脾的支架。

脾实质含有大量淋巴结组织,可分为红髓、边缘区和白髓三部分。

(1) 白髓:主要由淋巴细胞密集的淋巴组织构成,它又可分为动脉周围淋巴鞘和淋巴小结两部分。前者主要由T细胞构成,后者主要是六细胞的分布区。

(2) 边缘区:位于白髓和红髓交界处,以六细胞为主,并有较多巨噬细胞及一些血细胞。边缘区内有一些微小动脉直接开口,所以,既是淋巴细胞从血液进入淋巴组织的重要通道,也是脾首先接触抗原并引起免疫应答的重要部位。

(3) 红髓:由脾索和髓窦构成。脾索由含血细胞的索状淋巴组织构成,脾索在血窦之间相互连接成网,索内有许多B细胞、网状细胞、巨噬细胞及红细胞等。脾窦位于脾索之间，为不规则的腔隙，窦壁附近有较多的巨噬细胞。

(三) 胸腺

胸腺（图9-44）位于胸骨柄后方，前纵隔的上部。新生儿及幼儿时期胸腺较大，随着年龄的增大，胸腺继续发育，至青春期以后，则逐渐萎缩退化。胸腺实质主要由T细胞和上皮性网状细胞构成。

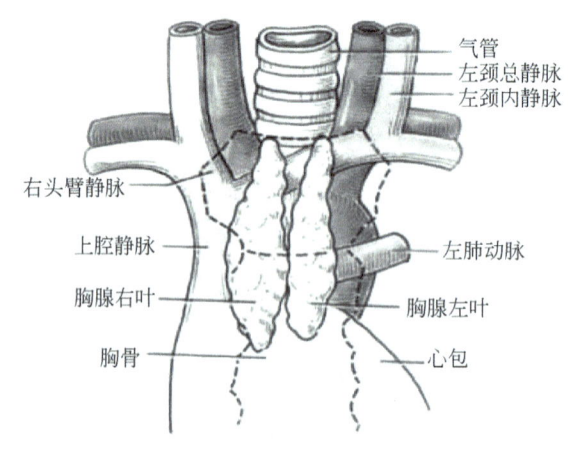

图9-44 胸腺

1. 胸腺的功能

胸腺的功能主要有：

(1) 分泌激素：胸腺上皮细胞能产生多种激素，如胸腺素、胸腺细胞生成素及胸腺体液因子等。这些激素对T细胞增殖和发育成熟起重要作用。

(2) 培育T细胞：胸腺是T细胞培育成熟的主要部位。

2. 胸腺的微细结构

由被膜和实质构成，实质又分为皮质和髓质。

(1) 皮质：以胸腺上皮细胞为支架，间隙内含有大量胸腺细胞和巨噬细胞等结构。胸腺上皮细胞（又称上皮样网状细胞）呈星形、扁平状或多边形，相邻细胞的胞突以桥粒相连成网，有内分泌功能。胸腺细胞，即胸腺内分化发育的早期T细胞密集于皮质内，占皮质总数的85%~90%。在发育中的胸腺细胞，凡能与机体自身抗原发生反应的（约占95%），将被淘汰而凋亡。仅5%的胸腺细胞能继续分化为成熟的T细胞，具有正常的免疫应答潜能。

(2) 髓质：内含大量胸腺上皮细胞，少量初始T细胞、巨噬细胞等。髓质内常见胸腺小体,它是胸腺髓质的特征性结构。呈圆形或卵圆形,直径30~50 μm,由数层至数十层呈同心圆状排列的扁平上皮性网状细胞组成。胸腺小体的功能尚不太明确,但缺乏胸腺小体的胸腺不能培育出T细胞。

【实践评析】

李××,男性,45岁。

主诉发现心脏大5年,反复胸闷、气短2年,加重3天。

现病史:患者于5年前体检时发现心脏大,未在意,亦未行系统诊治。于两年前因劳累突然出现胸闷、气短、咳嗽、咳粉红色泡沫样痰,无胸痛等症状,立即就诊于当地医院,检查时发现心脏普大,有心脏杂音(诊断不详)。给予纠正心衰对症治疗后病情好转,此后病情反复发作,劳累或感冒可诱发,并逐渐出现厌食、乏力、腹胀、双下肢浮肿,均经住院治疗后好转。于3天前劳累后胸闷、气短加重,无咳嗽、咳痰,夜间有憋醒,自服药物(不详),无好转,为求进一步诊治来我院。病重以来,饮食、睡眠欠佳,尿量减少(24小时800 mL左右)。既往史:否认高血压、冠心病史。无烟、酒嗜好。体格检查:T 37.2℃,P 124次/min,R 30次/min,BP 130/80 mmHg。端坐位,颈静脉怒张,肝颈静脉反流征阳性,呼吸急促,皮肤湿冷,双肺布满干、湿性音。心界向左下扩大,心率124次/min,律不齐,心音钝,可闻及舒张早期奔马律,心尖部可闻及3/6级收缩期吹风样杂音,性质较粗糙,向左腋下传导。腹部软,肝肋下2 cm,剑突下4 cm,质韧,无压痛。双下肢中度水肿。

评析:

(1)根据病史、体格检查应该考虑哪些疾病?请给出初步诊断。

病史中有典型的劳力性呼吸困难及夜间阵发性呼吸困难,提示有心功能不全,体检及当地医院曾发现有心脏普大、心脏杂音,所以,其病因应考虑有心脏瓣膜病。二尖瓣脱垂所致的二尖瓣关闭不全,心脏杂音为全收缩期吹风样的杂音,可向左腋下、左肩胛下传导"在典型的二尖瓣脱垂为随咔嚓音后的收缩晚期杂音,该患者从查体上不支持本疾病。"高血压病、冠心病,该患者无高血压病及胸痛病史,亦无心血管病的危险因素,故不考虑此类疾病。该患者为不明原因的心脏增大、心律失常、心力衰竭,符合扩张型心肌病的诊断标准。通过症状、体征,可初步诊断为:扩张型心肌病,二尖瓣关闭不全,心律失常,心功能Ⅳ级。

(2)针对目前的诊断,应给予哪些治疗?

因本病原因未明,尚无特殊的防治方法。目前的治疗原则是针对心力衰竭和各种心律失常。限制体力活动,低盐饮食,应用洋地黄及利尿剂。本病易出现洋地黄中毒,应慎用。为预防心肌重构给予β受体阻滞剂和血管紧张素转换酶抑制剂(ACEI)。心力衰竭可在药物治疗的基础上，考虑植入三腔起搏器，通过调整左右心室收缩程度，改善心脏功能，缓解症状。对长期严重心衰，内科治疗无效的，可考虑心脏移植。

实践模拟：

材料：心解剖模型，人全身动脉与静脉解剖图片，电脑，大动脉横切片，疏松结缔组织铺片，心肌切片。

实验：

（1）观察心的位置、外形和大体解剖结构。

（2）观察全身主要动脉的分支及属支。

（3）观察心肌、大动脉管壁的显微结构，联系它们的机能，了解其结构特点。

（4）观察中动脉、中静脉、小动脉及毛细血管管壁的显微结构。

观察结束后扼要描述心、心肌、动脉、毛细血管组织结构特点，并且请老师点评。

（于海棠）

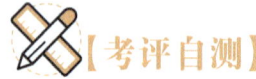

【考评自测】

（1）指出不属于肺循环改变的肺部病变是（　　）。

　　A．肺充血　　　　　　　　　　　　B．肺淤血（含肺水肿）

　　C．肺出血　　　　　　　　　　　　D．肺血减少

（2）"二尖瓣型心"的基本特征是（　　）。

　　A．右心室增大　　　　　　　　　　B．肺动脉段膨隆

　　C．主动脉结突出　　　　　　　　　D．右心房增大

（3）肺循环血流量增多，而左心室、主动脉及体循环血流量减少的先天性心脏病为（　　）。

　　A．动脉导管未闭　　　　　　　　　B．室间隔缺损

　　C．房间隔缺损　　　　　　　　　　D．法洛四联征

（4）心脏右前斜位片主要观察（　　）。

　　A．左心房、肺动脉主干和右心室　　B．左心室、主动脉弓的全貌

　　C．右心房、主动脉　　　　　　　　D．气管分杈

（5）风湿性心脏病最易侵犯的瓣膜是（　　）。

　　A．主动脉瓣　　　　　　　　　　　B．肺动脉瓣

　　C．二尖瓣　　　　　　　　　　　　D．三尖瓣

（6）心脏收缩射血期瓣膜的状态是（　　）。

　　A．主动脉瓣、肺动脉瓣开放　　　　B．二尖瓣、三尖瓣开放

　　C．主动脉瓣开放，肺动脉瓣关闭　　D．二尖瓣关闭、三尖瓣开放

(7) 关于心壁的正确说法是（ ）。
  A．卵圆窝位于室间隔的上部　　　　B．房间隔缺损常见于膜部
  C．室间隔中部凸向右心室　　　　　D．整个心脏右心室室壁最厚
(8) 不属于下腔静脉属支的静脉是（ ）。
  A．肝静脉　　　　B．肝门静脉　　　　C．肾静脉　　　　D．腰静脉
(9) 属于下腔静脉属支的血管是（ ）。
  A．胃左静脉　　　　　　　　　　　B．肠系膜上静脉
  C．肠系膜下静脉　　　　　　　　　D．肾静脉
(10) 肝门静脉的属支不包括（ ）。
  A．胃左静脉　　　　　　　　　　　B．肠系膜上静脉
  C．肠系膜下静脉　　　　　　　　　D．肝静脉
(11) 关于肝门静脉正确的描述（ ）。
  A．为肝脏的营养血管　　　　　　　B．血管内静脉瓣丰富
  C．直接注入下腔静脉　　　　　　　D．肝门静脉系的两端均为毛细血管
(12) 直接汇入肝门静脉的是（ ）。
  A．肝静脉　　　　　　　　　　　　B．胃左静脉
  C．精索内静脉　　　　　　　　　　D．直肠上静脉

学习单元十 感觉器

【导入案例】

患者，男，38岁，个体户。1998年8月31日因与顾客发生纠纷，被拳击左眼，经治疗后自诉左眼视力下降。

病历摘要：左眼视力为视力描述的标准，左眼上下眼睑皮下淤血，结膜充血，KP（+），前房混，晶体混，玻璃体积血。B超提示左眼底鼻侧网膜脱离。9月30日出院检查：左眼视力0.03，角膜明，前房清，瞳孔椭圆，晶体左移，玻璃体积血吸收，眼底网膜平伏，呈高度近视改变。11月3日病历记载：左眼视力眼前手动，左眼球稍萎缩，左角膜明，前房深，瞳孔欠圆，大约5 mm，对光反应欠佳，左晶体后移，左玻璃体混浊，左网膜平伏，呈高度近视改变，黄斑中心凹反光未见，右眼（-）。B超：左侧玻璃体后界膜前点状、条状混浊，后运动度大，未见网膜脱离。伤后11个月法医鉴定时检查：视力，左眼眼前指数33 cm，右眼0.8。双眼球活动良好，左角膜透明，瞳孔4 mm大小，不圆，对光反应迟钝，晶体透明，眼底清晰可见，黄斑部中心反光未见，眼底视乳头呈近视改变，网膜未见脱离，眼球无萎缩。眼压：指压正常，测定：17.30 mmHg。B超：左玻璃体内中量点状混浊，完全后脱离，网膜未见脱离。电生理检查：视觉诱发电位（P-VEP）：双眼波峰值及波幅差值无明显差异，参照《轻微伤鉴定标准》3.8，鉴定为轻微伤。

思考与讨论

（1）该病的诊断依据是什么？

（2）主要护理注意事项有哪些？

学习任务一　概　述

【任务目标】

（1）掌握人体感觉器的组成。
（2）掌握人体感觉器的特点。

一、感觉器的组成

感受器（receptor）是感觉神经末梢上的特殊装置，广泛分布在人体所有器官和组织中。能感受机体内、外环境的各种刺激，并将刺激转换为神经冲动，经感觉神经传入脑或脊髓，建立起机体与内、外环境间的联系。

感受器的分类方法很多，按感受器特化的程度可分为一般感受器（如痛、温、触、压觉的感受器）和特殊感受器（如视、听、嗅、味和平衡觉的感受器）。

形态学一般根据感受器的部位和接受刺激的来源将其分为三类：

（一）外感受器

分布于皮肤、嗅黏膜、眼和内耳等处，接受来自外界环境的刺激（痛、温、触、压、光、声、嗅、味等刺激）。

（二）本体感受器

分布于肌、肌腱、关节和内耳位觉器等处，接受人体运动、平衡和震动的刺激。

（三）内感受器

分布于内脏和心血管等处，接受化学和物理刺激（压力、化学、温度、渗透压等）。

按所接受刺激的特点可将感受器分为：

（1）机械感受器：包括位于皮肤内、肠系膜根部、口唇、外生殖器等部的触、压感受器和位于心血管壁内、肺泡及支气管壁内，以及各空腔内脏壁内的牵张（或牵拉）感受器。

（2）温度感受器：包括温热感受器及冷感受器两种，遍布于皮肤及口腔、生殖器官等部的黏膜内（见温度觉）。

（3）声感受器：在大多数高等动物已发展为结构复杂的听觉器官，其组成部分除接受声波振荡的内耳螺旋器外，还有增强声压的中耳和集音的外耳。

（4）光感受器：动物（甚至某些植物）最主要的感受器，甚至原生动物，如眼虫就有了感光的眼点。它的光感受器的首要组成部分是感光细胞，绝大部分动物的光感受器还具备多层结构的视网膜（见视觉器官）。

（5）化学感受器：主要分布于鼻黏膜、口腔黏膜、尿道黏膜、眼结合膜等处，主要感受空气中和水中所含的化学刺激物，如 Na^+、H^+ 以及一些挥发性油类。

（6）平衡感受器：如鱼类身体两侧部的侧线（见侧线器官），鸟类及哺乳类高度发展的内耳平衡器官（见前庭器官）。

（7）痛感受器：也叫损伤性刺激感受器，广泛地分布在皮肤、角膜、结合膜、口腔黏膜等处的游离神经末梢，还有分布于胸膜、腹膜及骨膜等部的神经末梢，多无特殊结构（见痛觉）。

（8）渗透压感受器：位于下丘脑的视上核及室旁核内，详细结构至今还未弄清，它对体液中渗透压的变化非常敏感，当血浆渗透压降低时，它所分泌的抗利尿激素减少，反之则分泌增加，从而调节尿中排出的水分，维持体液的正常渗透压。

二、感觉器的功能

（一）适宜刺激

每一种感受器只对一种刺激最敏感，这种刺激就称为该感受器的适宜刺激。而对其他形式的能量刺激不发生反应，或者反应性很低。机体内外环境中所发生的各种形式的变化，总是先作用于和它们相对应的那种感受器。

（二）换能作用

感受器能把作用于它们的各种刺激转变为相应的神经冲动传入神经中枢引起感觉或知觉。一般认为，是神经细胞膜的机械变形引起了神经末梢对 Na^+ 的通透性增大，结果 Na^+ 内流形成感受器电位。

（三）编码作用

来自任何感受器的传入冲动，都是一些在波形和产生原理上基本一致的动作电位，而不同类型的感觉则是通过感受器的编码作用实现的。实验证明，不同种类的感觉的引起，不但取决于刺激的性质和被刺激的感受器，也取决于传入冲动所到达的大脑皮层的终端部位。例如，用电刺激作用于视神经，人为地使它产生传向枕叶皮层的传入冲动或者直接刺激枕叶皮层使之产生兴奋，均会引起光亮的感觉。这说明，感觉的性质取决于传入冲动所到达的高级部位而不取决于动作电位本身的特性。

（四）适应现象

当刺激作用于感受器时，刺激虽然仍在继续作用，但传入冲动频率已开始下降，这一现象称为感受器的适应现象。感觉的适应不仅与感受器有关，也与产生感觉的中枢特性有关。不同的感受器适应出现的快慢有很大差别，并各有其意义：

（1）快适应感受器，如皮肤触觉感受器。快适应可以看作是一种信息封闭的形式，目的在于避免神经系统被那些不再能提供有效信息的刺激所淹没。例如，触觉的作用一般在于探索新异的物体或障碍物，它的快适应有利于感受器再接受新的刺激。

（2）慢适应感受器，如肌梭、痛觉、颈动脉窦压力感受器。慢适应有利于对机体某些机能如姿势等进行持久的调节，并对那些特别重要的刺激保持高度的警惕性。适应并非疲劳，因为对某一刺激产生适应之后，增加此刺激的强度又可引起传入冲动的增加。

知识拓展

感受器的兴奋与生理反应

如感受器发出的冲动只到达中枢神经系统的低级部位，则只能引起一些简单的反射活动，如脊髓反射。若刺激较强，传入冲动的频率较高，经由低级神经中枢，可以再向高级中枢上传，或向其他中枢扩散，这时出现的反应就比较复杂，甚至可以引起主观感觉。但这不是说，引起主观感觉的刺激都需要很强，而要看刺激的是哪一种感受器。用微弱的光照射人眼，可以引起瞳孔缩小，同时也引起对光点的感觉。这里既有反射活动，又有主观感觉。

（刘业娟）

学习任务二　视　器

【任务目标】

（1）掌握视器的组成。

（2）理解眼球壁的结构和眼内容物的组成。

视器（visual organ）由眼球和辅助装置组成，主要感受光的刺激，然后转变为神经冲动传至大脑，产生视觉。

一、眼球

眼球（eyeball）是视器的主要部分，位于眼眶内，近似球形，后面借视神经连于间脑。眼球由眼球壁和眼球内容物（又称折光装置）组成近似球形，由眼球壁与眼内容物所组成（见图10-1）。

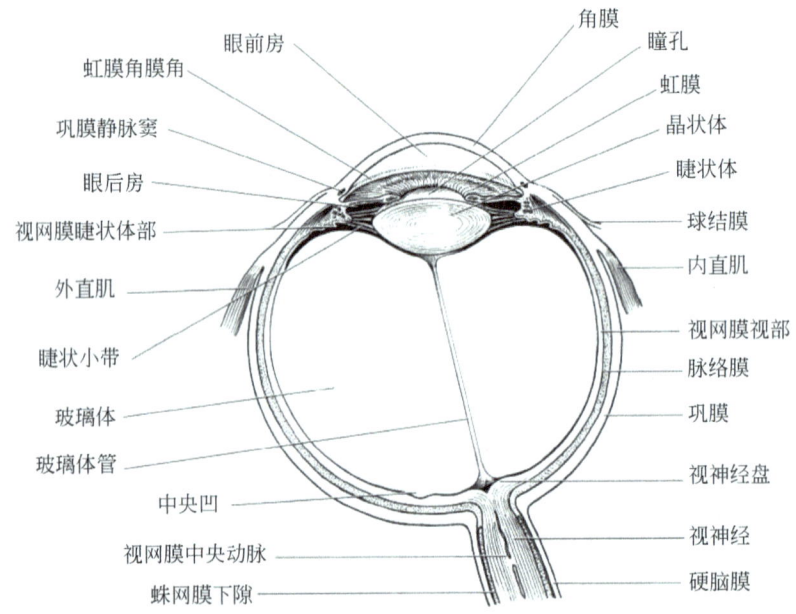

图10-1 眼球水平切面

知识拓展

> 婴儿出生时眼球较小，前后径为12.5~15.8 mm，前后径（称为眼轴）随着年龄生长，至成人时眼球前后径（外径）平均24 mm。这在眼科屈光学中有重要的意义——就是从婴幼儿到成人，是一个轻度远视正视化的过程。婴儿常有200~300度（专业论述+2.00D~+3.00D）的远视，至成年时达到正视眼（+0.50D~-0.25D）。前后径超过25 mm者已经表现为近视。

（一）眼球壁

分三层，由外到内依次为纤维膜、葡萄膜、视网膜。

1. 外层（纤维膜）

外层（纤维膜）由角膜、巩膜组成。

（1）角膜（图10-2）：纤维膜的前1/6，内无血管，完全透明。角膜略呈椭圆形，横径为11.5~12 mm，垂直径为10.5~11 mm。中央瞳孔区附近大约4 mm直径的圆形区内近似球形，其各点的曲率半径基本相等，是入眼光线穿透的区域。角膜分为五层，由前向后依次为上皮细胞层、前弹力层、基质层、后弹力层、内皮细胞层，前弹力层、实质层和内皮细胞层损伤后不能再生，由不透明纤维组织代替。准分子激光近视手术激光的主要切削部位选在基质层。角膜总屈光为+43D，占眼球屈光力的70%。

角膜功能：
①保持眼球一定性状及保护眼内组织。
②屈光间质的重要组成部分。
③屈光手术的重要组织。

（2）巩膜（见图10-2）：外膜的后5/6部分，质地坚韧，不透明，呈瓷白色，由致密交错的纤维所组成。巩膜向前与角膜相连，后部与视神经交界处分为内外两层，外2/3移行于视神经鞘膜，内1/3呈网眼状，称巩膜筛板，此板很薄，视神经纤维束由此处穿出眼球。

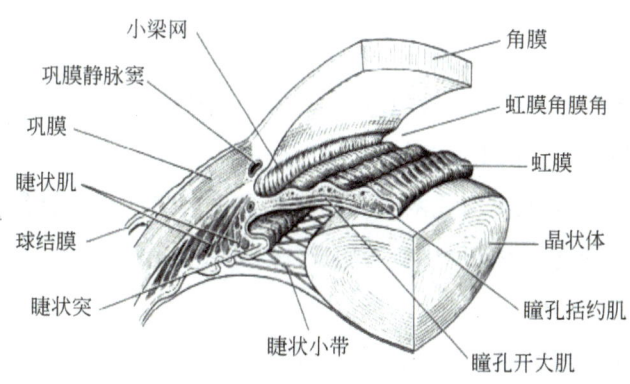

图10-2　眼球前部切面

巩膜功能：
①维持眼球外形。
②保护眼内组织以稳定视力。

2. 中膜（葡萄膜/血管膜）

中膜（葡萄膜/血管膜）由虹膜、睫状体和脉络膜组成。

葡萄膜的主要功能：营养眼球，是全身含血量最丰富的部位，供应视网膜色素上皮细胞、视锥、视杆细胞。分述如下：

（1）虹膜（图10-2）：位于中膜的最前部，在额状位呈圆盘状，中央有圆形的瞳孔，是光线进入眼球的通道。虹膜的颜色有人种差异，黄种人多呈棕黑色。虹膜把角膜和晶状体之间的间隙（眼房）分为角膜与虹膜之间的眼前房，虹膜与晶状体之间的眼后房，前房和后房借瞳孔相通，在虹膜与角膜交界处有环形的虹膜角膜角，又称眼房角。虹膜内有两种排列方向不同的平滑肌。围绕瞳孔呈环形排列的为瞳孔括约肌，收缩时使瞳孔缩小；围绕瞳孔呈放射状排列的为瞳孔开大肌，收缩时使瞳孔开大。瞳孔开大或缩小可调节进入眼球内的光线，在弱光下或看远物时，瞳孔开大；在强光下或看近物时，瞳孔缩小。

虹膜功能：

①营养眼球。

②控制瞳孔大小，调节进入眼内的光线，有利于视网膜成像并减少有害光线损伤视网膜。

（2）睫状体：为宽约6 mm的环状组织，位于虹膜与视网膜的锯齿缘之间。前1/3肥厚处为睫状冠，其上有睫状突可分泌房水，后2/3为睫状体平部，晶状体悬韧带附着在睫状体上，睫状突（图10-2）和巩膜之间有睫状肌，受来自第3对脑神经的副交感神经纤维支配。睫状肌收缩时，悬韧带张力降低，晶状体依靠自身的弹性回缩而变厚，产生眼的调节作用。

睫状体功能：

①营养眼球。

②分泌的房水营养晶状体和眼前段结构，且有维持眼压的功能。

③改变晶状体形态，产生调节作用。

（3）脉络膜：位于巩膜和视网膜之间，是色素丰富的血管性结构，由3个血管层组成：脉络膜毛细血管层、中间的中血管层、外层的大血管层。

脉络膜的功能：

①营养视网膜色素上皮和内颗粒层以外的视网膜。

②散热、遮光和暗房作用。

③为黄斑中心凹提供血液供应。

3. 内层（神经层）：视网膜

视网膜为一透明薄膜，是大脑的延伸部分，也是视觉信息形成的第一站。视网膜外层为视网膜色素上皮层，内层为神经感觉层（是视网膜的内9层），两层之间存在一个潜在性间隙，临床上视网膜分离即由此处分离。

视网膜上两个重要的生理结构：

黄斑（见图10-3）：视网膜后极部有一直径约2 mm的浅漏斗状小凹区，称为黄斑，其中央有一直径约0.1 mm小凹，称为黄斑中心凹，黄斑区有密度较大的视锥细胞，约占视网膜视锥细胞总数的10%，在黄斑以外视锥细胞逐渐减少，在黄斑中央0.25 mm直径范围之内没有视杆细胞。在此以外视杆细胞迅速增多。视锥细胞感强光（明视觉）和色觉，视杆细胞感弱光（暗视觉），无色视觉，所以黄斑中心凹是视觉最敏锐的部位。视杆细胞含视紫红质，如缺乏维生素A，或某些酶或微量元素锌等代谢障碍时，就会影响视紫红质再合成的过程，导致夜盲。

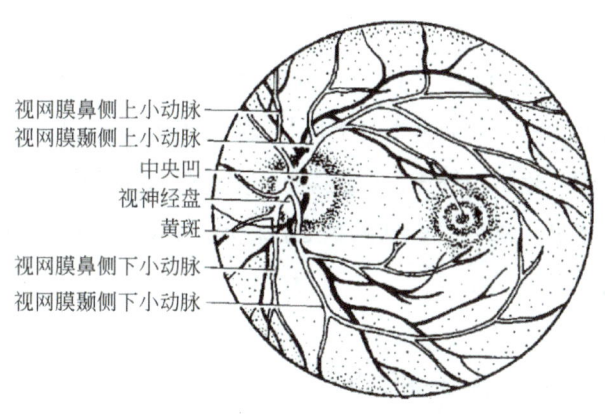

图10-3　眼底

视盘：黄斑鼻侧约3 mm处有一直径约1.5 mm的边界清楚的淡红色圆盘状的结构，称为视乳头（视神经盘），是视网膜神经纤维汇集穿过巩膜筛板的部位，其中央有一小凹区称为视杯或生理凹陷。视乳头无视细胞，故无视觉，视野中形成生理盲点。

视网膜功能：接受视觉信息并对视觉信息进行处理和传递。

（二）眼内容物

房水、晶状体和玻璃体三者均透明而又有一定屈光指数，通常与角膜一并构成眼的屈光介质。

1. 房水

房水为无色透明液体，由睫状突上皮细胞产生，充满于前房和后房，前房是角膜后面与虹膜和晶状体前面之间的空隙；后房是虹膜后面、睫状体和晶状体赤道部之间的环形间隙，主要成分是水，还含有少量氯化物、蛋白质、维生素C、尿素及无机盐，具有营养角膜、晶状体、玻璃体和维持眼内压的功能，还有屈光的作用。

2. 晶状体（见图10-1）

晶状体富有弹性，形似双凸透镜的透明体，直径为9～10 mm，厚为4～5 mm。前面的曲度较小，曲率半径为9～10 mm；后面的曲率半径较大，曲率半径为5.5 mm。晶状体主要由水和蛋白质组成，此外还含有氨基酸、类脂物、微量元素等非蛋白质成分。晶状体本身无血管，其营养来自房水，因此当房水成分发生改变时，会影响晶状体的代谢，导致晶状体混浊形成白内障。

晶状体的功能：

(1) 充当双凸透镜，使进入眼内的光线折射成像。

(2) 完成眼的调节功能。

(3) 滤过部分紫外线，保护视网膜。

3. 玻璃体

玻璃体为充满眼球后 4/5 空腔内的无色透明的胶样体，主要有胶原纤维丝及 98.5% ~ 99.7% 的水组成的胶状物。玻璃体本身无血管，代谢作用很低，其营养来自脉络膜和房水。玻璃体易受各种物理、化学、外伤、炎症类型、退行性病变等影响，发生分解，出现液化现象。表现为眼前有点状、线状、蜘蛛网状等各种形态的漂浮物，并随眼球运动上下浮动。

玻璃体的功能：

(1) 是眼屈光间质之一。

(2) 对视网膜和眼球壁起支撑作用。

二、眼副器

眼附属器：包括眼睑、泪器、结膜、眼外肌、眼眶，对眼球起保护、运动和支持作用。

（一）眼睑

眼睑（eyelid）（见图 10-4）俗称眼皮，是眼前方的皮肤皱襞，分为上睑和下睑，有保护眼的作用。上、下睑之间的裂隙称为睑裂，内、外侧的夹角分别称为内眦和外眦，睑的游离缘称为睑缘，向前生长有睫毛。睫毛的皮脂腺称为睑缘腺，该腺感染时发生睑腺炎，为常见眼病。上、下睑缘近内眦处各有一小孔，称为泪点，是泪小管的入口。

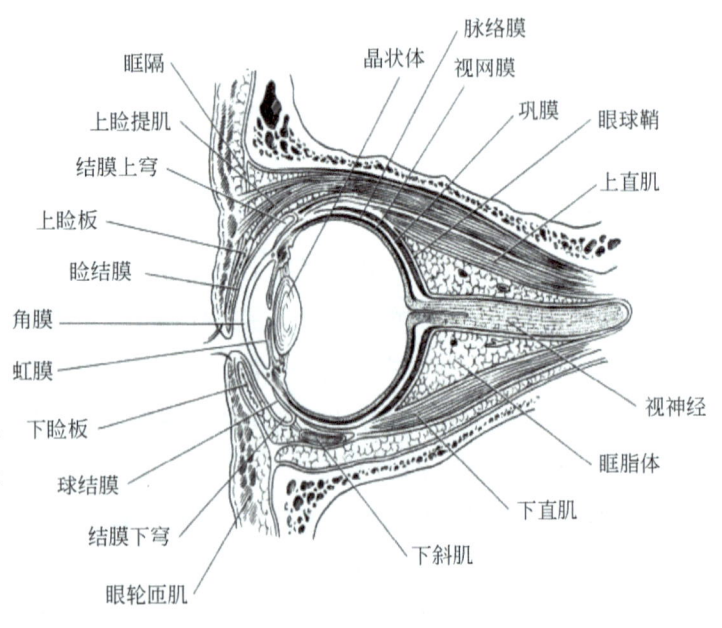

图 10-4　眼眶和眼球

眼睑组织由前向后分为六层，依次为：眼睑皮肤、皮下疏松结缔组织、肌层、肌下结缔组织、纤维层和睑结膜。以下分述前三层：

（1）眼睑皮肤：为全身皮肤中最薄者，但富于弹性，以适应眼睑运动的需要。

（2）皮下疏松结缔组织：皮下组织疏松，组织液或血液易于在皮下集聚，炎症反应也容易在此扩散。

（3）肌层：包括眼轮匝肌、提上睑肌和睑板肌（Muller肌）。

①眼轮匝肌：由第7对脑神经面神经支配。

眼轮匝肌的功能：肌肉收缩时眼睑闭合。

②提上睑肌：此肌受第3对脑神经动眼神经支配。

提上睑肌的功能：收缩时提起上睑各部分，包括眼睑皮肤、睑板和睑结膜。

知识拓展

如动眼神经核发育不全，或提上睑肌发育不全，或提上睑肌发育不良，会引起上睑下垂，发生在幼儿，不及时矫治会造成弱视。

（二）结膜

结膜为一薄层透明的黏膜，覆盖在眼睑内面（图10-4），并翻转覆盖在眼球前部巩膜表面，其上皮与角膜上皮相延续。如以睑缘为口，角膜为底，结膜呈一囊状，故称结膜囊。临床上结膜分为睑结膜、球结膜和穹隆结膜三部分。

（1）睑结膜：为覆盖眼睑内面的部分。

（2）穹隆结膜：位于睑结膜与球结膜之间，该处结膜较厚，多皱褶，富扩张力，使眼球与眼睑得以自如活动。

（3）球结膜：介于穹隆结膜与角膜之间，覆盖眼球前1/3的巩膜表面，球结膜最薄，最透明，富移动性。

（三）泪器

泪器由泪腺和泪道组成。泪道包括泪点、泪小管、泪囊和鼻泪管（图10-5）。

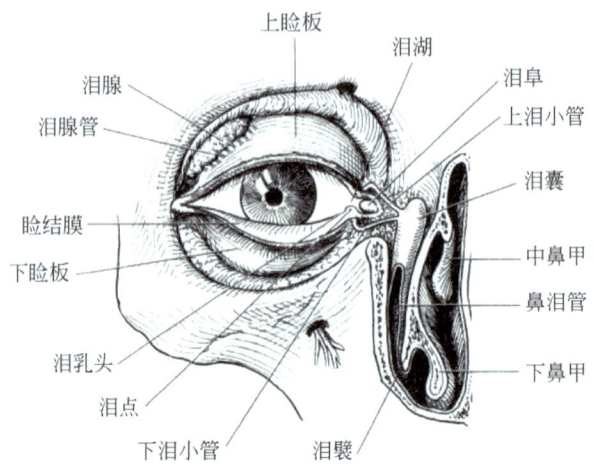

图10-5 泪器

(1) 泪腺：位于眼眶上壁外侧泪腺窝内，排泄管开口于结膜上穹的外侧部。分泌泪液，借瞬眼活动涂抹于眼球的表面，多余泪液流向内眦，经泪点入泪小管。泪液有湿润角膜和冲洗异物的作用。

(2) 泪小管：位于眼睑皮，分为上、下泪小管，起自泪点，与眼睑垂直向上、向下走行，然后转向内侧呈水平方向开口于泪囊。在做内眦冲洗时，应注意泪小管的走行特点。

(3) 泪囊：位于眶内侧壁的泪囊窝内。上部为盲端，向下移行为鼻泪管。

(4) 鼻泪管：位于骨性鼻泪管内，上接泪囊，下端开口于下鼻道。当鼻泪管和泪囊流通不畅时，可引起"溢泪症"。

（四）眼外肌

眼外肌均为骨骼肌，是视器的运动装置，包括6条运动眼球的肌和1条运动眼上睑的肌（见图10-6）。上睑提肌起自视神经孔上方，向前止于上睑，可提上睑，开大眼裂。运动眼球的有4块直肌和2块斜肌。除下斜肌外各肌均起自视神经孔周围的总腱环，4块直肌在中纬线的前方分别止于巩膜的上、下、内、外面；上斜肌以细肌腱经眶内上壁的纤维滑车转向后外，在上直肌下面止于眼球中纬线的后方；下斜肌起自眶下壁的内侧，止于眼球下面中纬线后方。内直肌和外直肌使眼球转向内侧和外侧，上直肌和下直肌使眼球转向上内和下内；上斜肌和下斜肌使眼球转向外下方和外上方（见表10-1）。

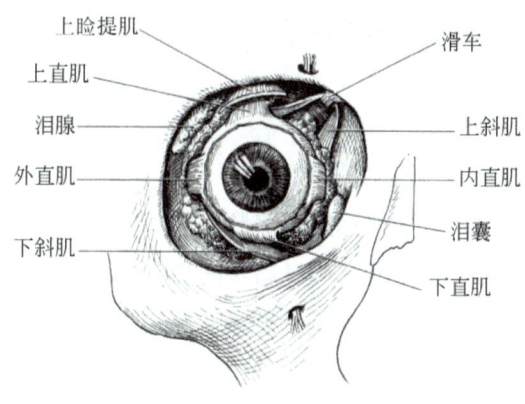

图10-6 眼外肌

表10-1 各眼外肌的主要及次要动作

眼外肌	主要动作	次要动作
外直肌	外转眼球	—
内直肌	内转眼球	—
上直肌	上转眼球	内转、内旋
下直肌	下转眼球	内转、外旋
上斜肌	内旋眼球	下转、外转
下斜肌	外旋眼球	外转、上转

知识拓展

眼球正常运动，是两侧眼肌共同协调运动的结果，如侧视时，是一侧外直肌和对侧内直肌同时收缩。当运动眼球的某块肌瘫痪时可引起眼球偏斜，称斜视。

三、眼的血管

（一）动脉

眼的血液供应主要来自眼动脉，自颈内动脉发出后随视神经进入眼眶。在眶内发出分支营养眼球、泪腺、眼外肌和眼睑等。其中最重要的分支为视网膜中央动脉。视网膜中央动脉在眼球后方穿入视神经，在视神经中央走行，出视神经盘分为视网膜颞侧上、下动脉和视网膜鼻侧上、下动脉四支,营养视网膜。

(二)静脉

眼球的静脉主要有:

(1)视网膜中央静脉:收集视网膜的静脉血。

(2)涡静脉:收集虹膜、睫状体和脉络膜的静脉血。

(3)睫状前静脉:收集眼球前部的静脉血;眼球的静脉穿巩膜汇入眼上、下静脉(图10-7)。眼上静脉起自眼眶的前内侧壁,向前与内眦静脉吻合,向后经眶上裂注入海绵窦。眼下静脉起自眶下壁和内侧壁,向后分为两支,一支经眶上裂注入眼上静脉,另一支经眶下裂注入翼静脉丛。眼静脉无静脉瓣,血液可向任何方向回流,与面静脉、海绵窦静脉丛形成血管吻合。面部感染可经此途径侵入颅内。

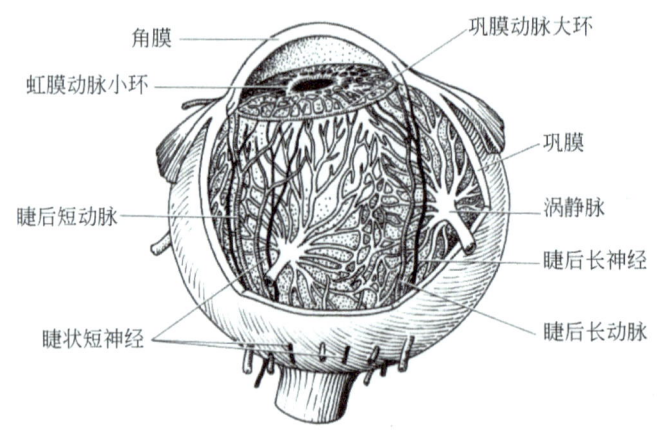

图10-7 眼球壁的血管分布

(刘业娟)

学习任务三　　前庭蜗器

【任务目标】

(1)掌握前庭蜗器的位置。

(2)掌握前庭蜗器的结构和功能。

前庭蜗器(vestibulocochlear organ)又称为耳(ear),耳可分为外耳、中耳和内耳三部分。听觉感受器（听器）和位觉感受器（平衡器）位于内耳；外耳和中耳是声波的传导装置，是前庭蜗器的副属器。听觉感受器是感受声波刺激的感受器，位觉感受器是感受头部位置变动、重力变化和运动速度刺激的感受器。二者的功能虽不同，但在结构上关系密切（见图10-8）。

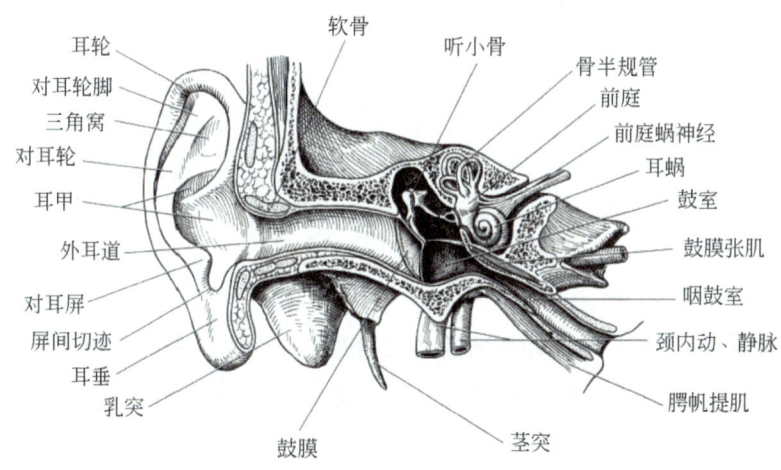

图10-8　前庭蜗器模式

一、外耳

外耳包括耳郭、外耳道和鼓膜三部分，具有收纳和传导声波的作用。

（一）耳郭

耳郭（auricle）位于头部两侧，由弹性软骨和结缔组织构成，表面覆盖着皮肤。耳郭下1/3为耳垂（auricular lobule），耳垂内无软骨，仅含结缔组织和脂肪，是临床采血的部位。耳郭前外侧面凹凸不平，从前面观察耳郭，可见耳郭周缘卷曲，称耳轮。耳轮前起自外耳门上方的耳轮脚，围成耳郭的上缘和后缘，连于耳郭下方的耳垂。耳轮的前方有一与其平行的弧形隆起，称对耳轮。对耳轮的上端分为对耳轮上脚和对耳轮下脚，两脚之间有三角形的浅窝，称三角窝。耳轮和对耳轮之间狭长的凹陷，称耳舟。对耳轮前方的窝称耳甲，耳甲被对耳轮脚分为上部的耳甲艇和下部的耳甲腔。耳甲腔通入外耳门（external acoustic pore）。耳甲腔的前方有一突起称耳屏，耳甲腔后方对耳轮下部有一突起，称对耳屏，耳屏与对耳屏之间有一凹陷，称耳屏间切迹（见图10-9）。

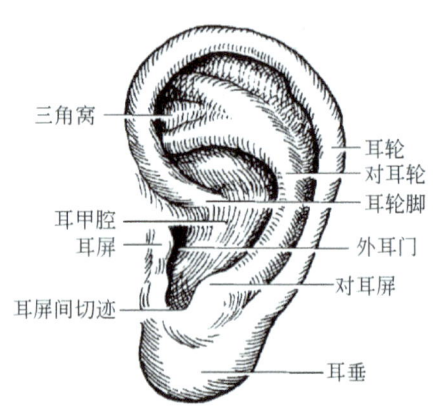

图 10-9　耳郭

耳郭后内侧面的隆凸与前外侧面的凸凹相对应。对向耳舟、耳甲、三角窝的部分分别称为耳舟隆起、耳甲隆起、三角窝隆起。与对耳轮、耳轮下脚、耳轮脚对应者，分别称耳轮窝、对耳轮横沟、耳轮脚沟。

耳郭借软骨、韧带、肌和皮肤连于头部两侧，耳郭的软骨向内续为外耳道软骨，人类耳郭的肌多已退化。分布于耳郭的神经来源较多：有来自脊神经颈丛发出的耳大神经和枕小神经；有来自三叉神经发出的耳颞神经及面神经、迷走神经、舌咽神经的分支。

（二）外耳道

外耳道（external acoustic meatus）（图 10-8）是从外耳门至鼓膜的管道。成人长 2.5～3.5 cm。外耳道约呈"S"状弯曲，先趋向前内，继而转向后内上方，最后向前内下方。因鼓膜向前下外方向倾斜 45°角，故外耳道的前壁和下壁较后壁和上壁长。外耳道外侧 1/3 为软骨部，与耳郭的软骨相延续；内侧 2/3 为骨性部，由颞骨鳞部和鼓部围成的椭圆形短管。两段交界处较狭窄。由于软骨部可被牵动，故将耳郭向后上方牵拉，即可使外耳道变直，从而可观察到鼓膜。在婴儿因颞骨尚未骨化，其外耳道几乎全由软骨支持，短而直，鼓膜近于水平位，检查时需拉耳郭向后下方。

知识拓展

外耳道表面被以薄层皮肤，皮肤内含有丰富的感觉神经末梢、毛囊、皮脂腺及耵聍腺，皮肤与软骨膜和骨膜结合紧密，不易移动，当发生外耳道皮肤疖肿时疼痛难忍。耵聍腺分泌耵聍，为黏稠的液体，当其干燥凝结成大块可能阻塞外耳道，影响听觉。外耳道前方邻接颞下颌关节和腮腺，故将手指放进外耳道，可感觉到关节的活动；腮腺炎症可因咀嚼使疼痛加剧。

(三) 鼓膜

鼓膜 (tympanic membrane) (图 10-10) 位于外耳道与鼓室之间,呈椭圆半透明的薄膜,边缘附着在颞骨鼓部和鳞部;与外耳道底成 45°~50°倾斜角,其外面朝向前、下、外,所以外耳道的前壁和下壁较长。婴儿鼓膜更为倾斜,几乎呈水平位。鼓膜周缘较厚,下 3/4 固定于鼓膜环沟内,为紧张部,坚实紧张,在活体呈灰白色,其前下部有一三角形的反光区,称光锥 (cone of light)。中耳的一些疾患可引起光锥改变或消失。鼓膜中心内面锤骨柄末端附着处,凹向鼓室,称鼓膜脐 (umbo of tympanic membrane)。由鼓膜脐沿锤骨柄向上,可见鼓膜分别向前、后,形成两个皱襞。两个皱襞间鼓膜上 1/4 的三角形区,为松弛部,此部薄而松弛,在活体呈淡红色。

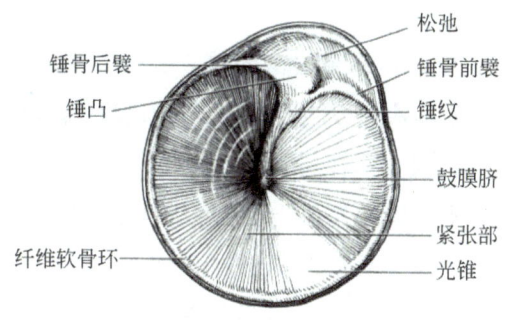

图 10-10 鼓膜

二、中耳

中耳 (middle ear) 由鼓室、咽鼓管、乳突窦和乳突小房组成。

(一) 鼓室

鼓室 (tympanic cavity) 为由颞骨岩部、鳞部、鼓部及鼓膜围成的含气不规则小腔。在冠状面上,略呈双凹透镜状。鼓室内有听小骨、韧带、肌、血管和神经等。鼓室的内面及上述各结构的表面均覆有黏膜,并与咽鼓管和乳突窦的黏膜相连续。

(1) 鼓室为一不规则腔隙,可分为 6 个壁。

①外侧壁 (图 10-11):鼓室外侧壁大部分由鼓膜构成,故又名鼓膜壁。在鼓膜上方为骨性部,即鼓室上隐窝的外侧壁。

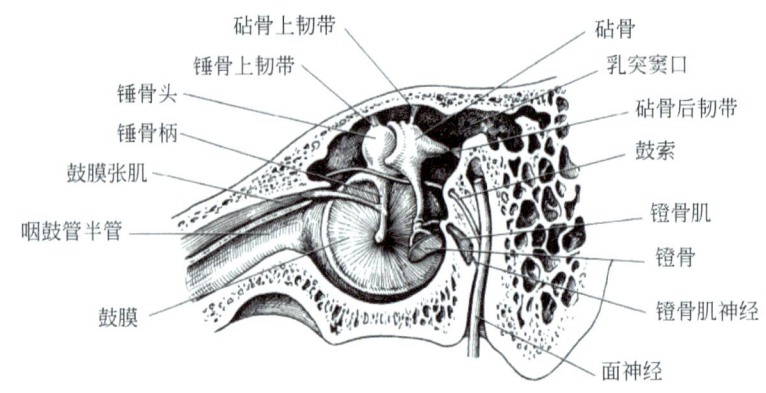

图 10-11　鼓室外侧壁

②上壁：又称鼓室盖壁，由颞骨岩部的鼓室盖构成，是由骨密质形成的一层薄的骨板，分隔鼓室与颅中窝。中耳疾患可能侵犯此壁，引起耳源性颅内并发症。

③下壁：为颈静脉壁，仅为一薄层骨板，凸面向鼓室，骨板将鼓室与颈静脉窝分隔。若该壁未骨化形成骨壁，则仅借黏膜和纤维结缔组织分隔鼓室和颈静脉球。对这种病人施行鼓膜或鼓室手术时，极易伤及颈静脉球而发生严重出血。

④前壁：为颈动脉壁，即颈动脉管的后外壁。此壁甚薄，借骨板分隔鼓室与颈内动脉。其上部，为颞骨岩部与鳞部的交界处，有肌咽鼓管，管的上部为鼓膜张肌半管，下部为咽鼓管半管。

⑤内侧壁（图10-12）：为迷路壁，是内耳前庭部的外侧壁。中部有圆形隆起，称岬（promontory），由耳蜗第一圈的隆凸形成。岬的后上方有一卵圆形小孔，称前庭窗（fenestra vestibuli）（或卵圆窗），连于前庭。在活体，由镫骨底及其周缘的韧带将前庭窗封闭。岬的后下方有一圆形小孔，称蜗窗（fenestra cochleae）或圆窗，在活体有膜封闭，称为第二鼓膜。在鼓膜穿孔时，此膜可以直接受到声波的振动。在前庭窗后上方有一弓形隆起，称面神经管凸，内藏面神经。面神经经内耳门入内耳道，在内耳道底前上部入面神经管。此管壁骨质甚薄，甚至缺如，中耳的炎症或手术易伤及面神经。

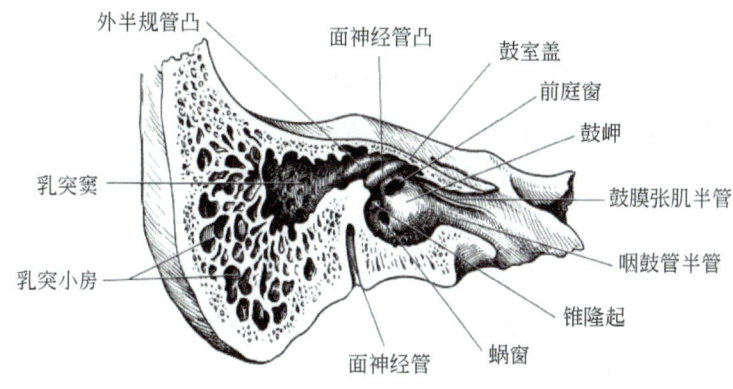

图 10-12　鼓室内侧壁

⑥后壁为乳突壁：上部有乳突窦的入口，鼓室借乳突窦向后通入乳突内的乳突小房。中耳炎易侵入乳突小房而引起乳突炎。乳突窦入口的内侧有外半规管凸，乳突窦入口的下方有一骨性突起，称为锥隆起，内藏锥骨肌。该肌的肌腱从锥隆起尖端的小孔伸出。面神经管由鼓室内侧壁经锥隆起上方转至后壁，然后垂直下行，出茎乳孔。在茎乳孔上约5 mm有鼓索自面神经管穿出，经鼓索后小孔进入鼓室。

（2）鼓室内含有三块听小骨、两块肌、一根神经和与大气压力相等的空气。

①听小骨（auditory ossicles）及其连结：听小骨有3块，即锤骨、砧骨和镫骨（图10-13）。

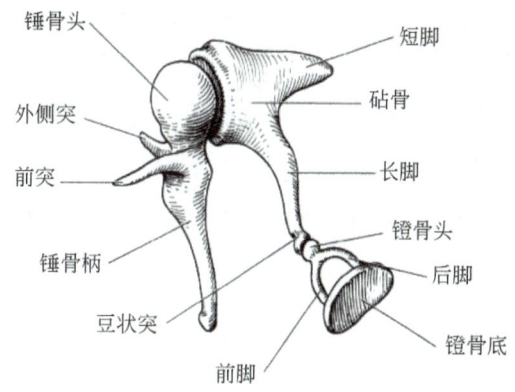

图 10-13　听小骨

a. 锤骨（malleus）：形如鼓锤，有头、柄、外侧突和前突。锤骨头与砧骨体形成砧锤关节，位于鼓室上隐窝，借韧带连于上壁。柄附于鼓膜的脐区，柄的上端有鼓膜张肌附着。前突有韧带连于鼓室前壁；外侧突为鼓膜紧张部与松弛部分界标志。

b. 砧骨（incus）：形如砧，有体和长、短二脚。体与锤骨头形成砧锤关节，长脚与镫骨头形成砧镫关节，短脚以韧带连于鼓室后壁。

c. 镫骨（stapes）：可分为头、颈、两脚和一底。底借韧带连于前庭窗的周边，封闭前庭窗。听骨链锤骨借柄连于鼓膜，镫骨底封闭前庭窗，它们在鼓膜与前庭窗之间以关节和韧带连结成听骨链，组成杠杆系统。听骨链以锤骨前突和砧骨短脚为固定点和运动轴，锤骨柄与砧骨长脚几乎平行，当声波冲击鼓膜时，听骨链相继运动，使镫骨底在前庭窗做向内或向外的运动，将声波的振动转换成机械能传入内耳。炎症引起听骨粘连、韧带硬化等，听骨链的活动受到限制，可使听觉减弱。

②运动听小骨的肌：鼓膜张肌（tensor tympani）起自咽鼓管软骨上壁部、蝶骨大翼，肌腹位于肌咽鼓管上方的鼓膜张肌半管内，肌腱至鼓室内，直角折向外下，止于锤骨柄上端。该肌受三叉神经的下颌神经支配，收缩时可将锤骨柄牵引拉向内侧使鼓膜内陷以紧张鼓膜。镫骨肌（stapedius）位于锥隆起内，腱经锥隆起尖端的小孔进入鼓室，止于镫骨颈。收缩时将镫骨头拉向后方，使镫骨底前部离开前庭窗，以减低迷路内压，并解除鼓膜的紧张状态，是鼓膜张肌的拮抗肌。该肌受面神经支配。

(3) 鼓室的黏膜：鼓室各壁的表面和听小骨、韧带、肌腱、神经等结构的表面覆盖一层与咽鼓管、乳突小房、乳突窦等处黏膜相连续的黏膜。鼓室的黏膜无腺体，固有膜也很薄，紧附于骨膜上。

（二）咽鼓管

咽鼓管（pharyngotympanic tube）（图10-14）。咽鼓管连通鼻咽部与鼓室，长3.5～4.0 cm，其作用是使鼓室的气压与外界的大气压相等，以保持鼓膜内、外两面的压力平衡。咽鼓管可分前内侧的软骨部和后外侧的骨性部。咽鼓管软骨约占咽鼓管长度的2/3，为一向外下开放的槽，由结缔组织膜封闭形成管，即咽鼓管半管，向后外开口于鼓室前壁，为咽鼓管鼓室口。咽鼓管骨性部约占咽鼓管全长的1/3。两部交界处管腔最窄，仅1～2 mm，称咽鼓管峡。

知识拓展

咽鼓管咽口和软骨部平时处于关闭状态，仅在吞咽运动或尽力张口时，咽口暂时开放。小儿咽鼓管短而宽，接近水平位，故咽部感染可经咽鼓管侵入鼓室。咽鼓管闭塞将会影响中耳的正常功能。

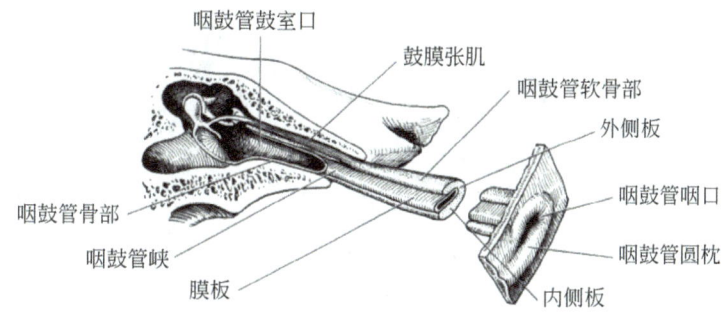

图 10-14　咽鼓管

（三）乳突窦和乳突小房

乳突窦（mastoid antrum）和乳突小房（mastoid cells）。乳突窦位于鼓室上隐窝的后方（图 10-12），向前开口于鼓室后壁上部，向后、下与乳突小房相通连，为鼓室和乳突小房之间的交通要道。乳突小房为颞骨乳突部内的许多含气小腔隙，大小不等，形态不一，互相连通。腔内覆盖着黏膜，且与乳突窦和鼓室的黏膜相延续。故中耳炎症可经乳突窦侵犯乳突小房而引起乳突炎。

三、内耳

内耳（internal ear）又称迷路，全部位于颞骨岩部的骨质内，位于鼓室内侧壁和内耳道底之间，为听觉和位置觉感受器的主要部分。其形状不规则，构造复杂，可分为骨迷路和膜迷路两部分。骨迷路是颞骨岩部骨密质围成的不规则腔隙，包括耳蜗、前庭、骨半规管。膜迷路套在骨迷路内，是密闭的膜性管腔或囊；可分为位于前庭内的前庭迷路，位于骨半规管内的膜半规管，以及位于耳蜗内的蜗迷路。膜迷路内充满内淋巴，膜迷路与骨迷路之间充满外淋巴；内、外淋巴互不相通。

（一）骨迷路

骨迷路（bony labyrinth）是由骨密质构成的腔与管，从前内向后外沿颞骨岩部的长轴排列。依次可分为骨半规管、前庭和耳蜗，它们互相通连。其长度约为 18.59 mm（见图 10-15）。

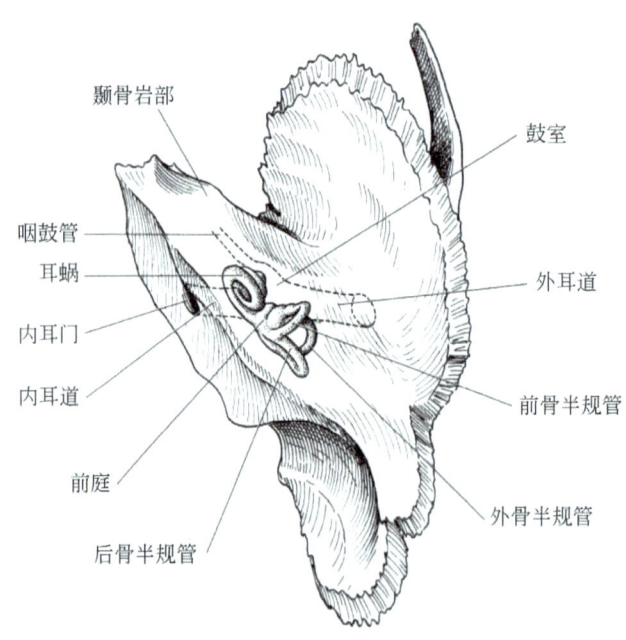

图 10-15　骨迷路的位置示意

1. 骨半规管

骨半规管（bony semicircular canals）为3个半环形的骨管，分别位于3个相互垂直的平面内，彼此互成直角排列。

（1）前骨半规管：弓向上方，埋于弓状隆起深面，与颞骨岩部的长轴垂直。

（2）外骨半规管：弓向外侧，当头前倾30°角时，呈水平位，是3个半规管最短的一个，形成乳突窦入口内侧的隆起，即外半规管凸。

（3）后骨半规管：弓向后外方，是三个半规管最长的一个，与颞骨岩部的长轴平行。

前骨半规管和后骨半规管所在的平面互相垂直，后骨半规管和外骨半规管所在的平面亦互相垂直，但前骨半规管和外骨半规管所在的平面约呈79.3°，小于直角。两侧外骨半规管形态、位置对称，约在同一水平面上。两侧前骨半规管所在的平面向后延长，相互垂直。两侧后骨半规管所在的平面向前延长也是相互垂直的，一侧的前骨半规管和对侧的后骨半规管所在的平面却是相互平行的。

每个骨半规管皆有两个骨脚连于前庭，一个骨脚膨大称壶腹骨脚，脚上膨大部称骨壶腹；另一骨脚细小称单骨脚。因前、后两个单骨脚合成一个总骨脚，故3个骨半规管共有五个孔开口于前庭的后上壁。

2. 前庭

前庭（vestibule）是骨迷路的中间部分，为一不规则、近似椭圆形的腔隙，前部较窄，有一孔通耳蜗；后部较宽，有5个小孔与3个半规管相通。前庭可分前、后、内和外四壁。

（1）外侧壁：即鼓室的内侧壁，有前庭窗和蜗窗。前庭窗由镫骨的底封闭，蜗窗由第二鼓膜封闭。

（2）内侧壁：即内耳道底的后部，前庭蜗神经穿此壁达膜迷路。从内面可见一自前上向后下的倒"Y"形的前庭嵴。在前庭嵴的后上方有一呈长椭圆形的椭圆囊隐窝；在前庭嵴的前下方有一呈圆形的球囊隐窝；在"Y"形的叉内有一小的凹面为蜗管隐窝。在椭圆囊隐窝靠近总脚开口处的前方有一前庭水管内口，经前庭水管至位于内耳门后外侧的前庭水管外口（又称内淋巴囊裂）。前庭水管内容纳内淋巴管。前庭水管外口的外下方有一容纳内淋巴囊的硬脑膜部内淋巴囊小窝。

（3）前壁：较窄，有椭圆形的蜗螺旋管入口，由此通入蜗螺旋管的前庭阶。

（4）后壁：较前壁宽，有半规管的5个开口。

3. 耳蜗

耳蜗（cochlea）（见图10-16）位于前庭的前方，形如蜗牛壳，由蜗轴（modiolus）和环绕蜗轴外周的蜗螺旋管（cochlear spiral canal）构成。耳蜗尖称蜗顶（capula of cochlea）朝向前外，蜗底朝向内耳道底，蜗顶至蜗底之间锥体形的骨松质，称蜗轴。蜗轴的骨松质内有蜗神经和血管穿行。

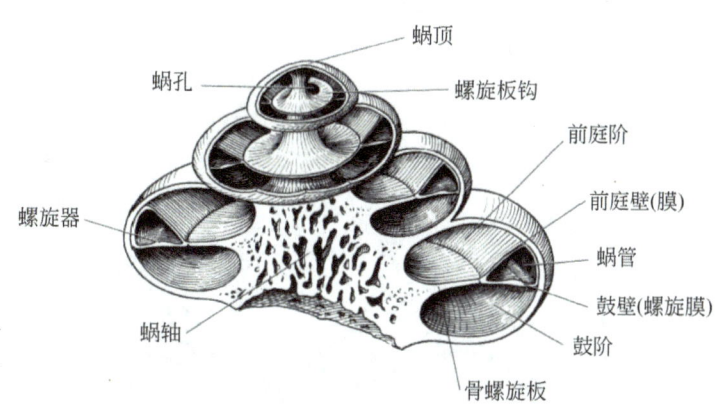

图10-16 耳蜗切面

蜗螺旋管是中空的螺旋状骨密质骨管，围绕蜗轴做两圈半旋转。在蜗底处，蜗螺旋管通向前庭，管腔较大；向蜗顶，管腔逐渐细小，以盲端终于蜗顶。在蜗螺旋管内，自蜗轴伸出一螺旋形的骨板，称为骨螺旋板（osseous spiral lamina），此板不完全分开蜗螺旋管，在沿蜗轴经蜗螺旋管达蜗顶时，离开蜗轴。离开蜗轴的骨螺旋板呈镰刀样的薄骨片，称为螺旋板钩（hamulus of spiral lamina）。

在骨螺旋板的根部有细管围绕蜗轴旋转，此管称蜗轴螺旋管（spiral canal of modiolus），其内藏蜗神经节（cochlear ganglion）。骨螺旋板的游离缘至蜗螺旋管的外侧壁有基底膜附着，因而将蜗螺旋管完全分隔成上、下两半。上半向蜗顶，称为前庭阶（vestibular scale）；下半向蜗底，称为鼓阶（tympanic scala）。基底膜至蜗顶，附着在螺旋板钩的外侧缘和蜗轴，因而围成一孔，称为蜗孔（helicotrema）。前庭阶和鼓阶经蜗孔相通。

（二）膜迷路

膜迷路（membranous labyrinth）（图10-17）是套在骨迷路内封闭的膜性管或囊，借纤维束固定于骨迷路的壁上。由椭圆囊、球囊、膜半规管和蜗管四部分组成。它们之间相连通，其内充满着内淋巴液。椭圆囊、球囊位于骨迷路的前庭内，膜半规管位于骨半规管内，蜗管位于耳蜗的蜗螺旋管内。

1. 椭圆囊和球囊

（1）椭圆囊（utricle）：位于前庭后上方的椭圆囊隐窝内。在椭圆囊的后壁上有5个孔与3个膜半规管相通。向前以椭圆囊球囊管（utriculosaccular duct）连接球囊和内淋巴导管。内淋巴导管通向内淋巴囊（endolymphatic sac）。内淋巴囊位于颞骨岩部后面的前庭导水管外口处。在椭圆囊上端的底部和前壁上有感觉上皮，称椭圆囊斑（macula utriculi）；它们是位觉感受器，感受头部静止的位置及直线变速（加或减）运动引起的刺激。其神经冲动沿前庭神经的椭圆囊支传入。

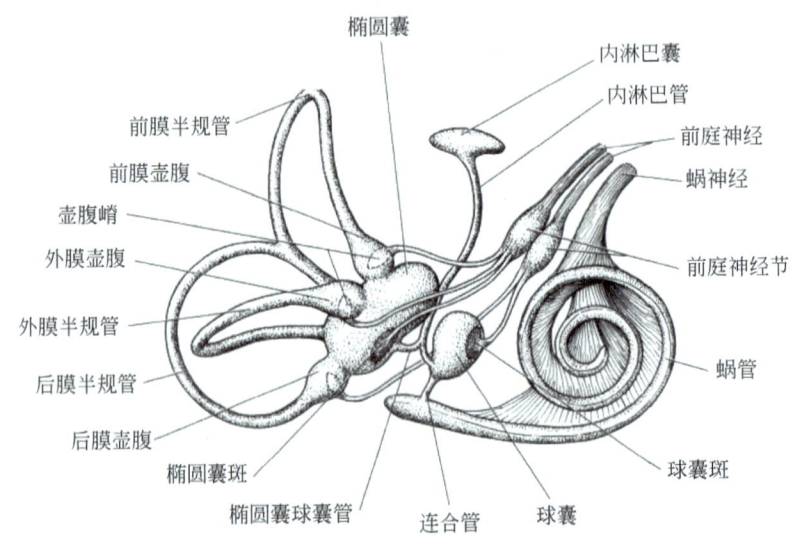

图10-17 膜迷路

（2）球囊（saccule）：较椭圆囊小，位于椭圆囊的前下方的球囊隐窝内。向前下以连合管（ductus reuniens）与蜗管相连；向后借椭圆囊球囊管（utriculosaccular duct）及内淋巴导管连接椭圆囊和内淋巴囊。在球囊的前上壁，有感觉上皮，称球囊斑（macula sacculi）。此斑与椭圆囊位于相互成直角的平面上，亦感受头部静止的位置及直线变速运动引起的刺激。其神经冲动沿前庭神经的球囊支传入。

2. 膜半规管

膜半规管（membranous semicircular duct）的形态与骨半规管相似，套于同名骨半规管内，靠近半环形骨管的外侧壁，其管径为骨半规管的 1/4 ~ 1/3。各膜半规管亦有相应呈球形的膨大部分，称膜壶腹。壶腹壁上有隆起的壶腹嵴（crista ampullaris），它们是位觉感受器，感受头部旋转变速运动的刺激。3 个膜半规管内的壶腹嵴相互垂直，可分别将人体在三维空间中的运动变化转变成神经冲动，经前庭神经的壶腹支传入。

3. 蜗管

蜗管（membranous cochlear）（见图 10-18）位于蜗螺旋管内，介于骨螺旋板和蜗螺旋管外侧壁之间。一端在前庭，借连合管与球囊相通连；另一端在蜗顶，顶端为细小的盲端。在水平断面上，蜗管呈三角形。其上壁为蜗管前庭壁（前庭膜），前庭膜将前庭阶和蜗管分开；外侧壁为蜗螺旋管内表面骨膜的增厚部分，有丰富的结缔组织和血管，该处上皮深面富有血管，称血管纹，一般认为与产生内淋巴液有关；下壁即蜗管鼓壁（或膜螺旋板，又称基底膜），与鼓阶相隔。在螺旋膜上有螺旋器（spiral organ），又称 Corti 器，是听觉感受器。

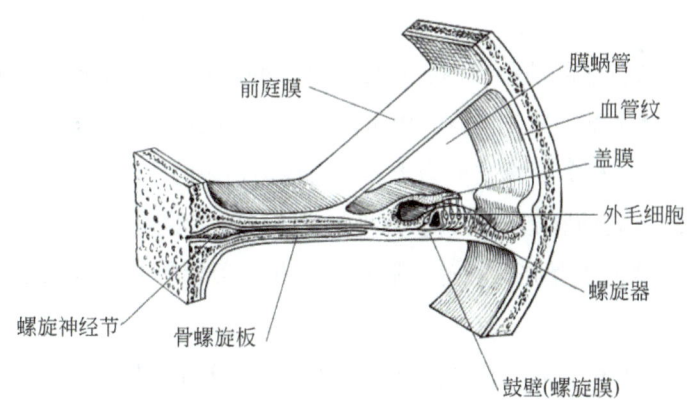

图 10-18　蜗管横切面

知识拓展

声音的传导：声波传入内耳的感受器有两条途径，一是空气传导，二是骨传导。正常情况下以空气传导为主。

（1）空气传导：耳郭将收集的声波经外耳道传至鼓膜，引起鼓膜振动，中耳内3个听小骨构成的听骨链随之运动，把声波转换成机械能并加以放大，经镫骨底板传至前庭窗，引起前庭阶内的外淋巴流动。在正常情况下，外淋巴的波动先由前庭阶传向蜗孔，再经蜗孔传向鼓阶。最后波动抵达第二鼓膜，使第二鼓膜外凸而波动消失。外淋巴的波动可通过前庭膜使内淋巴波动，也可以直接使基底膜振动，刺激螺旋器并产生神经冲动，经蜗神经传入中枢，产生听觉。在鼓膜穿孔时，外耳道中的空气振动可以直接波及第二鼓膜，引起鼓阶内的外淋巴波动，使基底膜振动以兴奋螺旋器。通过这条途径，也能产生一定程度的听觉。

（2）骨传导：是指声波经颅骨（骨迷路）传入内耳的过程。声波的冲击和鼓膜的振动可经颅骨和骨迷路传入，使内耳内的内淋巴流动，亦可使基底膜上的螺旋器产生神经兴奋。

外耳和中耳疾患引起的耳聋为传导性耳聋。此时空气传导途径阻断，但骨传导尚可部分地代偿，故不会产生完全性耳聋。内耳、蜗神经、听觉传导通路及听觉中枢疾患引起的耳聋，为神经性耳聋。此时空气传导的和骨传导的途径虽属正常，但不能引起听觉，故为完全性耳聋。

（三）内耳的血管、淋巴和神经

1. 内耳的血管

（1）动脉：来自迷路动脉（内听动脉）。此动脉多发自小脑前下动脉或基底动脉，少发自小脑后下动脉和椎动脉颅内段。内听动脉穿内耳门后分为前庭支和蜗支。前庭支分布于椭圆囊、球囊和半规管；蜗支分为十多支，经蜗轴内的小管分布于蜗螺旋管。此外，由耳后动脉发出的茎乳动脉还分布到部分半规管。这3支动脉均为终动脉，不能相互代偿。颈椎肥大，椎动脉血供受阻，基底动脉供血不足，可以影响内耳的血液供应，从而产生眩晕。

（2）静脉：内耳的静脉合成迷路静脉汇入岩上、下窦或横窦。

2. 内耳的淋巴

内耳是否存在有固定的淋巴管尚无定论。一般认为外淋巴所含成分与脑脊液相近似，但两者略有不同。外淋巴的来源、产生率、循环和吸收尚不清楚。一般认为前庭迷路的外淋巴液向后与半规管的外淋巴相通，向前与耳蜗的前庭阶内的外淋巴相通，继而经蜗孔进入鼓阶。前庭迷路的外淋巴液通过耳蜗导水管（外淋巴管）向蛛网膜下隙引流。耳蜗导水管位于颞骨岩部内，其外口位于颈静脉窝的内侧，内耳道下方；耳蜗水管内口位于蜗窗膜的内侧。

内耳膜迷路内充满着内淋巴，关于内淋巴液的生成，过去认为是蜗管外侧壁的血管纹分泌所产生，现在则认为是由外淋巴液的滤过液所生成。内淋巴液的成分与外淋巴液的成分有明显差异。外淋巴成分与脑脊液相近，含有丰富的Na^+但K^+很少；内淋巴液类似细胞内液，富含K^+但Na^+很少。内淋巴所含电解质分子大小、浓度受内淋巴腔中上皮的泵系统，特别是血管纹内钠泵的调节。膜迷路内的内淋巴经内淋巴管引流至内淋巴囊，再经内淋巴囊进入周围的静脉丛内。

前庭导水管起于前庭内侧壁，向后下走行，开口于前庭导水管外口。前庭导水管外口位于颞骨岩部后面，距内耳门后外约 11 mm，呈裂缝状，常有骨嵴庇护。内淋巴管和部分内淋巴囊位于前庭导水管内。

3. 内耳的神经

内耳的神经即前庭蜗神经（Ⅷ），由前庭神经和蜗神经组成，为特殊躯体感觉神经。前庭神经节细胞的周围突由3支组成。上支穿前庭上区的小孔分布于椭圆囊斑和上、外膜半规管的壶膜嵴，为椭圆囊壶腹神经；下支穿前庭下区的小孔分布至球囊斑，为球囊神经；后支穿内耳道底后下部的单孔分布至后膜半规管的壶腹嵴，为后壶腹神经。

蜗神经由蜗螺旋神经节细胞的中枢突组成，蜗螺旋神经节位于蜗轴螺旋管内，节细胞的周围突穿经骨螺旋板和基底膜，分布于螺旋器，节细胞的中枢突经蜗轴纵管，穿内耳道底筛状区的螺旋孔列，经内耳门入颅。

（四）内耳道

内耳道（internal acoustic meatus）位于颞骨岩部后面中部，自内耳门到内耳道底，长约 10 mm，内有前庭蜗神经、面神经和迷路动脉穿行。内耳道底邻接骨迷路的内侧壁，有一横位的骨嵴，称横嵴，将内耳道底分隔为上、下两部。上部的前份有一圆形的孔，有面神经通过；上部的后份为前庭上区，有椭圆囊壶腹神经通过。下部的前份有螺旋孔列，排列呈螺旋状，有蜗神经通过；下部的后份为前庭下区，有球囊神经通过，此区的后方有一单孔，容壶腹神经通过。

（刘业娟）

学习任务四　其他感受器

【任务目标】

（1）了解嗅器和味器。
（2）掌握皮肤的组成和功能。

一、嗅器

嗅器（olfactory organ）在鼻腔的上部，即上鼻甲以及相对的鼻中隔部分。此部黏膜微具黄色，血管比呼吸部少。黏膜内含有双极的嗅细胞，细胞的远端有纤毛。嗅细胞的中枢突集成嗅丝（约20条），它们穿过筛骨的筛板进入嗅球。

二、味器

味器（gustatory organ）即味蕾（taste bud）。人类味蕾嵌于舌的菌状乳头、轮廓乳头、叶状乳头的上皮内，以菌状乳头、轮廓乳头上的味蕾最多；在软腭、会厌等处上皮内也有味蕾分布。味蕾呈卵圆形，底部抵达基板，神经纤维由此处进入味蕾，顶端借味孔通口腔。味觉刺激主要有酸、甜、苦、咸四种。分布于味蕾的神经主要是面神经和舌咽神经。

三、皮肤

皮肤（skin）覆盖在身体表面，柔软而有弹性，全身各处皮肤的厚薄不等，手掌侧面和足跖侧面的皮肤最厚，缺乏毛囊，具有皮嵴，以抵抗摩擦。身体背侧和伸侧的皮肤较腹侧和屈侧的皮肤厚。皮肤的表面积平均约为1.7 m^2。皮肤由表皮和真皮构成。其深面主要为由疏松结缔组织构成的皮下组织，即浅筋膜。浅筋膜内有丰富的血管、淋巴管、浅淋巴结等。浅筋膜将皮肤和深部组织连接起来。毛发、指（趾）甲、皮脂腺、汗腺和乳腺都是皮肤的附属结构。皮肤借皮下组织与深部组织相连。

(一) 皮肤的功能

(1) 防止体内液体的丧失。

(2) 防止体外物质（如病原微生物、化学物质等）的侵入，是机体免疫系统的第一道防线，对机体有保护作用。

(3) 皮肤表面有汗腺的开口，可在排出汗液的同时排泄废物并调节体温。

(4) 在皮肤内含有多种感受器，如接受痛、温、触、压等刺激的感受器。

(二) 皮肤可有表皮、真皮和皮褶和分裂线等结构

1. 表皮

表皮（epidermis）位于皮肤的浅层，由角化的复层鳞状上皮组成，有丰富的感觉神经末梢。表皮细胞分为两类：一类是角质形成细胞，构成表皮的主体；另一类是非角质形成细胞，数量少，散在分布。

(1) 角质形成细胞：根据细胞形态特点和位置可分为五层（见图10-19）：

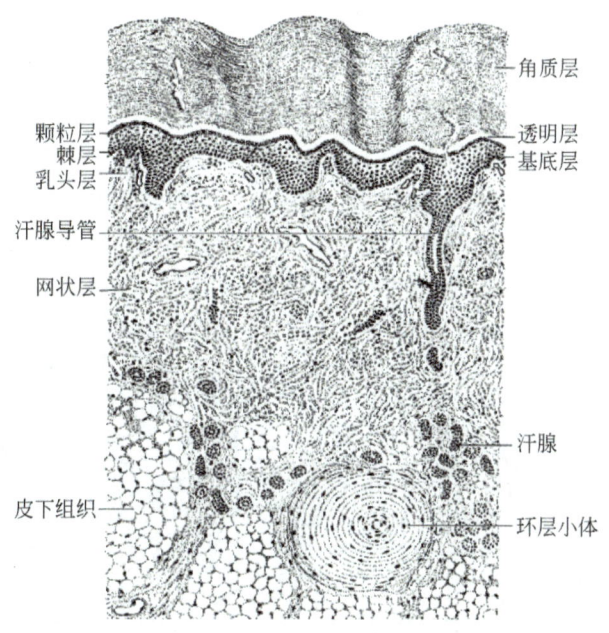

图10-19　皮肤光镜结构

①基底层：附着于基膜上，由一层立方形或低柱状细胞组成。此层细胞较幼稚，有活跃的分裂增生能力，新生细胞向浅层移行，并分化为其余各层细胞，故基底层又称生发层。

②棘层：由4～10层多边形的细胞构成，细胞表面伸出许多短小棘状突起，故称棘细胞。

③颗粒层：由2～3层梭形细胞构成，细胞质内有呈强嗜碱性的粗大透明角质颗粒。

④透明层：由数层扁平细胞组成。细胞界线不清，呈均质透明状，核和细胞器消失。

⑤角质层：由多层角质细胞构成，细胞完全角化，细胞膜较厚，细胞质内充满角质蛋白。角质层对阻止体外物质的侵害和体内物质的丢失有重要作用，耐摩擦，对酸、碱等刺激有较强的抵抗力。角质细胞间连接松散，脱落后形成皮屑。

知识拓展

从基底层到角质层是角质细胞增殖、分化、推移和脱落的过程，同时也是角质蛋白形成的过程，表皮细胞约每2周更新一次。

（2）非角质形成细胞：

①黑色素细胞（图10-20）：散在于基底层细胞间，伸出许多细长突起。该细胞具有合成和释放黑色素颗粒的功能，所释放的黑色素能被角质细胞吞噬，进入基底层细胞和棘细胞内。黑色素是决定皮肤颜色的重要因素，并能吸收紫外线，保护深部组织免受辐射损伤。

②朗格汉斯细胞：为具有树枝状突起的细胞，散在于棘细胞之间。参与免疫应答，属单核吞噬细胞系统。

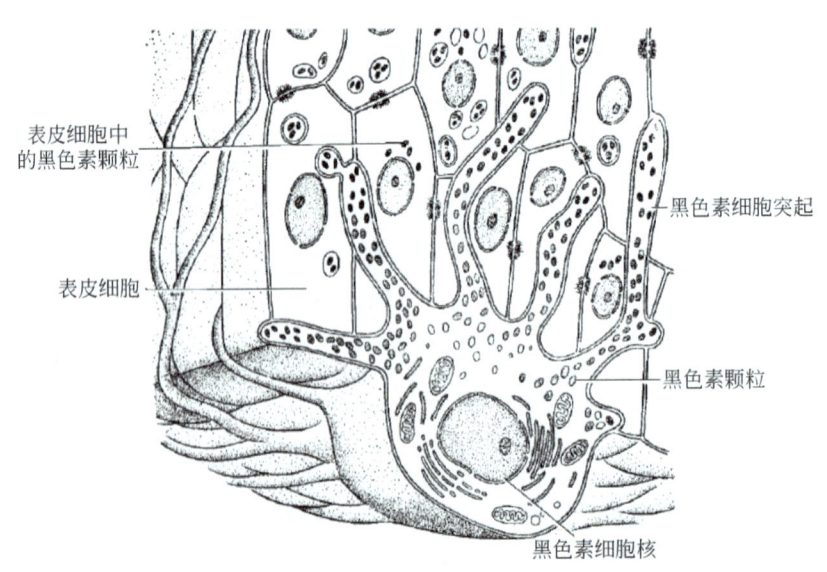

图10-20　皮肤黑色素细胞模式

2. 真皮

真皮（dermis）位于表皮深面，主要由胶原纤维和弹性纤维交织构成，并含有从表皮陷入的毛发和腺体，以及从深层来的血管、淋巴管、神经及其末梢，可分乳头层和网状层（图10-19）。

（1）乳头层：借基膜连于表皮，呈乳头状突向表皮。乳头内含有丰富的毛细血管和游离神经末梢、触觉小体等感受器。

（2）网状层：位于乳头层深面，胶原纤维粗大交织成网。此层内含有较大的血管、淋巴管、神经，以及毛囊、皮脂腺、汗腺和环层小体。

3. 皮褶和分裂线

皮褶（crease）是位于关节屈侧或伸侧皮肤的褶线，褶处的皮肤较薄，其真皮借结缔组织与深面的结构（常为深筋膜）紧密相连。真皮内的胶原纤维束多按一定的张力方向平行地排列，这种由胶原纤维束所形成的纹理，称为分裂线（line of cleavage，又称Langer线）。临床外科医生沿着分裂线做切口，则伤口愈合后瘢痕较小，若与此线做正交切口，则愈合后瘢痕较大。

（三）皮肤的附属器

皮肤附属器（图10-21和图10-22）有毛、皮脂腺、汗腺和指（趾）甲等。均为表皮衍生而来。

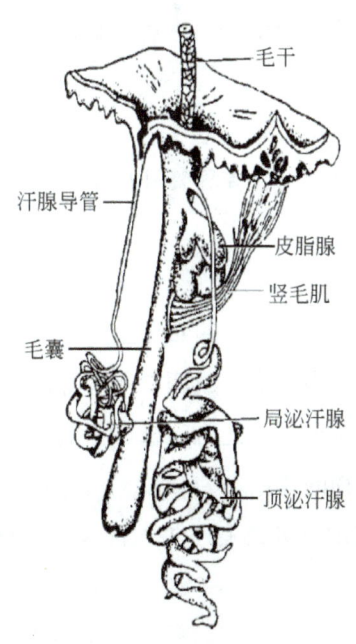

图10-21　皮肤附属器示意

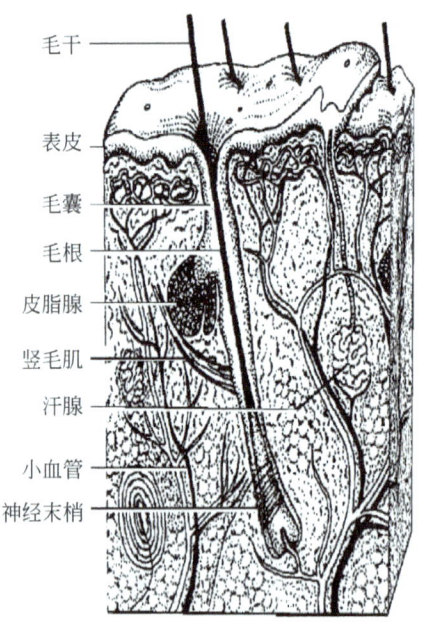

图10-22　皮肤附属器组织结构示意

1. 毛

除手掌和足底处外，体表皮肤均有毛分布。露于皮肤外的称毛干；埋于皮肤内的称毛根，毛根周围包有毛囊；毛根和毛囊的下端膨大称毛球，为毛和毛囊的生长点。毛囊与皮肤表面的钝角侧，有一斜行的平滑肌束，称竖毛肌，连于毛囊和真皮乳头层，收缩时可使毛竖立，皮肤发生"鸡皮疙瘩"。

2. 皮脂腺

皮脂腺位于毛囊和竖毛肌之间，其导管开口于毛囊。皮脂腺分泌皮脂，有柔润皮肤和保护毛发的作用。

3. 汗腺

汗腺为弯曲的管状腺，分泌汗液，遍布于全身各处，以手掌、足底和腋窝最多。其分泌部位于真皮深层或皮下组织内，盘曲成团；导管部向上穿表皮，开口于皮肤的表面（图10-21）。汗液中除含有大量水分外，还含有极少量的钠、钾、尿素等固体物质。汗液有湿润皮肤、调节体温、排泄废物的作用。

在腋窝、会阴及肛门周围等处还有一种大汗腺（顶泌汗腺），分泌物浓稠，经细菌分解后可产生特殊臭味。

4. 指（趾）甲

位于手、足远节指（趾）的背面，由多层紧密排列的角化细胞组成。露在外面的称甲体；埋于皮肤内的称甲根；甲根深部的上皮为甲母质，是甲的生长点。甲体周缘的皮肤皱襞为甲襞，甲体与甲襞之间的沟为甲沟。

【实践评析】

患者半个月前因右侧外耳瘙痒，用棉棒擦拭后发生疼痛，未在意，五六天前感觉疼痛加重，自行购买阿莫西林胶囊及牛黄解毒片等药口服，疗效欠佳，近2日感觉右耳部疼痛剧烈，夜间无法入睡，入院以来患者精神不好，睡眠不好，饮食一般，大便干，小便正常。

体温：39.8℃，呼吸：26次/min，脉搏：80次/min，血压：110/70 mmHg。一般情况：发育正常，营养中等，自动体位，精神疲乏，神志清晰。皮肤、黏膜：无水肿、黄疸、出血及皮疹。

耳：听力尚佳，右侧外耳有黄色脓性分泌物，耳郭牵拉痛，乳突区压痛，听力正常。

评析：

（1）该患者的初步诊断及依据是什么？

初步诊断结果为：急性化脓性中耳炎。

诊断依据：

①右外耳道渗出脓性分泌物伴疼痛。

②体温39.8℃，右侧外耳道有黄色脓性分泌物，耳郭牵拉痛，乳突区压痛。

（2）应为该患者制订何种诊疗计划？

①Ⅱ级护理。

②普通饮食。

③抗炎、补液等对症支持治疗。

实践模拟：

实验：给被试准备一个小的隔离室，被试的手臂上被套上纸板筒，腿脚用夹板固定，限制其触觉；戴上半透明的护目镜，使其难以产生视觉；用空气调节器发出的单调声音限制其听觉。在隔离室里有固定的器械，被试可以随时通过操作器械来获得食物和饮料。

实验者的要求是被试必须安静地躺在小床上，不能随意跑动。在感觉剥夺期间，实验者还会对其中一部分被试通过话筒提出一些测验或问题，同时还会向被试呈现一系列令人厌烦的阅读资料。而另一部分被试作为控制组则坐在安静的房间里，听录音中的对话。

活动结束后可以谈谈自己的感想，并且请老师点评。

（刘业娟）

【考评自测】

(1) 组成视网膜上纵向通路的三层细胞是（　　）。
　　A．视锥细胞、双极细胞和水平细胞
　　B．视杆细胞、无长突细胞和神经节细胞
　　C．光感受器细胞、双极细胞和无长突细胞
　　D．光感受器细胞、双极细胞和神经节细胞

(2) 声音感受装置螺旋器位于（　　）。
　　A．血管膜上　　　　B．基底膜上　　　　C．前庭膜上　　　　D．盖膜上

(3) 近视发生的原因是（　　）。
　　A．晶状体透明度改变　　　　　　　　B．眼球前后径过长
　　C．眼球前后径过短　　　　　　　　　D．角膜透明度改变

(4) 使近处物体发出的辐散光线能聚焦成像在视网膜上的功能，称为（　　）。
　　A．角膜反射　　B．视轴会聚反射　　C．瞳孔对光反射　　D．眼的调节

(5) 缺乏某种视锥细胞时，可能导致（　　）。
　　A．夜盲症　　　B．色盲　　　　　　C．色弱　　　　　　D．青光眼

(6) 专门感受机体内、外环境变化的结构或装置称为（　　）。
　　A．受体　　　　B．感受器　　　　　C．分析器　　　　　D．感觉器官

(7) 下列结构中，（　　）属于感觉器官。
　　A．痛觉感受器　B．冷敏神经元　　　C．本体感受器　　　D．前庭器官

(8) 下列（　　）感觉不属于皮肤感觉。
　　A．触觉　　　　B．痛觉　　　　　　C．位置觉　　　　　D．冷觉

(9) 人脑获得信息，主要来自（　　）。
　　A．视觉　　　B．听觉　　　C．触觉　　　D．嗅觉　　　E．味觉

(10) 光线进入眼内发生折射的主要部位是（　　）。
　　A．角膜　　　　B．房水　　　　　　C．晶状体　　　　　D．玻璃体

(11) 乘飞机或下降时，做吞咽动作的生理意义是（　　）。
　　A．调节基底膜两侧的压力平衡
　　B．调节前庭膜两侧的压力平衡
　　C．调节中耳与内耳之间的压力平衡
　　D．调节鼓室与大气压之间的压力平衡

(12) 听觉的感受器——螺旋器位于耳蜗的（　　）。
　　A．前庭膜　　　B．耳石膜　　　　　C．盖膜　　　　　　D．基底膜

（13）在下列人类能分辨的味道中，（　　）不属于基本味觉。

　　　A．甜　　　　　B．酸　　　　　C．苦　　　　　D．辣

（14）飞机下降时，若感到鼓膜疼痛，应做吞咽动作，通过咽鼓管使鼓室内压与下列（　　）结构的压力之间取得平衡。

　　　A．内耳　　　　B．鼻咽部　　　C．蜗管　　　　D．前庭阶

（15）鼓膜穿孔可导致（　　）。

　　　A．感音性耳聋　B．传音性耳聋　C．中枢性耳聋　D．高频听力受损

学习单元十一 神经系统

【导入案例】

患者，女，68岁，患高血压十余年，早晨起床时，发现右侧肢体瘫痪，神志清楚，家人送来医院就诊，急查CT未发现异常，MRI检查发现T_1及T_2有异常高信号

思考与讨论

（1）初步诊断是什么？
（2）诊断依据是什么？
（3）主要的护理诊断有哪些？

学习任务一 概　述

【任务目标】

（1）理解神经系统的基本功能。
（2）掌握神经系统的区分。
（3）掌握神经系统的活动方式和常用术语。

神经系统具有重要的功能，是人体内起主导作用的系统。一方面它控制与调节各器官、系统的活动，使人体成为一个统一的整体。另一方面通过神经系统的分析与综合，使

机体对环境变化的刺激做出相应的反应，达到机体与环境的统一。

神经系统（图11-1）是人体内由神经组织构成的全部装置，主要由神经元组成。

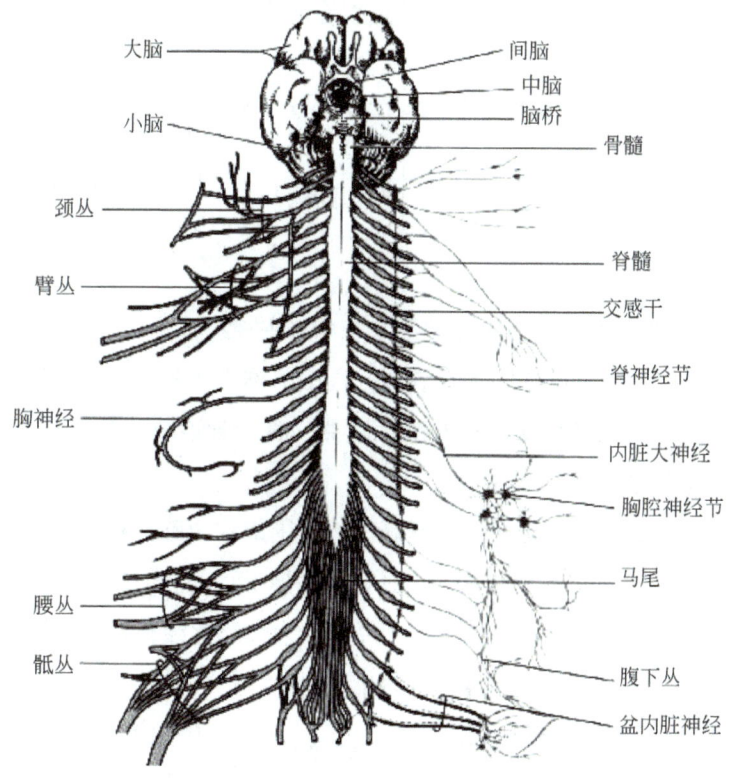

图11-1　神经系统

一、神经系统的区分

1. 按位置不同分为中枢神经系统和周围神经系统

中枢神经系统包括脑和脊髓，分别位于颅腔和椎管内，是神经组织最集中、构造最复杂的部位。存在有控制各种生理机能的中枢。

周围神经系统包括各种神经和神经节。其中同脑相连的称为脑神经，与脊髓相连的为脊神经，支配内脏器官的称植物性神经。各类神经通过其末梢与其他器官系统相联系。

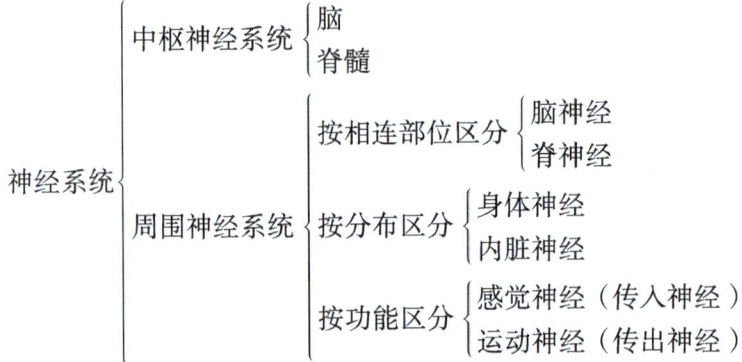

2. 按分布的对象不同分为躯体神经系统和自主神经系统

躯体神经系统的中枢部在脑和脊髓内；周围部称躯体神经，包括躯体感觉和躯体运动两种神经纤维成分，主要分布于皮肤和运动器（骨、骨连结和骨骼肌），管理皮肤的感觉和运动器的运动及感觉。

内脏神经系统的中枢部也在脑和脊髓内；周围部称内脏神经，包括内脏感觉和内脏运动两种神经纤维成分，分布于内脏、心血管和腺体，管理它们的感觉和运动。其中支配平滑肌、心肌运动和腺体分泌的内脏运动神经又分为交感神经和副交感神经。

$$神经系统\begin{cases}身体神经系统\begin{cases}中枢部：脑、脊髓\\周围部：躯体神经\begin{cases}躯体感觉神经\\躯体运动神经\end{cases}\end{cases}\\内脏神经系统\begin{cases}中枢部：脑、脊髓\\周围部：内脏神经\begin{cases}内脏感觉神经\\内脏运动神经\begin{cases}交感神经\\副交感神经\end{cases}\end{cases}\end{cases}\end{cases}$$

知识拓展

大脑神经元基本上是用进废退的，经常运用大脑的人神经不易退化，因此阅读对大脑有保护作用。

二、神经系统的活动方式

神经系统的功能活动非常复杂，但基本的活动方式是反射。反射是机体对内、外环境的刺激所做出的反应。反射活动的结构基础是反射弧。反射弧由感受器、传入神经、中枢、传出神经和效应器5个部分组成（图11-2）。

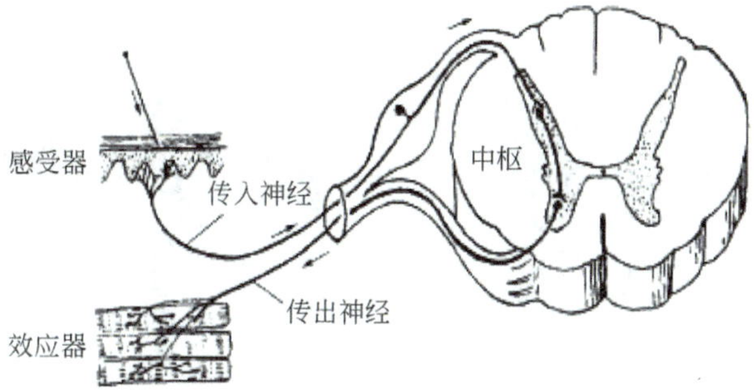

图11-2　反射弧的组成

三、神经系统的常用术语

（1）灰质。在中枢神经系统内，神经元胞体和树突聚集的部位，在新鲜标本上色泽灰暗，称灰质（见图11-3）。

（2）皮质。大脑和小脑表面的灰质成层分布，称皮质（图11-3）。

（3）神经核。在中枢神经系统中，形态和功能相同的神经元胞体聚集而成的灰质块，称神经核（见图11-3）。

（4）神经节。在周围神经系统中，神经元胞体聚集的部位，形状略膨大，称神经节（图11-3）。

（5）白质。在中枢神经系统中，神经纤维聚集的部位，因神经纤维的外面包有髓鞘，色泽白亮，称白质（见图11-3）。

（6）髓质。大脑和小脑的白质位于皮质深部，称为髓质（见图11-3）。

（7）纤维束。在中枢神经系统内，起止、行程和功能相同的神经纤维聚集在一起，称纤维束。

（8）神经。在周围神经系统，神经纤维聚集成粗、细不等的束状结构，称神经束。若干神经束聚集在一起，外包结缔组织膜（神经外膜）构成神经（见图11-3）。

（9）网状结构。在中枢神经系统内，神经纤维交织成网，网眼内有散在的神经元胞体，这些白质和灰质混杂而成的区域称网状结构。

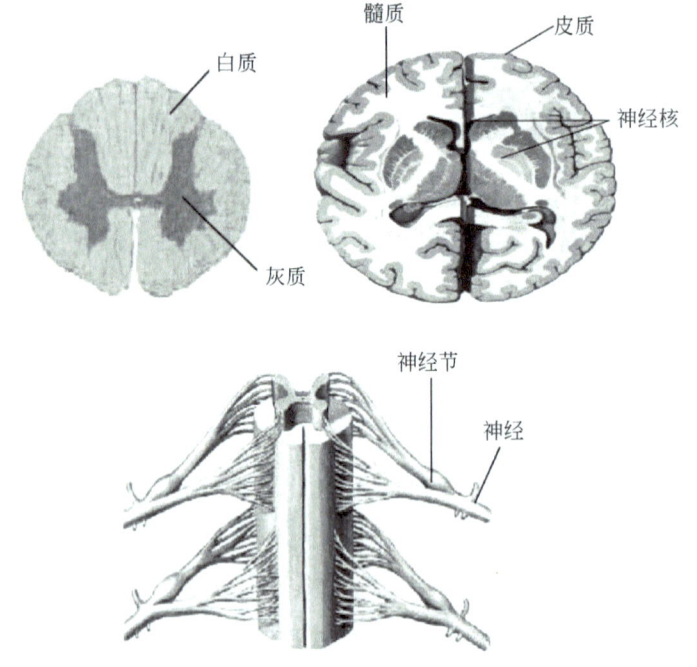

图11-3 神经系统组成部分

四、神经系统的模式

脑与四肢、内脏、眼、脊髓与四肢之间都有神经联系（见图11-4）。

大脑（brain）包括左、右两个半球及连接两个半球的中间部分，即第三脑室前端的终板。大脑半球被覆灰质，称大脑皮质，其深方为白质，称为髓质。髓质内的灰质核团为基底神经节。在大脑两半球间由巨束纤维相连。具体内容有大脑半球各脑叶、大脑皮质功能定位、大脑半球深部结构、大脑半球内白质、嗅脑和边缘系统五大部分。

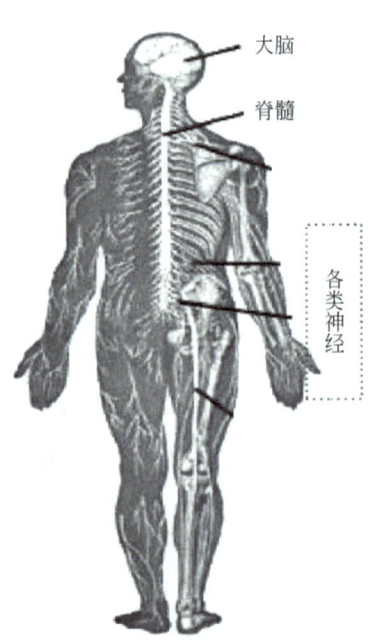

图11-4 神经系统模式

各叶的位置、结构和主要功能如下。

（1）额叶：也叫前额叶。位于中央沟以前。在中央沟和中央前沟之间为中央前回。在其前方有额上沟和额下沟，被两沟相间的是额上回、额中回和额下回。额下回的后部由外侧裂的升支和水平分支分为眶部、三角部和盖部。额叶前端为额极。额叶底面有眶沟界出的直回和眶回，其最内方的深沟为嗅束沟，容纳嗅束和嗅球。嗅束向后分为内侧和外侧嗅纹，其分叉界出的三角区称为嗅三角，也称为前穿质，前部脑底动脉环的许多穿支血管由此入脑。在额叶的内侧面，中央前、后回延续的部分，称为旁中央小叶。负责思维、计划，与个体的需求和情感相关。

（2）顶叶：位于中央沟之后，顶枕裂于枕前切迹连线之前。在中央沟和中央后沟之间为中央后回。横行的顶间沟将顶叶余部分为顶上小叶和顶下小叶。顶下小叶又包括缘上回和角回。响应疼痛、触摸、品尝、温度、压力的感觉，该区域也与数学和逻辑相关。

（3）颞叶：位于外侧裂下方，由颞上、中、下三条沟分为颞上回、颞中回、颞下回。隐在外侧裂内的是颞横回。在颞叶的侧面和底面，在颞下沟和侧副裂间为梭状回，侧副裂与海马裂之间为海马旁回，围绕海马裂前端的钩状部分称为海马钩回。负责处理听觉信息，也与记忆和情感有关。

（4）枕叶：位于枕顶裂和枕前切迹连线之后。在内侧面，距状裂和顶枕裂之间为楔叶，与侧副裂候补之间为舌回。负责处理视觉信息。

（5）岛叶：位于外侧裂的深方，其表面的斜行中央钩分为长回和短回。

（6）边缘系：与记忆有关，在行为方面与情感有关。

五、大脑的总结构

大脑皮质为中枢神经系统的最高级中枢，各皮质的功能复杂，不仅与躯体的各种感觉和运动有关，也与语言、文字等密切相关。根据大脑皮质的细胞成分、排列、构筑等特点，将皮质分为若干区。

现在按Brodmann提出的机能区定位简述如下。

（1）皮质运动区：位于中央前回（4区），是支配对侧躯体随意运动的中枢。它主要接受来自对侧骨骼肌、肌腱和关节的本体感觉冲动，以感受身体的位置、姿势和运动感觉，并发出纤维，即锥体束控制对侧骨骼肌的随意运动。

（2）返回皮质运动前区：位于中央前回之前（6区），为锥体外系皮质区。它发出纤维至丘脑、基底神经节、红核、黑质等。与联合运动和姿势动作协调有关，也具有自主神经皮质中枢的部分功能。

（3）皮质眼球运动区：位于额叶的8区和枕叶19区，为眼球运动同向凝视中枢，管理两眼球同时向对侧注视。皮质一般感觉区：位于中央后回（1、2、3区），接受身体对侧的痛、温、触和本体感觉冲动，并形成相应的感觉。顶上小叶（5、7区）为精细触觉和实体觉的皮质区。

（4）额叶联合区：为额叶前部的9、10、11区，与智力和精神活动有密切关系。

（5）视觉皮质区：在枕叶的距状裂上、下唇与楔叶、舌回的相邻区（17区）。每一侧的上述区域皮质都接受来自两眼对侧视野的视觉冲动，并形成视觉。

（6）听觉皮区：位于颞横回中部（41、42区），又称Heschl氏回。每侧皮质均接受来自双耳的听觉冲动产生听觉。

（7）嗅觉皮质区：位于嗅区、沟回和海马旁回的前部（25、28、34和35区的大部分）。每侧皮质均接受双侧嗅神经传入的冲动。

（8）内脏皮质区：该区定位不太集中，主要分布在扣带回前部、颞叶前部、眶回后部、岛叶、海马及海马沟回等区域。

（9）语言运用中枢：人类的语言及使用工具等特殊活动在一侧皮层上也有较集中的代表区（优势半球），也称为语言运用中枢。它们分别是：①运动语言中枢：位于额下回后部（44、45区，又称Broca区）。②听觉语言中枢：位于颞上回（42、22区）皮质，该区具有能够听到声音并将声音理解成语言的一系列过程的功能。③视觉语言中枢：位于顶下小叶的角回，即39区。该区具有理解看到的符号和文字意义的功能。④运用中枢：位于顶下小叶的缘上回，即40区。此区主管精细的协调功能。⑤书写中枢：位于额中回后部（8、6区），即中央前回手区的前方。

（10）基底神经节：基底神经节是大脑皮质下的一组神经细胞核团，它包括纹状体、杏仁核和屏状核（带状核）。

纹状体又包括尾状核、豆状核两部分。纹状体是丘脑锥体外系重要结构之一，是运动整合中枢的一部分。它主要接受大脑皮质、丘脑、丘脑底核和黑质的传入冲动，并与红核、网状结构等形成广泛的联系，以维持肌张力和肌肉活动的协调。

（11）内囊：内囊位于豆状核、尾状核和丘脑之间，是大脑皮层与下级中枢之间联系的重要神经束的必经之路，形似宽厚的白质纤维带。内囊可分三部，额部称前肢，枕部称后肢，两部的汇合区为膝部。

大脑分为左脑和右脑，左右脑两部分由3亿个活性神经细胞组成的胼胝体联结成一个整体，不断平稳着外界输入的信息，并将抽象的、整体的图像与具体的逻辑信息连接起来。

知识拓展

如果进行形象一点的描绘，左脑就像个雄辩家，善于语言和逻辑分析；又像一个科学家，长于抽象思维和复杂计算，但刻板，缺少幽默和丰富的情感。右脑就像个艺术家，长于非语言的形象思维和直觉，对音乐、美术、舞蹈等艺术活动有超常的感悟力，空间想象力极强。不善言辞，但充满激情与创造力，感情丰富、幽默、有人情味。

（彭晓宇）

学习任务二　中枢神经系统

【任务目标】

（1）理解中枢神经系统的含义和功能。

（2）掌握中枢神经系统的各部分组成和位置。

（3）全面理解中枢神经系统的调控作用。

中枢神经系统（central nervous system）由脑和脊髓的组成（脑和脊髓是各种反射弧的中枢部分），是人体神经系统的最主体部分。中枢神经系统接受全身各处的传入信息，整合加工后协调、运动性、传出，或者储存在中枢神经系统内成为学习、记忆的神经基础。人类的思维活动也是中枢神经系统的功能。

一、脊髓

脊髓（spinal cord）起源于胚胎时期神经管的尾部，与脑相比是分化较低、功能较低级的部分，仍保留着明显的节段性。脊髓与31对脊神经相连，后者分布到躯干和四肢。脊髓与脑的各部之间有着广泛的联系，来自躯干、四肢的各种刺激通过脊髓传导到脑才能产生感觉，脑也要通过脊髓来完成复杂的功能。在正常生理状况下，脊髓的许多活动是在脑的调控下完成的，但脊髓本身也能完成许多反射活动。

（一）脊髓的位置

脊髓位于椎管内，上端平枕骨大孔处与延髓相连，下端在成人平第1腰椎体下缘（新生儿可达第3腰椎下缘平面），全长42~45 cm，最宽处横径为1~1.2 cm。

（二）脊髓的外形

脊髓呈前、后稍扁的圆柱形，全长粗细不等，有两个梭形的膨大，即颈膨大和腰骶膨大（见图11-5）。前者自第4颈节至第1胸节，后者自第2腰节至第3骶节。这两个膨大的形成是因为内部的神经元数量相对较多，与四肢的出现有关。脊髓末端变细，称为脊髓圆锥，自此处向下延为细长的无神经组织的终丝，长约20 cm，向上与软脊膜相连，向下在第2骶椎水平以下由硬脊膜包裹，止于尾骨的背面，脊髓圆锥和尾骨见图11-6。

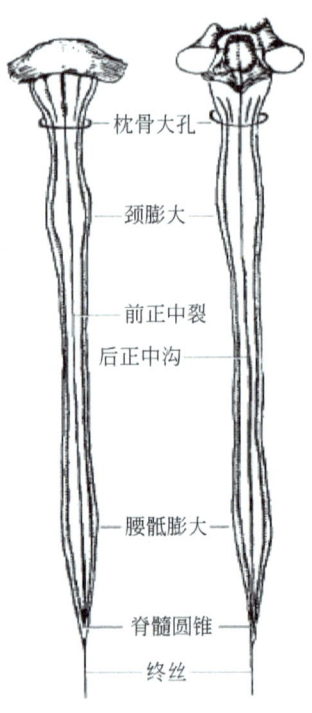

图11-5 脊髓的外形

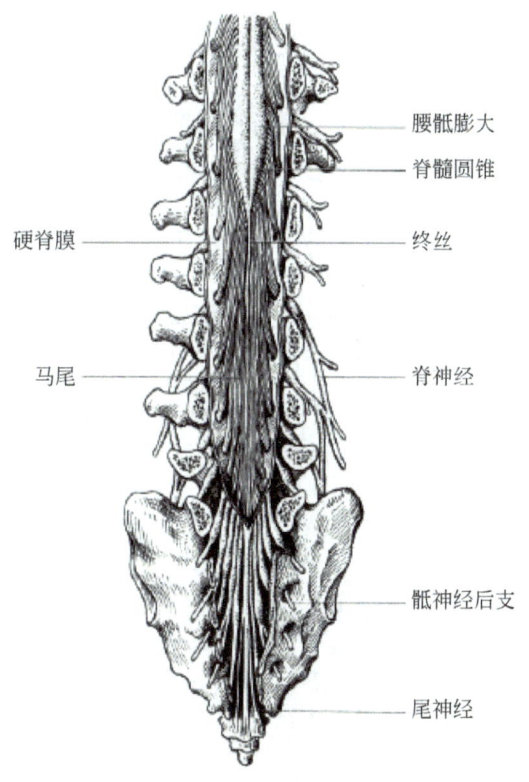

图11-6 脊髓圆锥和马尾(后面观)

脊髓表面可见6条纵行浅沟,前面正中较明显的沟称前正中裂,后面正中较浅的沟为后正中沟,由此沟向脊髓内部深入一薄层神经胶质性的后正中隔,深达中央管。这两条纵沟将脊髓分为左右对称的两半。此外还有两对外侧沟,即前外侧沟和后外侧沟,分别有脊神经前、后根的根丝附着。此外,在颈髓和胸髓上部,后正中沟和后外侧沟之间,还有一条较浅的后中间沟,是薄束和楔束之间的分界标志。

脊髓在外形上没有明显的节段性,但每一对脊神经及其前、后根的根丝附着范围的脊髓即构成一个脊髓节段,因为有31对脊神经,故脊髓也可分为31个节段(见图11-7),即8个颈节(C)、12个胸节(T)、5个腰节(L)、5个骶节(S)和1个尾节(C_0)。

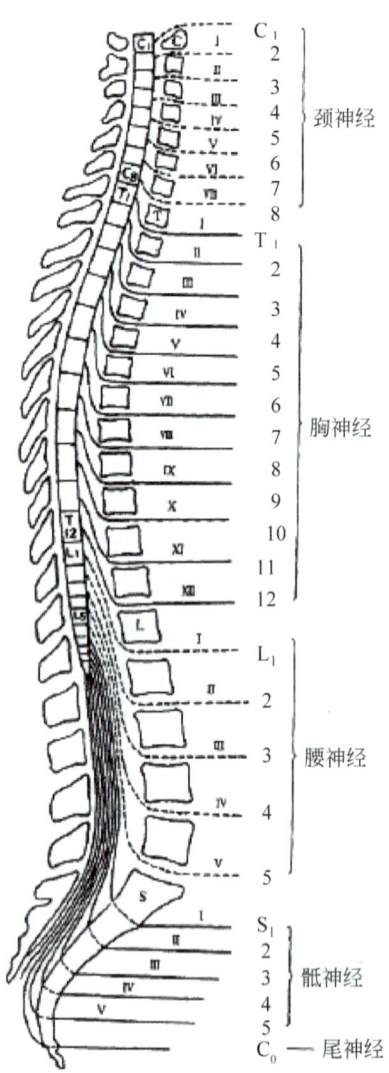

图 11-7 脊髓节段与椎骨对应位置关系模式

由于自胚胎第 4 个月起,脊柱的生长速度比脊髓快,因此成人脊髓和脊柱的长度不等,脊柱的长度与脊髓的节段并不完全对应。了解脊髓节段与椎骨的对应关系,对病变和麻醉的定位具有重要意义。在成人,一般的推算方法为:上颈髓节($C_1 \sim C_4$)大致与同序数椎骨相对应,下颈髓节($C_5 \sim C_8$)和上胸髓节($T_1 \sim T_4$)与同序数椎骨的上一节椎体平对,中胸部的脊髓节($T_5 \sim T_8$)约与同序数椎骨上两节椎体平对,下胸部的脊髓节($T_9 \sim T_{12}$)约与同序数椎骨上 3 节椎体平对,全部腰髓节约平对第 10~12 胸椎,全部骶、尾髓节约平对第 1 腰椎。

与脊髓相连的脊神经前、后根汇合形成脊神经,经相应的椎间孔离开椎管。因为脊髓比脊柱短，腰、骶、尾部的脊神经前后根要在椎管的硬膜囊内下行一段距离，才能到达各自相应的椎间孔，这些在脊髓末端平面以下下行的脊神经根称马尾。临床上常选择第3、4或第4、5腰椎棘突之间进针行脊髓蛛网膜下隙穿刺或麻醉术，以避免损伤脊髓（图11-7）。

（三）脊髓的内部结构

脊髓由灰质和白质两大部分组成。在脊髓的结构示意图（图11-8）上，可见中央有一细小的中央管（central canal），中央管周围围绕着"H"形的灰质，灰质的外周是白质。

每侧的灰质，前部扩大为前角或前柱；后部狭细为后角或后柱，它由后向前又可分为头、颈和基底三部分；在胸髓和上部腰髓（$L_1 \sim L_3$），前、后角之间有向外伸出的侧角或侧柱；前、后角之间的区域为中间带；中央管前、后的灰质分别称为灰质前连合和灰质后连合，连接两侧的灰质。因灰质前、后连合位于中央管周围，又称中央灰质。

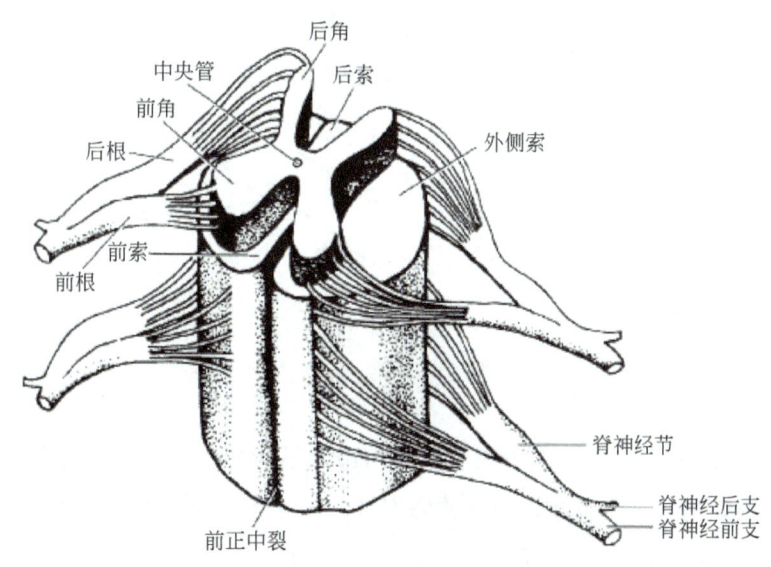

图11-8 脊髓的结构示意

白质借脊髓的纵沟分为3个索，前正中裂与前外侧沟之间为前索；前、后外侧沟之间为外侧索；后外侧沟与后正中沟之间为后索。在灰质前连合的前方有纤维横越，称白质前连合。在后角基部外侧与白质之间，灰、白质混合交织，称网状结构，在颈部比较明显。

中央管纵贯脊髓，管内含脑脊液，此管向上通第4脑室，向下在脊髓圆锥内扩大为一梭形的终室，长8～10 cm。40岁以上的人中央管常闭塞。

1. 灰质

脊髓灰质是神经元胞体和树突、神经胶质和血管等的复合体。脊髓灰质内有各种不同大小、形态和功能的神经元，其中大多数神经元的胞体往往集聚成群或成层，称为神经核或板层。在纵切面上，灰质纵贯成柱；在横切面上，这些灰质柱呈突起状称为角。

根据Rexed（20世纪50年代）对猫脊髓板层的研究，Schoenen（1973年）和Schoenen与Faull（1990年）提供了被普遍认可的人类脊髓灰质的板层模式，将脊髓灰质分为10个板层（见图11-9），这些板层从后向前分别用罗马数字Ⅰ～Ⅹ命名。Rexed分层模式已被广泛用于对脊髓灰质构筑的描述。

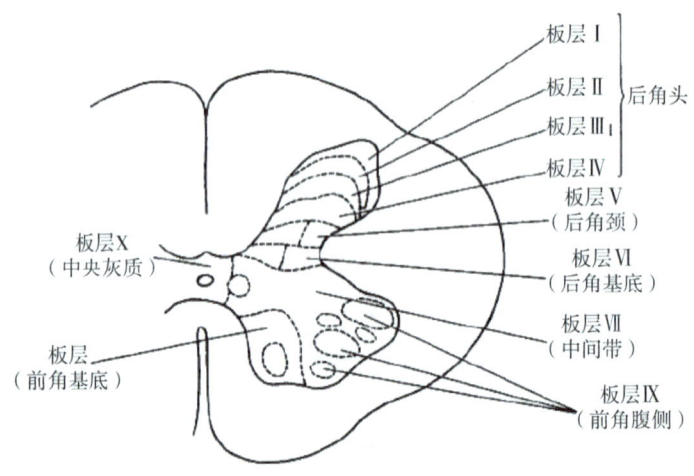

图11-9　脊髓灰质的板层

板层Ⅰ（lamina Ⅰ）：又称边缘层，薄而边界不清楚，呈弧形，与白质相邻，内有粗细不等的纤维穿过，呈海绵状，故又称海绵带，内含大、中、小型神经元。此层在腰骶膨大处最清楚，层内含有后角边缘核，它接受后根的传入纤维。

板层Ⅱ（lamina Ⅱ）：占据灰质后角头之大部，由大量密集的小型神经元组成。此层几乎不含有髓纤维，以髓鞘染色法不着色，呈胶状质样，故称胶状质。此层接受后根外侧部传入纤维（薄髓或无髓）侧支及从脑干下行的纤维，发出纤维在周围白质中，上、下行若干节段，与相邻节段的Ⅰ～Ⅳ层神经元构成突触。此层对分析、加工脊髓的感觉信息特别是痛觉信息起重要作用。

板层Ⅲ（lamina Ⅲ）：与前两层平行。此层与板层Ⅱ相比，其神经元胞体多数略大，形态多样，但细胞的密度略小。该层内还含有髓纤维。

板层Ⅳ（lamina Ⅳ）：较厚，细胞排列较疏松，其大小不一，以圆形、三角形和星形细胞居多。

板层Ⅲ和板层Ⅳ内较大的细胞群称后角固有核。此二层都接受大量的后根传入纤维，发出的纤维联络脊髓的不同节段，并进入白质形成纤维束。

板层Ⅰ~Ⅳ相当于后角头，向上与三叉神经脊束核的尾端相延续，是皮肤感受外界痛、温、触、压觉等刺激的初级传入纤维终末和侧支的主要接受区，故属于外感受区。板层Ⅰ~Ⅳ发出纤维到节段内和节段间，参与许多复杂的多突触反射通路，以及发出上行纤维束到更高的平面。

板层Ⅴ（lamina Ⅴ）：位于后角颈部，除胸髓以外，都可分内、外两部分。外侧部占1/3，细胞较大，并与纵横交错的纤维交织在一起，形成网状结构（网状核），尤其在颈髓很明显。内侧部占2/3，与后索分界明显。

板层Ⅵ（lamina Ⅵ）：位于后角基底部。在颈膨大和腰骶膨大处最发达，分内、外侧两部。内侧部含密集深染的中、小型细胞；外侧部由较大的三角形和星形细胞组成。

板层Ⅴ、Ⅵ接受后根本体感觉性初级传入纤维，以及自大脑皮质运动区、感觉区和皮质下结构的大量下行纤维，因此，这二层与调节运动有密切关系。

板层Ⅶ（lamina Ⅶ）：占中间带的大部，在颈膨大和腰骶膨大处，还伸向前角。此层含一些易于分辨的核团：胸核，又称背核或Clarke柱，仅见于C_8~L_3节段，位于后角基底部内侧，主要接受后根的传入纤维，发出脊髓小脑后束上行至小脑。中间内侧核，在第Ⅶ层最内侧，第Ⅹ层的外侧，占脊髓全长，接受后根传入的内脏感觉纤维，发出纤维到内脏运动神经元并上行至脑。中间外侧核，位于T_1~L_2（或L_3）节段的侧角，是交感神经节前神经元胞体所在的部位，即交感神经的低级中枢，发出纤维经脊神经前根进入脊神经，再经白交通支到交感干。在S_2~S_4节段板层Ⅶ的外侧部，有骶副交感核，是副交感神经节前神经元胞体所在的部位，即副交感神经的低级中枢（骶部），发出纤维组成盆内脏神经。

板层Ⅷ（lamina Ⅷ）：由大小不等的细胞组成。在脊髓胸段，位于前角底部；在颈膨大和腰骶膨大处，仅限于前角内侧部。此层的细胞为中间神经元，接受邻近板层的纤维终末和一些下行纤维束（如网状脊髓束、前庭脊髓束、内侧纵束）的终末，发出纤维到第Ⅸ层，影响两侧的运动神经元，直接或通过兴奋γ运动神经元间接影响α运动神经元。

板层Ⅸ（lamina Ⅸ）：是一些排列复杂的核柱，由前角运动神经元和中间神经元组成，位于前角的最腹侧。在颈膨大和腰骶膨大处前角运动神经元可分为内、外侧两大群。内侧群又称前角内侧核，支配躯干的固有肌；外侧群又称前角外侧核，支配四肢肌。前角运动神经元包括大型的α运动神经元和小型的γ运动神经元，α运动神经元的纤维支配跨关节的梭外肌纤维，引起关节运动；γ运动神经元支配梭内肌纤维，其作用与肌张力的调节有关。此层内的中间神经元是一些中、小型神经元，大部分是分散的，少量的细胞形成核群（如前角连合核），发出轴突终于对侧前角。有一些小型的中间神经元名叫Renshaw细胞，它们接受α运动神经元轴突的侧支，而它们本身发出的轴突反过来与同一个或其他的α运动神经元形成突触，对α运动神经元起抑制作用，形成负反馈环路。

脊髓前角运动神经元是锥体路的下运动神经元，也是部分其他下行传导束和后根部分纤维的终止处。当前角运动神经元受损时，由于肌肉失去了来自运动神经元的支配，表现为其所支配的骨骼肌瘫痪并萎缩、肌张力低下、腱反射消失，称弛缓性瘫痪。

板层Ⅹ（lamina Ⅹ）：位于中央管周围，包括灰质前、后连合。某些后根的纤维终于此处。

2. 白质

脊髓白质主要由许多纤维束组成。纤维束一般是按它的起止命名。在胎儿和新生儿脊髓切片上，由于各束生长髓鞘的时间不同，染色深浅不一，比较容易分辨。而在正常成人的脊髓切片上，各种纤维束的边界不易划分。

纤维束可分为长的上行纤维束、下行纤维束和短的固有束。上行纤维束将不同的感觉信息上传到脑。下行纤维束从脑的不同部位将神经冲动下传到脊髓。固有束起止均在脊髓，紧靠脊髓灰质分布，参与完成脊髓节段内和节段间反射活动。

由躯干和四肢传入的冲动都经脊神经后根传入脊髓，后根进入脊髓时分内、外侧两部分。内侧部纤维粗，沿后角内侧部进入后索，它们的升支组成薄束、楔束，降支进入脊髓灰质参与牵张反射。外侧部主要由细的无髓和有髓纤维组成，这些纤维进入脊髓上升或下降1~2节，在胶状质背外侧聚成背外侧束，从此束发出侧支或终支进入后角。后根外侧部的细纤维主要传导痛觉、温度觉和内脏感觉信息。内侧部的粗纤维主要传导本体感觉和精细触觉。

（1）上行传导束（又称感觉传导束）：包括薄束与楔束，脊髓小脑束和脊髓丘脑束。

①薄束与楔束：位于后索，薄束在后正中沟的两侧，楔束在其外侧。此二束由脊神经节假单极神经元的中枢突经后根进入同侧后索上升而成。第4胸节以下的纤维束组成薄束，第6胸节以上的纤维束组成楔束，其功能是向脑传递本体感觉（来自肌、腱和关节等处的位置觉、运动觉和振动觉）和精细触觉（体会物体纹理粗细、辨别两点间距离）。

②脊髓小脑束：

a. 脊髓小脑后束（posterior spinocerebellar tract）：位于外侧索周边的后部，主要起自同侧板层Ⅶ的背核，但也有来自对侧背核经白质前连合交叉过来的少许纤维，上行经小脑下脚终于小脑皮质。由于背核位于胸髓和上腰髓，所以此束仅见于L_2以上脊髓节段。

b. 脊髓小脑前束（anterior spinocerebellar tract）：位于脊髓小脑后束的前方，主要起自腰骶膨大节段板层Ⅴ~Ⅶ层的外侧部，即相当于后角基底部和中间带的外侧部，大部分交叉至对侧上行，小部分在同侧上行，经小脑上脚进入小脑皮质。

此二束传递下肢和躯干下部的非意识性本体感觉和外感觉信息至小脑。后束传递的信息可能与肢体个别肌的精细运动和姿势的协调有关，前束所传递的信息则与整个肢体的运动和姿势有关。

③脊髓丘脑束：可分为脊髓丘脑侧束和脊髓丘脑前束。脊髓丘脑侧束位于外侧索的前半部，并与其邻近的纤维束有重叠，传递由后根细纤维传入的痛、温觉信息。脊髓丘脑前束位于前索，前根纤维的内侧，传递由后根粗纤维传入的粗触觉、压觉信息，有人认为痒觉也通过此束传导。

脊髓丘脑束主要起自脊髓灰质Ⅰ层和Ⅳ～Ⅶ层，纤维经白质前连合越边后在同节或上1～2节的外侧索和前索上行（但脊髓丘脑前束含有少部分不交叉的纤维），当上行至脑干下部时，脊髓丘脑前束加入内侧丘系，而脊髓丘脑侧束纤维自脊髓丘系继续上行，二者均止于背侧丘脑。脊髓丘脑束的纤维在脊髓有明确定位，即来自骶、腰、胸、颈节的纤维，由外向内依次排列。一侧脊髓丘脑束损伤时，损伤平面对侧1～2节以下的区域出现痛、温觉的减退或消失。由于后索传递精细触觉的存在，故脊髓丘脑束损伤后，对触觉影响不大。

（2）下行传导束：又称运动传导束，起自脑的不同部位，直接或间接地止于脊髓前角或侧角。管理骨骼肌的下行纤维束分为锥体系和锥体外系，前者包括皮质脊髓束和皮质核（延髓）束，后者包括红核脊髓束、前庭脊髓束等。

①皮质脊髓束：是最主要的下行纤维束，起自大脑皮质躯体运动区。在脑内下降至延髓时，大部分纤维交叉到对侧脊髓外侧索，形成皮质脊髓侧束，止于同侧脊髓前角，通过脊髓前角控制四肢骨骼肌的随意运动；少部分没交叉的纤维在同侧前索下降，形成皮质脊髓前束，陆续止于胸节段以上的双侧脊髓前角，通过脊髓前角控制躯干骨骼肌的随意运动。

②红核脊髓束：起自中脑红核，纤维交叉至对侧，在脊髓外侧索内下行，至板层Ⅴ～Ⅶ，仅投射至上3个颈髓段。此束对支配屈肌的运动神经元有较强兴奋作用，它与皮质脊髓束一起对肢体远端肌肉运动发挥重要影响。

③前庭脊髓束：起于前庭神经外侧核，在同侧前索外侧部下行，止于灰质板层Ⅷ和部分板层Ⅶ。主要兴奋躯干和肢体的伸肌，在调节身体平衡中起作用。

（四）脊髓的功能

(1) 传导功能。脊髓白质内有大量的上行和下行纤维束，是脑接收外周感觉信息并向外周发送运动指令的重要通道。

(2) 反射功能。脊髓是许多反射活动的低级中枢，如躯体反射（浅反射、深反射）和内脏反射（排尿反射、排便反射）。

脊髓反射是指脊髓固有的反射，其反射弧并不经过脑，但在正常情况下，其反射活动是在脑的控制下进行的。完成反射的结构为脊髓的固有装置，即脊髓灰质、固有束和前、后根。最简单的脊髓反射弧的神经元只包括一个传入神经元和一个传出神经元，组成单突触反射，一般只局限于一个或相邻一个脊髓节内，也称节段内反射。大多数反射弧是由两个以上的神经元组成，其反射称多突触反射，即在传入神经元和传出神经元之间还有中间神经元，其轴突在固有束内上、下行数个脊髓节后，终于前角运动神经元，此种反射称节段间反射。

脊髓反射可分为躯体反射和内脏反射。

躯体反射是指骨骼肌的反射活动，如牵张反射、屈曲反射、浅反射等。

内脏反射是指一些躯体-内脏反射、内脏-内脏反射和内脏-躯体反射，如竖毛反射、膀胱排尿反射、直肠排便反射等。

a. 牵张反射。属于单突触反射，是最常见的一种骨骼肌反射，包括深反射和肌张力反射。

当骨骼肌被拉长时，肌内的感受器（肌梭、高尔基腱器）受到刺激而产生神经冲动，经脊神经后根进入脊髓，兴奋运动神经元，反射性地引起被牵拉的肌肉收缩。临床上常检查的深反射（腱反射）有膝反射、跟腱反射、肱二头肌反射等。

肌张力（肌张力反射）对维持身体的姿势很重要，人体在安静状态下，骨骼肌仍不完全松弛，始终有部分肌纤维轮流收缩，使肌肉保持一定的紧张度。它受 γ-反射袢的影响，即一些下行纤维束（如网状脊髓束、前庭脊髓束等）可兴奋 γ 运动神经元，引起梭内肌纤维收缩，从而兴奋肌梭感受器，肌梭兴奋就会通过牵张反射弧的通路兴奋运动神经元，使相应骨骼肌（梭外肌）收缩。

b. 屈曲反射。是一种保护性反射，属于多突触反射。如当肢体某处皮肤受到伤害性刺激时会迅速缩回肢体即属此种反射。屈曲反射径路至少要有3个神经元参加，即皮肤的信息经后根传入脊髓后角，再经中间神经元传递给前角的 α 运动神经元，α 运动神经元兴奋，引起骨骼肌收缩。由于肢体收缩要涉及成群的肌肉，故受到兴奋的 α 运动神经元常常是多节段的。

（五）脊髓损伤表现

（1）脊髓全横断。脊髓突然完全横断后，横断平面以下全部感觉和运动丧失，反射消失，处于无反射状态，称为脊髓休克。数周至数月后，各种反射可逐渐恢复，但由于传导束很难再生，脊髓又失去了脑的易化和抑制作用，因此恢复后的深反射和肌张力比正常时高，离断平面以下的感觉和运动不能恢复。

（2）脊髓半横断。可引起损伤平面以下出现布朗-色夸综合征（Brown-Sequard syndrome)。即伤侧平面以下位置觉、振动觉和精细触觉丧失，同侧肢体硬瘫，损伤平面以下的对侧身体痛、温觉丧失。

（3）脊髓前角受损。主要伤及前角运动神经元，表现为这些细胞所支配的骨骼肌呈弛缓性瘫痪，肌张力低下，腱反射消失，肌萎缩，无病理反射，但感觉无异常。如脊髓灰质炎（小儿麻痹症）患者。

（4）中央灰质周围病变。若病变侵犯了白质前连合，则阻断了脊髓丘脑束在此的交叉纤维，引起相应部位的痛、温觉消失，而本体感觉和精细触觉无障碍（因后索完好）。这种现象称感觉分离，如脊髓空洞症或髓内肿瘤患者。

二、脑

脑位于颅腔内，新鲜时质地柔软。成人脑平均重约1400 g，由下而上分为脑干、小脑、间脑和端脑4个部分（见图11-10）。脑内有腔隙存在，称为脑室。

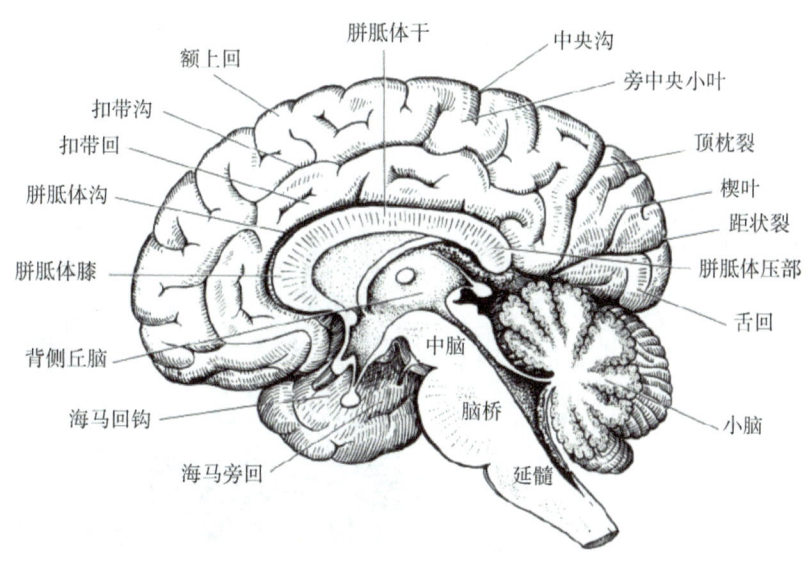

图11-10　大脑正中矢状切面

知识拓展

大脑是人体的"司令部"，用脑过度大脑会感到疲劳，长期不用大脑也会"生锈"。那么，如何保持大脑的健康状态？一般来说，过度用脑或不用大脑都不利于大脑的健康，大脑和身体一样，也会出现"亚健康"的状态，常用常新可让大脑焕发活力。

脑神经共有12对，除嗅神经（Ⅰ）和视神经（Ⅱ）分别连于端脑和间脑外，其余10对都和脑干相连。与中脑相连的是：大脑脚的内侧连有动眼神经（Ⅲ），下丘的下方连有滑车神经（Ⅳ）。与脑桥相连的是：脑桥腹侧连有三叉神经（Ⅴ），脑桥下缘由内向外依次连有展神经（Ⅵ）、面神经（Ⅶ）和前庭蜗神经（Ⅷ）。与延髓相连的是：腹外侧部自上而下依次连有舌咽神经（Ⅸ）、迷走神经（Ⅹ）和副神经（Ⅺ），锥体的外侧连有舌下神经（Ⅻ）。

（一）脑干

脑干位于颅后窝、枕骨大孔的前上方。脑干下连脊髓，上接间脑，后邻小脑，自下而上由延髓、脑桥和中脑组成（表11-1）。

表11-1 脑干组成

	腹侧面	背侧面	相连脑神经
延髓	前正中裂、锥体交叉、锥体、橄榄	位于菱形窝的下半部，后正中沟、薄束结节、楔束结节、小脑下脚（绳状体）	Ⅸ、Ⅹ、Ⅺ（后外侧沟） Ⅻ（前外侧沟）
脑桥	基底部、基底沟、小脑中脚（桥臂）	位于菱形窝的上半部，小脑上脚（结合臂）、上髓帆	Ⅴ（桥臂） Ⅵ、Ⅶ、Ⅷ（延髓脑桥沟）
中脑	大脑脚、脚间窝	上丘、上丘臂、下丘、下丘臂	Ⅲ（脚间窝） Ⅳ（下丘下方）

1. 脑干的外形

脑干的外形见图11-11。

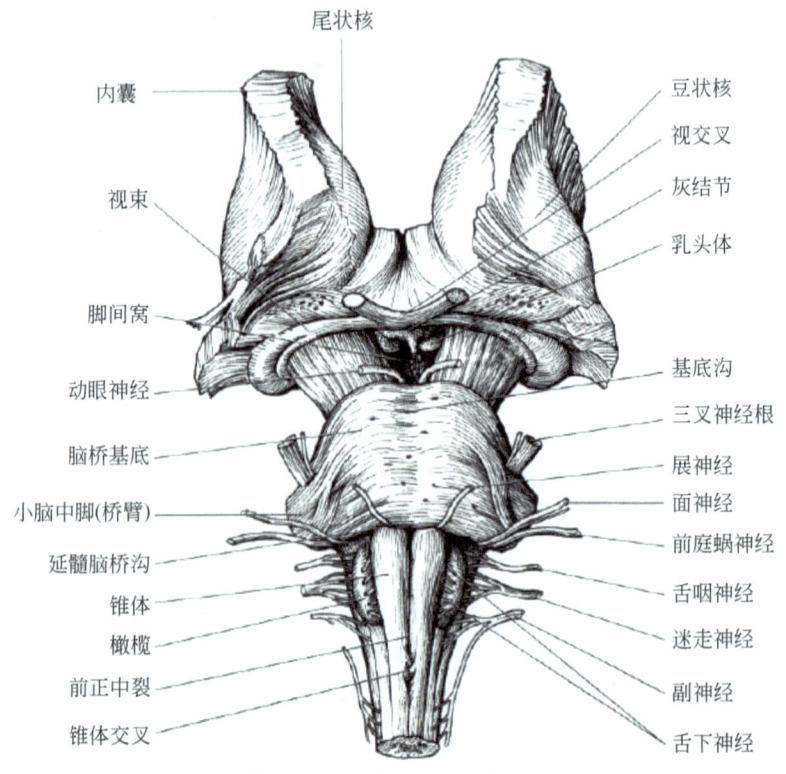

图11-11 脑干外形（背侧面）

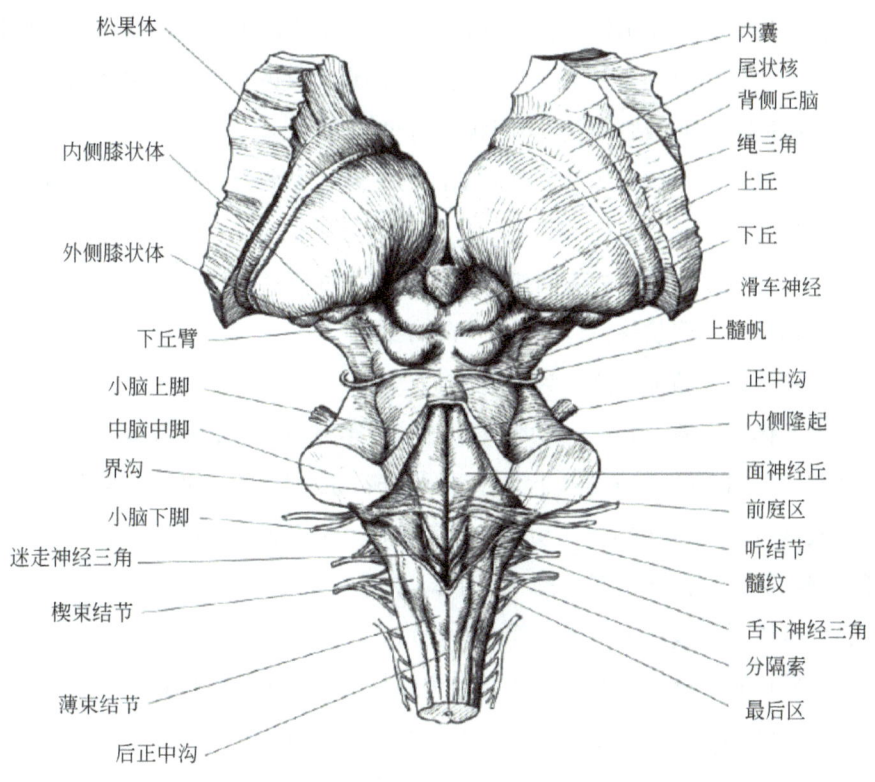

图11-11 脑干外形(背腹面)(续)

(1) 脑干腹侧面。延髓下窄上宽,下连脊髓,上方有一横沟与脑桥分界。前正中裂两侧各有一纵行隆起,称锥体,内有皮质脊髓束通过。皮质脊髓束的大部分纤维在锥体下方左、右交叉,形成锥体交叉。脑桥的腹面膨隆,称脑桥基底部,向两侧逐渐缩细成小脑中脚,连接小脑。中脑的腹面有一对柱状隆起,称大脑脚,两侧大脑脚之间的凹陷称脚间窝。

(2) 脑干背侧面。在延髓背面的下部,后正中沟两侧有两对小隆起,内侧的称薄束结节,外侧的称楔束结节,其深面有薄束核和楔束核。延髓背面的上部与脑桥的背面共同构成菱形窝(第四脑室底)。中脑背面有两对圆形隆起,上方的一对称上丘,是视觉反射的中枢;下方的一对称下丘,是听觉反射的中枢。

2. 脑干的内部结构

脑干的内部结构在不少方面仍保留脊髓的一般结构,如都有灰质和白质以及许多上行及下行纤维穿过其间。但脑干与脊髓相比还有许多特点:①出现了第Ⅲ~Ⅻ对脑神经核,有感觉的,也有运动的。②出现了许多运动及感觉的中转核,如红核接受大脑皮层来的纤维,并发出纤维投射到脊髓,控制运动,属于运动性中转核。薄束核、楔束核接受脊髓背侧索来的传入纤维，又发出纤维投射到丘脑，属于感觉性中转核。③由于大脑和小脑的不断发展，两者之间经过脑干的联系也在发展，特别明显的是脑桥的基底部，它是大脑-脑桥-小脑通路的重要中转站。④脑干网状结构的出现。

脑干内的神经核，按照纤维联系和功能的不同，可分为脑神经核、中继核（非脑神经核）和网状核。

脑神经核：直接与第Ⅲ~Ⅻ对脑神经相连；中继核：经过脑干的上、下行纤维束在此进行中继换神经元；网状核：位于脑干网状结构中。

（1）脑神经核。脑神经团分为以下7种：

①一般躯体运动核（4对）：动眼神经核、滑车神经核、展神经核、舌下神经核。

②特殊内脏运动核（4对）：三叉神经运动核、面神经核、疑核、副神经核。

③一般内脏运动核（4对）：动眼神经副核、上泌涎核、下泌涎核、迷走神经背核。

④一般内脏感觉核（1对）：孤束核下部。

⑤特殊内脏感觉核：孤束核上部（头段）。

⑥一般躯体感觉核（3对）：三叉神经中脑核、三叉神经脑桥核、三叉神经脊束核。

⑦特殊躯体感觉核（2对）：前庭神经核和蜗神经核。

各脑神经核的名称、分类、位置和功能见表11-2。

表11-2 各脑神经核的名称、分类、位置和功能

性质	脑神经核名称	位置	功能
躯体运动核	动眼神经核	中脑	支配上直肌、下直肌、内直肌、下斜肌和上睑提肌运动
	滑车神经核	中脑	支配上斜肌运动
	展神经核	脑桥	支配外直肌运动
	舌下神经核	延髓	支配舌肌运动
内脏运动核	面神经核	脑桥	支配面肌运动
	三叉神经运动核	脑桥	支配咀嚼肌运动
	疑核	延髓	支配咽喉肌运动
	副神经核	颈髓上颈髓	支配胸锁乳突肌运动
	动眼神经副核	中脑	支配睫状肌和瞳孔括约肌运动
	上泌涎核	脑桥	支配泪腺、下颌下腺和下腺分泌
	下泌涎核	延髓	支配腮腺分泌
	迷走神经背核	延髓	支配胸腹腔器官平滑肌、心肌的活动和腺体的分泌
躯体感觉	三叉神经中脑核	中脑	接受面肌和咀嚼肌的本体觉
	三叉神经脑桥核	脑桥	接受头面部皮肤、黏膜的一般感觉
	三叉神经脊束核	脑桥和延髓	
	前庭神经核	脑桥	接受内耳的平衡觉
	蜗神经核	脑桥	接受内耳的听觉
内脏感觉核	孤束核	延髓	接受味觉和大部分胸、腹腔器官的一般内脏感觉

脑神经核模式图见图11-12。

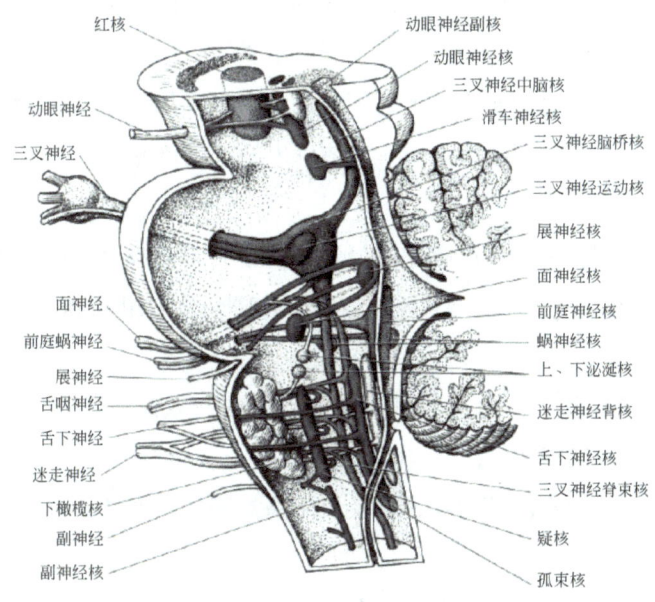

图11-12　脑神经核模式（内侧面观）

（2）中继核（非脑神经核）。纤维束主要是长的上、下行纤维束（图11-13）。

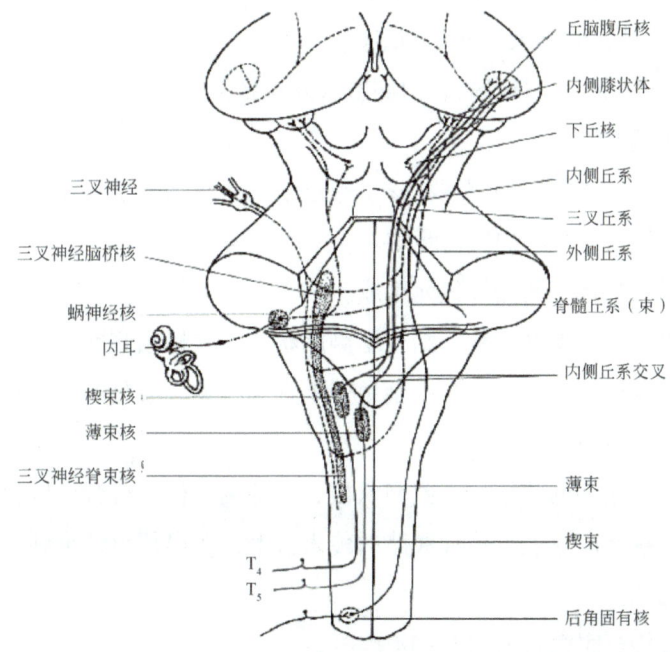

图11-13　脑干内四个长上行传导束模式

①内侧丘系：

构成：由对侧薄束核和楔束核发出的二级感觉纤维，经内侧丘系交叉后形成，向上经脑干终于丘脑腹后外侧核。

功能：内侧丘系传递对侧躯干和上、下肢的意识性本体感觉和精细触觉。其中薄束核发出的纤维传递躯干下部和下肢感觉；楔束核发出的纤维传递躯干上部和上肢感觉。

②脊髓丘系：

构成：是脊髓丘脑侧束和脊髓丘脑前束的延续，两者在脑干内逐渐靠近，又称脊髓丘脑束。

功能：脊髓丘脑束终于丘脑腹后外侧核，传递对侧躯干与四肢的痛、温觉和粗略触压觉。

③三叉丘系：

构成：又称三叉丘脑束，由对侧三叉神经脊束核和双侧三叉神经脑桥核（主要为对侧）发出的二级感觉纤维组成。

功能：该束传导对侧头面部皮肤、牙及口、鼻黏膜的痛温觉，也传递双侧同区域的触压觉。

④锥体束：为大脑皮质发出支配骨骼肌运动的下行纤维束，部分纤维陆续止于脑神经躯体运动核，称皮质核束；部分继续下降至脊髓，称皮质脊髓束。

（3）脑干网状结构。在中脑导水管周围灰质、第四脑室室底灰质和延髓中央灰质的腹外侧，脑干被盖的广大区域内，除了明显的脑神经核、中继核和长的纤维束外，尚有神经纤维纵横交织成网状，其间散在有大小不等的神经细胞团块结构，称脑干网状结构。

3. 脑干网状结构的分区、核团和组成

（1）分区：外侧区（联络区），内侧区（效应区）。

（2）核团和组成：

①向小脑投射的核群：外侧网状核、旁正中网状核和脑桥被盖网状核，中继脊髓、大脑皮质、前庭神经核到小脑的传入纤维。

②中缝核群：5-羟色胺能神经元组成。

③内侧核群：巨细胞网状核、脑桥尾侧网状核、脑桥颅侧网状核；接受外侧核群、脊神经核脑神经感觉核的传入，接受中脑顶盖视觉和听觉、嗅脑的嗅觉；发出上、下行传出纤维；是脑干网状结构的效应区。

④外侧核群：腹侧网状核、背侧网状核、小脑网状核、臂旁内侧核、臂旁外侧核、脑桥被盖网状核；接受广泛上行传导通路的传入投射；发出传出纤维到达内侧核群，是脑干网状结构的感觉区。

脑干网状结构核团模式见图11-14。

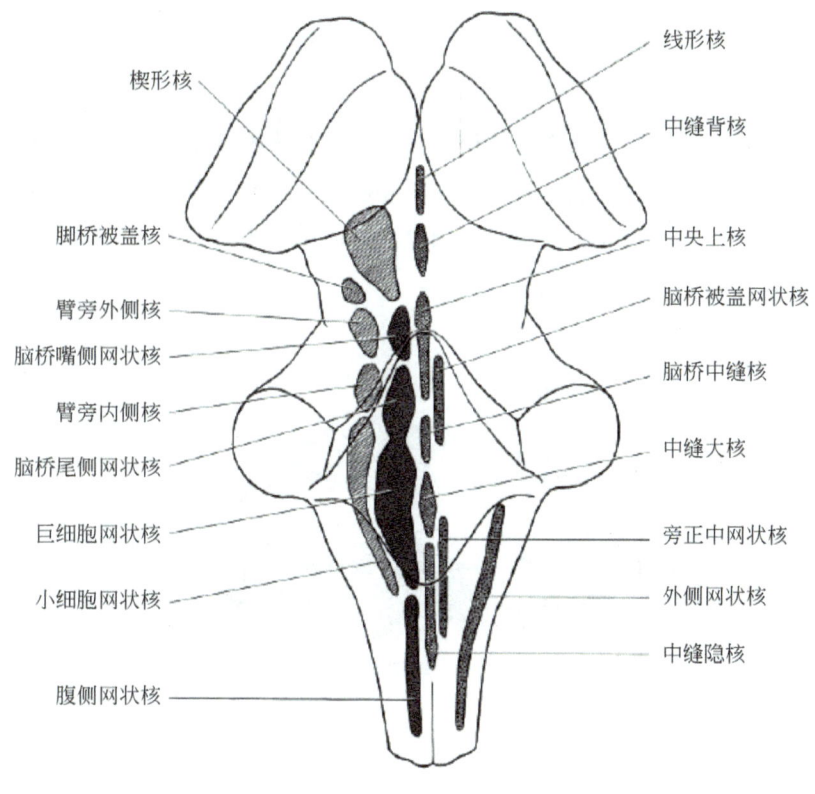

图 11-14　脑干网状结构核团模式

4. 脑干网状结构的主要功能

（1）上行网状激动系统：各种感觉通路进入脑干网状结构外侧核群，中继后达内侧核群，或直接进入内侧核群，再由此发出上行纤维终止于背侧丘脑非特异性核团，转化为非特异性信息广泛地投射到大脑皮质，统称为上行网状激动系统。

（2）调节肌张力：网状脊髓束，中脑和脑桥的网状结构可兴奋脊髓前角的α和γ运动神经元，延髓的网状结构可抑制脊髓前角的γ神经元。

（3）调节内脏运动：呼吸中枢、心血管运动中枢、血压调节中枢、呕吐中枢等，与迷走神经背核、疑核和孤束核联系，参与胃肠、呼吸、心血管、血压和化学感受器的反射活动。

（4）参与睡眠的发生：中缝核上行投射至间脑、基底神经节和大脑皮质的广泛区域，抑制大脑皮质活动。

（5）抑制痛觉传递：脑干网状结构发出下行纤维至脊髓后角或脊髓胸段侧角，调节痛觉传递和调节心血管运动。

（二）小脑

1. 小脑的外形与分部（区）

小脑位于大脑半球后方，覆盖在脑桥及延髓之上，横跨在中脑和延髓之间，后外缘邻接横窦、乙状窦及乳突小房。它由胚胎早期的菱脑分化而来，小脑通过它与大脑、脑干和脊髓之间丰富的传入和传出联系，参与躯体平衡和肌肉张力（肌紧张）的调节，以及随意运动的协调，小脑的外形见图11-15。

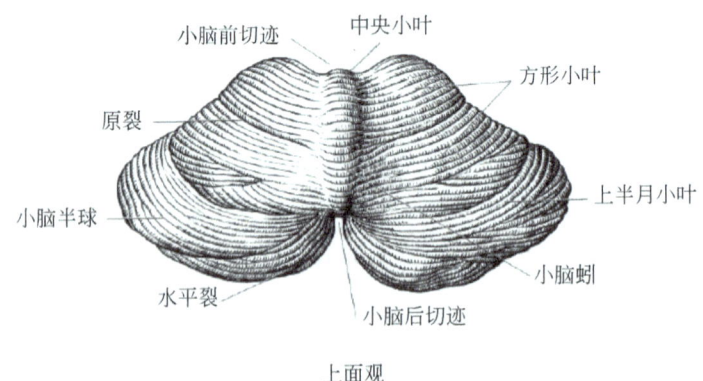

上面观

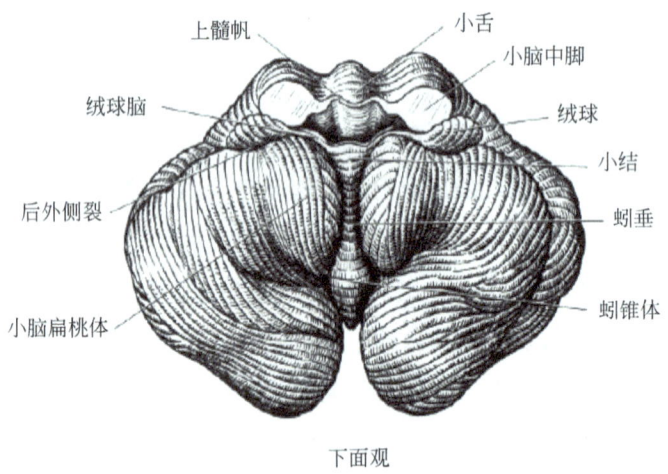

下面观

图11-15 小脑的外形

前下方与脑干之间，借3对小脑脚相连：小脑中脚、小脑下脚主要起自脊髓和下橄榄核，在小脑中脚的内侧进入小脑；小脑上脚大部分由小脑的传出纤维构成，经中脚前内侧潜入脑桥上部的背面。小脑中间比较狭窄的部位，称小脑蚓；两侧膨大的部分，称小脑半球（cerebellar hemisphere）。小脑的上面平坦，小脑蚓与半球相互移行；下面中部凹陷，小脑蚓与半球之间有纵沟分隔。小脑表面有两条深沟将小脑分为3个叶：在小脑上面的原裂前叶和后叶。在小脑下面，后叶与绒球小结叶之间，借后外侧裂分界。前叶和后叶合称为小脑体，构成小脑的主体，各自又分成若干小叶。

在蚓垂两旁，部分靠近延髓背面的小脑半球向下膨隆，称小脑扁桃体。当颅脑外伤、颅内血肿等病变，引起颅内压过高时，该部会嵌入枕骨大孔，形成小脑扁桃体疝，从而使延髓受压，导致呼吸、循环障碍，危及生命。根据传入纤维的不同来源，可将小脑皮质及其相关联的小脑核划分如下。

（1）脊髓小脑（旧小脑）：由小脑蚓和半球中间部及相关的顶核与中间核构成。

（2）大脑小脑（新小脑）：由小脑半球外侧部及相关的齿状核构成。

（3）前庭小脑（古小脑）：由绒球小结叶及相关的前庭神经核构成。

小脑的分叶见图11-16。

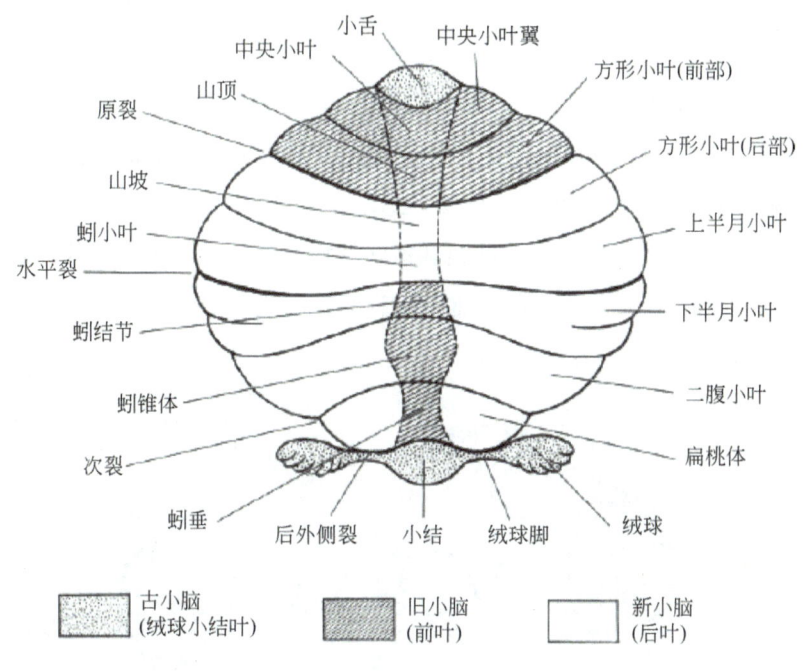

图11-16　小脑的分区示意

小脑的功能分区（图11-17）也与小脑的种系发生密切相关。绒球小结叶在进化上出现最早，称为原小脑，主要与前庭神经核及前庭神经联系。小脑蚓和半球中间部共同组成旧小脑，主要接受来自脊髓的信息。小脑半球外侧部在进化中出现最晚，其出现与大脑皮质的发展有关，为新小脑，接受大脑皮质经由脑桥核转达的信息。

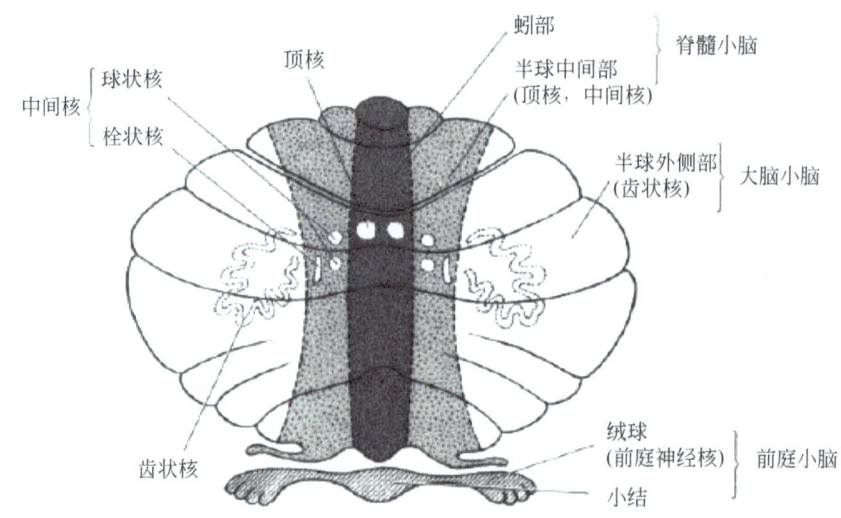

图11-17 小脑的功能分区示意

2. 小脑的内部结构

小脑核有4对,为埋于小脑髓体内的灰质团。最大的为齿状核,在小脑半球内;在齿状核的内侧,有栓状核、球状核、顶核。球状核和栓状核合称为中间核(见图11-18)。齿状核接受新小脑皮质的纤维,栓状核和球状核接受新、旧小脑皮质的纤维,顶核接受古小脑皮质的纤维和前庭神经核来的纤维。小脑的纤维联系主要有:

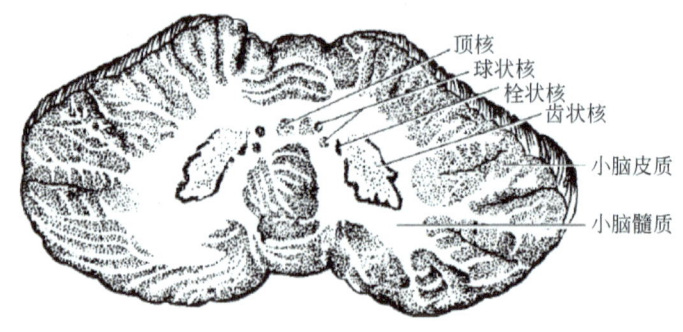

图11-18 小脑的内部结构

(1)传入纤维。

①前庭小脑束:来自前庭神经核和前庭神经,经小脑下脚入古小脑,止于古小脑皮质。

②脊髓小脑束:脊髓小脑前束绕小脑上脚、脊髓小脑后束经小脑下脚入古小脑,止于

旧小脑皮质。

③脑桥小脑束：起自对侧的脑桥核，纤维交叉后经小脑中脚入新小脑，止于新小脑皮质。

(2) 传出纤维。主要由齿状核发出，经小脑上脚入中脑，在下丘水平，左、右纤维交叉，一部分终止于对侧红核，一部分终止于对侧丘脑腹外侧核等。

3. 小脑功能

小脑是一个与运动调节有关的中枢，其主要功能是：维持身体平衡、调节肌张力、协调随意运动。

（三）间脑

间脑（见图11-19）位于两大脑半球之间，下接中脑，除腹侧面的一部分露于表面以外，其他部分都被大脑半球所掩盖。在间脑中央有一矢状裂隙为第三脑室。间脑分为背侧丘脑、下丘脑、上丘脑和后丘脑等几部分。

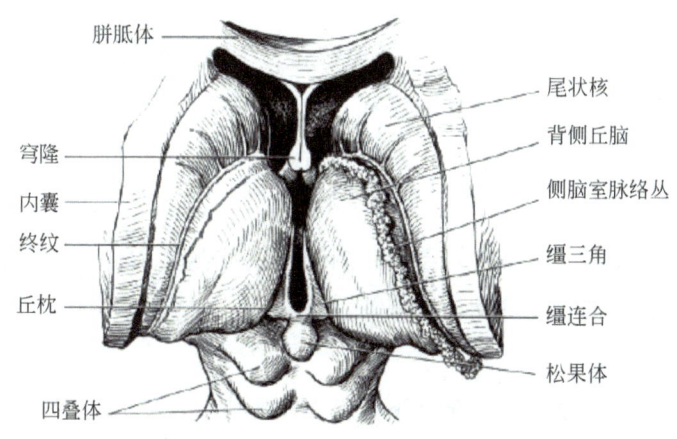

图11-19 间脑背面观

1. 背侧丘脑

背侧丘脑又称丘脑，是间脑背侧的一对卵圆形灰质团块借丘脑间黏合连接而成，前端突出称丘脑前结节，后端膨大称丘脑枕，外邻内囊，内邻第三脑室。丘脑的下方有下丘脑沟与下丘脑分界。在人类，丘脑为皮质下感觉中枢，能感受到粗糙的感觉和愉快或不愉快的情绪。

2. 下丘脑

位于背侧丘脑的下方。下丘脑底面由前向后可见视交叉、灰结节和乳头体（见图11-20）。灰结节向下移行为漏斗，其末端连有垂体。下丘脑是神经内分泌中心，是内脏活动的高级中枢，对机体体温、摄食、生殖、水盐平衡和内分泌活动等进行广泛调节。

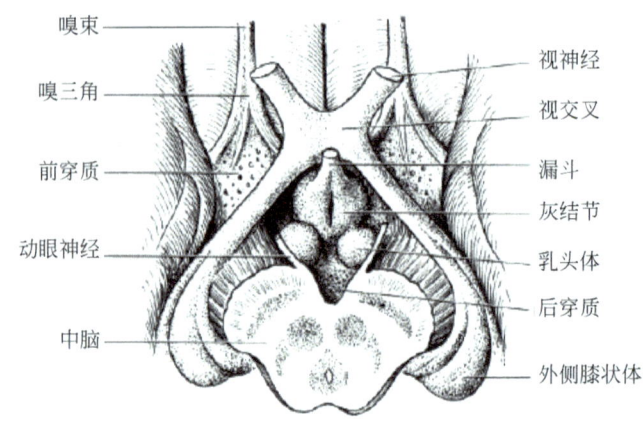

图11-20　下丘脑（下面观）

3. 上丘脑

位于第三脑室顶部周围，主要包括丘脑髓纹、缰三角和松果体。松果体前方有缰连合，后方有后连合。松果体为一内分泌腺，成年后不断有钙盐沉着，常在X线片上见到钙化点。

4. 后丘脑

位于丘脑枕的下外方，有一对隆起，内侧的称内侧膝状体，与听觉冲动传导有关；外侧的称外侧膝状体，与视觉冲动传导有关。

5. 第三脑室

第三脑室是位于两侧背侧丘脑和下丘脑之间的狭窄裂隙。向两侧借室间孔连通端脑内的左、右侧脑室，后借中脑水管与第四脑室相通。第三脑室内有中间块横过。第三脑室的顶由脉络组织构成，其脉络丛呈左右两排下垂，经室间孔向两侧连接左右侧脑室脉络丛。第三脑室的底由视交叉、灰结节、漏斗和乳头体组成。

（四）端脑

端脑与间脑同自前脑发展而来，端脑是脑的最高级部位，由两侧大脑半球借胼胝体连接而成。人类端脑的皮质重演种系发生的次序，分为原皮质、旧皮质和新皮质。原皮质和旧皮质与嗅觉和内脏活动有关；新皮质高度发展，占大脑半球皮质的96%以上，成为机体各种生命活动的最高调节器，而将原皮质和旧皮质推向半球的内侧面下部和下面，构成边缘叶。

1. 端脑的外形和分叶

在两侧大脑半球之间有大脑纵裂将其分开，纵裂的底为胼胝体。在大脑与小脑之间有大脑横裂隔开。由于大脑半球皮质的各部分发育不平衡，在半球表面出现许多隆起的脑回和深陷的脑沟，脑回和脑沟是对大脑半球进行分叶和定位的重要标志。每侧半球以3条恒定的沟分为5叶：外侧沟起于半球下面，行向后上方，至上外侧面；中央沟起于半球上缘中点稍后方，斜向前下方，下端与外侧沟隔一脑回，上端延伸至半球内侧面；顶枕沟位于半球内侧面后部，自下向上。在外侧沟上方和中央沟以前的部分为额叶；外侧沟以下的部分为颞叶；枕叶位于半球后部，其前界在内侧面为顶枕沟，在上外侧面的界线是自顶枕沟至枕前切迹（在枕叶后端前方约4 cm处）的连线；顶叶为外侧沟上方、中央沟后方、枕叶以前的部分；岛叶呈三角形岛状，位于外侧沟深面，被额、顶、颞叶所掩盖。大脑半球的分叶见图11-21。

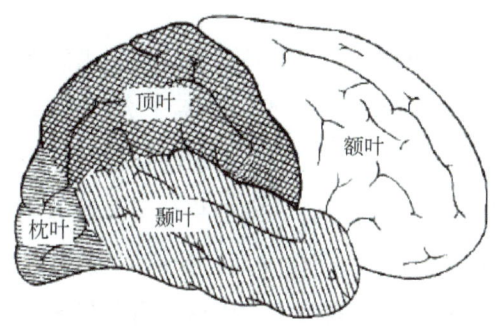

图11-21　大脑半球的分叶

在半球背外侧面，中央沟的前方，有与之平行的中央前沟，中央沟与中央前沟之间为中央前回。自中央前沟向前，有两条与半球上缘平行的沟，为额上沟和额下沟，是额上回、额中回和额下回的分界线。在中央沟后方，有与之平行的中央后沟，此沟与中央沟之间为中央后回。在中央后沟后方，有一条与半球上缘平行的顶内沟。顶内沟的上方为顶上小叶，下方为顶下小叶。顶下小叶又分为包绕外侧沟后端的缘上回和围绕颞上沟末端的角回。在外侧沟的下方，有与之平行的颞上沟和颞下沟。颞上沟的上方为颞上回，内有几条短的颞横回。颞上沟与颞下沟之间为颞中回。颞下沟的下方为颞下回。大脑半球上外侧面见图11-22。

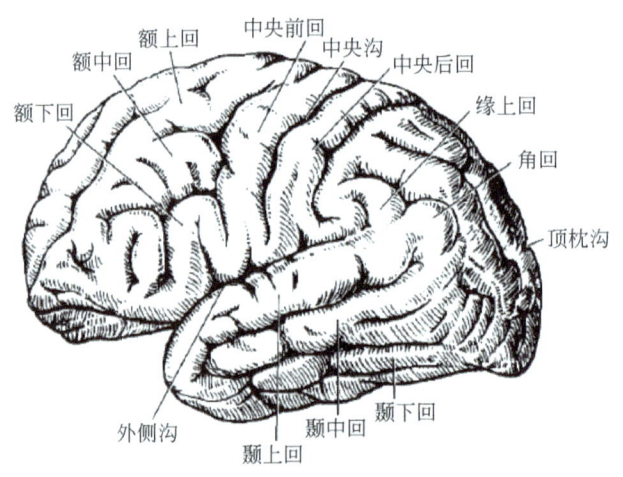

图 11-22　大脑半球上外侧面

在半球的内侧面，自中央前、后回背外侧面延伸到内侧面的部分为中央旁小叶。在中部有前后方向上略呈弓形的胼胝体。在胼胝体后下方，有呈弓形的距状沟向后至枕叶后端，此沟中部与顶枕沟相连。距状沟与顶枕沟之间称楔叶，距状沟下方为舌回。在胼胝体背面有胼胝体沟，此沟绕过胼胝体后方，向前移行于海马沟。在胼胝体沟上方，有与之平行的扣带沟，此沟末端转向背方，称边缘支。扣带沟与胼胝体沟之间为扣带回。在半球底面，额叶内有纵行的嗅束，其前端膨大为嗅球，后者与嗅神经相连。嗅束向后扩大为嗅三角。嗅三角与视束之间为前穿质，内有许多小血管穿入脑实质内。颞叶下方有与半球下缘平行的枕颞沟，在此沟内侧并与之平行的为侧副沟，侧副沟的内侧为海马旁回（又称海马回），后者的前端弯曲，称钩。在海马旁回的内侧为海马沟，在沟的上方有呈锯齿状的窄条皮质，称齿状回。从内面看，在齿状回的外侧，侧脑室下角底壁上有一弓形隆起，称海马，海马和齿状回构成海马结构。此外，在半球的内侧面可见位于胼胝体周围和侧脑室下角底壁的一圈弧形结构：隔区（包括胼胝体下区和终板旁回）、扣带回、海马旁回、海马和齿状回等，它们属于原皮质和旧皮质，共同构成边缘叶。边缘叶是根据进化和功能区分的，参与边缘叶的结构有的属于上述5个脑叶的一部分（如海马旁回、海马和齿状回属于颞叶）；有的则独立于上述5个脑叶之外（如扣带回）。额叶的功能与躯体运动、发音、语言及高级思维活动有关。顶叶的功能与躯体感觉、味觉、语言等有关。枕叶与视觉信息的整合有关。颞叶与听觉、语言记忆功能有关。岛叶与内脏感觉有关。边缘叶与情绪、行为、内脏活动等有关。大脑半球内侧面见图11-23。

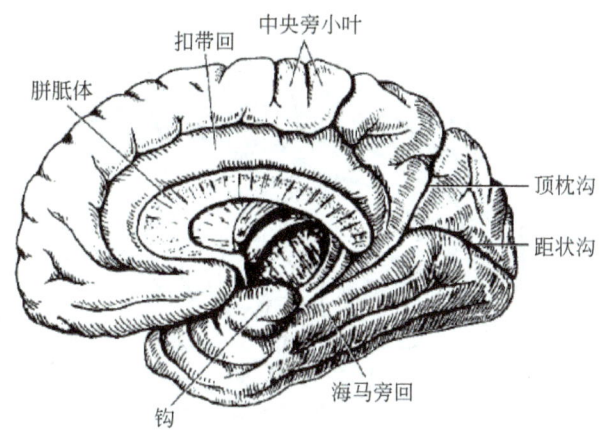

图 11-23 大脑半球内侧面

2. 端脑的内部结构

大脑半球表面被灰质覆盖，称大脑皮质。深面有大量的白质（髓质）。在端脑底部的白质中藏有基底核。端脑的内腔为侧脑室。

（1）大脑皮质：大脑皮质是高级神经活动的物质基础。皮质结构不仅能对传入的各种信息做出简单的反应，而且具有高度分析和综合判断的能力，成为语言和思维活动的物质基础。临床观察和大量的实验研究证明，大脑皮质拥有许多不同的功能区，即神经中枢。（见图 11-24 和图 11-25）。

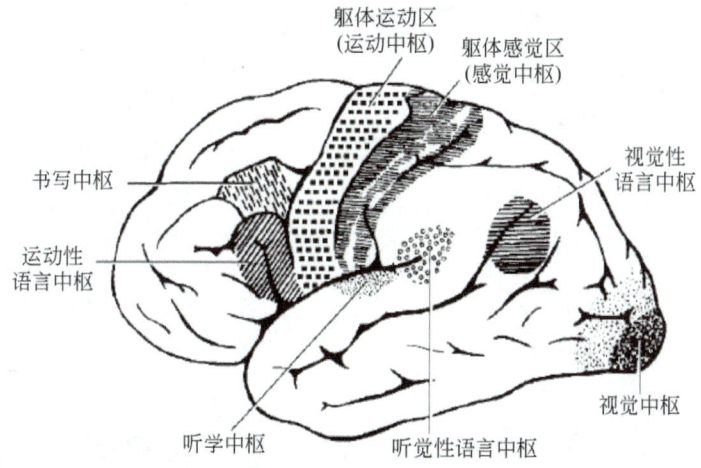

图 11-24 大脑皮质功能区（外侧面）

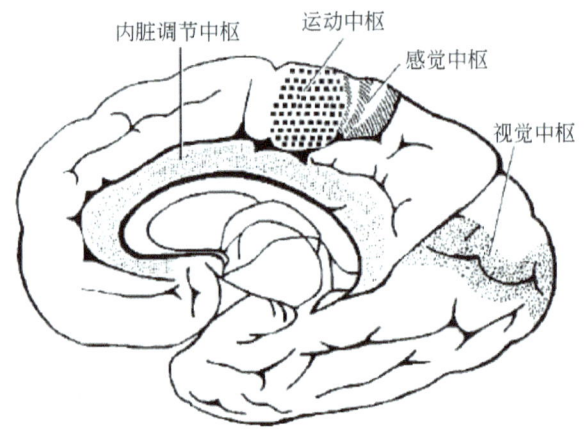

图 11-25　大脑皮质功能区（内侧面）

重要的神经中枢如下。

①躯体运动中枢：位于中央前回和中央旁小叶前部，是管理骨骼肌随意运动的最高级中枢。躯体运动中枢具有以下特点：管理对侧半身骨骼肌运动（眼外肌、上部面肌、咀嚼肌、咽喉肌和部分躯干肌是双侧支配）；身体各部在中枢的投影为倒置的人形（头部为正）；身体各部在皮质代表区的大小与运动的精细、复杂程度有关，图 11-26 为人体各部在躯体运动区定位示意。

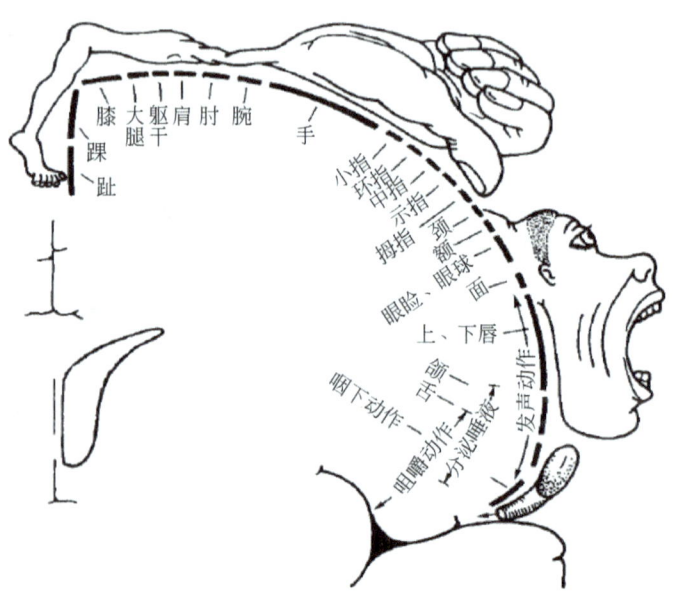

图 11-26　人体各部在躯体运动区定位示意

②躯体感觉中枢：位于中央后回和旁中央小叶后部，接受由背侧丘脑上传的纤维，管理躯体感觉。该中枢的特点是：接受来自对侧半身的浅、深感觉冲动；身体各部在中枢的投影也呈倒置的人形（头部为正）；身体各部在中枢代表区的大小与感觉的灵敏程度有关。

图11-27为人体各部在躯体感觉区定位示意。

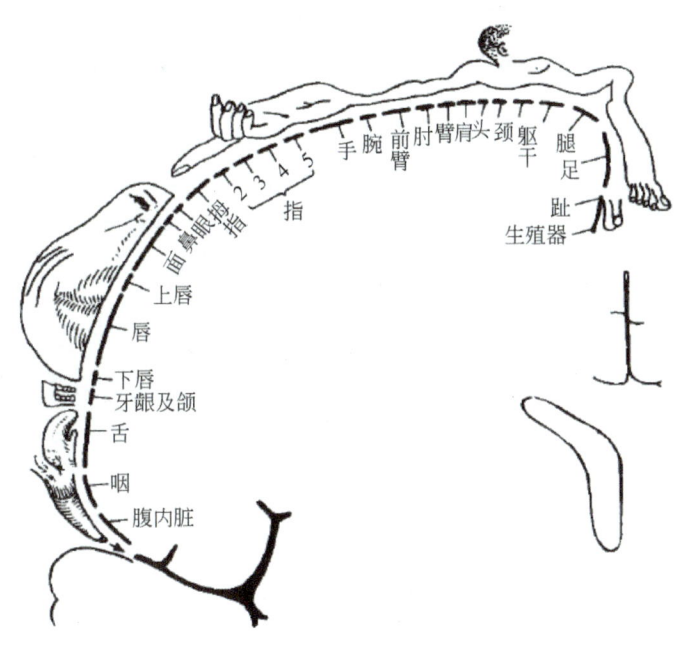

图11-27　人体各部在躯体感觉区定位示意

③视觉中枢：位于枕叶内侧面，距状沟两侧的皮质。一侧视觉中枢接受来自同侧视网膜颞侧半和对侧视网膜鼻侧半的视觉冲动。

④听觉中枢：位于颞叶的颞横回，每侧听觉中枢接受来自双耳的听觉冲动，因此，一侧听觉中枢受损时，不会引起全聋。

⑤语言中枢：是人类大脑皮质所特有的中枢，人类的语言功能表现在听、说、读、写4个方面，说话中枢在额下回后部，书写中枢在额中回后部，听话中枢在缘上回，阅读中枢在角回。语言中枢大多在左侧大脑半球（包括全部善于用右手和部分善于用左手的人）。各语言中枢不是孤立的，彼此之间有着密切的联系，同时还需要听觉中枢、视觉中枢、运动中枢等有关大脑皮质区域的相互配合，才能完成语言功能。

（2）基底核：基底核是埋藏在大脑底部白质内的灰质团块，包括尾状核、豆状核、屏状核和杏仁体基底核与背侧丘脑等（见图11-28）。

①纹状体（corpus striatum）：包括尾状核和豆状核。尾状核（caudate nucleus）呈"C"形弯曲的蝌蚪状，分头、体、尾三部，围绕豆状核和丘脑，伸延于侧脑室前角、中央部和

下角的壁旁。豆状核（lentiform nucleus）位于岛叶深部，在水平切面和额状切面上均呈尖向内侧的楔形，并被两个白质薄板分为三部：外侧部最大，称壳核（putamen）；内侧的两部合称苍白球。尾状核头部与豆状核之间借灰质条索相连，外观呈条纹状，故两者合称纹状体。苍白球在鱼类已有，出现较早，称旧纹状体。尾状核和壳从爬行类才开始出现，故称新纹状体。纹状体是锥体外系的重要组成部分，比锥体系出现早。在哺乳类以下的动物，纹状体是控制运动的最高中枢。在人类，由于大脑皮质的高度发展，纹状体退居从属地位。

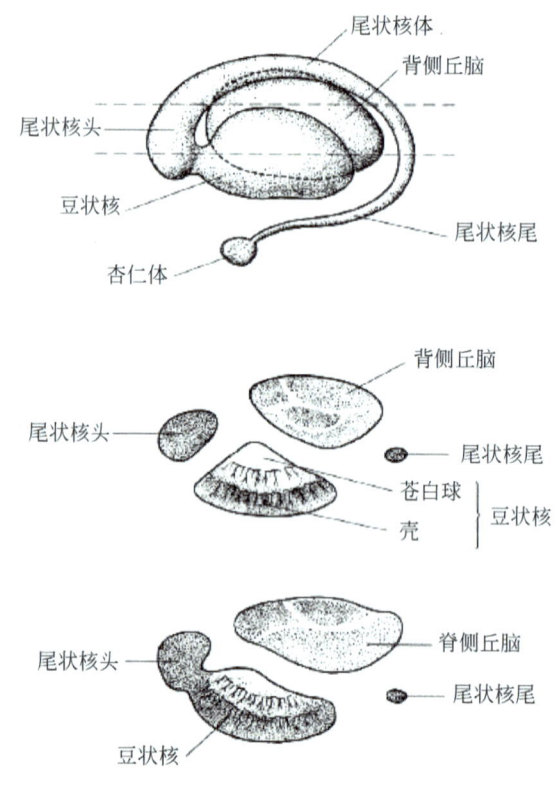

图 11-28　基底核的水平切面

②屏状核（claustrum）：为岛叶与豆状核之间的一薄层灰质，其范围与壳相当。此核的内侧借外囊与壳相隔，外侧借最外囊与岛叶皮质相隔。此核与大脑皮质之间可能有往返联系，其功能尚不明了（见图11-29）。

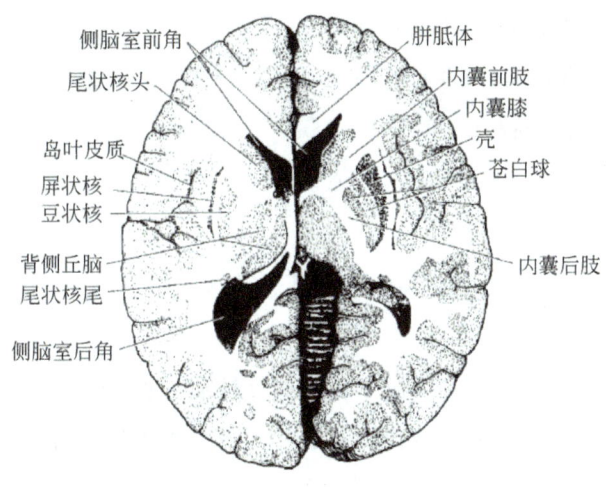

图 11-29 屏状核

(3) 脑室系统：脑室系统是中枢神经系统内的腔隙，由胚胎时期的神经管内腔保留在脑和脊髓内而形成，包括左、右侧脑室，以及第三脑室、中脑水管、第四脑室和脊髓中央管。各脑室都相通，并经第四脑室通蛛网膜下隙。多数脑室内有脉络丛。

①侧脑室：位于大脑半球内，左、右各一。侧脑室的前角深入额叶内，中央部位于顶叶，后角深入枕叶，下角深入颞叶。侧脑室是位于两侧大脑半球内的腔隙，内含脑脊液，可分为四部：中央部位于顶叶内；前角伸入额叶；后角伸入枕叶；下角伸入枕叶。在下角的室底，可见隆起的海马。两侧侧脑室通过室间孔与第三脑室相通，室腔内有脉络丛。

②第三脑室：是位于两侧背侧丘脑及下丘脑之间的矢状裂隙，前上方经室间孔通左、右侧脑室，后下方经中脑水管通第四脑室。

③第四脑室：是位于延髓、脑桥与小脑之间的室腔。菱形窝构成第四脑室的底，顶形如帐篷，朝向小脑。近菱形窝下角处有第四脑室正中孔，菱形窝的两个外侧角附近各有第四脑室外侧孔，它们都与蛛网膜下隙相通。第四脑室向下通脊髓中央管。

知识拓展

侧脑室穿刺术

(1) 诊断性穿刺：

①脑室造影。

②采集脑脊液标本做化验。

③鉴别脑积水的类型（即做脑室和腰椎双室穿刺，用染料测试两者是否相通）。

(2) 治疗性穿刺：

①暂做脑室引流，暂时缓解颅内压，特别对枕大孔疝是一种急救性措施。

②开颅手术时或手术后用以降低颅内压。

③脑室内注入药物以治疗颅内感染（或恶性肿瘤蛛网膜下腔转移，特别是白血病）。

④脑室内有淤血急需清除者。

⑤做脑脊液分流手术，放置各种分流导管。

（4）大脑髓质：大脑髓质又称大脑白质，由大量的神经纤维构成，按纤维走向分为三类：

①连合纤维：是连接左、右大脑半球的横行纤维。胼胝体是最主要的连合纤维。

②联络纤维：是同侧大脑半球内，各脑叶、脑回间相互联系的神经纤维。

③投射纤维：是大脑皮质与皮质下各部之间的上、下行神经纤维，这些纤维大都经过内囊。

（5）内囊：内囊（见图11-30）是由上行感觉纤维束和下行运动纤维束聚集而成的宽厚白质区，位于尾状核、背侧丘脑与豆状核之间。在大脑水平切面上，由前向后分为内囊前肢、内囊膝和内囊后肢三部分。内囊前肢在尾状核与豆状核之间；内囊后肢在背侧丘脑与豆状核之间，内有皮质脊髓束、丘脑皮质束、视辐射和听辐射通过；前、后肢相接的转折处称内囊膝，内有皮质核束通过。

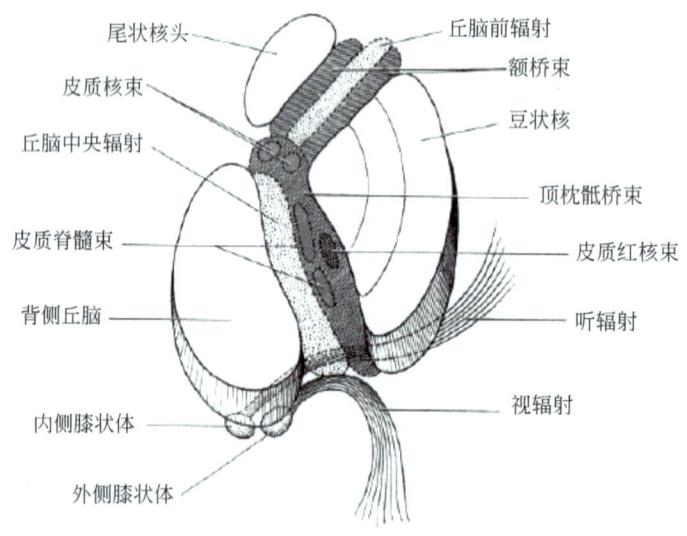

图11-30　内囊的模式（水平切面）

三、脑与脊髓的被膜

脑和脊髓的表面包有三层被膜,由外向内依次为:硬膜、蛛网膜和软膜。

(一)脊髓的被膜

脊髓的被膜见图11-31。

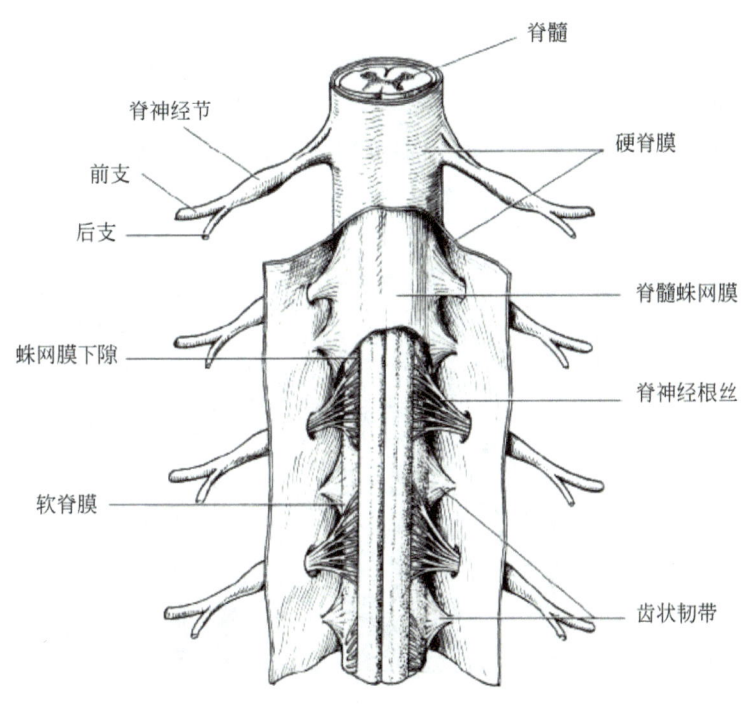

图11-31 脊髓的被膜(后面观)

(1)硬脊膜:厚而坚韧,上端附于枕骨大孔边缘,下部在S_2变细,包裹马尾,末端附于尾骨。

(2)脊髓蛛网膜:为半透明薄膜,于脑蛛网膜相延续。

(3)软脊膜:薄而富有血管,紧贴脊髓表面,在脊髓下端形成终丝;在脊神经前后根之间形成齿状韧带,其尖端附于硬脊膜上,起固定脊髓的作用,还可作为椎管内手术的定位标志。

(4)被膜间的间隙:
①硬膜外隙:
位置:位于硬脊膜与椎管内面骨膜之间。

内容：疏松结缔组织、脂肪、淋巴管和静脉丛，有脊神经根通过。

临床意义：硬膜外麻醉。

②硬膜下隙：硬脊髓和脊髓蛛网膜之间。

③蛛网膜下隙：脊髓蛛网膜与软脊膜之间，腔内充满脑脊液终池：蛛网膜下隙下部，自脊髓下端至S_2水平扩大，内有马尾。

临床意义：成人腰椎穿刺术常在第3、4或第4、5腰椎间进行。

（二）脑的被膜

1. 硬脑膜

硬脑膜由两层合成，特点是与颅盖骨连接疏松，在颅底部与颅骨结合紧密（见图11-32）。

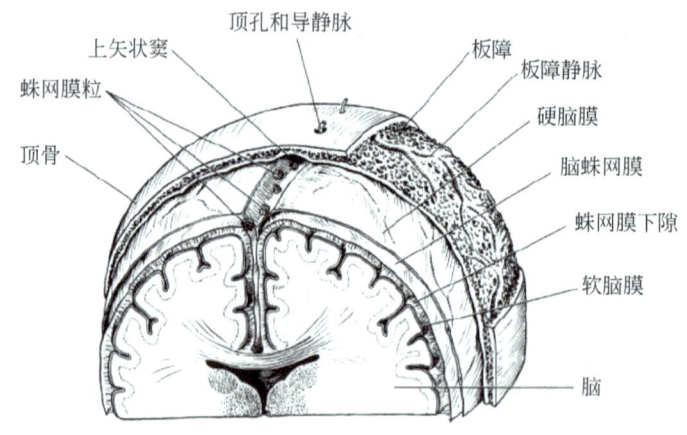

图11-32 脑被膜的冠状切面

(1) 硬脑膜形成的隔：

①大脑镰：伸入两侧大脑半球之间。

②小脑幕：伸入大、小脑之间，其前内侧缘游离形成幕切迹。

③小脑镰：伸入两侧小脑半球之间。

④鞍膈：位于蝶鞍上方，封闭垂体窝，其正中有一小孔有漏斗通过。

(2) 硬脑膜窦（图11-33）：

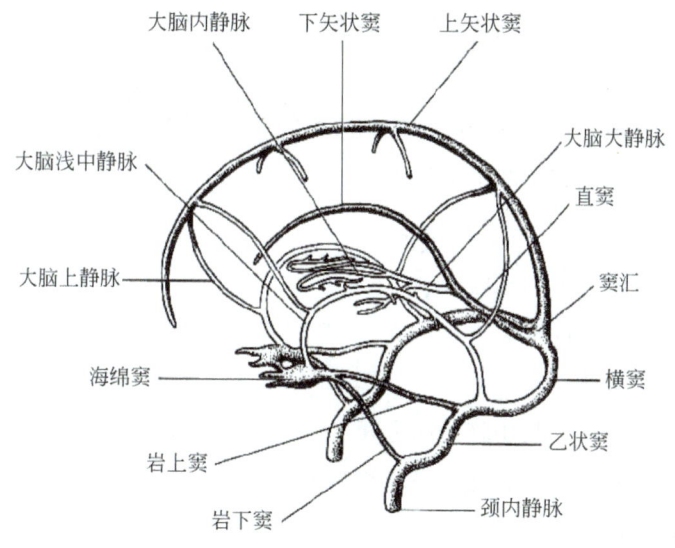

图 11-33 硬脑膜窦

①上矢状窦：位于大脑镰上缘。
②下矢状窦：位于大脑镰下缘。
③直窦：大脑镰与小脑幕相接处，向后通窦汇。
④横窦：枕骨内面横窦沟内。
⑤乙状窦：位于乙状沟内。
⑥海绵窦：蝶鞍两侧，窦内有颈内动脉、展神经通过；窦外侧壁有动眼神经、滑车神经、眼神经和上颌神经通过；借眼静脉与面静脉交通，借卵圆孔静脉与翼丛相交通（见图11-34）。

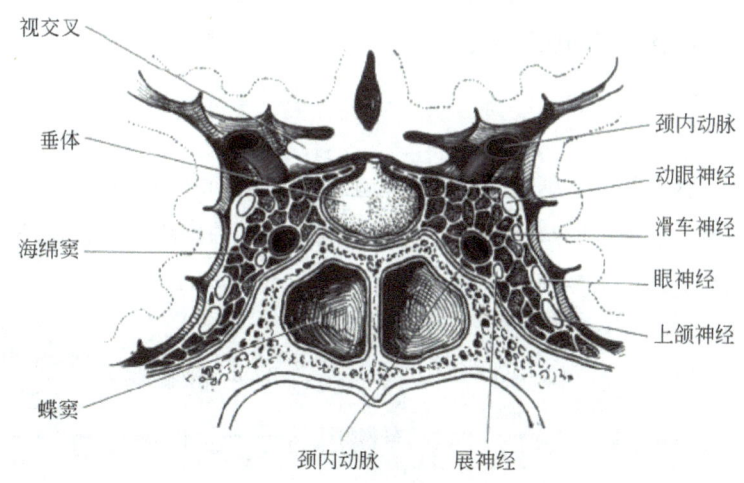

图 11-34 海绵窦额状切面

⑦岩上窦与岩下窦：分别位于颞骨岩部的上缘和后缘。

2. 脑蛛网膜

（1）蛛网膜下隙：位于蛛网膜与软脑膜之间，内充满脑脊液。

蛛网膜下池：蛛网膜下隙扩大处。

①小脑延髓池：小脑与延髓之间。

②脚间池：中脑的两大脑脚之间。

③交叉池：视交叉前方。

④桥池：脑桥腹侧。

⑤上池：胼胝体压部与小脑上面之间。

（2）蛛网膜粒：由蛛网膜在上矢状窦附近突入窦内形成的"菜花状"突起，为脑脊液回流入脑膜窦的结构。

3. 软脑膜

软脑膜薄而富有血管，覆盖于脑的表面并深入沟裂内。

（1）脉络组织：在脑室一定部位，软脑膜及其血管与室管膜上皮共同构成脉络组织。

（2）脉络丛：脉络组织中的血管反复分支成丛，连同其表面的软脑膜和室管膜上皮突入脑室形成脉络丛，产生脑脊液。

四、脑脊液循环

（一）脑脊液的产生

脑脊液是无色透明的液体，在成人总量约 125 mL，充满于各脑室和蛛网膜下隙。脑脊液由各脑室的脉络丛产生。

（二）脑脊液的循环

脑脊液由各脑室的脉络丛产生，先由侧脑室经室间孔到第三脑室，经中脑水管到第四脑室，后经第四脑室正中孔和两外侧孔进入蛛网膜下隙，循环于脑和脊髓周围，最后经蛛网膜粒渗入上矢状窦，回到颈内静脉（图11-35）。

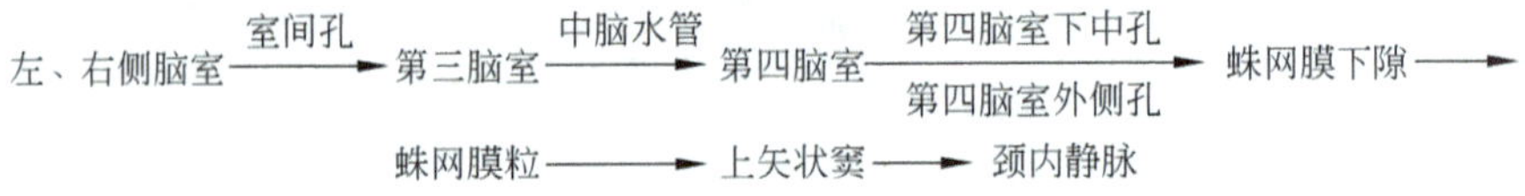

左、右侧脑室 —室间孔→ 第三脑室 —中脑水管→ 第四脑室 —第四脑室下中孔/第四脑室外侧孔→ 蛛网膜下隙 → 蛛网膜粒 → 上矢状窦 → 颈内静脉

图 11-35　脑脊液循环

（三）脑脊液的功能

(1) 运输营养物质及代谢产物。
(2) 缓冲震荡，保护脑和脊髓。
(3) 维持颅内压及脑组织渗透压。

（四）接触脑脊液的神经元系统

接触脑脊液的神经元接受脑脊液的化学和物理刺激，释放神经活性物质至脑脊液，执行感受、分泌和调节的功能。

（五）脑屏障

1. 组成
(1) 血-脑屏障：
位置：血液与脑和脊髓的神经细胞之间。
结构：脑和脊髓内毛细血管内皮细胞无窗孔，紧密连接；毛细血管基膜；胶质膜。
(2) 血-脑脊液屏障：
位置：脑室脉络丛的血液与脑脊液之间。
结构：脉络丛上皮间有闭锁小带相连。
(3) 脑脊液-脑屏障：
位置：脑室和蛛网膜下隙的脑脊液与脑和脊髓的神经细胞之间。
结构：室管膜上皮、软脑膜和软脑膜下胶质膜。
2. 功能
保护脑和脊髓免受内、外环境各种物理、化学因素的影响，维持相对稳定的状态。

五、脑与脊髓的血管

（一）脑的血管

1. 脑的动脉
来源于颈内动脉和椎动脉。颈内动脉的分支供应大脑半球的前2/3和部分间脑；椎动脉的分支供应大脑半球的后1/3、部分间脑、脑干和小脑。供应大脑半球的动脉分为皮质支和中央支，前者营养大脑皮质和髓质的浅层，后者营养髓质深层、基底核和间脑。

2. 脑的静脉
不与动脉伴行，分为浅、深两种。浅静脉位于脑表面，收集大脑皮质和髓质浅层的静脉血，深静脉收集大脑深部的静脉血。两种静脉都注入附近的硬脑膜窦（见图11-36）。

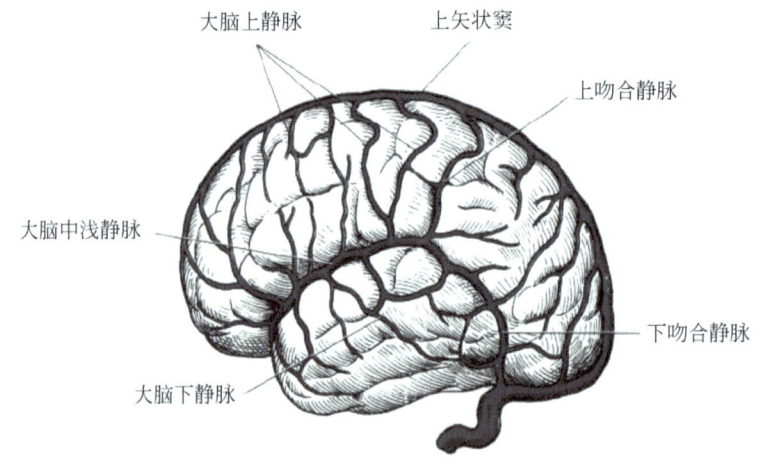

图11-36　大脑浅静脉

（二）脊髓的血管

1. 脊髓的动脉

髓的动脉有两个来源：一是由椎动脉发出的脊髓前、后动脉，二是一些节段性动脉（肋间后动脉和腰动脉）发出的脊髓支（见图11-37）。

脊髓前动脉由两侧椎动脉发出后合成一干，沿脊髓前正中裂下行至脊髓末端；脊髓后动脉为两条，沿脊髓后外侧下行。脊髓前、后动脉在下行过程中不断得到节段性动脉脊髓支的补充，以保证脊髓的血液供应。

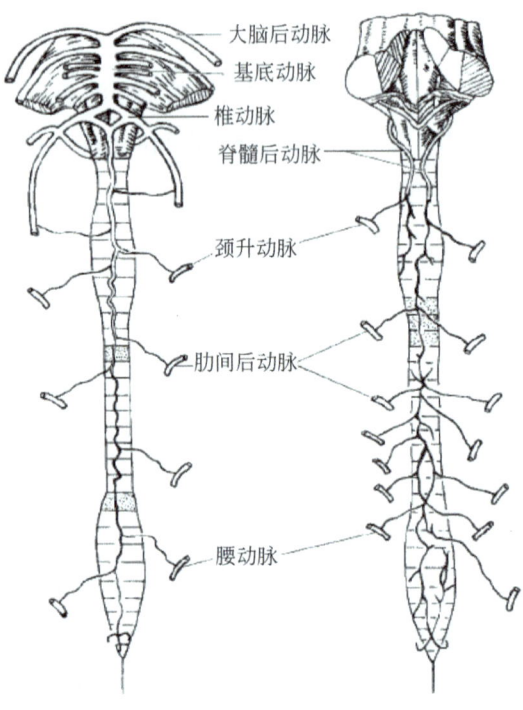

图11-37　脊髓的动脉

2. 脊髓的静脉

脊髓内的小静脉最后汇合成脊髓前、后静脉，经前、后根静脉，最后到达硬膜外隙的椎内静脉丛。

六、脑与脊髓的传导通路

脑和脊髓的传导通路是指大脑皮质与感受器或效应器之间传导神经冲动的通路，由上、下行纤维束构成。身体各部的感受器将各种刺激转变为神经冲动后，由数个神经元逐级传导到大脑皮质的神经通路称感觉（上行）传导路；大脑皮质发出的神经冲动，经数个神经元传导到效应器的神经通路称运动（下行）传导路。

（一）上行（感觉）传导通路

1. 躯干、四肢的意识性深部感觉传导通路

由三级神经元组成。第一级神经元的胞体在脊神经节内，其周围突至躯干和四肢的肌、腱、关节的肌梭、腱梭等深感受器和浅感觉的精细触觉感受器（触觉小体），中枢突入后根至脊髓后索。来自下肢和躯干下部的纤维形成薄束，来自上肢和躯干上部的纤维形成楔束，薄束和楔束上行止于延髓的薄束核和楔束核。第二级神经元为薄束核和楔束核，其轴突形成内弓状纤维，绕过中央管腹侧，在中线上与对侧交叉，为内侧丘系交叉。交叉后的纤维上升称内侧丘系，止于丘脑外侧核（腹后外侧核）。第三级神经元在背侧丘脑，它们发出轴突组成丘脑皮质束，经内囊后肢投射到中央后回的上2/3和中央旁小叶的后部。

2. 躯干、四肢的非意识性深部感觉传导通路

由两级神经元组成。第一级神经元的胞体在脊神经节内，其周围突至肌、腱、关节等深部感受器，中枢突自后根入脊髓后，止于后角的中间内侧核或背核。第二级神经元为后角背核和中间内侧核，其轴突分别组成脊髓小脑后束和脊髓小脑前束，在脊髓中上行至小脑。小脑接受冲动后经锥体外系反射性地调节肌紧张力和协调运动，维持身体的姿势和平衡。

3. 躯干、四肢的浅部感觉传导通路

第一级神经元（假单极神经元）的胞体位于脊神经节内，其周围支构成脊神经的感觉纤维，分布到躯干和四肢皮肤的痛、温度觉感受器；中枢支经后根进入脊髓，上升1~2个脊髓节段后进入脊髓后角，主要终止于后角的固有核。第二级神经元的胞体主要位于固有核内。自固有核发出的轴突经白质前连合交叉至对侧脊髓外侧索和前索，组成脊髓丘脑侧束和脊髓丘脑前束（侧束传导痛温觉，前束传导粗略触觉）。脊髓丘脑束经橄榄核的背

外侧，至脑桥和中脑，走在内侧丘系的外侧；向上终止于背侧丘脑的腹后外侧核。第三级神经元的胞体就在腹后外侧核内，其轴突组成丘脑中央辐射（丘脑皮质束），经内囊后肢，最后投射至大脑皮质中央后回的中、上部和中央旁小叶的后部（见图11-38）。

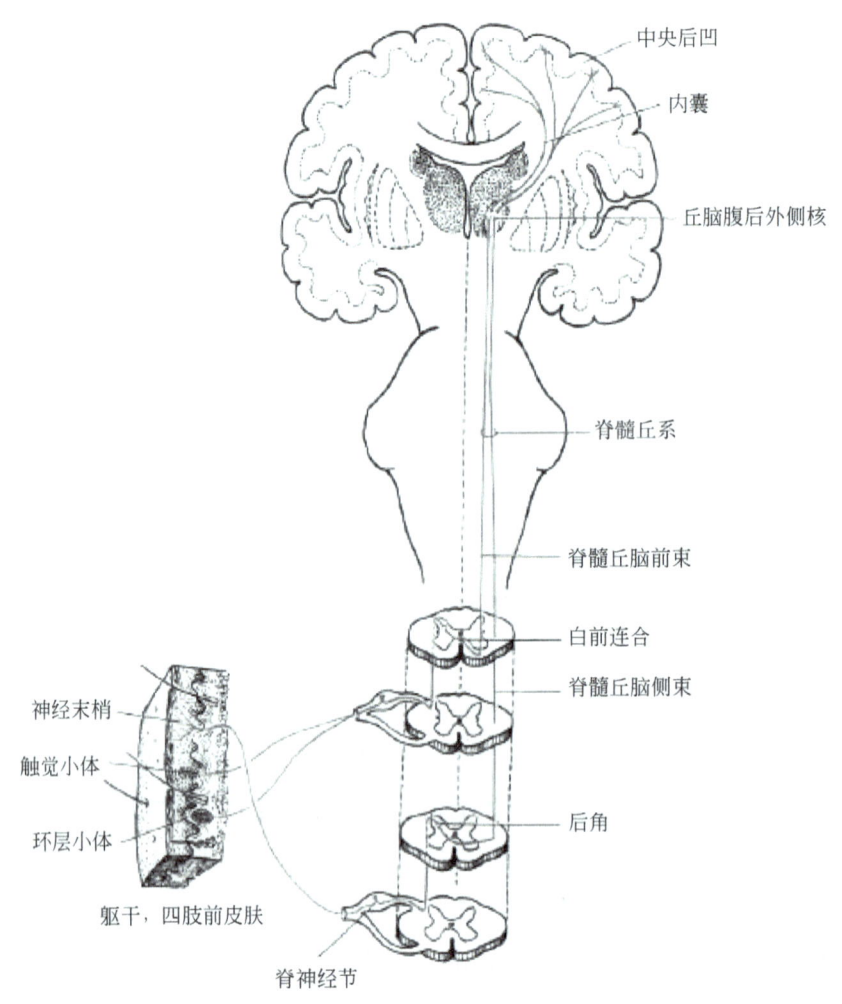

图11-38　躯干、四肢的浅部感觉传导通路

4. 头面部的浅部感觉传导通路

头面部浅感觉的传导通路，也由三级神经元组成。第一级神经元的胞体在三叉神经节内，其周围支组成三叉神经的感觉支，分布至头面部的皮肤和黏膜的浅部感觉感受器；中枢支组成三叉神经感觉根，经脑桥腹侧面与小脑中脚移行处进入脑桥，其纤维一部分传导触觉，上升终止于三叉神经脑桥核；另一部分传导痛、温度觉，下降组成三叉神经脊束，终止于三叉神经脊束核。第二级神经元的胞体在三叉神经脑桥核和三叉神经脊束核内。两

核发出的轴突大部分交叉至对侧组成三叉丘脑束（三叉丘系），沿内侧丘系的背侧上行，经脑桥和中脑至背侧丘脑，终止于背侧丘脑的腹后内侧核。第三级神经元的胞体就在背侧丘脑的腹后内侧核内，发出的轴突组成丘脑中央辐射，经内囊后肢，最后投射至大脑皮质中央后回的下部（图11-39）。

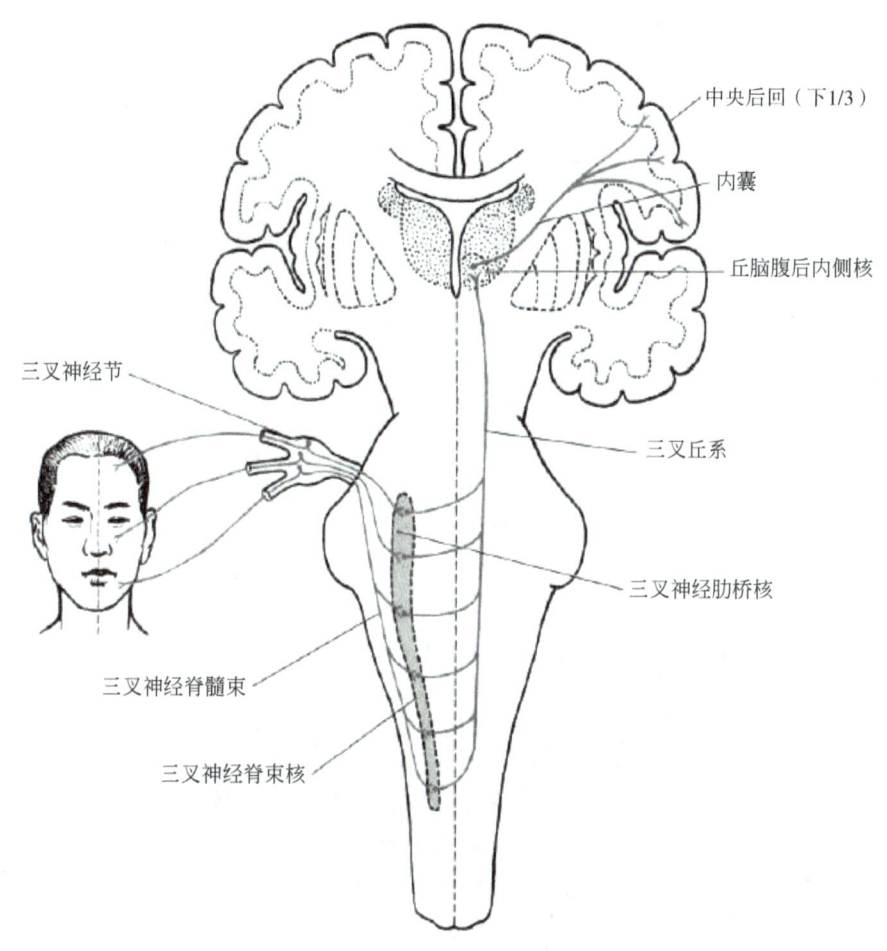

图11-39　面部的浅部感觉传导通路

5. 视觉传导通路

视觉传导通路由三级神经元组成。第一级神经元为视网膜的双极细胞，其周围支与形成视觉感受器的视锥细胞和视杆细胞形成突触，中枢支与节细胞形成突触。第二级神经元是节细胞，其轴突在视神经盘处集合向后穿巩膜形成视神经。视神经向后经视神经管入颅腔，形成视交叉后，延为视束。在视交叉中，只有一部分纤维交叉，即来自两眼视网膜鼻侧半的纤维交叉，走在对侧视束中；颞侧半的不交叉，走在同侧视束中。因此，左侧视束含有来自两眼视网膜左侧半的纤维，右侧视束含有来自两眼视网膜右侧半的纤维。视束行向后外，绕大脑脚，多数纤维止于外侧膝状体。第三级神经元的胞体在外侧膝状体内，它们发出的轴突组成视辐射，经内囊后肢，终止于大脑距状沟周围的枕叶皮质（视区）。还有少数纤维经上丘臂终止于上丘和顶盖前区。顶盖前区与瞳孔对光反射通路有关（图11-40）。

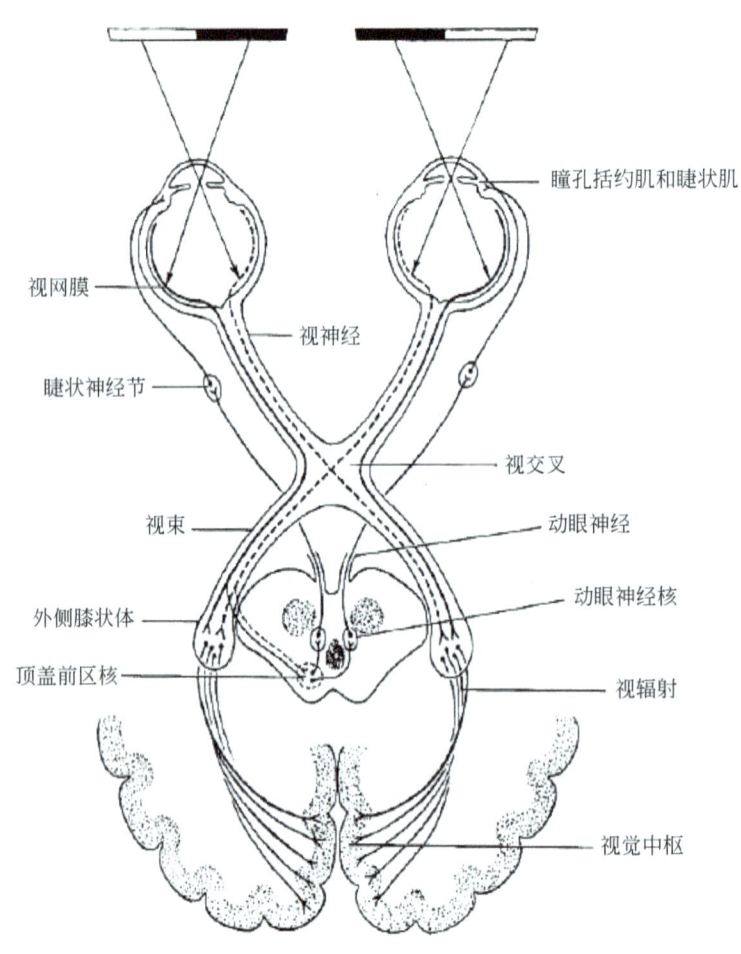

图11-40 视觉和瞳孔对光反射传导通路

6. 听觉传导通路

听觉传导通路始于内耳的毛细胞，它与螺旋神经节内双极细胞的外周支神经纤维相联系。将编码后的听觉神经信息传给双极细胞。双极细胞将这些信息沿其中枢支神经纤维——听神经向脑内传递，首先到达延脑的耳蜗神经核，交换神经元后大部纤维沿外侧丘系止于下丘，另一部分纤维从耳蜗核经过延脑的上橄榄核与斜方体，再达于下丘。从下丘向左右两个内侧膝状体传递信息，最后由内侧膝状体将听觉信息传递到颞叶的初级听皮层（41区）和次级听皮层（21、22、42区）（见图11-41）。

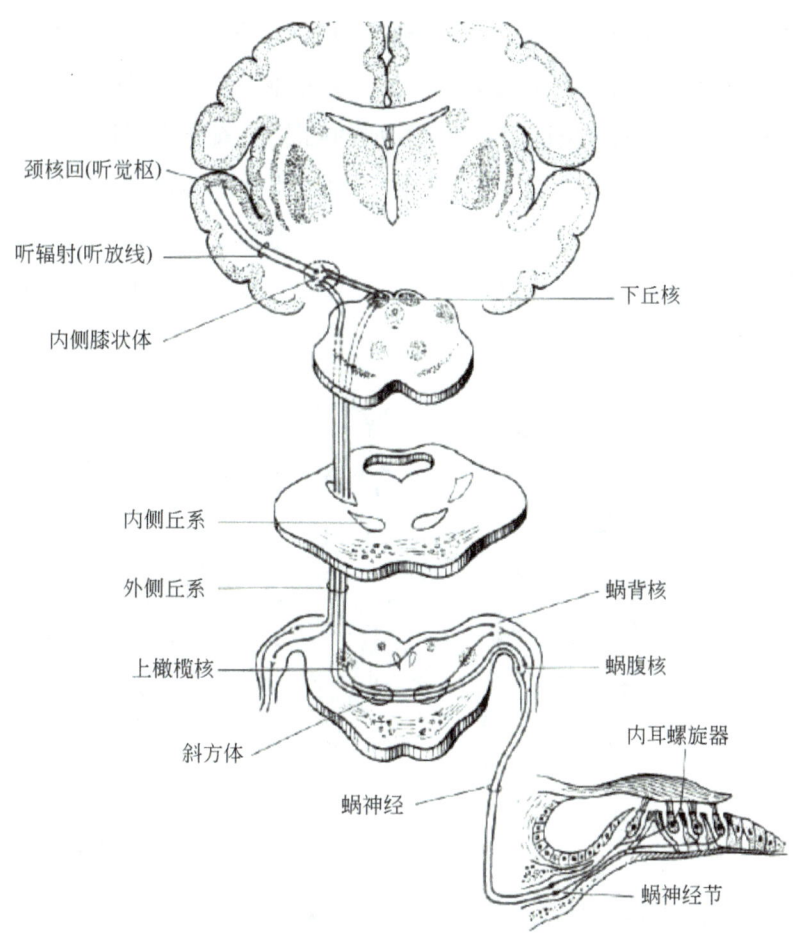

图11-41 听觉传导通路

（二）下行（运动）传导通路

1. 锥体系

锥体系是大脑皮层下行控制躯体运动的最直接路径，主要是管理骨骼肌的随意运动。锥体系主要由中央前回的锥体细胞的轴突所组成。这些纤维下行经内囊、大脑脚底、脑桥基底、延髓锥体等结构，其中中途终于脑干者称为皮质脑干束，继续下降进入脊髓者称为皮质脊髓束。因此锥体系统（锥体系）包括皮质脊髓束和皮层延髓束两部分。

在锥体束中位于大脑皮层的中央前回的神经元，称为上运动神经元；位于脊髓前角和脑神经运动核的神经元，称为下运动神经元。

2. 皮质核束

中央前回下部等处皮质中的锥体细胞的轴突集合成皮质核束（图11-42），经内囊膝，下行至中脑，走在大脑脚底中间3/5的内侧部。此后，陆续分出一部分纤维，终止于脑干内两侧的躯体运动核和特殊内脏运动核，包括动眼神经核、滑车神经核、三叉神经运动核、展神经核、面神经核（支配眼裂以上面肌的细胞）、疑核和副神经核。这些脑神经运动核细胞发出的轴突组成脑神经的运动纤维，分布到同侧眼球外肌、睑裂以上的面肌（枕额肌的额腹和眼轮匝肌等）、咀嚼肌、腭肌、咽肌、喉肌、胸锁乳突肌和斜方肌等，管理这些肌肉的随意运动。另一部分纤维则终止于对侧的面神经核（支配睑裂以下面肌的细胞）和舌下神经核。

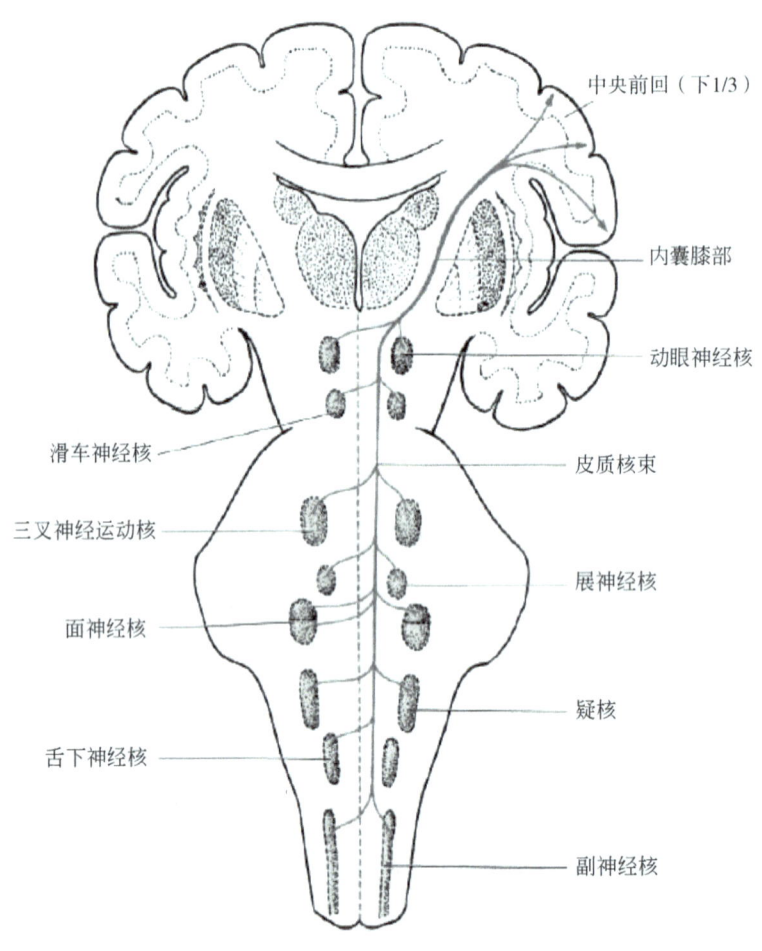

图11-42　皮质核束

3. 皮质脊髓束

中央前回中、上部和中央旁小叶前部以及其他一些皮质区域锥体细胞的轴突集合组成皮质脊髓束（图11-43），经内囊后肢下行，至中脑的大脑脚底，占其中间3/5的外侧部；然后至脑桥基底部，分散成大小不等的纤维束下行；至延髓锥体，纤维又集拢形成一束。

在锥体下端，绝大部分纤维（70%~90%）左右相互交叉，形成锥体交叉。交叉后的纤维至对侧脊髓外侧索的后外侧部下行，形成皮质脊髓侧束。皮质脊髓侧束的纤维在下行过程中陆续止于同侧脊髓各节的前角运动细胞。在延髓内没有交叉的纤维则在同侧脊髓前索内下行，于脊髓前正中裂的两侧形成皮质脊髓前束，其纤维逐节经白质前连合交叉终止于对侧的前角运动细胞。一般认为皮质脊髓前束只达颈髓和胸髓的上位几个节段。脊髓前角运动细胞发出的轴突组成前根和脊神经中的运动纤维，分布于躯干和四肢的骨骼肌，胞体位于中央前回中、上部和中央旁小叶前部等处。

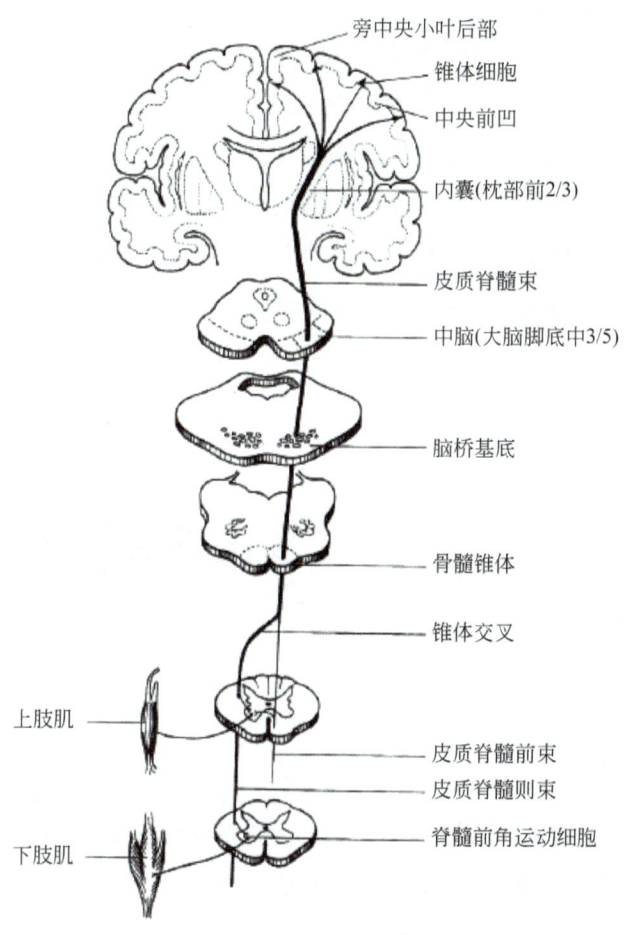

图11-43　皮质脊髓束

行程：脊神经-躯干和四肢的骨骼肌内囊后肢-大脑脚底中间3/5的外侧-脑桥基底部延髓锥体，管理这些肌肉的随意运动。

4. 锥体外系

锥体外系主要包括皮质-纹状体系和皮质-脑桥-小脑系两个系统。

(1) 皮质-纹状体系。

大脑额叶、顶叶、枕叶、颞叶皮质细胞发出的纤维，直接地或通过背侧丘脑间接地终止于尾状核和豆状核壳核。锥体系也发侧支至这两个核。尾状核和豆状核壳核发出的纤维终止于苍白球。苍白球发出的纤维终止于红核、黑质、底丘脑和脑干的网状结构。由红核发出纤维，左右相互交叉后形成红核脊髓束；由网状结构发出的纤维，有一部分交叉至对侧，其余的走在同侧，组成网状脊髓束。红核脊髓束和网状脊髓束直接或间接终止于脊髓前角运动细胞，下达的神经冲动最后经脊神经到骨骼肌。

(2) 皮质-脑桥-小脑系。

由大脑皮质额叶起始的纤维组成额桥束；由顶、枕、颞叶起始的纤维组成顶枕颞桥束；这些纤维下行经内囊、大脑脚底的两侧，进入脑桥终止于同侧脑桥核。脑桥核发出的纤维越过中线，经对侧小脑中脚进入小脑，主要终止于新小脑皮质。小脑皮质发出纤维，终于齿状核。齿状核发出的纤维经小脑上脚经被盖交叉后终于对侧的红核和背侧丘脑的腹中间和腹前核。由红核发出的纤维经被盖前交叉后组成红核脊髓束，下行终于脊髓前角运动细胞，下达的神经冲动最后经脊神经至骨骼肌。由丘脑腹中间核和腹前核发出的纤维至大脑皮质运动区（4区和6区），形成皮质-脑桥-小脑-皮质环路。

（何俊梅）

学习任务三　周围神经系统

【任务目标】

(1) 了解神经系统由中枢神经系统、周围神经系统。

(2) 了解周围神经系统的组成和功能。

周围神经系统是指脑和脊髓以外的所有神经成分，包括与脊髓相连的12对脊神经和与脑相连的23对脑神经，两者都包含躯体神经和内脏神经两种成分。为了便于叙述，通常将周围神经系统分为脊神经、脑神经和内脏神经一部分。周围神经系统的主要功能是承担信息的传导，负责中枢神经系统与身体其他部位的通信。

一、脊神经

脊神经连于脊髓，共31对，其中颈神经8对，胸神经12对，腰神经5对，骶神经5对，尾神经1对。每对脊神经都借前根、后根与脊髓相连。前根和后根在椎间孔处合成一条脊神经。脊神经的前根属于运动根；后根属于感觉根。所以每一对脊神经都是混合性神经。

（一）脊神经的纤维成分

（1）躯体感觉纤维：来自脊神经节的假单极神经元，其中枢突组成脊神经的后根进入脊髓，其周围突随脊神经分布于皮肤、骨骼肌、腱、关节，将皮肤的浅感觉（痛觉、温度觉等）和肌、腱关节的深感觉（运动觉、位置觉等）冲动传入中枢。

（2）内脏感觉纤维：来自脊神经节的假单极神经元，其中枢突构成脊神经后根进入脊髓，其周围突分布于内脏、心血管和腺体，将这些结构的感觉冲动传入中枢。

（3）躯体运动纤维：发自脊髓前角，分布于骨骼肌，支配其随意运动。

（4）内脏运动纤维：发自胸腰段脊髓侧角（交感神经低级中枢）或骶副交感核（副交感神经低级中枢），分布于内脏、心血管和腺体，支配心肌、平滑肌的运动，控制腺体的分泌。

（二）脊神经丛

脊神经干很短，出椎间孔后立即分为四支：前支、后支、脊膜支和交通支（图11-44）。其后支为混合性，较细，其肌支分布于项、背、腰、骶部深层肌；皮支分布于枕、项、背、腰、骶、臀部的皮肤。而前支粗大，为混合性，分布于躯干前外侧和四肢的肌肉及皮肤等。人类胸神经前支保持原有的节段性走行和分布，其余各部脊神经前支分别交织成丛，形成了4个脊神经丛，即颈丛、臂丛、腰丛和骶丛。由各丛再发出分支分布。

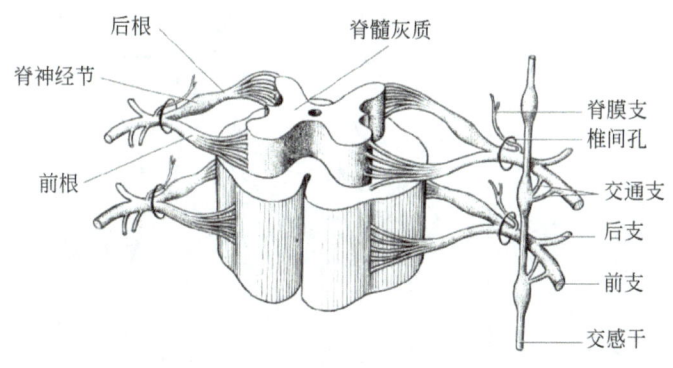

图11-44 脊神经的典型分支

1. 颈丛

颈丛（见图11-45）由第1～4颈神经前支交织构成，分出浅支和深支，位于胸锁乳突肌上部深面，中斜角肌和肩胛提肌起端的前方。

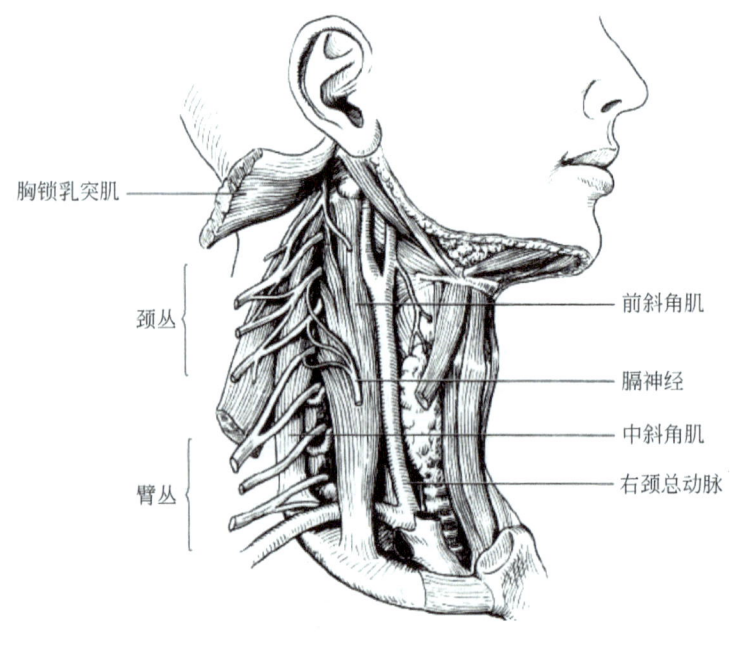

图11-45 颈丛右侧

颈丛的浅支属于皮支，在胸锁乳突肌后缘中点附近穿出深筋膜至皮下，呈放射状分支，分布于枕部、耳后部、颈前部和肩部等处的皮肤（图11-46）。

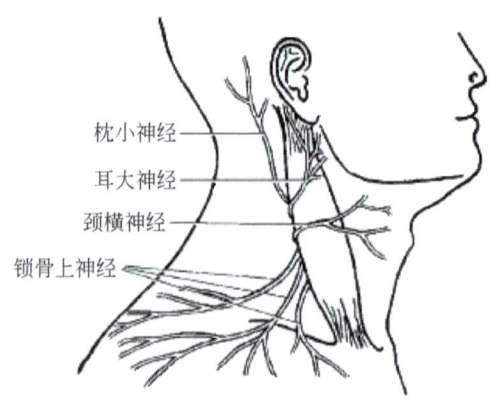

图11-46 颈丛皮支

知识拓展

颈部手术时，可在胸锁乳突肌后缘中点进行阻滞麻醉。深支分布于颈深部肌和膈。

膈神经为深支中最大者，属于混合性神经（图11-47）。向下经锁骨下动、静脉之间入胸腔，沿心包外侧抵达膈，运动纤维支配膈的运动；感觉纤维分布于心包、胸膜和膈下面中央部的腹膜，右膈神经的感觉纤维还分布于肝和胆囊表面的腹膜。膈神经受刺激时产生呃逆；受损伤时产生膈肌麻痹，出现呼吸困难。

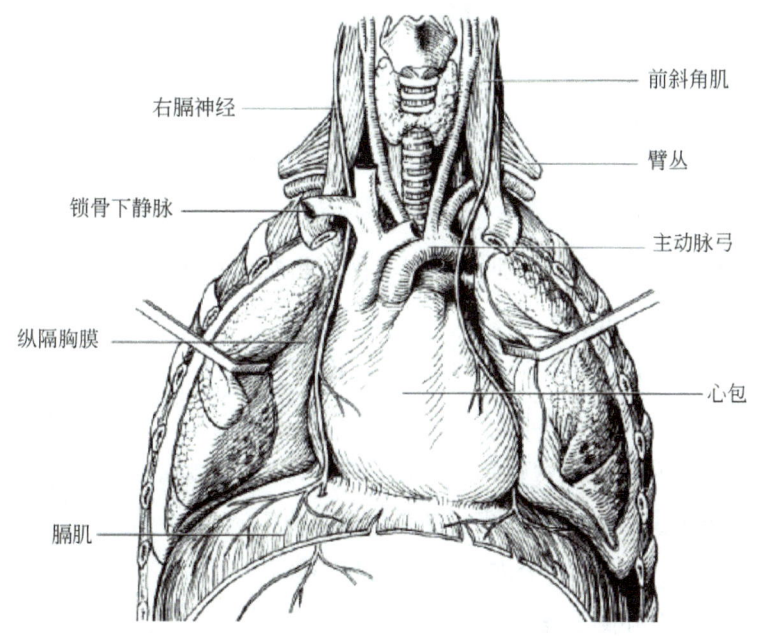

图11-47　膈神经

2. 臂丛

臂丛由第5～8颈神经前支和第1胸神经前支大部分纤维组成，经斜角肌间隙穿出，位于锁骨下动脉的后上方，继而经锁骨后方进入腋窝（图11-48）。臂丛的5个神经根反复分支、组合后，最后形成3个束，包围腋动脉中段，分别称为臂丛内侧束、后束和外侧束。

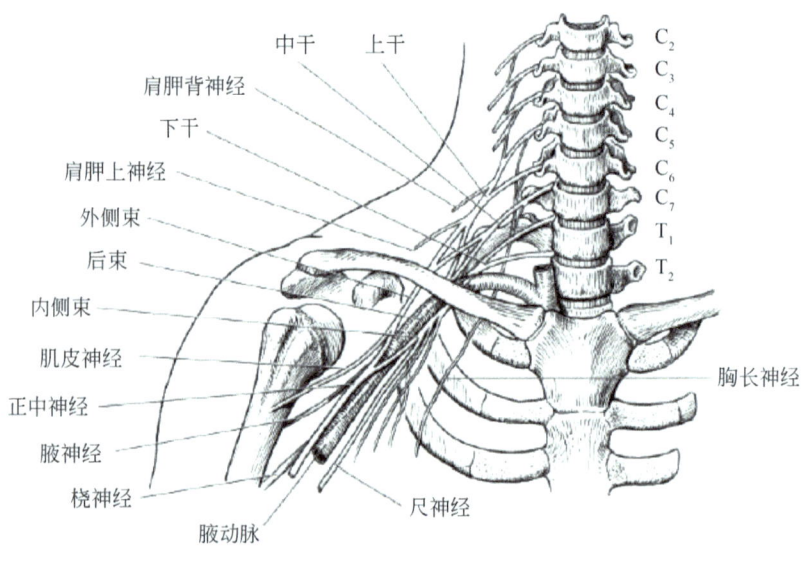

图 11-48 臂丛的位置

臂丛的主要分支有：

（1）胸长神经：分布于前锯肌和乳房。损伤此神经可引起前锯肌瘫痪，肩胛骨脊柱缘翘起出现"翼状肩"体征。

（2）胸背神经：起自后束，沿肩胛骨外侧缘伴肩胛下血管下行，分布背于阔肌。

（3）腋神经：发自臂丛后束，与旋肱后血管伴行向后外，穿过腋窝后壁的四边孔，绕肱骨外科颈至三角肌深面，发出的肌支分布于三角肌和小圆肌；而其皮支称为臂外侧上皮神经。

（4）肌皮神经：臂丛外侧束发出，肌支分布于臂肌的前群（肱二头肌、肱肌等）；皮支称为前臂外侧皮神经，分布于前臂外侧皮肤（图 11-49）。

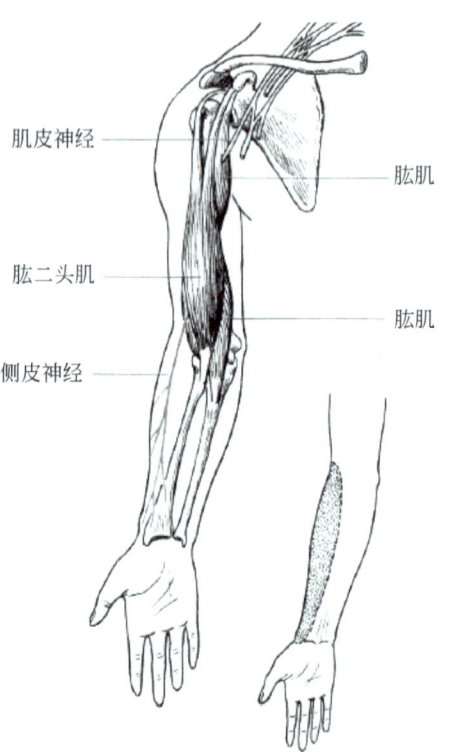

图 11-49 肌皮神经

(5) 正中神经（图11-50）：自臂丛内、外侧束的两支合成，沿肱二头肌内侧沟伴肱血管下行至肘窝。向下穿旋前圆肌和指浅屈肌腱弓，在前臂正中下行于指浅、深屈肌间达腕部。穿腕管，在掌腱膜深面到达手掌。正中神经在臂部一般无分支。在肘部和前臂发出许多肌支，分布支配除肱桡肌、尺侧腕屈肌和指深屈肌尺侧半以外的所有前臂肌前群。在手掌，发出一粗短的正中神经掌支（返支），在桡动脉掌浅支的外侧进入鱼际，分布于拇收肌以外的鱼际肌。在手掌区，正中神经发出数支指掌侧总神经，每支下行至掌骨头附近，再分为指掌侧固有神经，沿手指的相对缘至指尖，支配部分掌中肌以及掌心、鱼际和桡侧三个半指掌面的皮肤。

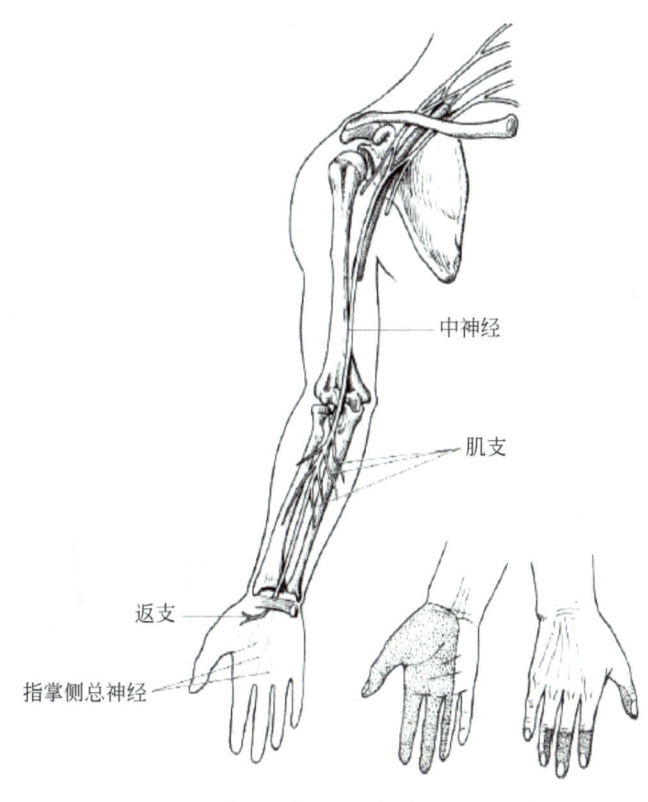

图11-50　正中神经

正中神经损伤易发生于前臂和腕部。在前臂，神经穿旋前圆肌及指浅屈肌起点腱弓处易受压迫，形成正中神经支配的肌肉无力，手掌感觉受损，在腕管内正中神经也易因周围结构炎症、肿胀或关节变化而受压迫，形成腕管综合征，表现为鱼际肌萎缩，手掌平坦，也称"猿掌"，拇指、示指、中指掌面感觉障碍。

(6) 尺神经（图11-51）：发自臂丛内侧束，沿肱动脉内侧下行，沿肱二头肌内侧沟下行至臂中份，穿内侧肌间隔至肱骨内上髁后方的尺神经沟，继而向下穿过尺侧腕屈肌起端又转至前臂前内侧，在尺侧腕屈肌和指深屈肌间、尺动脉内侧下行，至桡腕关节上方发出手背支,主干在豌豆骨桡侧,经屈肌支持带浅面分浅、深两支,经掌腱膜深面、腕管浅面进入手掌。尺神经在臂部未发分支,在前臂上部分支,分布于尺侧腕屈肌和指深屈肌尺侧半。在桡腕关节上方,尺神经发出手背支转向手背侧,分布于手背尺侧半和尺侧2个手指背侧皮肤。浅支分布于小鱼际、小指和环指尺侧半掌面皮肤。深支分布于小鱼际肌、拇收肌、骨间掌侧肌、骨间背侧肌及第3、4蚓状肌。

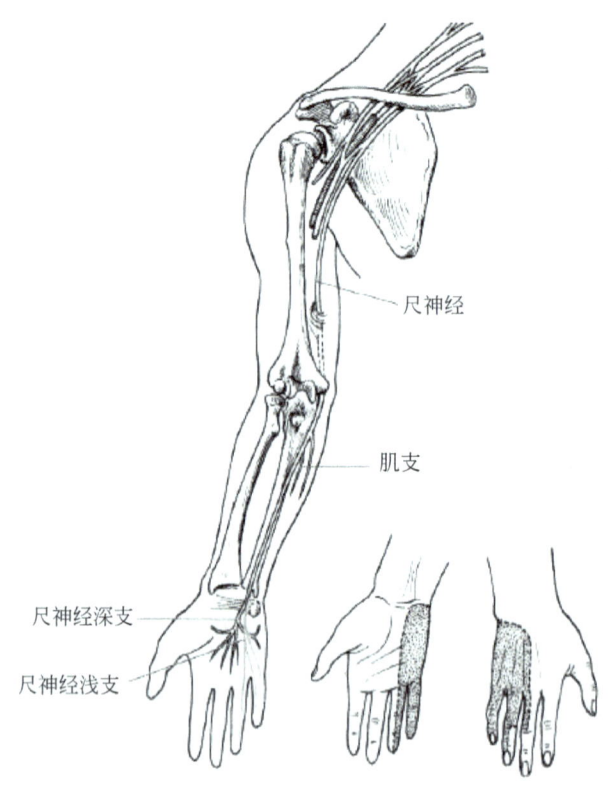

图11-51 尺神经

尺神经常易受损伤部位在肘部肱骨内上髁后方、尺侧腕屈肌两起点之间或豌豆骨桡侧。尺神经干在前两个部位受损时,运动障碍表现为屈腕力减弱,环指和小指远节指骨间关节不能屈曲,小鱼际萎缩,拇指不能内收,骨间肌萎缩,各指不能互相靠拢,各掌指关节过伸,出现"爪形手"。手掌、手背内侧缘皮肤感觉丧失。

(7) 桡神经(图11-52):是臂丛后束发出的最粗大神经。在腋窝内位于腋动脉后方,并伴肱深动脉向下外行。经肱三头肌与肱骨后面的桡神经沟,向下外行,在肱骨外上髁上方穿过外侧肌间隔至肱桡肌与肱肌之间,在肱骨外上髁前方分为深支和浅支。浅支(皮支)分布于臂后区皮肤;前臂背侧皮肤、手背桡侧半和桡侧两个半手指近节背面的皮肤。深支(肌支)分布于肱三头肌、肘肌、肱桡肌和桡侧腕长伸肌。关节支分布于肘关节。

桡神经最易损伤的部位：肱骨中段或中、下1/3交界处骨折时容易合并桡神经损伤，主要是前臂伸肌瘫痪，表现为抬前臂时呈"垂腕"状。第1、2掌骨间背面皮肤"虎口"感觉障碍明显。桡骨颈骨折时，主要表现为伸腕力弱、不能伸指。

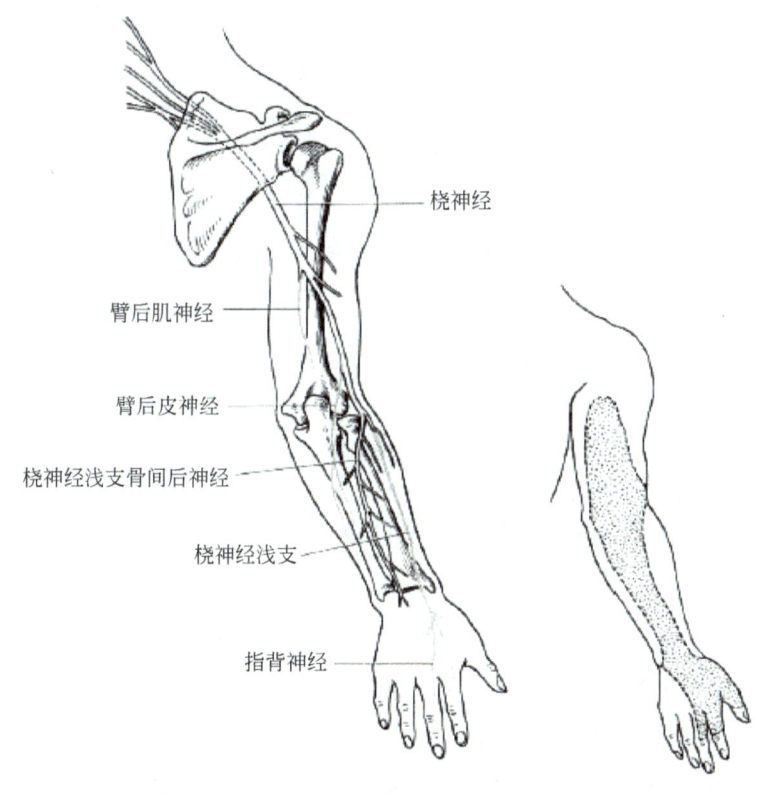

图11-52　桡神经

3. 胸神经前支

胸神经前支共12对，除第1对大部分加入臂丛、第12对的小部分加入腰丛外，其余都不组成神经丛。第1～11对胸神经前支位于相应肋间隙内，称肋间神经；第12对胸神经前支位于第12肋的下方，称肋下神经。肋间神经和肋下神经支配肋间肌和腹前、外侧群肌运动，管理胸腹壁皮肤感觉（图11-53）。

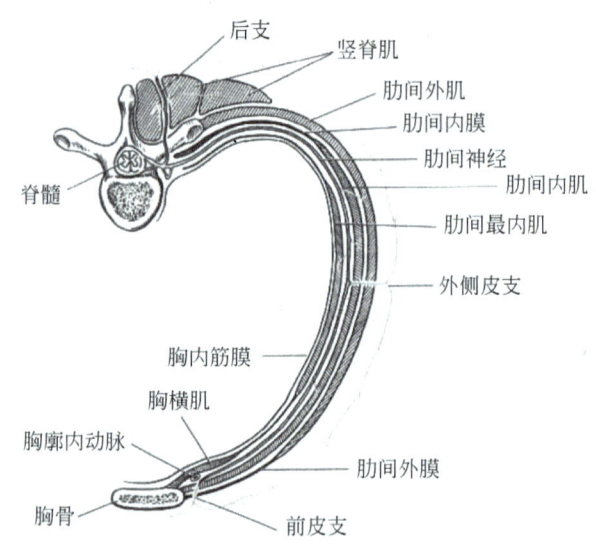

图 11-53　肋间神经

胸神经前支（图11-54）在胸腹壁的分布具有明显的节段性。第2胸神经前支分布于胸骨角平面；第4胸神经前支分布于乳头平面；第6胸神经前支分布于剑突平面；第8胸神经前支分布于肋弓最低平面；第10胸神经前支分布于脐平面；第12胸神经前支分布于脐与耻骨联合连线中点平面。

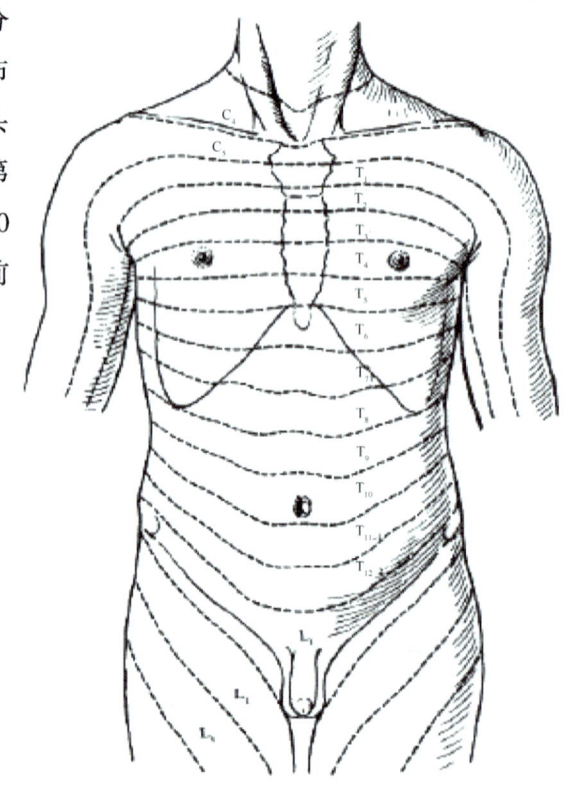

图 11-54　胸神经前支

> **知识拓展**
>
> 临床上可以根据感觉障碍平面推断脊髓损伤的部位，还可以用来判定麻醉平面的高低。

4. 腰丛

腰丛由第12胸神经前支的一部分、第1~3腰神经前支和第4腰神经前支的一部分组成，位于腰大肌的深面（图11-55）。

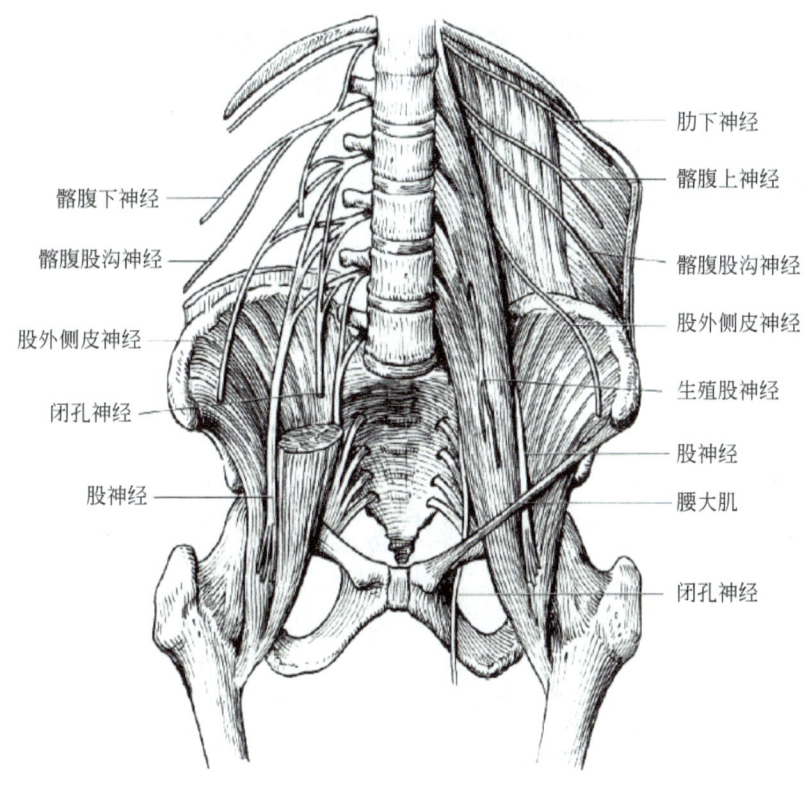

图11-55　腰丛及其分布

主要分支有：

（1）髂腹下神经：自腰大肌外侧缘穿出后，经肾后面和腰方肌前面向外下行，经髂嵴上方进入腹横肌与腹内斜肌之间，继续向前行于腹内斜肌与腹外斜肌之间，最后约在腹股沟管浅环上方3 cm处穿腹外斜肌腱膜达皮下。沿途发支分布腹壁诸肌，并发出皮支分布于臀外侧区、腹股沟区及下腹部的皮肤。

（2）髂腹股沟神经：比较细小，自髂腹下神经下方出腰大肌外缘，斜行跨过腰方肌和髂肌上部，在髂嵴前端附近穿过腹横肌，在该肌与腹内斜肌之间前行，继而穿经腹股沟管，伴精索或子宫圆韧带下行，自腹股管浅环穿出。其肌支分布于腹壁肌；皮支分布于腹股沟部、阴囊或大阴唇皮肤。

（3）股外侧皮神经：自腰大肌外侧缘穿出后，向前外侧走行，越过髂肌表面达髂前上棘内侧，经腹股沟韧带中点深面达股部，分布于大腿前外侧部的皮肤。

（4）股神经（图11-56）：是腰丛最大分支，初自腰大肌外缘穿出，继而在腰大肌与髂肌之间下行，在腹股沟韧带中点稍外侧，经韧带深面、股动脉外侧进入股三角区，分为数支。肌支分布于髂肌、耻骨肌、股四头肌和缝匠肌。皮支分布于大腿及膝关节前面的皮肤。最长的皮支为隐神经，伴随股动脉进入收肌管下行，穿出此管后至膝关节内侧下行，于缝匠肌下段后方浅出至皮下后，伴随大隐静脉沿小腿内侧面下行至足内侧缘，沿途分布于髌下、小腿内侧面及足内侧缘皮肤。另外，股神经也分布于膝关节和股动脉及其分支。股神经损伤后表现为：屈髋无力，坐位时不能伸膝，行走困难，膝跳反射消失，大腿前面和小腿内侧面皮肤感觉障碍。

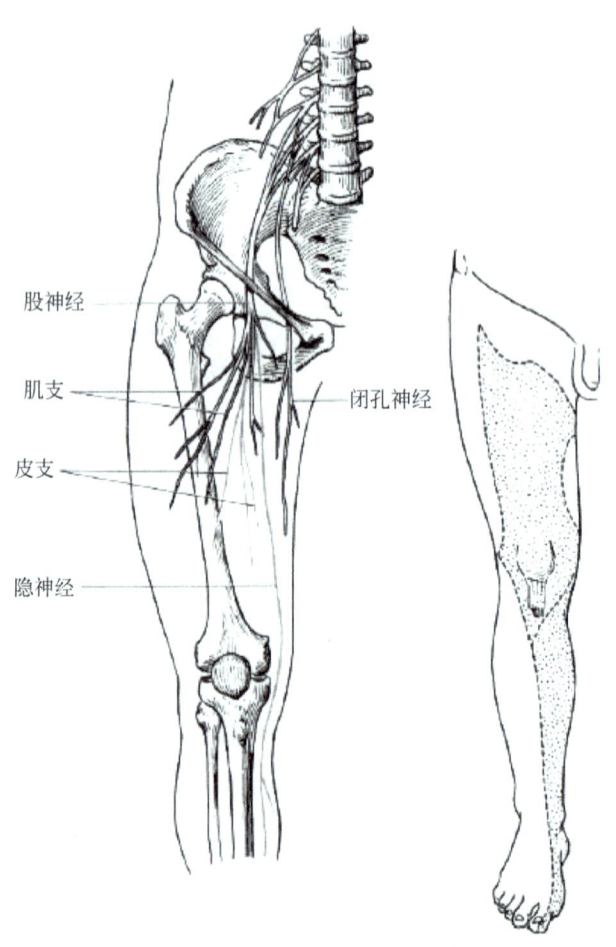

图11-56　股神经

（5）闭孔神经：从腰丛发出后自腰大肌内侧缘穿出，贴盆腔侧壁前行，与闭孔血管伴行穿闭膜管至股部，闭孔神经发出肌支支配大腿内侧肌群。皮支分布于大腿内侧面皮肤。

（6）生殖股神经：自腰大肌前面穿出后，生殖支于腹股沟管深环处进入该管，分布于提睾肌和阴囊（或随子宫圆韧带分布于大阴唇）。股支分布于股三角部的皮肤。在腹股沟疝修补术或盲肠后位的阑尾手术时，常易伤及髂腹下神经、髂腹股沟神经和生殖股神经。

5. 骶丛

骶丛（图11-57）由腰骶及全部骶神经和尾神经的前支组成。是全身最大的脊神经丛。位于盆腔内，骶骨和梨状肌的前面。骶丛的损伤较多见，常由于盆腔器官如子宫、直肠的恶性肿瘤浸润或扩散造成，可出现疼痛及多个神经根明显受累及的表现。

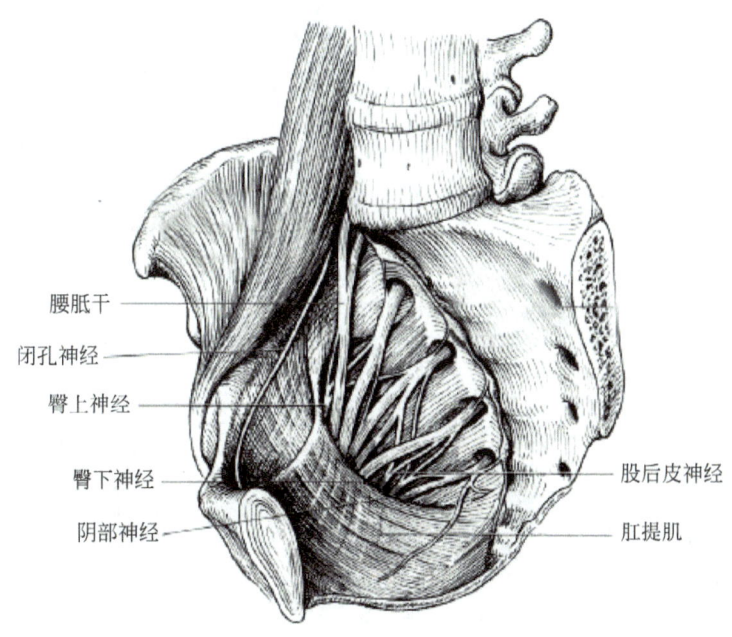

图11-57　骶丛

骶丛的分支：

（1）臀上神经：由骶丛发出，伴臀上血管经梨状肌上孔出盆腔，分布于臀中、小肌和阔筋膜张肌。

（2）臀下神经：伴臀下血管经梨状肌下孔出盆腔，行于臀大肌深面，分布于臀大肌。

（3）股后皮神经：发出后穿梨状肌下孔出盆腔，在臀大肌深面行至其下缘浅出下行，自本干沿途发出的分支分布于臀区、股后区和腘窝处的皮肤。

（4）阴部神经：发出后伴阴部内血管出梨状肌下孔，绕过坐骨棘经坐骨小孔进入坐骨肛门窝，贴于此窝外侧壁表面前行分布于会阴部、外生殖器、肛门肌肉和皮肤。

（5）坐骨神经（图11-58）：坐骨神经是全身最粗大、最长的神经，经梨状肌下孔出盆腔后，位于臀大肌深面，在坐骨结节与大转子之间下行至股后区，继而在股二头肌长头深面下行，一般在腘窝上方分为胫神经和腓总神经两大终支。坐骨神经干在股后区发出肌支分布于股二头肌、半腱肌和半膜肌，同时发出分支分布于髋关节。

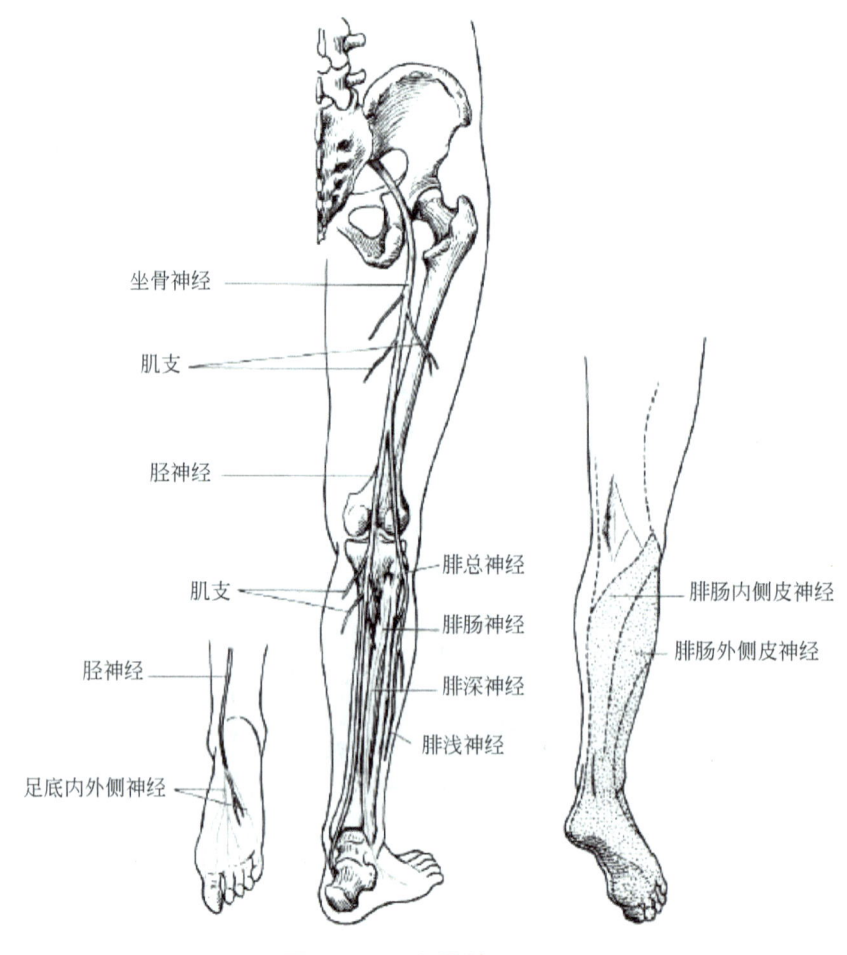

图11-58 坐骨神经

坐骨神经干的表面投影：自坐骨结节和大转子之间连线的中点，向下至股骨内、外侧髁之间中点连线，此线上2/3段，为其投影。坐骨神经痛时，常在此连线上出现压痛。

（6）胫神经：为坐骨神经本干的直接延续，沿小腿三头肌深面伴胫后动脉下行，经内踝后方进入足底，分为足底内侧神经和足底外侧神经。肌支支配小腿后群肌和足底肌；皮支分布于小腿后面和足底的皮肤。

（7）腓总神经：沿腘窝外侧缘下行，绕过腓骨颈后，向前下分为腓浅神经和腓深神经。其中腓浅神经在腓骨长、短肌之间下行，肌支支配小腿外侧肌群；皮支分布于小腿外侧面、足背及第2~5趾背面的皮肤。腓深神经穿小腿前肌群至足背，分布于小腿前肌群足背肌等。

二、脑神经

脑神经是连于脑的周围神经，共12对，其排列顺序一般用罗马数字表示，如表11-3所示。

表11-3 脑神经简表

脑神经	连脑部位	出入颅部位	主要分布范围	损伤后主要表现
嗅神经	端脑	筛板	鼻腔嗅区黏膜	嗅觉障碍
视神经	间脑	视神经管	视网膜	视觉障碍
动眼神经	中脑腹侧	眶上裂	上、下、内直肌，下斜肌和上睑提肌(躯体运动纤维) 瞳孔括约肌和睫状肌(副交感纤维)	上睑下垂，眼外斜视；瞳孔散大，对光反射消失
滑车神经	中脑背侧	眶上裂	上斜肌	眼不能外下斜视
三叉神经	脑桥	眼支经眶上裂、上颌支经圆孔、下颌支经卵圆孔	头面部皮肤，口、鼻腔黏膜，牙齿和牙龈，眼球；咀嚼肌	头面部皮肤、黏膜感觉障碍，角膜反射消失；咀嚼肌瘫痪
展神经	脑桥	眶上裂	外直肌	眼内斜视
面神经	脑桥	内耳门-茎乳孔	面肌，泪腺、下颌下腺、舌下腺；舌前2/3黏膜（味觉）	额纹消失，不能闭眼，口角歪向健侧；分泌障碍；味觉障碍
前庭蜗神经	脑桥	内耳门	内耳壶腹嵴，椭圆囊斑、球囊斑（位置觉）；内耳螺旋器（听觉）	眩晕、眼球震颤；听力障碍
舌咽神经	延髓	颈静脉孔	咽肌，腮腺，舌后1/3黏膜、咽黏膜，颈动脉窦、颈动脉小球	吞咽困难、舌后1/3感觉障碍、咽反射消失
迷走神经	延髓	颈静脉孔	咽喉肌及黏膜，胸、腹腔器官平滑肌、心肌和腺体，耳郭外耳道皮肤	声音嘶哑，吞咽困难，心动过速，胃肠运动和分泌失常
副神经	延髓	颈静脉孔	胸锁乳突肌、斜方肌	斜颈，肩下垂
舌下神经	延髓	舌下神经管	舌肌	舌肌瘫痪，伸舌时舌尖偏向瘫痪侧

脑神经的纤维成分较脊神经复杂，主要根据胚胎发生、功能等诸方面的特点划分为4种纤维成分：

（1）躯体感觉纤维。将来自头面部皮肤、肌、肌腱和眶内、口、鼻大部分黏膜及前庭蜗器的感觉冲动，传入脑内的躯体感觉核。

（2）内脏感觉纤维。将来自头、颈、胸、腹部脏器、味蕾和嗅觉的冲动，传入脑内的内脏感觉核。分布于头、颈、胸、腹的脏器。

（3）躯体运动纤维。分布于中胚层衍化来的眼球外肌、舌肌等横纹肌。

(4)内脏运动纤维。分布于平滑肌、心肌和腺体。

脑神经虽然总体上包括4种纤维成分。但每一对脑神经所包含的纤维成分种类多少不同，因此，脑神经并不像每对脊神经一样都是混合性的，而是分成感觉性神经，如第Ⅰ、Ⅱ、Ⅷ对脑神经；运动性神经，如第Ⅲ、Ⅳ、Ⅵ、Ⅺ、Ⅻ对脑神经；其余的第Ⅴ、Ⅶ、Ⅸ、Ⅹ对脑神经中既含感觉纤维，又含运动纤维则为混合性神经。

（一）嗅神经

嗅神经（图11-59）为感觉脑神经。嗅神经起自鼻腔黏膜的嗅区的嗅细胞，嗅细胞的周围突分布于嗅黏膜上皮，嗅细胞中枢突聚集成二十多条嗅丝，嗅神经穿过筛孔入颅前窝，连于嗅球传导嗅觉冲动。颅前窝骨折累及筛板时，可撕脱嗅丝和脑膜，造成嗅觉障碍，同时脑脊液也可流入鼻腔。鼻炎时，炎症延至鼻上部黏膜，也可造成一时性嗅觉迟钝。

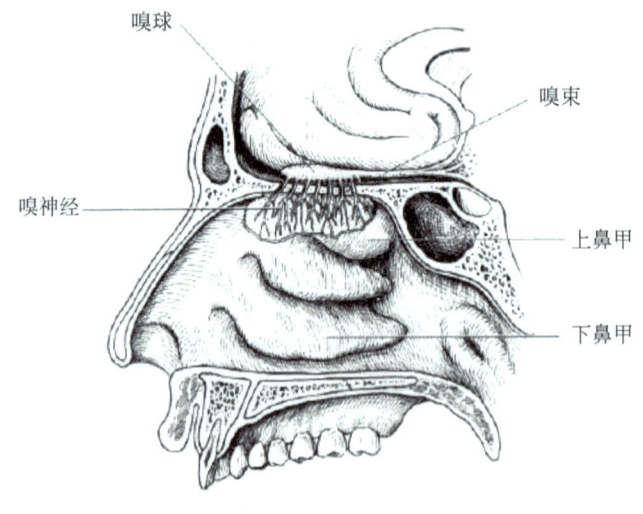

图11-59 嗅神经

（二）视神经

视神经（图11-60）为躯体感觉性神经，传导视觉冲动。视网膜节细胞的轴突，在视神经盘处聚集，后形成视神经。视神经在眶内长2.5~3 cm，行向后内，穿经视神经管入颅中窝，颅内段长1.0~1.2 cm，向后内走行至垂体前方连于视交叉，再经视束连于间脑。

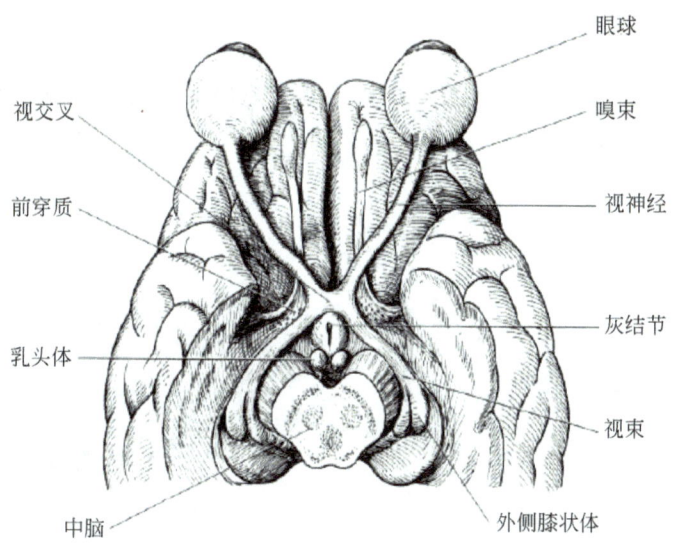

图 11-60　视神经

（三）动眼神经

动眼神经（图 11-61）含有躯体运动和内脏运动（副交感）两种纤维。躯体运动纤维由动眼神经核发出，内脏运动纤维由动眼神经副核发出。两种纤维一起自中脑的脚间窝出脑，向前经眶上裂入眶腔。躯体运动纤维支配上直肌、下直肌、内直肌、下斜肌和上睑提肌。内脏运动纤维在睫状神经节交换神经元，节后纤维进入眼球内，分布于瞳孔括约肌和睫状肌。

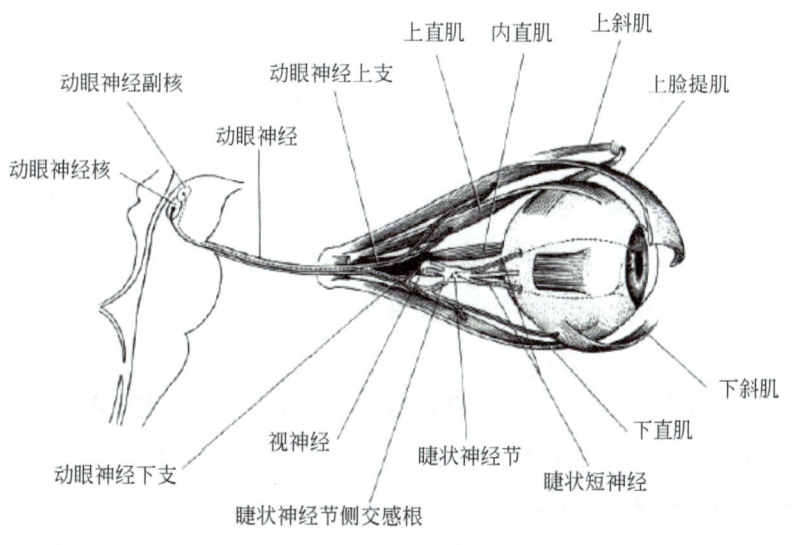

图 11-61　动眼神经

(四)滑车神经

滑车神经起自中脑的滑车神经核,由下丘下方出脑,绕大脑脚向前,经眶上裂入眶,支配上斜肌(图11-62)。

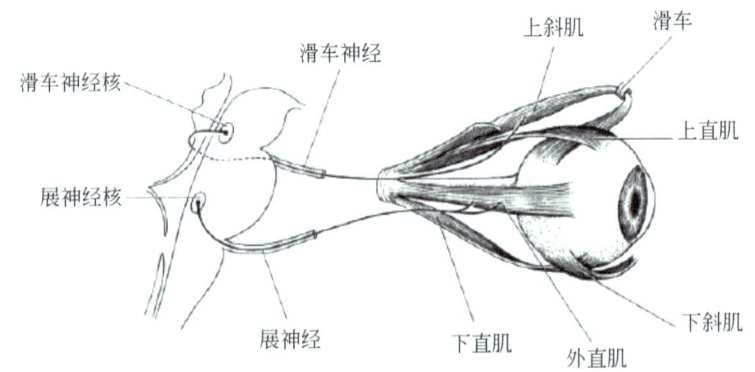

图11-62 展神经和滑车神经

(五)三叉神经

三叉神经连于脑桥,是最粗大的脑神经。含有躯体感觉和躯体运动两种纤维,组成粗大的感觉根和细小的运动根。感觉根上有膨大的三叉神经节,节内有假单极神经元胞体,其中枢突进入脑桥,止于三叉神经脑桥核和脊束核,周围突发出3个大分支:即眼神经、上颌神经和下颌神经(见图11-63)。躯体运动纤维起自三叉神经运动核,出脑后进入下颌神经。

1. 眼神经

眼神经为感觉神经。经眶上裂入眶,分支分布于泪腺、眼球、上睑及鼻背皮肤,其中的眶上神经由眶上切迹(眶上孔)出眶,分布于额部皮肤(见图11-64)。

2. 上颌神经

上颌神经为感觉神经。由圆孔出颅,再经眶下裂入眶,延为眶下神经,最后自眶下孔穿出,分布于睑裂与口裂之间的皮肤(见图11-64)。上颌神经在穿出眶下孔之前发出分支到上颌牙齿、牙龈及上颌窦和鼻腔的黏膜等处。

3. 下颌神经

下颌神经为混合性神经。由卵圆孔出颅,立即发出多个分支。躯体运动纤维支配咀嚼肌运动;躯体感觉纤维分布于下颌牙齿、牙龈、颊黏膜、舌前2/3黏膜以及耳前、颞区和口裂以下的面部皮肤(见图11-64)。

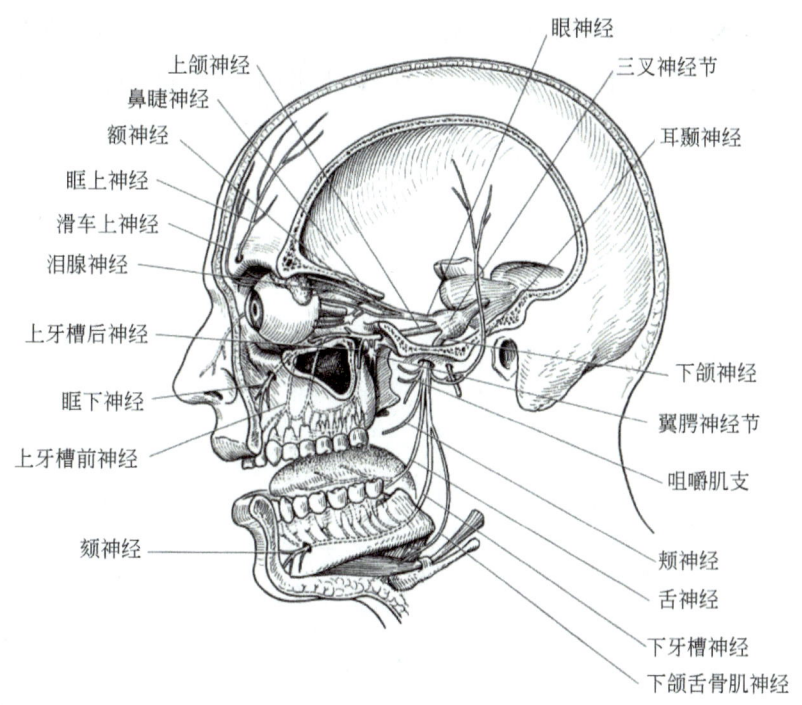

图 11-63　三叉神经

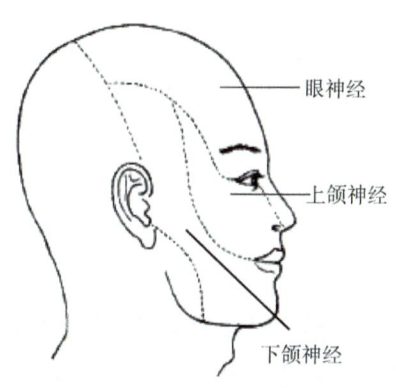

图 11-64　三叉神经皮支分布

（六）展神经

展神经由展神经核发出，自脑桥下缘出脑，向前经眶上裂入眶，支配外直肌运动。

（七）面神经

面神经于延髓脑桥沟，展神经的外侧出脑。含有躯体运动、内脏运动和内脏感觉3种纤维成分。躯体运动纤维是面神经的主要成分，起自面神经核，出脑后依次经内耳门、内耳道、面神经管，最后由茎乳孔穿出，向前进入腮腺并呈放射状分支支配面部表情肌（图11-65）。

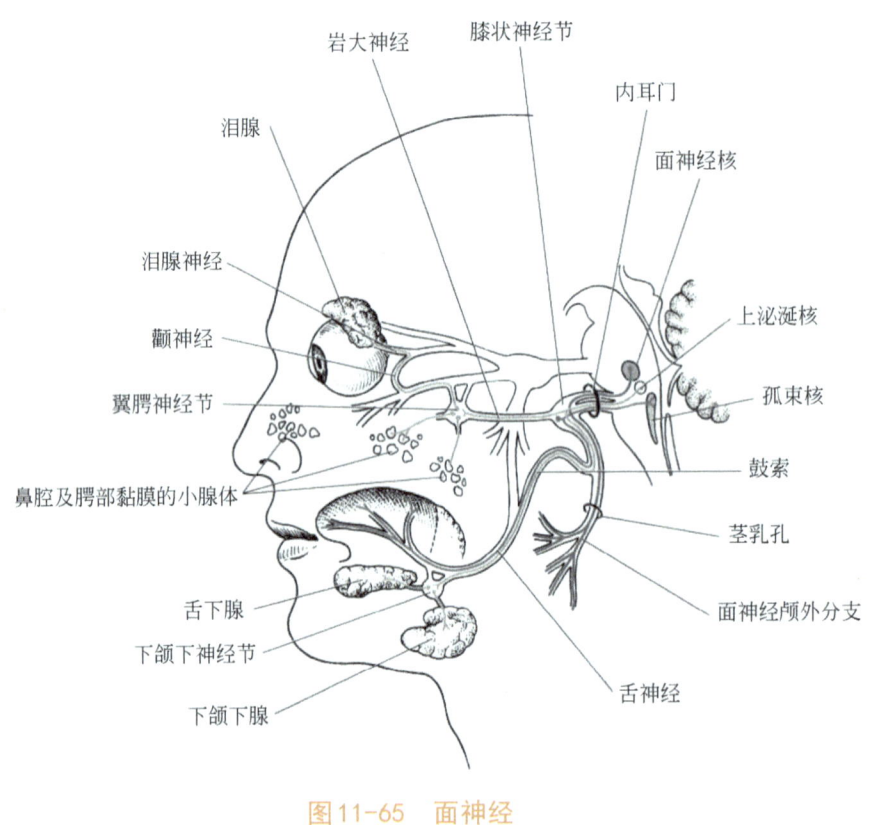

图11-65 面神经

（八）前庭蜗神经

前庭蜗神经（图11-66）包括前庭神经和蜗神经。在脑桥下缘，连于面神经的外侧，经内耳门、内耳道分布于内耳。前庭神经分布于壶腹嵴、椭圆囊斑和球囊斑，传导头部位置觉（平衡觉）。蜗神经分布于内耳螺旋器，传导听觉。

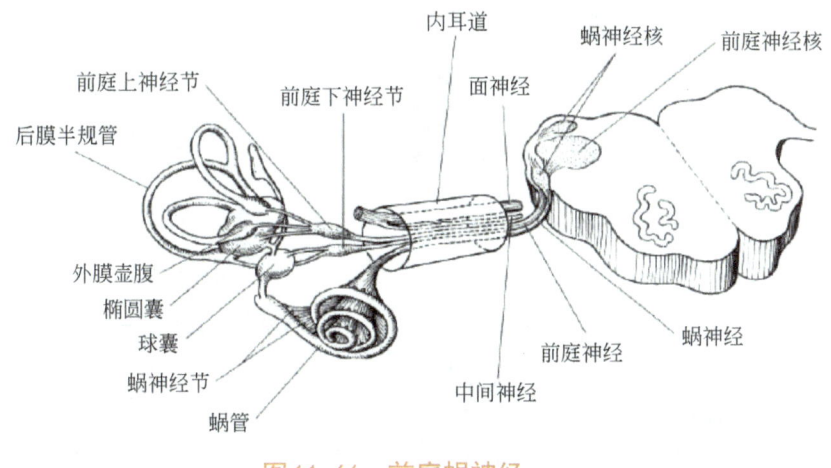

图11-66 前庭蜗神经

（九）舌咽神经

舌咽神经（图11-67）为混合性脑神经。含有4种纤维成分：①躯体运动纤维，起于疑核，支配茎突咽肌；②内脏运动纤维，起于下泌涎核，在耳神经节内交换神经元后分布于腮腺，支配腮腺分泌。③内脏感觉纤维，其神经元胞体位于颈静脉孔处的舌咽神经的下神经节，周围突分布于咽、舌后1/3、咽鼓管和鼓室等处黏膜，以及颈动脉窦和颈动脉小球。中枢突终止于孤束核下部，传导一般内脏感觉。④躯体感觉纤维，很少，周围突分布于耳后皮肤，中枢突入脑后止于三叉神经脊束核。

舌咽神经根在橄榄后沟上部连于延髓，与迷走神经、副神经同穿颈静脉孔出颅，在孔内神经干上有膨大的上神经节，出孔时又形成稍大的下神经节，分别由躯体感觉和内脏感觉神经元组成。舌咽神经出颅后，先在颈内动、静脉间下降，继而呈弓形向前，经舌骨舌肌内侧达舌根。其主要分支如下：

（1）舌支：为舌咽神经终支，经舌骨舌肌深面分布于舌后1/3黏膜和味蕾，传导一般内脏感觉和味觉。

（2）咽支：为3~4条细支，分布于咽壁，与迷走神经和交感神经交织成丛，由丛发出分支分布于咽肌及咽黏膜，接受咽黏膜的感觉传入，与咽反射直接有关。

（3）鼓室神经：发自舌咽神经下神经节，入鼓室，参与鼓室丛，发小支分布于鼓室、乳突小房和咽鼓管黏膜。其来自下泌涎核的副交感纤维，出鼓室终于耳神经节，换元后，其节后纤维随三叉神经的分支耳颞神经，分布于腮腺，支配其分泌。

（4）颈动脉窦支：1~2支，在颈静脉孔下方发出，分布于颈动脉窦和颈动脉小球，将动脉压力变化和血液中二氧化碳浓度变化的刺激传入中枢，反射性地调节血压和呼吸。此外舌咽神经还发出扁桃体支和茎突咽肌支等（见图11-67）。

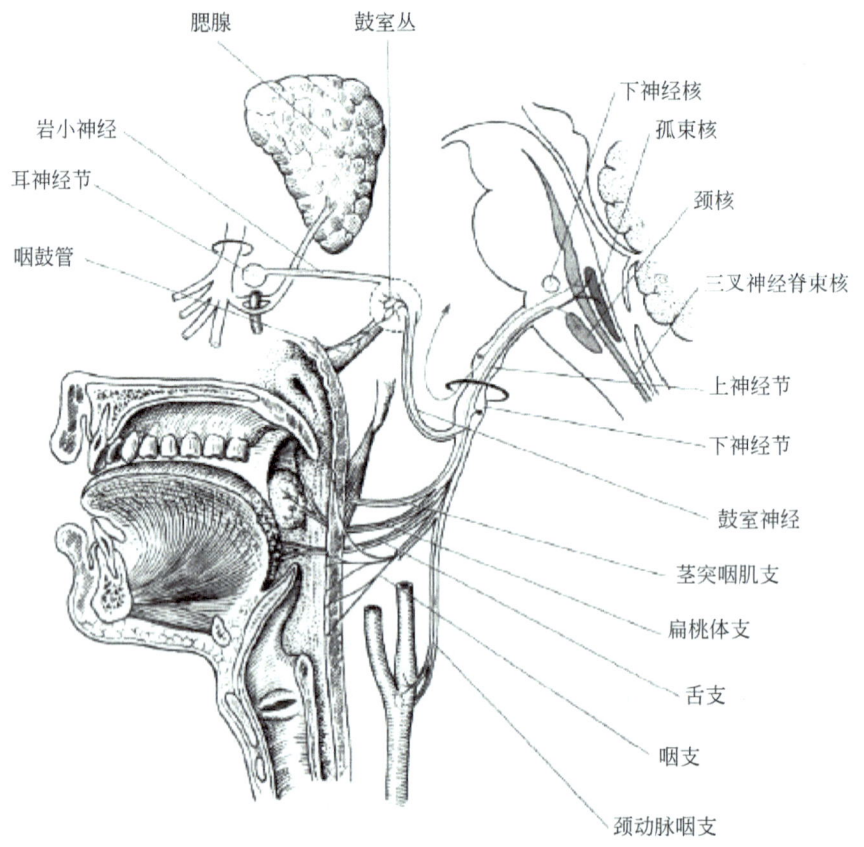

图 11-67 舌咽神经及其分布

舌咽神经的副交感神经节为耳神经节,位于卵圆孔下方,贴附于下颌神经内侧,来自岩小神经的内脏运动纤维,在节内换神经元后,节后纤维随耳颞神经至腮腺,支配腺体分泌。

舌咽神经损伤时,表现为患侧舌后1/3味觉消失,舌根及咽峡区痛觉消失,同侧咽肌无力。

(十)迷走神经

迷走神经连于延髓,舌咽神经的下方,经颈静脉孔出颅,是行程最长、分布最广的脑神经(见图11-68)。在颈部行于颈总动脉与颈内静脉之间,进入胸腔后沿食管下行,并经食管裂孔进入腹腔。在颈部发出喉上神经到喉,发出颈心支到心;在胸部发出喉返神经返回颈部,分布于喉;在腹部分支分布于肝、胆、胰、脾、肾及结肠左曲以上的消化管。迷走神经中最主要的成分是内脏运动(副交感)纤维,分布于胸腔和腹腔大部分器官的平滑肌、心肌和腺体。内脏感觉纤维分布于咽、喉及胸腹腔器官,管理内脏感觉。躯体运动纤维支配咽、喉肌运动。躯体感觉纤维分布于耳郭及外耳道皮肤,管理躯体感觉。

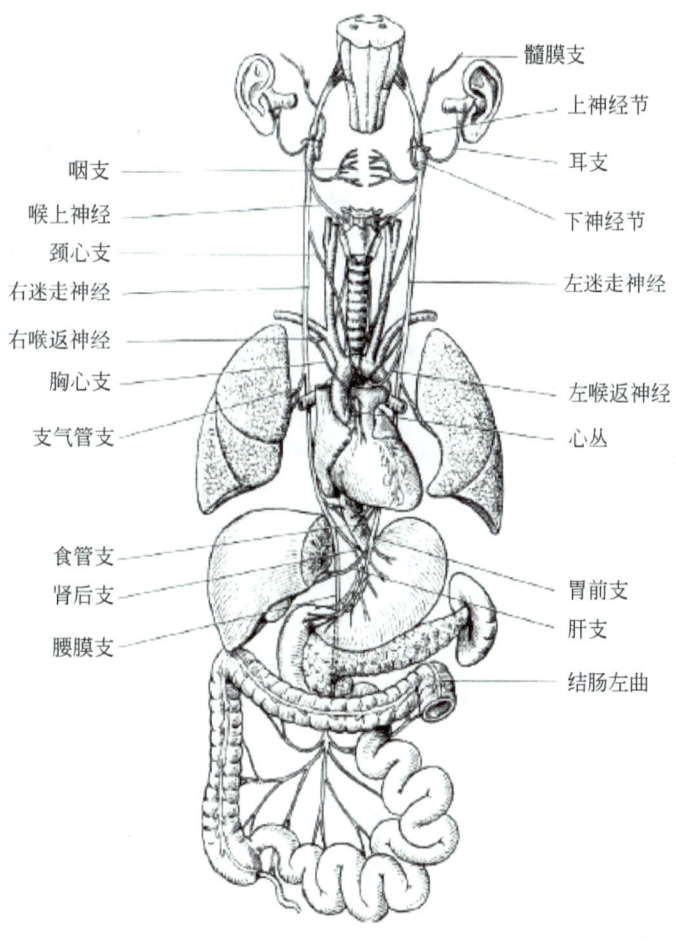

图 11-68 迷走神经

（十一）副神经

副神经（图11-69）是躯体运动性神经，由脑根和脊髓根两部分组成。脑根起自延髓的疑核，出颅后加入迷走神经，支配咽喉肌；脊髓根起自脊髓颈段的副神经核，自前、后根之间出脊髓，上行经枕骨大孔入颅，和脑根一起经颈静脉孔出颅。布于胸锁乳突肌和斜方肌。副神经脊髓根损伤时，由于胸锁乳突肌瘫痪使头不能向患侧侧屈，也不能使面部转向对侧。由于斜方肌瘫痪，患侧肩胛骨下垂。

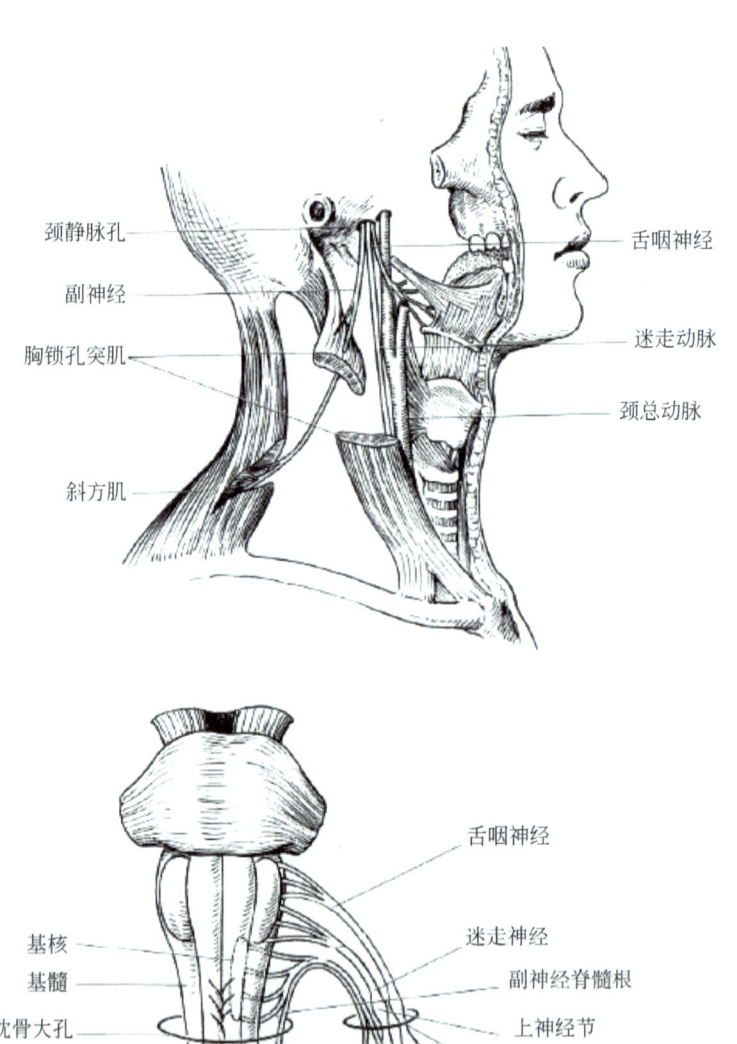
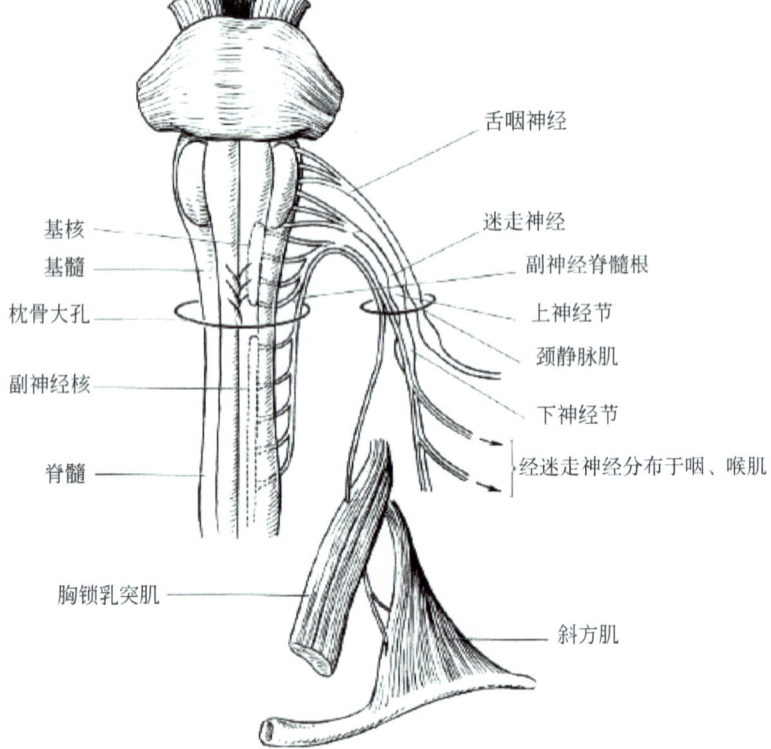

图 11-69 副神经

（十二）舌下神经

舌下神经（图 11-70）由躯体运动纤维组成。该神经自延髓的舌下神经核发出，以若干根丝自延髓前外侧沟出脑，经舌下神经管出颅，继而在颈内动、静脉之间弓形向前下走行，达舌骨舌肌浅面，在舌神经和下颌下腺管下方穿颏舌肌入舌内，支配全部舌内肌和大部分舌外肌。

一侧舌下神经完全损伤时，患侧半舌肌瘫痪。伸舌时，由于患侧半颏舌肌瘫痪不能伸舌，而健侧半颏舌肌收缩使健侧半舌强力伸出，致使舌尖偏向患侧；舌肌瘫痪时间过长时，则造成舌肌萎缩。

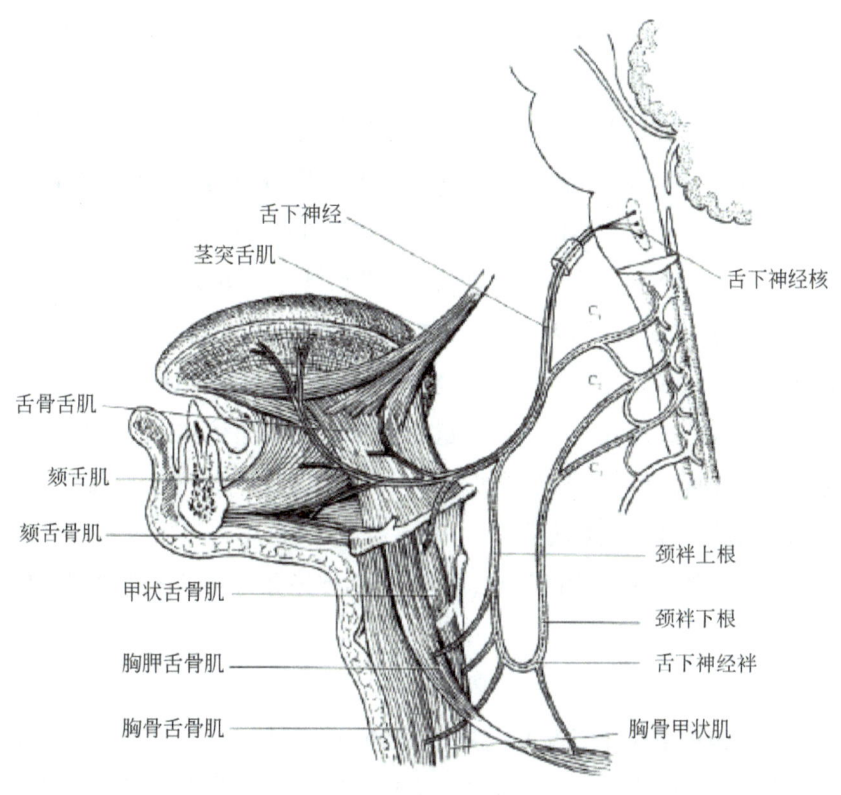

图 11-70 舌下神经

三、内脏神经

内脏神经主要分布于内脏、心血管和腺体，是神经系统的一个组成部分。内脏神经和躯体神经一样，含有运动和感觉两种纤维成分。其中内脏运动神经调节内脏、心血管的运动和腺的分泌，通常不受人的意识控制，故又称自主神经或自主神经。内脏感觉神经将内脏和心血管等处的感受器的感觉传递到各级中枢，在中枢整合后，通过内脏神经调节各个器官的活动，维持机体内、外环境的动态平衡和机体的正常生命活动。

（一）内脏运动神经

内脏运动神经与躯体运动神经一样，都接受大脑皮质的控制和调节。但二者在结构和功能上有明显差别，现比较如下。

（1）支配器官不同：躯体运动神经支配骨骼肌，一般受意识的控制；内脏运动神经支配平滑肌、心肌和腺体，不受意识的控制。

（2）躯体运动神经自低级中枢至所支配的骨骼肌只有一个神经元。而内脏运动神经自低级中枢发出后在周围部的内脏运动神经节（植物性神经节）交换神经元，由节内神经元再发出纤维到达效应器。因此，内脏运动神经从低级中枢到达所支配的器官须经过两个神经元。第一个神经元称节前神经元的胞体，位于脑干和脊髓内，其轴突称节前纤维。第二个神经元称节后神经元，胞体位于周围部的植物性神经节内，其轴突称节后纤维。节后神经元的数目较多，一个节前神经元可以和多个节后神经元构成突触。

（3）纤维成分不同：躯体运动神经只有一种纤维成分，而内脏运动神经则有交感和副交感两种纤维成分，多数内脏器官同时接受交感和副交感神经的双重支配。

（4）节后纤维分布形式不同：内脏运动神经节后纤维的分布形式和躯体运动神经亦有不同，躯体运动神经以神经干的形式分布，而内脏运动神经节后纤维常攀附脏器或血管形成神经丛，由丛再分支至效应器。

根据形态、功能和药理学的特点，内脏运动神经分为交感神经和副交感神经两部分，分别介绍如下。

1. 交感神经

交感神经低级中枢位于脊髓1~腰3节段侧角（见图11-71），由此发出的节前纤维经脊神经前根离开脊髓，进入交感神经节。交感神经节包括位于脊柱两旁的椎旁节和位于脊柱前方的椎前节。椎旁节由节间支连接在一起，构成交感干（见图11-72），包括22~24个成对节和一个单节；椎前节主要有腹腔神经节、肠系膜上神经节、肠系膜下神经节、主动脉肾节等。由交感神经节发出的节后纤维分布于所支配的器官。

2. 副交感神经

副交感神经低级中枢分别在脑干的内脏运动核和脊髓骶2~4节段的骶副交感核。由脑干内脏运动核发出的节前纤维，包含在第Ⅲ、Ⅶ、Ⅸ、Ⅹ对脑神经内，离开各对脑神经后进入器官旁节（睫状神经节、下颌下神经节、翼腭神经节、耳神经节）和壁内节；骶副交感核发出的节前纤维组成盆内脏神经，到达器官壁内的神经节。神经节发出的节后纤维分布于所支配的器官（图11-71）。

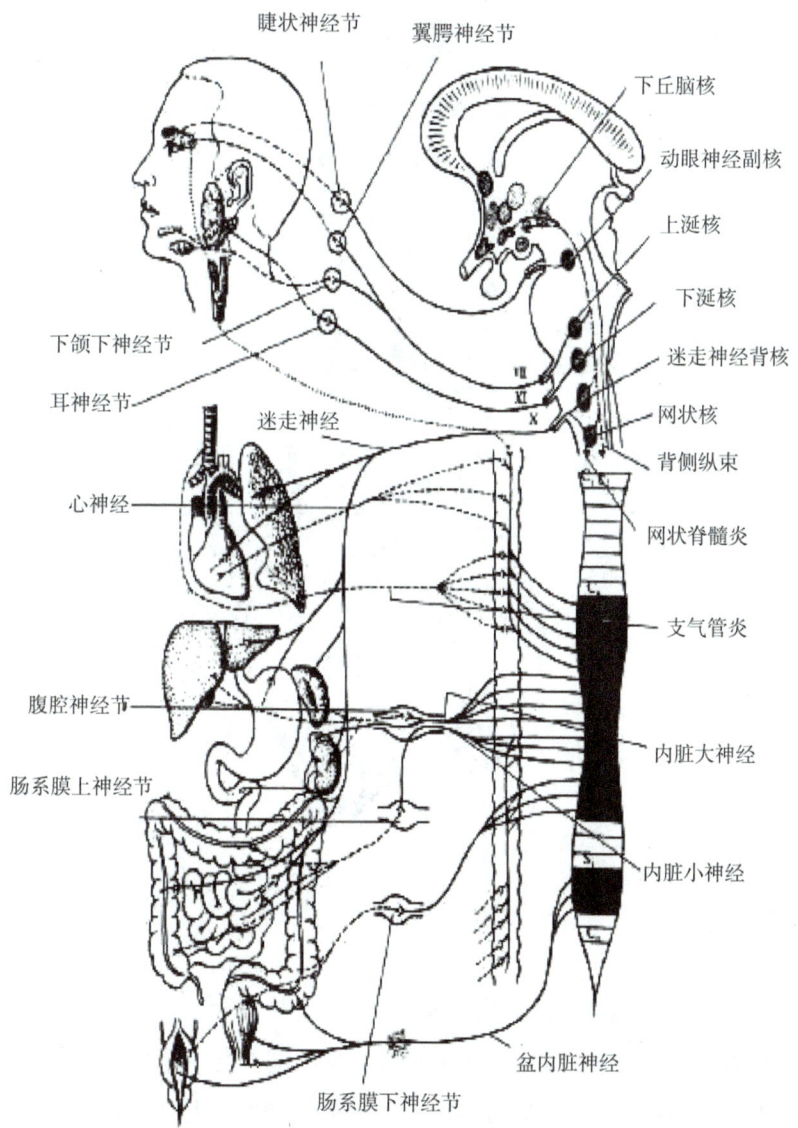

图11-71　内脏运动神经的分布

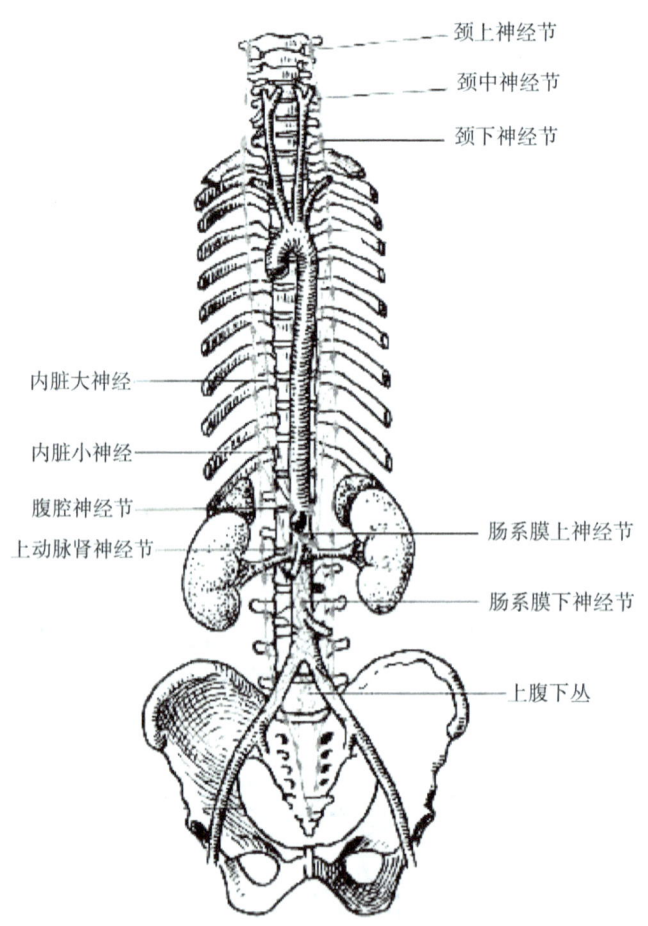

图 11-72　交感干与交感神经节

3. 交感神经与副交感神经的主要区别

交感神经和副交感神经都是内脏运动神经，常共同支配一个器官，形成对内脏器官的双重神经支配。但在神经来源、形态结构、分布范围和功能上，交感神经与副交感神经又有明显的区别。

（1）中枢的部位不同。交感神经低级中枢位于脊髓胸腰部灰质的中间带外侧核，副交感神经的低级中枢则位于脑干一般内脏运动核和脊髓骶部的骶副交感核。

（2）周围部神经节的位置不同。交感神经节位于脊柱两旁（椎旁神经节）和脊柱前方（椎前神经节）。副交感神经节位于所支配的器官附近，称为器官旁节；或位于器官壁内，称为器官内节。因此副交感神经节前纤维比交感神经长，而其节后纤维则较短。

（3）节前神经元与节后神经元的比例不同。一个交感节前神经元的轴突可与许多节后神经元形成突触，而一个副交感节前神经元的轴突则与较少的节后神经元形成突触。所以交感神经的作用范围较广泛，而副交感神经的作用则较局限。

（4）分布范围不同。交感神经在周围的分布范围较广，除至头颈部、胸、腹腔脏器外，尚遍及全身血管、腺体、竖毛肌等。副交感神经的分布则不如交感神经广泛，一般认为大部分血管、汗腺、竖毛肌、肾上腺髓质均无副交感神经支配。

（5）对同一器官所起的作用不同。交感与副交感神经对同一器官的作用既是相互拮抗又是相互统一的。例如：当机体运动时，交感神经兴奋性增强，副交感神经兴奋减弱、相对抑制，于是出现心跳加快、血压升高、支气管扩张、瞳孔开大、消化活动受抑制等现象。这表明，此时机体的代谢加强，能量消耗加快，以适应环境的剧烈变化。而当机体处于安静或睡眠状态时，副交感神经兴奋加强，交感神经相对抑制，因而出现心跳减慢、血压下降、支气管收缩、瞳孔缩小、消化活动增强等现象，这有利于体力的恢复和能量的储存。可见在交感和副交感神经相互拮抗、相互统一的协调作用下，机体才得以更好地适应环境的变化，才能在复杂多变的环境中生存。

（二）内脏感觉神经

人体各内脏器官除有交感和副交感神经支配外，也有感觉神经分布。内脏感受器接受来自内脏的刺激，内脏感觉神经将其变成神经冲动，并将内脏感觉性冲动传到中枢，中枢可直接通过内脏运动神经或间接通过体液调节各内脏器官的活动。

1. 内脏感觉神经的特点

（1）内脏感觉纤维的数目少，其中细纤维占多数，痛阈较高，对正常的内脏活动一般不引起主观感觉。但在较强烈的内脏活动时可引起一定的感觉，如胃在饥饿时收缩所产生的饥饿感觉，直肠、膀胱充盈时引起的膨胀感觉。

（2）内脏对切割等刺激不敏感，但对牵拉、膨胀、冷热、缺血等刺激十分敏感。例如，在外科手术时，病人对挤压、切割和烧灼内脏并不感觉疼痛；但对牵拉肠管或平滑肌发生痉挛会产生内脏痛。

（3）内脏感觉的传入途径比较分散，一个脏器的感觉纤维经过多个脊神经节段传入中枢，一条脊神经含有来自多个脏器的感觉纤维。因此，内脏痛是弥散的，位置亦不准确。

2. 内脏感觉神经的传入途径

内脏感觉神经元的胞体亦位于脑神经节和脊神经节内，也是假单极神经元，其周围突是粗细不等的有髓或无髓纤维。随同面、舌咽、迷走神经交感神经和骶副交感神经分布于内脏器官。中枢突随同面、舌咽、迷走神经进入脑干，终止于孤束核。脊神经节细胞的周围突，随同交感神经和骶部副交感神经分布于内脏器官，中枢突随同交感神经和盆内脏神经进入脊髓，终于灰质后角。在中枢内，内脏感觉纤维一方面直接或间接经中间神经元与内脏运动神经元相联系以完成内脏-内脏反射，或与躯体运动神经元联系形成内脏-躯体反射；另一方面则可经过较复杂的传导途径，将冲动传导到大脑皮层，形成内脏感觉。

知识拓展

> 当某些内脏患病时，可在体表的一定区域产生疼痛或感觉过敏，这种现象称为牵涉性痛。例如，心绞痛时，常在胸前区或左上臂内侧皮肤感到疼痛；肝胆疾病时，在右肩部感到疼痛等。了解器官发生病变时在体表出现的牵涉痛区，有助于内脏疾病的诊断。

【实践评析】

实践内容：

患者金某某，男，21岁，闭眼困难且双眼眨眼反射消失；对声音敏感（听觉过敏）；示齿、咀嚼食物困难，只能使用一侧嘴角；患者有些言语不清，不能吹口哨。

评析：

患者闭眼困难且双眼眨眼反射消失说明患者支配眼轮匝肌的神经损伤，患者咀嚼食物困难且以一侧咀嚼食物说明患者支配镫骨肌的神经损伤；再者患者言语不清，不能吹口哨说明该患者支配口轮匝肌的神经损伤。

实践模拟：

眨眼反射试验：

（1）受试者立正站立，眼看前方，自然放松。

（2）测试者站在受试者左前方，并面向受试者。

（3）测试者右手握的小竹竿在受试者面前15 cm上至下晃动。

（4）从头顶高度向肩高度，从5秒到0.5秒的不同速度，并记录效果。目的是不仅让学生理解条件反射与反射弧，还能让学生进一步理解有效刺激与无效刺激，反射的产生，需要有效刺激。通过眨眼反射试验最容易理解有效刺激与无效刺激。

活动结束后可以谈谈自己的感想，并且请老师点评。

（鲁　斌）

【考评自测】

(1) 下列属于副交感神经作用的是（　　）。

　　A．瞳孔扩大　　　　　　　　B．糖原分解加强

　　C．逼尿肌收缩　　　　　　　D．骨骼肌血管舒张

(2) 能初步完成循环、呼吸等基本生命现象反射调节的部位是（　　）。

　　A．脊髓　　　B．延髓　　　C．脑桥　　　D．丘脑

(3) 牵张反射使（　　）。

　　A．受牵张的肌肉发生收缩　　B．同一关节的协同肌发生抑制

　　C．其他关节的肌肉也同时发生收缩　　D．伸肌和屈肌都收缩

(4) 下列哪项是胆碱能M受体活化产生的效应（　　）。

　　A．心脏活动兴奋　　　　　　B．支气管平滑肌收缩

　　C．胃肠平滑肌舒张　　　　　D．膀胱逼尿肌舒张

(5) 关于神经元下列叙述正确的是（　　）。

　　A．由胞体和神经胶质构成　　B．假单极神经元属于传入神经元

　　C．双极神经元属于传出神经元　　D．传入神经元即是运动神经元

(6) 神经核是指（　　）。

　　A．神经元树突的集合　　　　B．神经元胞体在中枢的集合

　　C．神经元胞体在周围的集合　　D．神经元轴突的集合

(7) 下列对于脊髓的描述正确的是（　　）

　　A．有31个节段

　　B．在颈段大部分有侧角

　　C．成人从枕骨大孔延伸至第2腰椎下缘

　　D．外侧有一条深的正中裂

(8) 脊髓内部结构描述不正确的是（　　）。

　　A．灰质位于脊髓中央，白质位于灰质周围

　　B．各段的灰质均呈"H"形

　　C．脊髓是中枢神经系统的低级中枢

　　D．脊髓各段的灰质都具有前角、后角和侧角

(9) 从脑干背面出脑的脑神经是（　　）。

　　A．动眼神经　　B．三叉神经

　　C．舌下神经　　D．滑车神经

(10) 下列器官活动不受植物性神经支配的是（　　）。

　　A．心脏跳动　　　B．瞳孔张大　　　C．胃肌蠕动　　　D．张开嘴巴

(11) 蠕动不为人的意志所控制的原因是（　　）。

　　A．这种蠕动受到大脑的支配　　　　B．这种蠕动受到脑神经的支配

　　C．这种蠕动受到脊神经的支配　　　　D．这种蠕动受到植物性神经的支配

(12) 人体生理活动的主要调节结构是（　　）。

　　A．大脑　　　　B．脊髓　　　　C．神经　　　　D．神经系统

学习单元十二 内分泌系统

【导入案例】

李××,男性,55岁。主诉怕热、乏力1年,加重伴意识不清1日。现病史:该患者1年前无明显诱因出现怕热、乏力,在当地医院诊断为甲状腺功能亢进症。服用甲巯咪唑30 mg/d后症状明显好转。2个月前因皮肤瘙痒,自行停用抗甲状腺药物。入院前4日,出现咳嗽、咳痰,无发热。未进行任何诊治。入院前1日出现神志不清,大汗淋漓,为求进一步诊治急入我院。家族史:无甲亢家族史。体格检查:T 39℃, R 26次/min, BP 120/60 mmHg, P 150次/min。意识不清,皮肤潮红,甲状腺Ⅲ度肿大,质韧,局部可闻及持续性吹风样杂音。心率160次/min,节律绝对不规整,第一心音强弱不等,左肺下部可闻及干、湿啰音。腹平软,肝脾未触及。双下肢无水肿。双侧腱反射对称,病理征未引出。辅助检查:心电图示快速型心房纤颤。胸片提示左肺下叶炎症。甲功三项: FT_3 13.28 pmol/L、FT_4 12.83 pmol/L、TSH 1.33 μIU/ml。血常规:白细胞$15×10^9$/L。

思考与讨论

(1) 甲亢危象的先兆有哪些?

(2) 甲亢危象的临床表现是什么?如何治疗?

学习任务一　概　述

【任务目标】

(1) 掌握人体内分泌系统的组成。
(2) 掌握人体内分泌系统的特点。
(3) 理解内分泌系统和神经系统之间的协调作用。

一、内分泌系统的组成

内分泌系统（见图12-1）由内分泌腺和分布于其他器官的内分泌细胞组成，是机体的重要调节系统，它与神经系统相辅相成，共同调节机体的生长发育和各种代谢，维持内环境的稳定，并影响行为和控制生殖等。

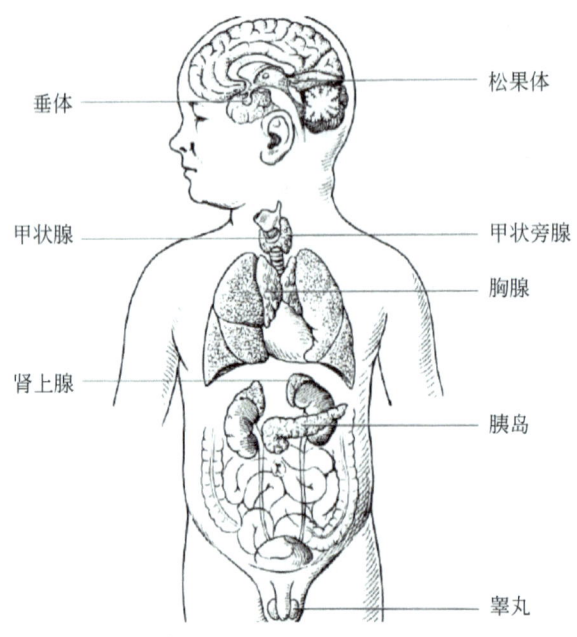

图12-1　内分泌系统（男性）

内分泌系统由内分泌腺和分布于其他器官的内分泌细胞组成。内分泌腺是人体内一些无输出导管的腺体。内分泌细胞的分泌物称激素,大多数内分泌细胞分泌的激素通过血液循环作用于远处的特定细胞,少部分内分泌细胞的分泌物可直接作用于邻近的细胞,称此为旁分泌。

二、内分泌腺的特点

(一) 结构特点

内分泌腺的结构特点是:腺细胞排列成索状、团状或围成泡状,不具排送分泌物的导管,毛细血管丰富。

(二) 激素

内分泌细胞分泌的激素,按其化学性质分为含氮激素(包括氨基酸衍生物、胺类、肽类和蛋白质类激素)和类固醇激素两大类。分泌含氮激素细胞的超微结构特点是,胞质内含有与合成激素有关的粗面内质网和高尔基复合体,以及有膜包被的分泌颗粒等。分泌类固醇激素细胞的超微结构特点是,胞质内含有与合成类固醇激素有关的丰富的滑面内质网,但不形成分泌颗粒;线粒体较多,其嵴多呈管状;胞质内还有较多的脂滴,其中的胆固醇等为合成激素的原料。每种激素作用于一定器官或器官内的某类细胞,称为激素的靶器官或靶细胞。靶细胞具有与相应激素相结合的受体,受体与相应激素结合后产生效应。含氮激素受体位于靶细胞的质膜上,而类固醇激素受体一般位于靶细胞的胞质内。

> **知识拓展**
>
> 许多器官虽非内分泌腺体,但含有具有内分泌功能的组织或细胞,例如大脑可以分泌内啡肽、胃泌素、释放因子等;肝可以分泌血管紧张素原、25-二羟骨化醇等;肾脏可以分泌肾素、前列腺素、1,25-二羟胆骨化醇等。

同一种激素可以在不同组织或器官合成,如生长抑素(下丘脑、胰岛、胃肠等)、多肽性生长因子(神经系统、内皮细胞、血小板等)。神经系统与内分泌系统生理学方面关系密切,例如下丘脑中部即为神经内分泌组织,可以合成抗利尿激素、催产素等,沿轴突贮存于垂体后叶。鸦片样多肽既作用于神经系统(属神经递质性质),又作用于垂体(属激素性质)。二者在维持机体内环境稳定方面又互相影响和协调,例如保持血糖稳定的机制中,既有内分泌方面的激素如胰岛素、胰高血糖素、生长激素、生长抑素、肾上腺皮质激素等的作用,也有神经系统如交感神经和副交感神经的参与。为了保持机体内主要激素间的平衡，在中枢神经系统的作用下，有一套复杂系统。激素一般以相对恒定速度（如甲状腺素）或一定节律（如皮质醇、性激素）释放，生理或病理因素可影响激素的基础性分泌，也由传感器监测和调节激素水平。反馈调节系统是内分泌系统中的重要自我调节机制。

人体主要的内分泌腺有：甲状腺、甲状旁腺、肾上腺、垂体、松果体、胰岛、胸腺和性腺等。

（刘双晨）

学习任务二　垂　体

【任务目标】

（1）掌握垂体的形态。
（2）掌握垂体的位置。
（3）掌握垂体的微细结构。

垂体是身体内最复杂的内分泌腺，所产生的激素不但与身体骨骼和软组织的生长有关，且可影响其他内分泌腺的活动。

一、垂体的形态与位置

垂体（见图12-2）色灰红，呈椭圆形，重约0.5 g，位于颅中窝蝶骨体上面的垂体窝内。上端借漏斗连于下丘脑，前上方与视交叉相邻。因为视交叉位于垂体的前上方，故当垂体有肿瘤时，可压迫视交叉的交叉纤维，至双眼颞侧视野偏盲。

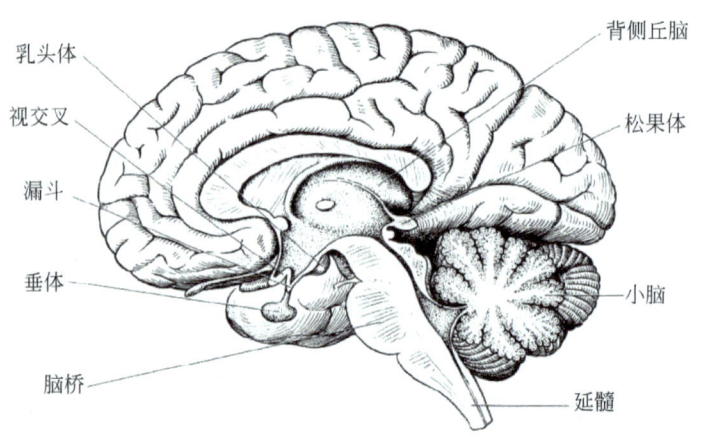

图12-2　垂体和松果体

二、垂体的微细结构

垂体由腺垂体和神经垂体两部分组成。腺垂体位于前部，又分为远侧部、中间部和结节部三部分。神经垂体位于后部，可分为神经部、漏斗部和正中隆起三部分，后两者合称漏斗。远侧部又称前叶，神经部和中间部又称后叶。

（一）腺垂体

腺细胞排列成索或团状，细胞之间有丰富的毛细血管。主要由以下几种细胞组成。

1. 嗜酸性细胞

数量较多，呈圆形或椭圆形，直径14～19 μm，胞质内含嗜酸性颗粒，一般较嗜碱性细胞的颗粒大。嗜酸性细胞分两种：①生长激素细胞，数量较多，电镜下见胞质内含大量电子密度高的分泌颗粒，直径350～400 nm。此细胞合成和释放的生长激素能促进体内多种代谢过程，尤能刺激骺软骨生长，使骨增长。在幼年时期，生长激素分泌不足可致垂体侏儒症，分泌过多引起巨人症，成人则发生肢端肥大症。②催乳激素细胞，男女两性的垂体均有此种细胞，但在女性较多。在正常生理情况下，胞质内分泌颗粒的直径小于200 nm；而在妊娠和哺乳期，分泌颗粒的直径可增大至600 nm以上，颗粒呈椭圆形或不规则形，细胞数量也增多并增大。此细胞分泌的催乳激素能促进乳腺发育和乳汁分泌。

2. 嗜碱性细胞

数量较嗜酸性细胞少，呈椭圆形或多边形，直径15～25 μm，胞质内含嗜碱性颗粒。颗粒内含糖蛋白类激素，PAS反应呈阳性。嗜碱性细胞分三种：①促甲状腺激素细胞，呈多角形，颗粒较小，直径100～150 nm，分布在胞质边缘。此细胞分泌的促甲状腺激素或能促进甲状腺激素的合成和释放。②促性腺激素细胞，细胞大，呈圆形或椭圆形，胞质内颗粒大小中等，直径250～400 nm。该细胞分泌卵泡刺激素（follicle stimulating hormone，FSH）和黄体生成素（luteinizing hormone，LH）。应用电镜免疫细胞化学技术，发现上述两种激素共同存在于同一细胞的分泌颗粒内。卵泡刺激素在女性促进卵泡的发育，在男性则刺激生精小管的支持细胞合成雄激素结合蛋白，以促进精子的发生。黄体生成素在女性促进排卵和黄体形成，在男性则刺激睾丸间质细胞分泌雄激素，故又称间质细胞刺激素（interstitial cell stimulating hormone，ICSH）。③促肾上腺皮质激素细胞（corticotroph，ACTH cell），呈多角形，胞质内的分泌颗粒大，直径400～550 nm。此细胞分泌促肾上腺皮质激素（adrenocorticotropin hormone，ACTH）和促脂素（lipotropin或lipotrophic hormone，LPH）。前者促进肾上腺皮质分泌糖皮质激素；后者作用于脂肪细胞，使其产生脂肪酸。

3. 嫌色细胞

嫌色细胞（chromophobe cell）数量多，体积小，呈圆形或多角形，胞质少，着色浅，细胞界线不清楚。电镜下，部分嫌色细胞胞质内含少量分泌颗粒，因此认为这些细胞可能是脱颗粒的嗜色细胞，或是处于形成嗜色细胞的初期阶段。其余大多数嫌色细胞具有长的分支突起，突起伸入腺细胞之间起支持作用。

（二）神经垂体

神经垂体主要由大量无髓神经纤维和神经胶质组成，含有丰富的毛细血管和少量的结缔组织。无髓神经纤维来自下丘脑的视上核和室旁核内的神经内分泌细胞，这些细胞合成的血管升压素（又称抗利尿激素，ADH），又称加压素，经无髓神经纤维运送到神经部储存并可释放入毛细血管。抗利尿激素主要促进肾远曲小管和集合管重吸收水，使尿量减少。催产素能引起妊娠子宫平滑肌的收缩，促进乳腺的分泌。

知识拓展

脑垂体堵塞有什么危害？

（1）健康方面：人在精神压力大、用脑过度、经常熬夜、饮食作息无规律、工作量大、受到刺激时，脑垂体中枢神经紊乱，脑垂体的各种激素分泌减少，脑垂体周围的脑血管代谢差，人明显会感觉到肩颈僵硬酸痛，发生颈椎弯曲增生，疲劳乏力，头痛头晕，失眠多梦，情绪焦虑暴躁，肤色暗沉，长斑长痘，身体水肿等，严重的会造成脑血管堵塞，引起脑垂体瘤、脑卒中、脑出血、脑血栓、脑瘫等重大脑部疾病。

（2）衰老方面：脑垂体出现问题，整个内分泌系统就会出现紊乱、激素水平严重失衡，从而导致皮肤松弛、体形变形、胸部与臀部下垂、腰部脂肪增加，加速衰老。

（3）性生活障碍：脑垂体堵塞导致内分泌系统紊乱，性腺系统萎缩，使性生活欲望降低，阴道干涩松弛，使更年期提前。

（刘双晨）

学习任务三　松果体

【任务目标】

（1）掌握松果体的位置。
（2）了解松果体分泌的激素的功能。

人的松果体能合成、分泌多种生物胶和肽类物质，主要是调节神经的分泌和生殖系统的功能，而这种调节具有很强的生物节律性，并与光线的强度有关。

一、松果体的形态与位置

松果体（见图12-3）位于背侧丘脑的上后方两上丘间的浅凹内，以柄附于第三脑室后部，柄向前分为上下两板，松果体上方为胼胝体压部，正前方为第三脑室顶部，后方隔四叠体池与小脑上蚓部相邻，两侧为扣带回，下方隔四叠体池与中脑顶盖相邻。

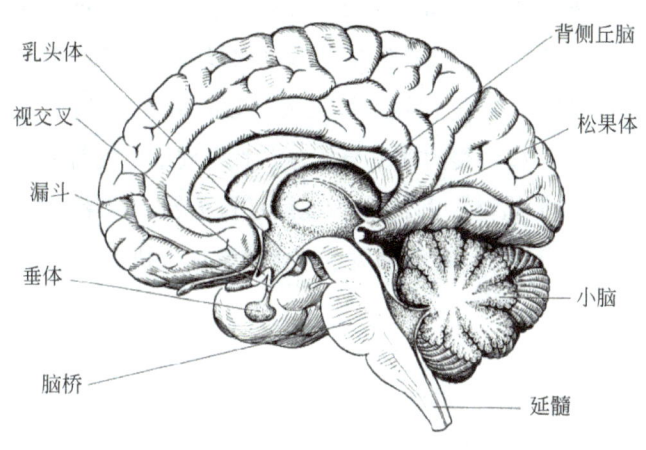

图12-3　垂体和松果体

二、松果体分泌的激素

松果体细胞交替性地分泌褪黑激素和5-羟色胺，有明显的昼夜节律，白昼分泌5-羟色胺，黑夜分泌褪黑激素，褪黑激素可能抑制促性腺激素及其释放激素的合成与分泌，对生殖起抑制作用。另外，近年来发现，松果体细胞还分泌8-精催产素、5-甲氧基色醇、黄体生成素释放激素和抗促性腺因子等，其意义尚待探讨。

（一）分泌褪黑激素

松果体细胞的细胞质内有粗面内质网，高尔基复合体和小圆形分泌颗粒，颗粒内含有褪黑激素。褪黑激素属于吲哚类化合物，其分泌呈现明显的日周期变化。两栖类动物褪黑激素对其有促使皮肤褪色的作用。对哺乳类动物已经失去这种作用，褪黑激素的生理作用可能通过下丘脑或直接抑制垂体促性腺激素的分泌，抑制性腺活动，抑制性成熟，防止儿童早熟。褪黑激素的作用：①含有主要的抗氧化成分，研究证明，清除自由基的能力是维生素E的两倍，自由基会导致细胞损坏。②有助于治疗心脏疾病、由压力引起的免疫系统疾病、阿尔茨海默病、帕金森病、胃溃疡、慢性肠炎及一些癌症。③有助于提高大脑功能，防止由阿尔茨海默病和帕金森病引起的神经损坏。④是一种治疗失眠的安全、有效、短期的方法。⑤生物钟调控中心。

（二）生物钟调控中心

松果体是人体的"生物钟"的调控中心。由于褪黑激素的分泌受光照和黑暗的调节，因此，昼夜周期中光照与黑暗的周期性交替就会引起褪黑激素的分泌量相应地出现昼夜周期性变化。实验证实，褪黑激素在血浆中的浓度白昼降低，夜晚升高。松果体通过褪黑激素的这种昼夜分泌周期，向中枢神经系统发放"时间信号"，转而引发若干与时间或年龄有关的"生物钟"现象。如人类的睡眠与觉醒、月经周期中的排卵以及青春期的到来。新近发现，人体的智力"生物钟"以33天为周期进行运转，情绪"生物钟"为28天，体力"生物钟"为23天。这三大生物钟的调拨也是由松果体来执行的。

（三）人的第三只眼睛

松果体细胞内含有丰富的5-羟色胺，它在特殊酶的作用下转变为褪黑激素，这是松果体分泌的一种激素。研究发现，褪黑激素的分泌受到光照的制约。当强光照射时，褪黑激素分泌减少；在暗光下褪黑激素分泌增加。而人体内褪黑激素多时会心情压抑，反之，人体内的褪黑激素少时则"人逢喜事精神爽"。由此看来，人的情绪受光的影响就不足为奇了。

（四）合成功效

松果体能合成GnRH、TRH及8-精催产素等肽类激素。在多种哺乳动物（鼠、牛、羊、猪等）的松果体内GnRH比同种动物下丘脑所含的GnRH量高4~10倍。有人认为，松果体是GnRH和TRH的补充来源。

三、松果体的病理变化

松果体实质肿瘤比较罕见，占颅内肿瘤0.2%以下，起源于松果体细胞或其前身，属于神经上皮肿瘤。松果体实质肿瘤包括低度恶性松果体细胞瘤、中度恶性中分化松果体实质肿瘤与高度恶性松果体母细胞瘤。

松果体细胞瘤生长缓慢，为WHO分级Ⅰ级，占松果体实质肿瘤的14%~60%。该肿瘤可以发生于任何年龄，但以成年人多见（平均年龄38岁），无性别差异。5年生存率为

86%～100%，肿瘤完全切除后复发的病例尚未见报道。脑脊液播散罕见。

病理与组织学特征：松果体细胞瘤由体积小、形态一致、发育成熟，与松果体细胞类似的细胞构成。小叶结构与松果体细胞瘤性菊形团为常见特征。

知识拓展

富含松果体的食物之所以能改善睡眠，是由于人的睡眠质量与大脑中一种叫松果体素的物质密切相关。夜晚，黑暗会刺激人体合成和分泌松果体素，它会经血液循环而作用于睡眠中枢使人体产生浓浓睡意。天亮时，松果体受光线刺激就会减少，使人从睡眠状态中醒来。研究发现，进入中年以后，人体内的松果体素会逐渐减少，40岁时为青年时的1/4；50岁时为1/6；60岁时会降到1/10。因此，中老年人可以通过补充富含松果体素的食物来促进睡眠。这类食物包括燕麦、甜玉米、番茄、香蕉。

（刘双晨）

学习任务四 甲状腺

【任务目标】

（1）掌握甲状腺的形态。
（2）掌握甲状腺的位置。
（3）掌握甲状腺微细结构。

甲状腺是人体中重要的内分泌腺体，有丰富的血液供应；分泌的甲状腺激素在人体的生长发育及物质代谢中起了重要作用，并对人体各器官、各系统的功能均有影响。

一、甲状腺的形态与位置

（一）甲状腺的胚胎发生

人类甲状腺发生于胚胎期的鳃肠即原肠。在人胚第4周，前外侧壁出现4对突起，形成第Ⅰ、Ⅱ、Ⅲ、Ⅳ鳃囊，在原始咽底壁正中线相当于第2、3对鳃弓的平面上，上皮细胞增生，形成一伸向尾侧的盲管，即甲状腺原基，称甲状舌管（thyroglossal duct）。此盲管沿颈部正中线下伸至未来气管前方，末端向两侧膨大，形成左右两个甲状腺侧叶。甲状舌管的上段退化消失，其起始段的开口仍残留一浅凹，称盲孔。如果甲状舌管的上段退化不全，残留部分可形成囊肿。胚胎第11周时，甲状腺原基中出现滤泡，第13周初甲状腺开始出现分泌活动。随着胚胎发育长大，腺泡数急剧增多、增大，甲状腺也随之增大，腺泡中央胞腔内胶质滴成为聚集的胶体。在胚胎发生期，甲状腺除了上皮细胞和间质细胞外，还出现一些滤泡细胞，是分泌降钙素的细胞。在出生后，甲状腺呈典型的两个腺叶，中间有峡部相连，有时在咽喉前形成锥体叶。

（二）甲状腺的形态位置

甲状腺（图12-4）位于颈前下方软组织内，紧贴甲状软骨和气管软骨环的前面和两侧，呈棕褐色，略呈"H"形，分左右2个侧叶，每叶形状像1个尖端向上的锥体，中间连接部分为峡部。甲状腺每叶长2.5～4.0 cm，宽1.5～2.0 cm，厚1.0～1.5 cm，贴附喉下部和气管上部的侧面，上端达甲状软骨中部，下端抵第6气管环，长约5 cm，宽约2.4 cm，有时下极可伸至胸骨后称胸骨后甲状腺。甲状腺峡部横过第2～4气管软骨环的前面，其宽窄因人而异。少数人在峡部有1个舌状的向上突起，称为锥叶，长短大小各异，位置多偏向左，长者可达舌骨。这是胚胎初期甲状腺舌导管的残余。小块游离的甲状腺组织可出现于两侧叶或峡部之间，即副甲状腺（accessory thyroid glands）。甲状腺的大小和重量随着年龄的增长而增加。新生儿甲状腺重量约1.5 g，成人甲状腺重20～30 g，女性甲状腺比男性略大，老年人甲状腺轻微缩小。正常情况下甲状腺不能看到，也不易摸到。甲状腺左右两叶上极内侧有悬韧带悬吊在环状软骨上，故可随吞咽上下活动。

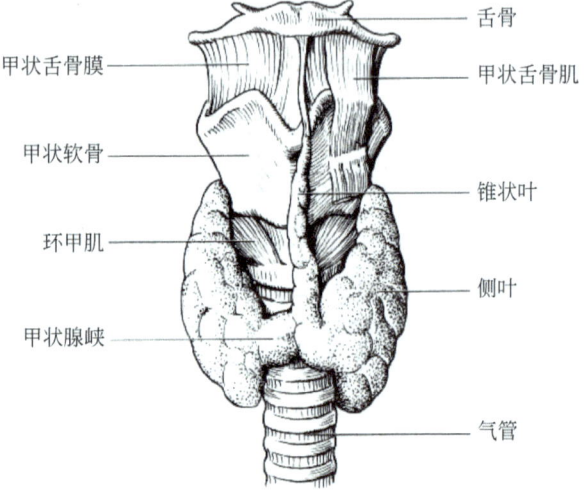

图12-4　甲状腺

二、甲状腺的微细结构

正常甲状腺质地柔软，切面呈鲜牛肉色，有大小不等的滤泡，内含有胶质。腺体包以薄层结缔组织，即甲状腺固有膜。结缔组织由包膜伸入腺实质内做支架，将腺体分成许多大小不等的小叶；每个小叶由无数个滤泡和滤泡间组织构成。

（一）被膜

在甲状腺表面共有两层被膜。甲状腺表面由结缔组织构成的纤维囊包裹，称为真被膜，包绕甲状腺即纤维囊，囊的纤维束伸入实质内，将实质分隔为若干小叶。真被囊的外面还有一层假被囊，由颈深筋膜的内脏筋膜脏层构成，包绕于真被膜外面。

真被囊和假被囊之间填充以疏松结缔组织，其中含有静脉丛及甲状旁腺，上下两对甲状旁腺均位于该囊内，定位于腺体后面上、中1/3交界处和下1/3处。假被膜在侧叶内侧和峡部后面，与甲状软骨、环状软骨和气管软骨环的软骨膜愈合，形成甲状腺蒂，又名甲状腺悬韧带，将甲状腺固定在喉表面。因此当吞咽时，甲状腺可随喉上下移动，借以鉴定此区肿块与甲状腺的关系。喉返神经行经假被囊之外，故甲状腺手术在假被囊内进行，可避免损伤喉返神经。

（二）甲状腺滤泡

甲状腺滤泡是甲状腺的结构和功能单位，也就是说许许多多的甲状腺滤泡组成了甲状腺，只有甲状腺滤泡才能产生机体不可缺少的甲状腺激素。滤泡（follicle）大小不等，直径0.02～0.9 mm，呈圆形、椭圆形或不规则形。滤泡由单层立方的滤泡上皮细胞围成，滤泡腔内充满透明的胶质（colloid）。滤泡上皮细胞因功能状态而有形态变化。在功能活跃时，细胞增高呈低柱状，腔内胶质减少；反之，细胞变矮呈扁平状，腔内胶质增多（见图12-5）。胶质是滤泡上皮细胞的分泌物，在切片上呈均质状，嗜酸性，它是一种糖蛋白，称甲状腺球蛋白。胶质的边缘常存在不着色的空泡，有人认为是滤泡上皮细胞吞饮胶质滴所致。

电镜下，滤泡上皮细胞游离面有微绒毛，胞质内有较发达的粗面内质网和较多的线粒体，溶酶体散在于胞质内，高尔基复合体位于核上区。细胞顶部胞质内有电子密度中等、体积较小的分泌颗粒（直径150～200 nm），还有从滤泡摄入的低电子密度的胶质小泡（直径约1μm）。滤泡上皮基底面有完整的基板，邻近的结缔组织内富含有孔毛细血管和毛细淋巴管。

甲状腺滤泡上皮细胞合成和分泌甲状腺激素（thyroid hormone）。

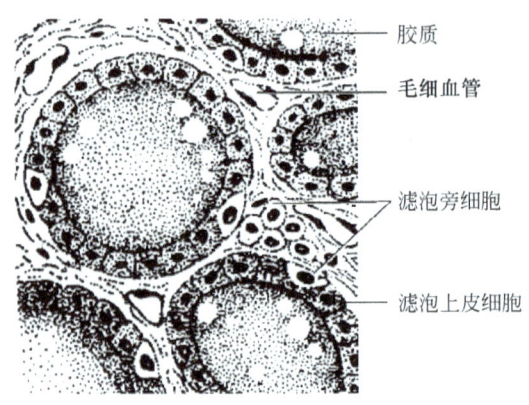

图 12-5　甲状腺的微细结构

（三）滤泡旁细胞

滤泡旁细胞又称 C 细胞，成团积聚在滤泡之间，少量镶嵌在滤泡上皮细胞之间，其腔面被滤泡上皮覆盖，细胞体积较大，在 HE 染色标本下，胞质稍淡。用镀银法可见基底部胞质内有嗜银颗粒，颗粒内含有降钙素，以胞吐的方式分泌。降钙素是一种多肽，通过促进成骨细胞分泌类骨质、钙盐沉着和抑制骨质内钙的溶解使血钙降低。有报道，哺乳类动物滤泡旁细胞内还含有生长抑素、去甲肾上腺素、P 物质和血管活性肠肽等。滤泡旁细胞的形态、大小、数量和分布随动物的种属而有差别，人、猴、鼠等的滤泡旁细胞为卵圆形，以小的细胞群分布于滤泡间。而猫、狗等动物的滤泡旁细胞则呈圆形或卵圆形，在滤泡之间积聚形成大的细胞团。人的滤泡旁细胞多分布于甲状旁腺周围的甲状腺内，而在鼠类则多分布于甲状腺中央部。

（四）甲状腺滤泡间质

甲状腺滤泡间质存在于滤泡间的结缔组织中，其中含丰富的有孔毛细血管。由小动脉发出的毛细血管形成密网，紧密地围绕着滤泡上皮的底部。毛细淋巴管在间质内形成疏松的网，从甲状腺引流的淋巴液，其激素浓度百倍于静脉血，所以淋巴液是甲状腺输出激素的一个重要途径。甲状腺滤泡间质的神经纤维数量不多，但有 3 种纤维，即交感、副交感及肽能纤维，滤泡上皮细胞分泌 T_3 和 T_4 主要受下丘脑、垂体、甲状腺轴的激素调节，神经调节不占主要地位。

三、甲状腺的血管和神经

（一）甲状腺的血管

甲状腺的血液供应非常丰富。据估计，全身血液大约每小时可在甲状腺通过一次。甲状腺由甲状腺上动脉和甲状腺下动脉供给血液和营养，有时还有甲状腺最下动脉。甲状腺上动脉是颈外动脉在颈部的第一个分支，偶见发自颈内动脉或颈总动脉；甲状腺下动脉发自锁骨下动脉的甲状颈干，有时直接发自锁骨下动脉；甲状腺最下动脉发自无名动脉，偶有发自主动脉弓或颈总动脉。甲状腺的血管还与食管、喉、气管等的血管相吻合；甲状腺内有丰富的静脉网，它们在腺体的前面形成静脉丛，然后汇集成甲状腺上、中、下静脉。

在甲状腺上极，有甲状腺上动脉、甲状腺上静脉及与其伴行的喉上神经。神经行其后内，近腺体处渐分离；在甲状腺下极，有甲状腺下动脉、甲状腺下静脉及与其相交的喉返神经。血管水平由外向内走向腺体，神经垂直由下向上行向腺体，于腺体下极相交。右侧血管与神经间近似平行关系，左侧血管与神经间则呈现相互垂直关系。在甲状腺外侧缘中部，可见甲状腺中静脉。该静脉壁薄短粗，横过颈总动脉前方，直接汇入颈内静脉，是较危险的不可忽视的血管。在腺体下面，有起于主动脉弓的甲状腺最下动脉和注入左无名静脉的甲状腺奇静脉丛，是又一较危险的易被忽视的血管。

甲状腺的血液供应主要来自两侧的甲状腺上动脉和甲状腺下动脉。甲状腺上动脉沿喉侧下行，到达甲状腺上极时，分成前、后分支进入腺体的前、背面。甲状腺下动脉呈弓形横过颈总动脉的后方，再分支进入甲状腺的背面。甲状腺上、下动脉之间以及咽喉部、气管、食管的动脉分支之间，均具有广泛的吻合；故在手术中将甲状腺上、下动脉全部结扎，也不会发生甲状腺残留部分及甲状旁腺缺血。甲状腺表面丰富的静脉网汇成上、中、下静脉干；上干伴行甲状腺上动脉，导致颈内静脉；中干常单行，横过颈总动脉的前方，亦导致颈内静脉；下干数目较多，在气管前导至无名静脉。

（二）甲状腺的淋巴循环

甲状腺的淋巴管行于叶间结缔组织内，常常围绕着其伴行动脉，甲状腺的淋巴汇合流入沿颈内静脉排列的颈深淋巴结。气管前、甲状腺峡上的淋巴结和气管旁、喉返神经周围的淋巴结也收集来自甲状腺的淋巴。

（三）甲状腺的神经

甲状腺的神经有交感神经纤维和副交感神经纤维，主要是颈上和颈下交感神经节的节后纤维，沿动脉而行，形成甲状腺上丛和下丛。自神经丛发出的分支进入腺体实质后分布于毛细血管周围及滤泡周围。交感神经来自颈中节，伴甲状腺上动脉入腺体，其功能是使血管收缩。副交感神经纤维来自迷走神经，经喉返神经及喉上神经分布于腺体。

喉上神经和喉返神经与甲状腺的关系密切。喉上神经的外支在至环甲肌前走行于甲状腺上动脉后支的稍高部位。喉返神经与甲状腺、甲状腺下动脉的关系在甲状腺外科中尤为重要。喉返神经常位于食管气管沟中，但也可有变异。喉返神经至甲状腺侧叶后方时与甲状腺下动脉交叉，神经由动脉的浅面、深面或两分支之间经过。在此水平用血管钳止血，常有伤及神经的可能；故一般主张当结扎甲状腺下动脉时，应在离开甲状腺处进行，以免伤及此神经。

知识拓展

甲状腺结节的生活护理：

（1）合理安排休息与运动的时间。临床症状显著时应及时卧床休息，尤其是食后12个小时应限制活动；临床症状明显改善时在注意休息的同时适当活动或进行体育锻炼，切忌过度劳累；无临床症状，各项实验室检查均正常可以不限制活动。

（2）调整精神状态。中医认为人的精神状态与机体的脏腑气血密切相关，人的情志活动与心藏神的功能密切相关，凡是精神饱满、心胸开阔的病人，疗效一般较好，相反则较差。因此，在护理上要关心、体贴病人，多与病人交谈，了解病人的心理状态。

（3）定期观察病情。主要是观察全身有无高代谢综合征的表现，甲状腺是否肿大，眼球是否突出，神经系统、心血管系统、消化系统、血液系统、生殖系统、运动系统有无异常，皮肤及肢端有无水肿、潮红、杵状指等异样表现。特别注意观察体温及心血管系统的变化，防止甲亢危象及甲亢性心脏病的发生。

（4）根据病情进行调理。

（付云霞）

学习任务五　甲状旁腺

【任务目标】

（1）掌握甲状旁腺的形态。

（2）掌握甲状旁腺的位置。

（3）掌握甲状旁腺的微细结构。

一、甲状旁腺的形态与位置

其实甲状旁腺（图12-6）就位于甲状腺中。通常有四个，左右各一对，为扁椭圆形小体，棕黄色，形状大小略似大豆，均贴附于甲状腺侧叶的后缘，位于甲状腺被囊之外，有时也可埋藏于甲状腺组织中。上一对甲状旁腺一般位于甲状腺侧叶后缘中部附近处；下一对则在甲状腺下动脉的附近，约位于腺体后部下1/3处。

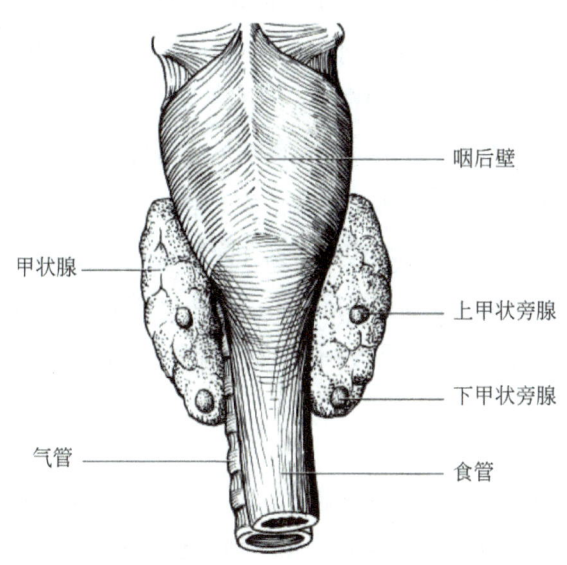

图12-6　甲状旁腺

甲状旁腺是较小的内分泌器官，分泌的激素（甲状旁腺素）的功能为调节钙的代谢，维持血钙平衡，主要使骨钙释出入血，再由肾排出调节血钙平衡，故甲状旁腺的靶器官是骨与肾。分泌不足时可引起血钙下降，出现手足搐搦症；功能亢进时则引起骨质过度吸收，容易发生骨折。故有些人出现上述症状时应考虑是不是与甲状旁腺功能失调有关。

甲状旁腺很小，为内分泌腺之一，长3～8 mm、宽2～5 mm、厚0.5～2 mm。一般分为上下两对，每个重35～50 mg。甲状旁腺表面覆有薄层的结缔组织被膜。被膜的结缔组织携带血管、淋巴管和神经伸入腺内，成为小梁，将腺分为不完全的小叶。小叶内腺实质细胞排列成索或团状，其间有少量结缔组织和丰富的毛细血管。成人甲状旁腺呈棕黄色的扁椭圆形，总重约120 mg。腺表面包有薄层结组织被膜，腺细胞排列成团索状，其间富含有孔毛细血管及少量结缔组织，还可见散在脂肪细胞，并随年龄增长而增多。

二、甲状旁腺的微细结构

光镜下，腺细胞可以分为两种：主细胞和嗜酸性细胞。

（一）主细胞

主细胞（chief cell）是构成腺实质的主体，呈圆形或多边形，核圆，位于细胞的中央，HE染色切片中胞质着色浅。电镜下，胞质内含粗面内质网、高尔基复合体和直径200～400 nm的分泌颗粒，还有一些糖原和脂滴。细胞分泌颗粒内的甲状旁腺激素（parathyroid hormone）以胞吐方式释放入毛细血管内。

甲状旁腺激素是肽类激素，主要功能是影响体内钙与磷的代谢，作用于骨细胞和破骨细胞，从骨动员钙，使骨盐溶解，血液中钙离子浓度增高，同时还作用于肠及肾小管，使钙的吸收增加，从而使血钙升高。在甲状旁腺激素和降钙素的共同调节下，维持着机体血钙的稳定。若甲状旁腺分泌功能低下，血钙浓度降低，则会出现手足抽搐症；如果功能亢进，则引起骨质过度吸收，容易发生骨折。甲状旁腺功能失调会引起血中钙与磷的比例失常。

（二）嗜酸性细胞

嗜酸性细胞（oxyphil cell）比主细胞大，核小而固缩，染色较深，数量少，常单个或成群存在于主细胞之间。胞质内含密集的嗜酸性颗粒，故有强的嗜酸性。电镜下，嗜酸性颗粒乃是线粒体，其他细胞器均不达，糖原和脂滴也少，且无分泌颗粒。人体内这种细胞在4～7岁开始出现，而在某些动物体内从前后开始出现，随着年龄增长而增多。其功能目前还不清楚。

知识拓展

甲状旁腺功能减退症常见的并发症有哪些？

白内障、神经症。

甲状旁腺功能减退症有什么并发症？

①精神障碍：表现轻者为癔症样发作，重者表现为重症精神病。精神障碍病人应常规地检查血钙与血磷。自从血液生化自动分析仪应用以来，常规检查血钙与血磷已是很容易的事，提高对本病的认识至为重要。在观察病人的过程中应注意手足搐搦的发生。若发现手足搐搦后，应立即查血钙以证明手足搐搦是否为低钙血症所致，并用钙剂加葡萄糖缓慢静脉注射或滴注。钙剂治疗能使手足搐搦迅速缓解。这种"手足搐搦-低钙血症-钙剂治疗-缓解"的序贯观察对于认识低钙血症的存在，从而进一步按甲旁减检查求得正确诊断是重要的。②癫痫样发作及其他神经症状表现：除了观察低

钙血症及其临床表现外，用X线或CT检查脑组织钙化病变，对诊断很有帮助。③慢性手足搐搦：如发生于儿童，应检查其皮肤是否干燥、脱屑，有无指甲异常，毛发粗稀，并应进一步检查牙齿的生长、发育和病变。结合慢性低钙血症，可以及早诊断和治疗。④视力欠佳：应检查有无白内障。白内障是不可逆转的，及早治疗可终止其发展。⑤甲旁减心脏病：重者可发生心力衰竭而死亡，因此要提高警惕。心电图可作为初步检查的方法。无创伤性心功能检查，或彩色多普勒心功能检查可提供更详细的心功能情况。

(付云霞)

学习任务六 肾上腺

【任务目标】

(1) 掌握肾上腺的形态。
(2) 掌握肾上腺的位置。
(3) 掌握肾上腺的微细结构。

一、肾上腺的形态与位置

肾上腺（图12-7）左、右各一，右肾上腺呈三角形；左肾上腺比右肾上腺略大，呈半月形。肾上腺分别位于左、右肾的上方。

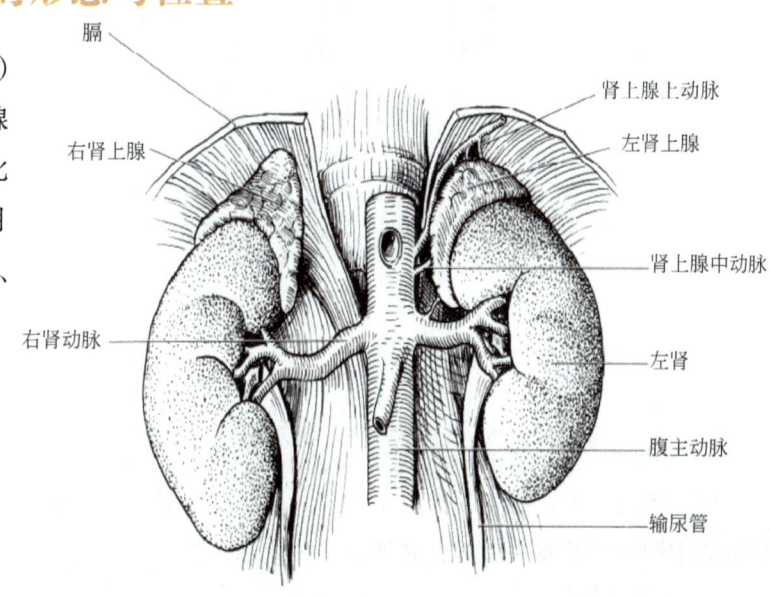

图12-7　肾上腺

二、肾上腺的微细结构

（一）被膜

由结缔组织组成，血管和神经伴少量结缔组织伸入肾上腺实质内。

（二）皮质

皮质位于肾上腺周围，构成肾上腺的大部分。根据细胞排列的形态和特征不同，由外向内分为3个带，即球状带、束状带和网状带（图12-8）。

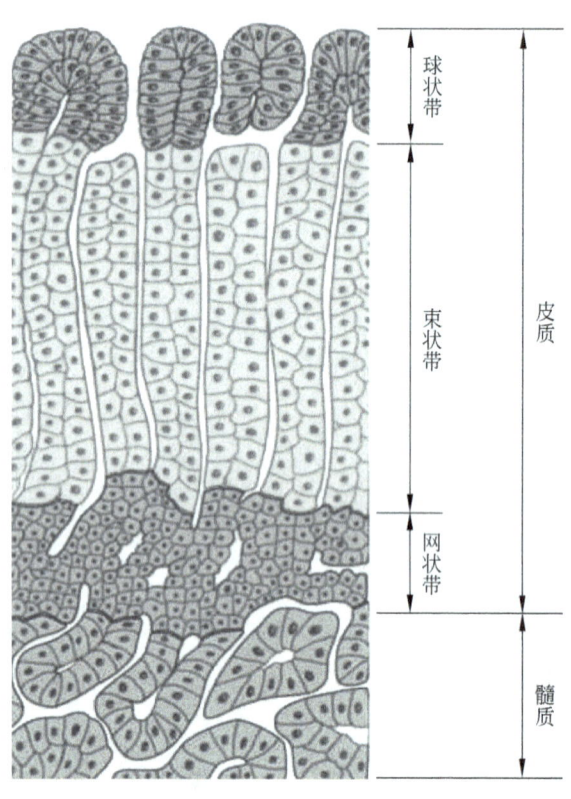

图12-8　肾上腺的微细结构

1. 球状带

位于被膜下方，细胞聚集成球状。细胞较小呈锥形。细胞之间有血窦和结缔组织。球状带的细胞分泌盐皮质激素，有调节水盐代谢的作用。

2. 束状带

位于球状带的深部，细胞成单行或双行排列成索状。细胞较小，呈多边形。束状带细胞主要分泌糖皮质激素。

糖皮质激素的生物学作用：

（1）对物质代谢的影响。

①对糖代谢的影响。糖皮质激素是调节糖代谢的重要激素之一。它主要通过加速肝糖原异生，减少外周组织对糖的摄取和利用，而使血糖升高。因此，糖皮质激素缺乏时，可能会导致低血糖；而糖皮质激素过多时，引起血糖升高。有时血糖增加的程度足以引起尿糖，称为肾上腺糖尿病。

②对蛋白质代谢的影响。糖皮质激素能促使除肝脏以外的全身其他组织细胞内蛋白质减少，并促进组织蛋白质分解。因此，糖皮质激素分泌过多时出现肌肉消瘦、骨质疏松、皮肤变薄、伤口愈合延迟。

③对脂肪代谢的影响。糖皮质激素促进脂肪分解，增强脂肪酸在体内的氧化过程，有利于糖异生。肾上腺皮质功能亢进或长期大量应用糖皮质激素时，可使体内脂肪发生重新分布，主要沉积在面（满月脸）、颈、躯干（水牛背）和腹部，而四肢脂肪分解较强，储存减少，形成"向心性肥胖"。

④对水盐代谢的影响。糖皮质激素具有弱的促进肾脏远曲小管和集合管保Na^+排K^+的作用；还能降低肾小球入球血管阻力，增加肾小球血浆流量，从而使肾小球滤过率增加，这有利于机体排水。肾上腺皮质功能不足者出现排水障碍，严重时导致"水中毒"。

（2）参与应激反应。当机体受到各种有害刺激，如创伤、感染、中毒、疼痛、缺氧、手术、寒冷、恐惧时，腺垂体立即释放大量ACTH，糖皮质激素也相应分泌增多，从而提高机体的抵抗力和耐受力，这一现象称为应激反应。应激反应是以ACTH和糖皮质激素分泌为主体，需多种激素协同，共同提高机体对有害刺激的耐受力的非特异性反应。它对于维持生命活动，提高机体对环境刺激的适应能力，具有十分重要的生物学意义。

（3）对其他组织器官的影响。

①对血细胞的作用。糖皮质激素能抑制淋巴细胞DNA合成过程，促进淋巴细胞和嗜酸性粒细胞的破坏，使血中淋巴细胞和嗜酸性粒细胞减少。所以长期应用糖皮质激素，能导致机体免疫功能降低，易患严重感染；相反，糖皮质激素的这种作用有利于对抗器官移植时出现的免疫性排斥反应。另外，糖皮质激素还能增强骨髓造血功能，使血中红细胞、血小板增多。所以肾上腺皮质功能亢进患者易患红细胞增多症，而功能低下者会出现贫血。

②对循环系统的影响。提高血管平滑肌对儿茶酚胺的敏感性（允许作用），有利于提高血管紧张性和维持正常血压；降低毛细血管壁的通透性，减少血浆滤出，有利于维持血容量；加强心肌收缩力。所以，当糖皮质激素分泌不足的个体发生应激反应时会出现顽固

性休克；过量糖皮质激素可产生高血压。

③对消化系统的影响。糖皮质激素能促进胃内盐酸和胃蛋白酶的分泌，提高胃腺细胞对迷走神经和胃泌素的敏感性。因此，长期大量应用糖皮质激素可诱发或加重胃溃疡，溃疡病人应慎用糖皮质激素。

糖皮质激素的作用广泛而复杂，大剂量的糖皮质激素还具有抗炎、抗过敏、抗病毒及抗休克等作用。

3. 网状带

位于皮质最内层，细胞呈索状相互吻合成网。细胞较小，核小，着色深。网状带细胞主要分泌雄激素，也可分泌少量雌激素。

（三）髓质

位于肾上腺的中央。髓质细胞排列成索或团状，并相连接成网。其间为血窦和少量结缔组织。髓质内有两种细胞，一种称髓质细胞，又称嗜铬细胞；另一种为少量的交感神经节细胞。

髓质细胞又分为肾上腺素细胞和去甲肾上腺素细胞。肾上腺素细胞可分泌肾上腺素，它可使心率加快、心脏和骨骼肌血管扩张；去甲肾上腺素细胞可分泌去甲肾上腺素，它可使血管收缩，有升高血压的作用。

知识拓展

临床上长期大剂量应用糖皮质激素，可抑制下丘脑促肾上腺皮质激素释放因子（CRH）神经元和腺垂体细胞，使促肾上腺皮质激素释放因子（CRH）与促肾上腺皮质激素（ACTH）分泌减少，以致患者肾上腺皮质趋于萎缩，分泌功能减退或停止。若此时突然停药，则可因体内糖皮质激素突然减少而导致严重后果。因此，应逐渐减量停药，最好在治疗过程中间断补充促肾上腺皮质激素（ACTH）以促进肾上腺皮质功能恢复，并防止萎缩。

促肾上腺皮质激素（ACTH）在脉冲性分泌基础上呈昼夜节律性，清晨觉醒前分泌达高峰，白天维持在较低水平，入睡后逐渐降低，午夜最低，随后又逐渐增多。

（付云霞）

学习任务七　　胸　腺

【任务目标】

(1) 掌握胸腺的形态。
(2) 掌握胸腺的位置。
(3) 掌握胸腺的结构和功能。

胸腺（thymus）为机体的重要淋巴器官。其功能与免疫紧密相关，分泌胸腺激素及激素类物质，具内分泌功能的器官。

一、胸腺的形态与位置

胸腺（图12-9）位于胸骨后面，紧靠心脏，呈灰赤色，扁平椭圆形，分左、右两叶，由淋巴组织构成。青春期前发育良好，青春期后逐渐退化，被脂肪组织所代替。胸腺位于胸腔前纵隔。胚胎后期及初生时，人胸腺重10～15 g，是一生中重量相对最大的时期。随年龄增长，胸腺继续发育，到青春期30～40 g。此后胸腺逐渐退化，淋巴细胞减少，脂肪组织增多，至老年仅15 g。

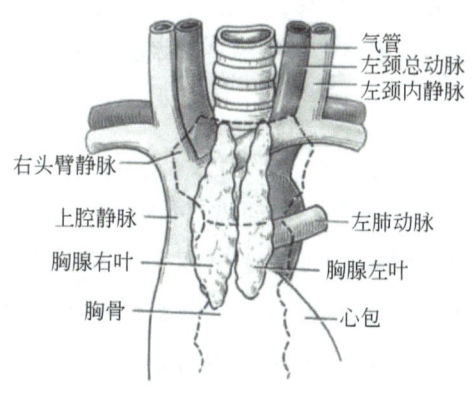

图12-9　胸腺

二、胸腺的结构和功能

（一）胸腺的结构

胸腺表面有结缔组织被膜，结缔组织伸入胸腺实质把胸腺分成许多不完全分隔的小叶。小叶周边为皮质，深部为髓质。皮质不完全包围髓质，相邻小叶髓质彼此衔接。皮质主要由淋巴细胞和上皮网状细胞构成，胞质中有颗粒及泡状结构。网状细胞间有密集的淋巴细胞。胸腺的淋巴细胞又称为胸腺细胞，在皮质浅层细胞较大，为较原始的淋巴细胞。中层为中等大小的淋巴细胞，深层为小淋巴细胞。从浅层到深层为造血干细胞增殖分化为小淋巴细胞的过程。皮质内还有巨噬细胞，无淋巴小结。髓质中淋巴细胞少而稀疏，上皮网状细胞多而显著。形态多样，胞质中有颗粒及泡状结构，为其分泌物。尚有散在的圆形的胸腺小体。作用尚不清楚。

（二）胸腺的主要功能

胸腺的主要功能是产生T淋巴细胞，造血干细胞经血流迁入胸腺后，先在皮质增殖分化成淋巴细胞，其中大部分淋巴细胞死亡，小部分继续发育进入髓质，成为近于成熟的T淋巴细胞。这些细胞穿过毛细血管后微静脉的管壁，循血流再迁移到周围淋巴结的弥散淋巴组织中，此处称为胸腺依赖区。整个淋巴器官的发育和机体免疫力都必须有T淋巴细胞，胸腺为周围淋巴器官正常发育和机体免疫所必需。当T淋巴细胞充分发育，迁移到周围淋巴器官后，胸腺重要性逐渐减低。胸腺是人体最早开始衰老的器官。

知识拓展

从20世纪40年代开始，已从胸腺中提出十几种有效的体液因素，它们无种属特异性，在某种程度上代替胸腺机能，以微量存在于血中，以环核苷酸（cAMP）作为第二信使，可视为胸腺激素（thymin）。其中研究最多的是胸腺素（thymosin）。胸腺素为怀特（White）和戈尔茨坦（Goldstein）从小牛胸腺中提取出来的、分子量为12 000道尔顿的蛋白质，能使免疫缺陷病人的T细胞机能得到恢复，可诱导无胸腺及去胸腺小鼠的T细胞机能，并可增加小鼠胸腺细胞中的环鸟苷酸。此外，胸腺激素Ⅰ，也是从小牛胸腺中提取出来的多肽，进一步提纯成胸腺激素Ⅱ，亦有诱导T细胞的机能，此激素存在于胸腺皮质或髓质上皮细胞中，而不存在于胸腺细胞中。

【实践评析】

张××，男性，16岁。主诉多饮、多尿半个月，意识不清1天。现病史：于半个月前自觉口渴，多饮，每日饮水量约4000 mL，尿量增多，每次尿量较多，无明显尿急、尿痛及血尿。1天前，患者口渴加重，逐渐出现嗜睡，意识不清，故前来就诊。发病以来，体重下降约5 kg，无明显心慌、怕热、多汗症状，无多食。无药物及食物过敏史。否认糖尿病家族史。

体格检查：T 36.3℃，R 30次/min，BP 120/80 mmHg，P 102次/min。急性病容，颜面潮红，全身浅表淋巴结未触及。口唇黏膜干燥，皮肤弹性差。甲状腺不大，呼吸深大，肺部呼吸音清。心率102次/min，节律规整，心音正常，腹平软，肝脾未触及。双下肢无水肿。双侧腱反射正常对称，未引出病理反射。

辅助检查：急检血糖39.3 mmol/L。肾功：肌酐189 μmol/L，尿素氮10.5 mmol/L。血离子：血钾4.85 mmol/L，血钠130.2 mmol/L，血氯101 mmol/L，血二氧化碳结合力10.2 mmol/L。尿常规：尿糖（+）（+）（+），酮体（+）（+），蛋白阴性，尿比重>1.030。

评析：

(1) 该患者的诊断及鉴别诊断有哪些？

根据该患者有典型的多饮、多尿及体重减轻症状，血糖39.3 mmol/L，尿常规：尿糖（+）（+）（+），可明确诊断为糖尿病；患者有意识不清，体格检查有明显的脱水体征，结合血糖及尿酮体阳性，血二氧化碳结合力降低，可明确诊断为糖尿病酮症酸中毒。

该患者的鉴别诊断主要是：①尿崩症：该患者虽然有多饮、多尿症状，但尿比重明显升高，可排除尿崩症。②甲状腺功能亢进症：该患者有体重明显减轻，心率较快，不能排除甲状腺功能亢进症。但该患者甲状腺不大，无突眼，不支持甲亢，可进一步做甲状腺功能检查，明确诊断。

(2) 患者应如何治疗？

首先应建立静脉通路。

①补液。通常先补给生理盐水，补液量可按照原来体重的10%估计。补液的速度应先快后慢，如果无心力衰竭，在开始1~2 h可补液1000~2000 mL，在第3~6小时再补液1000~2000 mL，在第一个24 h补液一般总量为4000~5000 mL；血糖下降至13.9 mmol/L以下，可给予葡萄糖加中和量的胰岛素静脉滴注。

②胰岛素治疗。常采用胰岛素持续静脉滴注。胰岛素的剂量为0.1 U/（kg·h），加入生理盐水中静脉滴注，每2 h监测血糖，根据血糖值调整静脉输液速度。

③纠正电解质紊乱。患者有尿，可在补液之后，给予补钾，每小时补钾1.0~1.5 g，每

2 h监测血离子及肾功。酮症酸中毒纠正后,仍应口服补钾1周。

④纠正酸中毒。该患者有呼吸深大的症状,血二氧化碳结合力降低明显,可给予补充碱性药物:碳酸氢钠50~100 mL,静脉滴注。

实践模拟:

材料:甲状腺、肾上腺、垂体的组织切片(均为苏木精-伊红染色)。

实验:

(1)观察甲状腺、肾上腺、垂体的位置和形态。

(2)观察甲状腺、肾上腺、垂体的组织结构。

通过显微镜观察更好地掌握甲状腺、肾上腺、垂体等内分泌腺的位置和形态。

观察结束后扼要描述垂体和肾上腺的组织结构特点。

(付云霞)

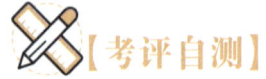

【考评自测】

(1)关于内分泌系统的最佳描述是(　　)。

　　A. 区别于外分泌腺的系统

　　B. 由内分泌腺体及全身内分泌细胞组成的信息传递系统

　　C. 无导管,分泌物直接进入血液的腺体

　　D. 分泌物通过体液传递信息的系统

(2)血中激素浓度极低,但生理作用却非常明显,这是因为(　　)。

　　A. 激素的半衰期非常长

　　B. 激素的特异性很高

　　C. 激素分泌的持续时间非常长

　　D. 细胞内存在高效能的生物放大系统

(3)切除肾上腺引起动物死亡的原因,主要是由于缺乏(　　)。

　　A. 糖皮质激素　　　　　　　　　　B. 去甲肾上腺素

　　C. 醛固酮　　　　　　　　　　　　D. 醛固酮和糖皮质激素

(4)调节胰岛素分泌最重要的因素是(　　)。

　　A. 肾上腺素　　　　　　　　　　　B. 自主神经

　　C. 血中游离脂肪酸　　　　　　　　D. 血糖浓度

(5)下列(　　)不是糖皮质激素的作用。

　　A. 促进蛋白质合成

　　B. 提高机体对伤害性刺激的适应能力

C．使淋巴细胞数减少

D．抑制外周组织对糖的利用

(6) 不能促进生长发育的激素是（　　）。

A．甲状旁腺素
B．生长素
C．甲状腺素
D．性激素

(7) 内分泌系统固有的内分泌腺有（　　）。

A．垂体、甲状腺、甲状旁腺、肾上腺、性腺、胰岛

B．下丘脑、垂体、甲状腺、甲状旁腺、肾上腺、性腺

C．下丘脑、垂体、甲状腺、甲状旁腺、肾上腺、胰岛

D．甲状腺、甲状旁腺、肾上腺、性腺、胰岛

(8) ACTH是指（　　）。

A．促肾上腺皮质激素释放激素
B．促肾上腺皮质激素
C．促甲状腺激素释放激素
D．促甲状腺激素

(9) 甲亢危象的主要临床表现是（　　）。

A．心率增快，血压增高，脉压增大
B．高热，心率增快，呕吐，腹泻，烦躁
C．血压增高，心力衰竭，肺水肿
D．低血压，低体温，休克

(10) 各腺体中都能产生激素的是（　　）。

A．睾丸和垂体
B．肠腺和胰腺
C．乳腺和肾上腺
D．肠腺和胰岛

(11) 下列关于甲状腺、垂体和下丘脑关系的描述，错误的是（　　）。

A．甲状腺的活动受下丘脑和垂体的控制

B．血液中甲状腺激素过多时，会抑制下丘脑和垂体的活动

C．甲状腺分泌的甲状腺激素减少时，会促进下丘脑和垂体的活动

D．下丘脑和垂体能控制甲状腺的活动，但甲状腺不能控制下丘脑和垂体的活动

(12) 切除动物的垂体后，血液中（　　）。

A．生长激素减少，甲状腺激素也减少
B．生长激素增加，甲状腺激素也增加
C．生长激素减少，甲状腺激素增加
D．生长激素增加，甲状腺激素减少

(13) 下列器官中，不属于内分泌腺的是（　　）。

A．甲状腺　　B．垂体　　C．乳腺　　D．甲状旁腺

(14) 以下关于肾上腺皮质的描述中，错误的是（　　）。

A．网状带是皮质中最厚的带，苏木精-伊红染色下呈泡沫状

B．球状带位于最表层

C．束状带分泌糖皮质激素，促糖异生，抑制免疫反应

D．网状带细胞分泌雄激素和少量雌激素

(15) 肾上腺皮质球状带、束状带和网状带分泌的激素依次是（　　）。

A．肾上腺素、去甲肾上腺素和醛固酮

B．醛固酮、糖皮质激素和性激素

C．性激素、糖皮质激素和肾上腺素

D．糖皮质激素、去甲肾上腺素和性激素

参考文献

［1］高尚，宋振．正常人体结构［M］．北京：中国协和医科大学出版社，2018．

［2］何世洪．正常人体结构学［M］．北京：中国医药科技出版社，2019．

［3］孙德英，李辉勤，左英，等．正常人体结构与生理学［M］．北京：中国医药科技出版社，2019．

［4］张军乔．人体结构学［M］．武汉：华中科技大学出版社，2015．

［5］雷良蓉，向宇．正常人体结构［M］．上海：复旦大学出版社，2015．

［6］张烨，黄拥军，李泽良．正常人体结构［M］．武汉：华中科技大学出版社，2011．

考评自测答案

学习单元二 细胞

附答案：(1) B　(2) D　(3) A　(4) B　(5) C　(6) B　(7) C　(8) D　(9) D　(10) B　(11) A　(12) C　(13) D　(14) C　(15) B

学习单元三 基本组织

附答案：(1) C　(2) D　(3) C　(4) B　(5) C　(6) D　(7) D　(8) D　(9) C　(10) D　(11) A　(12) C　(13) D　(14) D　(15) D

学习单元四 运动系统

附答案：(1) D　(2) C　(3) D　(4) D　(5) D　(6) B　(7) A　(8) D　(9) A　(10) B　(11) C

学习单元五 消化系统

附答案：(1) C　(2) A　(3) B　(4) B　(5) B　(6) B　(7) B　(8) D　(9) A　(10) B　(11) D　(12) C　(13) D　(14) C　(15) C

学习单元六 呼吸系统

附答案：(1) C　(2) D　(3) A　(4) A　(5) A　(6) D　(7) D　(8) D　(9) C　(10) D　(11) B　(12) D　(13) B　(14) B　(15) C

学习单元七 泌尿系统

附答案：(1) D　(2) B　(3) B　(4) A　(5) B　(6) C　(7) D　(8) A　(9) A　(10) D　(11) A　(12) C　(13) B　(14) C　(15) C

学习单元八 生殖系统

附答案：(1) C　(2) B　(3) B　(4) B　(5) D　(6) D　(7) B　(8) B　(9) D　(10) B　(11) D　(12) C　(13) D　(14) C　(15) B

学习单元九 脉管系统

附答案：(1) C　(2) B　(3) C　(4) A　(5) C　(6) A　(7) C　(8) B　(9) D　(10) D　(11) D　(12) B

学习单元十 感觉器

附答案：(1) D　(2) B　(3) B　(4) D　(5) B　(6) B　(7) D　(8) C　(9) A　(10) A　(11) D　(12) D　(13) D　(14) B　(15) B

学习单元十一 神经系统

附答案：(1) C　(2) B　(3) A　(4) B　(5) D　(6) D　(7) A　(8) D　(9) D　(10) D　(11) D　(12) D

学习单元十二 内分泌系统

附答案：(1) B　(2) D　(3) D　(4) D　(5) C　(6) A　(7) A　(8) B　(9) B　(10) A　(11) D　(12) A　(13) C　(14) A　(15) B